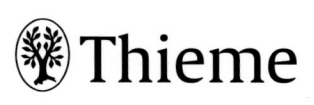

Effiziente Kniebildgebung

Ein Update für den klinischen Alltag

Herausgegeben von
Jürgen Mäurer

Mit Beiträgen von

M. Breitenseher	M. Lorenz
M. Dominkus	J. Mäurer
W. Flaig	M. L. Pretterklieber
J. Jerosch	M. Reither
F. Kainberger	A. Scheurecker
J. Kramer	C. Schorn
N. Leneva	R.-J. Schröder
G. M. Lingg	H. Thabe

Mit einem Geleitwort von R. Felix

423 Abbildungen

Georg Thieme Verlag
Stuttgart · New York

*Bibliographische Information
Der Deutschen Bibliothek*

Die Deutsche Bibliothek verzeichnet diese Publikation in der Deutschen Nationalbibliographie; detaillierte bibliographische Daten sind im Internet über http://dnb.ddb.de abrufbar.

Im 3+1-Konzept bereits erschienen:
Mäurer, J.: Effiziente Schulterbildgebung.
Thieme, Stuttgart 2002

© 2004 Georg Thieme Verlag
Rüdigerstraße 14
D-70469 Stuttgart
Telefon: +49/0711/8931-0
Unsere Homepage: http://www.thieme.de

Printed in Germany

Umschlaggestaltung: Thieme Verlagsgruppe
Umschlaggrafik: Martina Berge, Erbach
Satz: Ziegler + Müller, text form files, Kirchentellinsfurt
    Satzsystem: 3B2, Version 6.05
Druck: Offsetdruckerei Karl Grammlich GmbH, Pliezhausen

ISBN 3-13-137091-2   1 2 3 4 5 6

Wichtiger Hinweis: Wie jede Wissenschaft ist die Medizin ständigen Entwicklungen unterworfen. Forschung und klinische Erfahrung erweitern unsere Erkenntnisse, insbesondere was Behandlung und medikamentöse Therapie anbelangt. Soweit in diesem Buch eine Dosierung oder eine Applikation erwähnt wird, darf der Leser zwar darauf vertrauen, dass Autoren, Herausgeber und Verlag große Sorgfalt darauf verwandt haben, dass diese Angabe dem **Wissensstand bei Fertigstellung des Werkes** entspricht.

Für Angaben über Dosierungsanweisungen und Applikationsformen kann vom Verlag jedoch keine Gewähr übernommen werden. **Jeder Benutzer ist angehalten,** durch sorgfältige Prüfung der Beipackzettel der verwendeten Präparate und gegebenenfalls nach Konsultation eines Spezialisten festzustellen, ob die dort gegebene Empfehlung für Dosierungen oder die Beachtung von Kontraindikationen gegenüber der Angabe in diesem Buch abweicht. Eine solche Prüfung ist besonders wichtig bei selten verwendeten Präparaten oder solchen, die neu auf den Markt gebracht worden sind. **Jede Dosierung oder Applikation erfolgt auf eigene Gefahr des Benutzers.** Autoren und Verlag appellieren an jeden Benutzer, ihm etwa auffallende Ungenauigkeiten dem Verlag mitzuteilen.

Geschützte Warennamen (Warenzeichen) werden **nicht** besonders kenntlich gemacht. Aus dem Fehlen eines solchen Hinweises kann also nicht geschlossen werden, dass es sich um einen freien Warennamen handelt.

Das Buch, einschließlich aller seiner Teile, ist urheberrechtlich geschützt. Jede Verwertung außerhalb der engen Grenzen des Urheberrechtsgesetzes ist ohne Zustimmung des Verlages unzulässig und strafbar. Das gilt insbesondere für Vervielfältigungen, Übersetzungen, Mikroverfilmungen und die Einspeicherung und Verarbeitung in elektronischen Systemen.

Geleitwort

Wie bereits das in der gleichen Serie erschienene Buch über die bildgebende Diagnostik der Schultergelenkerkrankungen spiegelt das vorliegende Buch sehr systematisch, präzise und übersichtlich den derzeitigen Kenntnisstand der Erkrankungen des Kniegelenks wider.

Gut verständlich werden sämtliche bildgebenden Verfahren, ihre Indikationen und ihre diagnostische Wertigkeit dargelegt. Während der diese Technik Erlernende einen raschen Einstieg findet, kann der Erfahrene sein Wissen rekapitulieren und erweitern. Das vorliegende Buch wird bei der täglichen Arbeit als praktisches Nachschlagewerk sehr dienlich sein. Die große klinische Erfahrung der Autoren, welche dem Buch seinen besonderen Charakter verleiht, zeigt sich sowohl in den prägnant formulierten Texten als auch in dem sorgfältig ausgewählten Bildmaterial.

Die jedes Kapitel abschließenden systematischen Zusammenfassungen, die in der Randleiste stichwortartig angeordneten, wichtigsten Aspekte und das Bildmaterial ermöglichen eine rasche Auffrischung erworbener Kenntnisse.

Das Buch ist als wertvoller Ratgeber für Einsteiger und Erfahrene anzusehen.

Berlin, Prof. Dr. med. Dr. h. c. R. Felix
im April 2004

Vorwort

Das vorliegende Buch setzt die Reihe „Effiziente Bildgebung" fort und hat es sich zum Ziel gesetzt, dem Leser den Ablauf einer Stufendiagnostik für die Erkrankungen des Kniegelenkes darzulegen und einen Leitfaden für die tägliche Praxis an die Hand zu geben.

Die „innovative" Gestaltung des Layouts (3 Spalten + 1 Marginalie), die direkte Zuordnung der relevanten Abbildungen auf der gegenüberliegenden Buchseite sowie die Wahl des Nominalstils wurden beibehalten.

Das Buch versteht sich als prägnante Einführung in die Thematik der Kniebildgebung. Es richtet sich an in der Thematik Unerfahrene und Lernende, die einfach verständlich, schnell und umfassend über die Thematik informiert werden wollen. Es erhebt keinen Anspruch auf die Darstellung einer Differenzialdiagnose.

Unverändert wurde zur Wahrung der Aktualität des Buches auf Zitate aus wissenschaftlichen Zeitschriften bewusst verzichtet und jedes Kapitel durch Schlüsselwörter/Keywords ergänzt. Die Literaturempfehlungen beschränken sich auf themenspezifische Standardwerke.

An dieser Stelle möchte ich mich bei Frau Susanne Huiss vom Thieme Verlag und bei allen Autoren bedanken, die dieses „innovative" Konzept weiterhin mitgetragen haben. Mein ausdrücklicher Dank gilt Herrn Prof. Dr. Dr. h.c. Roland Felix, der aufgrund weiterhin intensiver klinischer und wissenschaftlicher Zusammenarbeit das Entstehen des Werkes erst ermöglichte.

München, im Frühjahr 2004 Jürgen Mäurer

Anschriften

Herausgeber

Mäurer, Jürgen, Prof. Dr. med.
Radiologie am Prinzregentenplatz
Prinzregentenplatz 13
81675 München

Autoren

Breitenseher, Martin, Prof. Dr. med.
Allgemeines Krankenhaus Wien
Universitätsklinik für Radiodiagnostik
Währinger Gürtel 18–20
1090 Wien
Österreich

Dominkus, Martin, Univ.-Prof. Dr. med.
Universitätsklinik für Orthopädie
Allgemeines Krankenhaus Wien
Währinger Gürtel 18–20
1090 Wien
Österreich

Flaig, Wolfram, Dr. med.
Zentrales Röntgeninstitut des
Sana Rheumazentrums
Rheinland-Pfalz
Rheumakrankenhaus
Kaiser-Wilhelm-Straße 9–11
55543 Bad Kreuznach

Jerosch, Jörg, Prof. Dr. Dr. h.c. med.
Johanna-Etienne-Krankenhaus
Klinik für Orthopädie
und Orthopädische Chirurgie
Am Hasenberg 46
41462 Neuss

Kainberger, Franz, Prof. Dr. med.
Allgemeines Krankenhaus Wien
Universitätsklinik für Radiodiagnostik
Abteilung für Osteologie
Währinger Gürtel 18–20
1097 Wien
Österreich

Kramer, Josef, Univ.-Doz. Dr. Dr. Mag. D. I.
Röntgeninstitut am Schillerpark
Rainerstraße 6–8
4020 Linz
Österreich

Leneva, Nataliya, Dr. med.
Diagnosezentrum Pernik
2300 Pernik
Bulgarien

Lingg, Gerwin M., Dr. med.
Zentrales Röntgeninstitut des
Sana Rheumazentrums
Rheinland-Pfalz
Rheumakrankenhaus
Kaiser-Wilhelm-Straße 9–11
55543 Bad Kreuznach

Lorenz, Michael, Dr. med.
Charité, Campus Virchow-Klinikum
Klinik für Strahlenheilkunde
Augustenburger Platz 1
13353 Berlin

Pretterklieber, Michael Leopold,
Ass.-Prof. Dr. med.
Medizinische Universität Wien
Institut für Anatomie
Währinger Straße 13
1090 Wien
Österreich

Reither, Marbod, Prof. Dr. med.
Kinderkrankenhaus
Park Schönfeld
Abt. Bildgebende Diagnostik
Frankfurter Straße 167
34121 Kassel

Scheurecker, Anna, Dr. med.
Röntgeninstitut am Schillerplatz
Rainerstraße 6–8
4020 Linz
Österreich

Schorn, Corinna, Dr. med.
Zentrales Röntgeninstitut des
Sana Rheumazentrums
Rheinland-Pfalz
Rheumakrankenhaus
Kaiser-Wilhelm-Straße 9–11
55543 Bad Kreuznach

Schröder, Ralf-Jürgen,
Priv.-Doz. Dr. med.
Charité, Campus Virchow-Klinikum
Klinik für Strahlenheilkunde
Augustenburger Platz 1
13353 Berlin

Thabe, Heinrich, Dr. med.
Diakonie-Krankenhaus
Orthopädie
Ringstraße 64
55543 Bad Kreuznach

Geleitwort

Felix, Roland, Prof. Dr. med. Dr. h.c.
Klinik für Strahlenheilkunde
Charité, Campus Virchow-Klinikum
Medizinische Fakultät
der Humboldt-Universität zu Berlin
Augustenburger Platz 1
13353 Berlin

Abkürzungen

2-D-Rekonstruktion	2-dimensionale Rekonstruktion
3-D-Rekonstruktion	3-dimensionale Rekonstruktion
3-D-GE	3-dimensionales Gradienten-Echo
DD	Differenzialdiagnose
FLASH	Fast Low Angle Shot
FS T2	Fast Spin (Echo) T2-weighted
FS T2(IR)	Fast Spin (Echo) T2-weighted Inversion Recovery
FS TT2 W	Fat suppressed Turbo T2-weighted Imaging
FSE	Fast-Spin-Echo
FT2	Fourier-Transformation 2
Gd-DTPA	Gadolinium Diethylene Triamine Pentaacetic Acid
GE	Gradienten-Echo (= GRE)
KM	Kontrastmittel
PDw	protonendichtegewichtet
SE	Spin-Echo
STIR	Short Time Inversion Recovery
T1 w	T1-gewichtet
T2*w	T2*-gewichtet
T2 w	T2-gewichtet
TIRM	Turbo-Inversion-Recovery-Magnitude
TSE	Turbo-Spin-Echo

Inhaltsverzeichnis

1 Makroskopisch-funktionelle Anatomie des Kniegelenks
M. L. Pretterklieber, F. Kainberger und N. Leneva

Gelenkmechanik 1
    Beugung, Streckung, Rotation 1
    Schlussrotation 1
Knöcherne Strukturen 2
Femur 2
Tibia 3
Patella 4
Fabella 6
Fibula 6

Weichteile 7
Menisci 7
    Meniscus medialis 7
    Meniscus lateralis 7
Kapsel-Band-Apparat 10
    Capsula fibrosa 10
    Membrana synovialis und synoviale Fettkörper . 11
    Lig. collaterale tibiale 11
    Lig. collaterale fibulare 13
    Ligg. cruciatum anterius et posterius 14
Muskulatur des Kniegelenks 14
Bursae des Kniegelenks 14

2 Traumatische Veränderungen
R.-J. Schröder, M. Lorenz, J. Jerosch und J. Mäurer

Frakturen 15
Frakturursachen 16
    Traumatische Frakturen 16
    Pathologische Fraktur 26
    Ermüdungsfraktur, Stressfraktur 27
    Chondrale und osteochondrale Frakturen 29
    Okkulte Fraktur, Knochenkontusion
    (Bone bruise) 30
    Osteochondrosis dissecans 31
Frakturkomplikationen 37
Infektion 37
Verzögerte Frakturheilung und Pseudarthrose 39
Osteonekrose 40

Myositis ossificans 43
Inaktivitätsosteoporose 44
Posttraumatische Arthrose 44
Plicasyndrom 46
Hoffa-Syndrom 47
Weichteilläsionen
(Sehnen-, Muskel-, Kapsel-, Bandapparat) 48
Bandrupturen 48
Sehnenrupturen 52
Meniskusläsionen 54
Luxationen 60
Patellaluxation 60
Knieluxation 63

3 Degenerative Veränderungen
R.-J. Schröder, M. Lorenz, J. Jerosch und J. Mäurer

Primäre Arthrose 65
Kniegelenkdegeneration (Gonarthrose) 65
Retropatellararthrose 68

Sekundäre Arthrose 72
Hoffa-Fibrose 75
Meniskusdegeneration 76

4 Entzündliche Erkrankungen
G. M. Lingg, C. Schorn, W. Flaig und H. Thabe

Infektiöse Erkrankungen der Gelenke 81
Infektarthritis 81
Osteomyelitis 84
Akute hämatogene Osteomyelitis 84
Subakute Osteomyelitis, Brodie-Abszess 86
Chronische und chronisch rezidivierende
Osteomyelitis 88

Sklerosierende Osteomyelitis Garré 90
Chronisch rekurrierende multifokale
Osteomyelitis (CRMO) 91
Erkrankungen des rheumatischen Formenkreises
mit Leitsymptom Arthritis 93
Rheumatoide Arthritis 94
Juvenile idiopathische Arthritis 98

Erkrankungen des rheumatischen Formenkreises mit Leitsymptom Spondylitis und Arthritis (seronegative Spondarthropathien) 101
Spondarthritis ankylosans 101
Morbus Reiter 103
Psoriatische Osteoarthropathie 104
Rheumatische Syndrome assoziiert mit Infektionen 107
Lyme-Erkrankung 107

Rheumatische Kniegelenkserkrankungen – operative Therapie 108
Synovektomie 108
Exstirpation einer Baker-Zyste 108
Arthrodese 108
Endoprothetische Versorgung 108
Kollagenosen 109
Systemischer Lupus erythematodes 109
Progressive systemische Sklerose (PSS) 111
Polymyositis, Dermatomyositis 112

5 Tumoren und tumorähnliche Läsionen des Kniegelenks
M. Breitenseher und M. Dominkus

Maligne Knochentumoren 117
Osteosarkom 117
Chondrosarkom 122
Ewing-Sarkom 124
Potenziell maligne Knochentumoren 125
Riesenzelltumor (RZT) 125
Benigne primäre Knochentumoren 126
Osteoidosteom, Osteoblastom 126
Enchondrom 128
Chondroblastom 129

Tumorsimulierende Knochenerkrankungen 131
Osteochondrom 131
Juvenile Knochenzyste 132
Aneurysmatische Knochenzyste (AKZ) 132
Fibröse Dysplasie 135
Fibröser Kortikalisdefekt 137
Sonstige maligne Knochentumoren 138
Plasmozytom 138
Primäres Lymphom des Knochens 139
Knochenmetastasen 140

6 Hormonell/metabolisch bedingte und kristallinduzierte Erkrankungen
A. Scheurecker und J. Kramer

Osteomalazie und Rachitis 143
Osteoporose 143
Generalisierte Osteoporose 143
Regionale Osteoporose 144
    Inaktivitätsosteoporose 144
    Transiente regionale migratorische Osteoporose 145
    Aggressive regionale Osteoporose 145
    Sudeck-Syndrom 146

Hyperparathyreoidismus 147
Renale Osteodystrophie 148
Gewöhnliche renale Osteopathie 148
Dialyseosteomalazie 148
Akromegalie 149
Calciumpyrophosphatdihydrat-Kristallarthropathie 150
Arthritis urica 152

7 Ischämisch bedingte Erkrankungen
J. Kramer und A. Scheurecker

Osteonekrose 155
Knocheninfarkt 158

Osteochondrosis dissecans 159

8 Hämatologische Systemerkrankungen
A. Scheurecker und J. Kramer

Anämien 163
Sichelzellanämie 163
Thalassämie 165
Leukämien 166

Hämophilieosteoarthropathie 167
Plasmozytom 168
Generalisiertes Plasmozytom (multiples Myelom, Morbus Kahler) 168

9 Neuropathische Osteoarthropathie 169
J. Kramer und A. Scheurecker

10 Kinderradiologie
M. Reither

Besonderheiten des wachsenden Skeletts und Normvarianten ... 171
    Epiphysenossifikation am distalen Femur ... 171
    Ossifikation an der proximalen Tibia ... 172
    Ossifikation an der proximalen Fibula ... 172
    Ossifikation der Patella ... 173
    Weitere Varianten ... 174
Fehlbildungen ... 175
  Morbus Blount ... 175
  Multiple epiphysäre Dysplasie ... 175
  Multiple kartilaginäre Exostosen ... 176
  Dysplasie des femoropatellaren Gelenks ... 177
  Weitere Fehlbildungssyndrome ... 179
Traumatologie ... 180
  Frakturen ... 180
    Suprakondyläre Fraktur des distalen Oberschenkels ... 180
    Fraktur der distalen Femurepiphyse ... 181
    Nicht fugenkreuzende Epiphysenfraktur der proximalen Tibia ... 182
    Fugenkreuzende Epiphysenfraktur der proximalen Tibia ... 183
    Metaphysäre Fraktur der Tibia ... 183
    Stressfraktur ... 184
  Weichteiltrauma ... 184
  Patellaluxation ... 185
  Patellafrakturen ... 185
  Kniebinnenverletzungen ... 185
    Isolierte femorale ossäre Seitenbandausrisse ... 186
    Nichtossäre Bandläsionen und Meniskusläsionen ... 187
  Osteonecrosis dissecans ... 188
  Morbus Osgood-Schlatter ... 189
  Morbus Sinding-Larsen-Johansson ... 190
Tumoren ... 191
  Benigne Tumoren ... 191
    Baker-Zyste ... 191
    Osteochondrom ... 192
    Nicht ossifizierendes Fibrom (fibröser Kortikalisdefekt) ... 193
    Osteoidosteom (bis 1 cm), Osteoblastom (über 2 cm) ... 193
  Maligne Tumoren ... 194
    Osteosarkom ... 194
Entzündungen ... 195
  Akute Osteomyelitis ... 195
  Juvenile rheumatoide Arthritis (JRA) ... 196
  Lyme-Arthritis ... 197
Stoffwechselbedingte Knochenerkrankungen ... 198
  Vitamin-D-Mangelrachitis ... 198
  Renale Osteodystrophie ... 199
Hämatologie ... 200
  Sichelzellanämie und Beta-Thalassämie ... 200
  Leukämie ... 201
  Hämophilie A ... 202

Empfohlene Standardwerke ... 203

Sachverzeichnis ... 204

M. L. Pretterklieber, F. Kainberger und N. Leneva

1 Makroskopisch-funktionelle Anatomie des Kniegelenks

Das Kniegelenk, die Articulatio genus, ist das größte synoviale Gelenk des menschlichen Körpers. Die paarigen Kondylen von Femur und Tibia artikulieren mit den dazwischengeschalteten Menisken und bilden so arthrokinematisch gesehen ein zweiachsiges Gelenk, das funktionell in ein meniskofemorales und ein meniskotibiales Kompartment getrennt werden kann. Das Sattelgelenk zwischen der Facies patellaris femoris und der Patella ergänzt das Kniegelenk (Abb 1.1).

Gelenkmechanik

Beugung, Streckung, Rotation

In der Articulatio genus kann um eine quer durch die beiden Femurkondylen verlaufende Achse gebeugt und gestreckt werden. Diese Bewegung läuft v. a. im meniskofemoralen Kompartment ab.

Ab etwa 30° Beugung kann im Kniegelenk innen- und außenrotiert werden. Verglichen mit dem Bewegungsausmaß von Beugung und Streckung sind die Bewegungsausschläge bei der willkürlichen Rotation, die hauptsächlich im meniskotibialen Anteil des Kniegelenks stattfindet, gering. Die Achse für die Rotation im Kniegelenk verbindet die Zentren von Condylus medialis femoris et tibiae.

Schlussrotation

Besondere Bedeutung besitzt außerdem eine andere, unwillkürlich ablaufende Rotationsbewegung, die während der letzten 30° der Extension entsteht. Diese sog. Schlussrotation wird durch die unterschiedlichen Durchmesser der Femurkondylen hervorgerufen und führt am Standbein zu einer Innenrotation des Femurs gegen die durch das Körpergewicht fixierte Tibia im Ausmaß von etwa 5°. Mithilfe dieser Bewegung gelangt das Kniegelenk in eine gesperrte Stellung, d. h. die Gelenkflächen erreichen eine Position mit fast absoluter Kongruenz. So wird das voll durchgestreckte Knie ausschließlich auf Gelenkebene, d. h. ohne jede Muskelkraft in dieser Stellung gehalten, die damit zum integralen Bestandteil des amuskulären Standes wird.
Um das Kniegelenk aus der beschriebenen gesperrten Position wieder zu befreien und erneut eine Beugung einzuleiten, bedarf es eines kleinen, fast unscheinbaren Muskels namens M. popliteus (Abb. 1.6, 1.7 u. 1.9). Dieser in der Tiefe der Kniekehle (Fossa poplitea) liegende Muskel entspringt von den medialen zwei Dritteln der dorsalen Tibiafläche proximal der Linea musculi solei und setzt am lateralen und dorsalen Umfang des Meniscus lateralis sowie am Epicondylus lateralis femoris an. Wenn sich der M. popliteus am Beginn der Beugung im Kniegelenk kontrahiert, zieht er den Meniscus lateralis ein Stück nach dorsal und rotiert gleichzeitig den Femur nach außen. Dadurch wird die Kongruenz der Gelenkflächen aufgehoben; die Kondylen von Femur und Tibia können sich somit wieder frei gegeneinander und gegen die Menisci bewegen.

Knöcherne Strukturen

Femur (Abb. 1.1)

- Gelenkflächen am Condylus medialis et lateralis sowie an der Facies patellaris mit hyalinem Knorpel überzogen
- Condylus medialis als „Rotationsknorren" weist einen größeren Durchmesser (sowohl in anteroposteriorer als auch in proximodistaler Richtung) als der Condylus lateralis auf
- zur Fossa intercondylaris weisende Flächen der Kondylen dienen als Anheftungsfläche für die Kreuzbänder (Ligg. cruciata, s. u.)
- Epicondylus medialis et lateralis als Befestigungsstellen für die Seitenbänder (Ligg. collateralia), am Epicondylus lateralis inseriert auch der M. popliteus

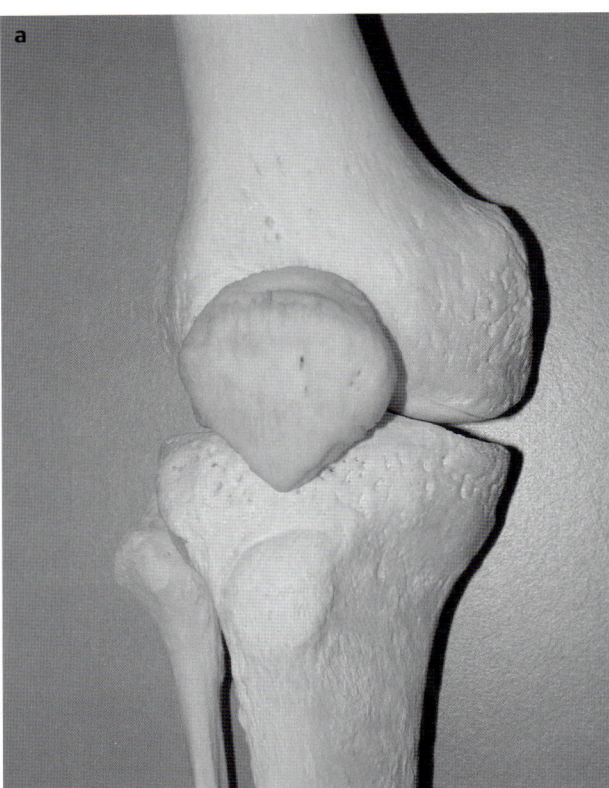

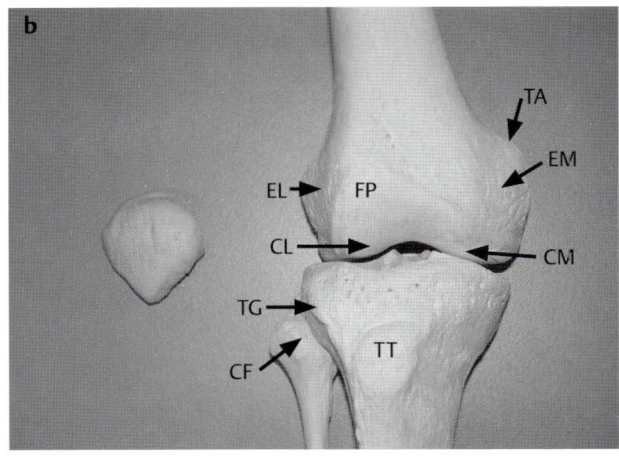

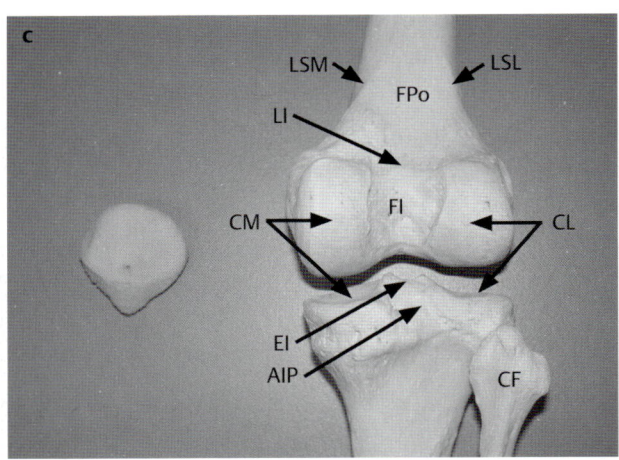

Abb. 1.1 a–c ▪ **Osteologie von Femur und Patella.**

Darstellung der am Kniegelenk beteiligten und gelenknahen Strukturen an Skelettelementen eines erwachsenen Mannes.

a, b Ansicht von anterior.
c Ansicht von posterior.

AIP	Area intercondylaris posterior
CF	Caput fibulae
CL	Condylus lateralis femoris (tibiae)
CM	Condylus medialis femoris (tibiae)
EI	Eminentia intercondylaris
EL	Epicondylus lateralis femoris
EM	Epicondylus medialis femoris
FI	Fossa intercondylaris
FP	Facies patellaris
FPo	Facies poplitea
LI	Linea intercondylaris
LSL	Linea supracondylaris lateralis
LSM	Linea supracondylaris medialis
TA	Tuberculum adductorium
TG	Tuberculum Gerdy
TT	Tuberositas tibiae

Tibia (Abb. 1.1 u. 1.2)

- Gelenkflächen am Condylus medialis et lateralis mit hyalinem Knorpel überzogen
- Area intercondylaris anterior als Befestigungsfläche für das vordere Kreuzband (Lig. cruciatum anterius) sowie das Corpus adiposum infrapatellare (der Hoffa-Fettkörper)
- Eminentia intercondylaris als Anheftungsstelle für die Vorder- und Hinterhörner der Menisci: Meniscus medialis am Tuberculum intercondylare mediale, Meniscus lateralis am Tuberculum intercondylare laterale
- Area intercondylaris posterior und obere zentrale Anteile der Facies posterior tibiae als Befestigungsstelle für das hintere Kreuzband (Lig. cruciatum posterius)
- Tuberositas tibiae als Insertionsstelle für das Lig. patellae, die distale Fortsetzung der Aponeurose des M. quadriceps femoris
- Tuberculum Gerdy an der Vorderfläche des Condylus lateralis zur Befestigung des Tractus iliotibialis, des Verstärkungszugs der Fascia lata
- „Tuberculum tendinis" an der Rückfläche des Condylus medialis: Hauptansatz des M. semimembranosus (s. Abb. 1.7 u. 1.8)

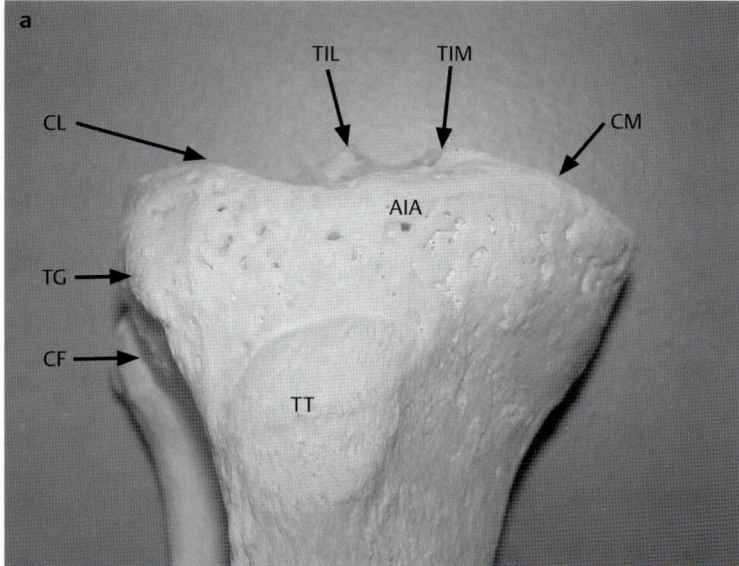

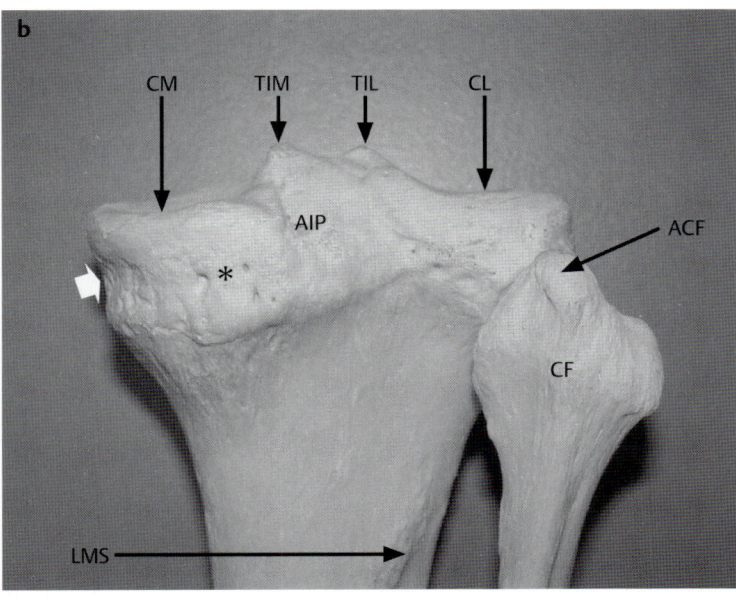

Abb. 1.2 a, b ▪ Osteologie von Tibia und Fibula.

Darstellung der am Kniegelenk beteiligten und gelenknahen Strukturen an Skelettelementen eines erwachsenen Mannes. Beachte das deutliche „Tuberculum tendinis" (Stern) an der Rückfläche und die Rinne (breiter Pfeil) am medialen Aspekt des Condylus medialis: beide Strukturen werden durch die Ansatzsehne des M. semimembranosus verursacht (s. auch Abb. 1.7 u. 1.8).

a Ansicht von anterior.
b Ansicht von posterior.

ACF	Apex capitis fibulae
AIA	Area intercondylaris anterior
AIP	Area intercondylaris posterior
CF	Caput fibulae
CL	Condylus lateralis tibiae
CM	Condylus medialis tibiae
LMS	Linea musculi solei
TIL	Tuberculum intercondylare laterale
TIM	Tuberculum intercondylare mediale
TT	Tuberositas tibiae

Patella (Abb. 1.1 u. 1.3)

- größtes Sesambein des menschlichen Körpers, in die Aponeurose des M. quadriceps femoris eingelagert
- Facies anterior durch oberflächliche Züge der Quadrizepssehne, die sich direkt in das Lig. patellae fortsetzt, gefurcht; kammartige Knochenfortsätze im Verlauf der Sehnenfasern als anatomische Variante möglich
- Facies posterior als Gelenkfläche von einer dicken Schicht aus hyalinem Knorpel überzogen
- die Patella weist eine proximalwärts gerichtete Basis und einen distalen Apex auf, an dem die tiefen Fasern des Lig. patellae inserieren

Abb. 1.3 a–h ▪ Anteriore Anteile der Capsula fibrosa, Femoropatellargelenk und Corpus adiposum infrapatellare.

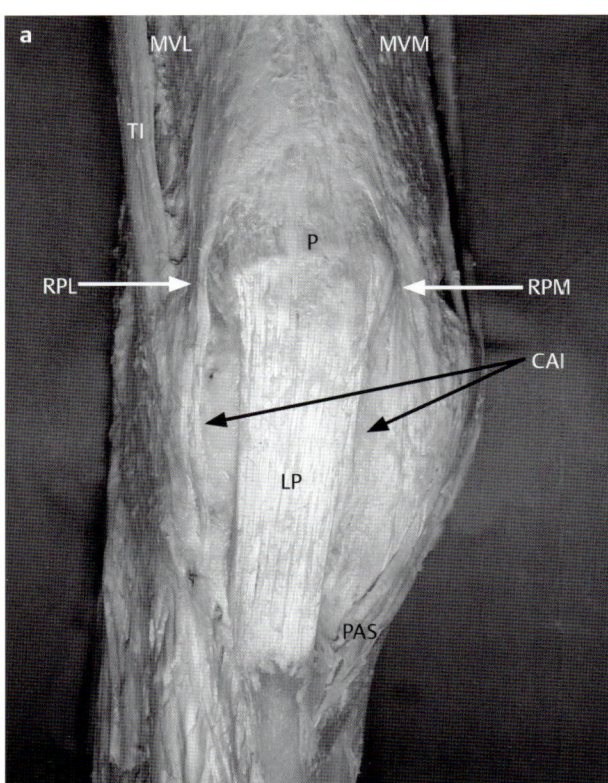
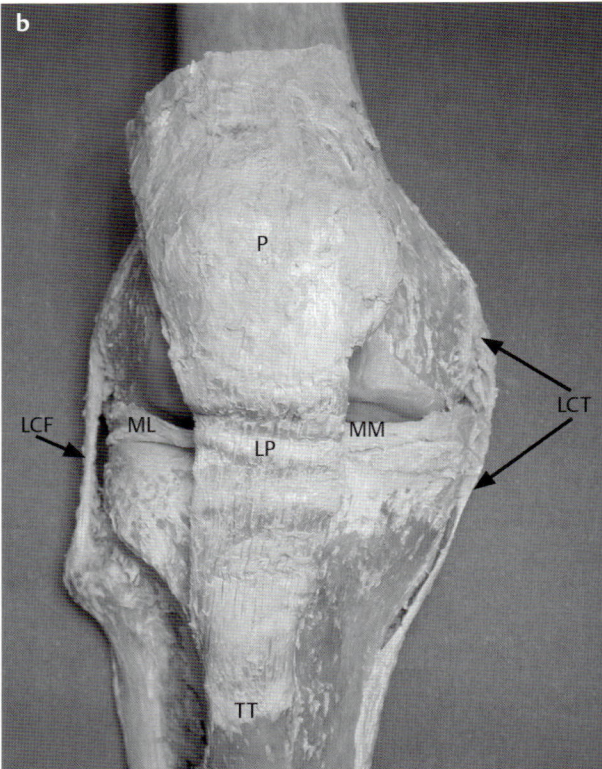
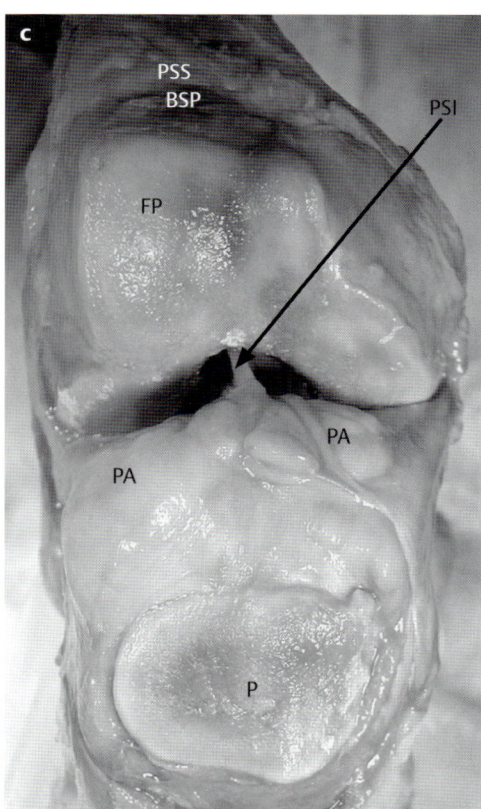
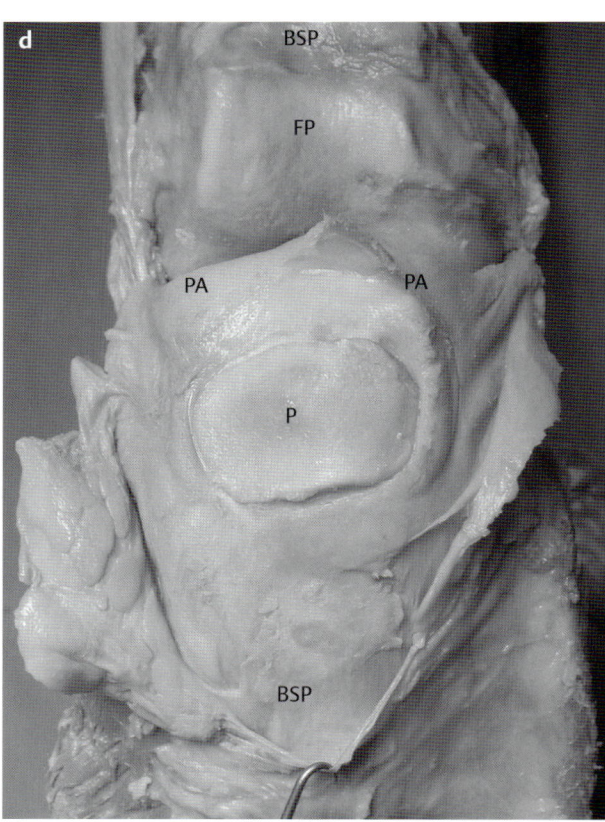

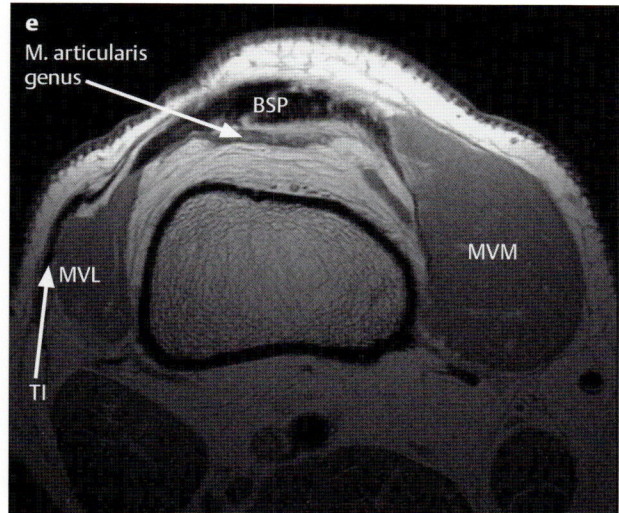
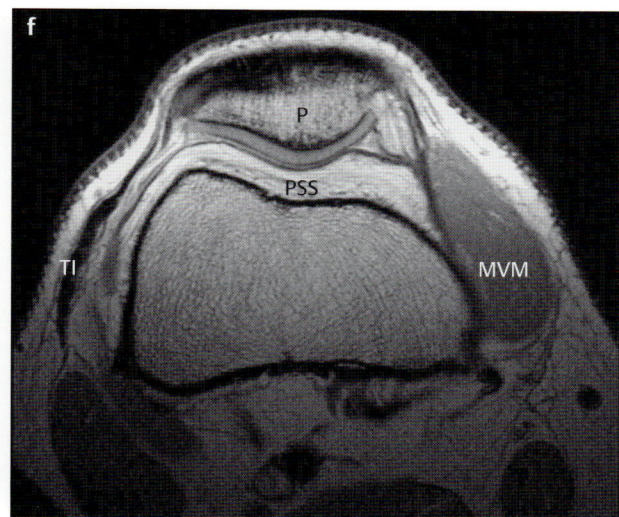
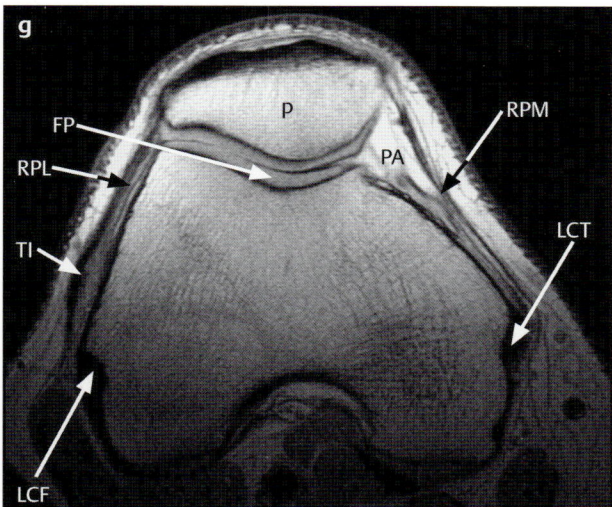
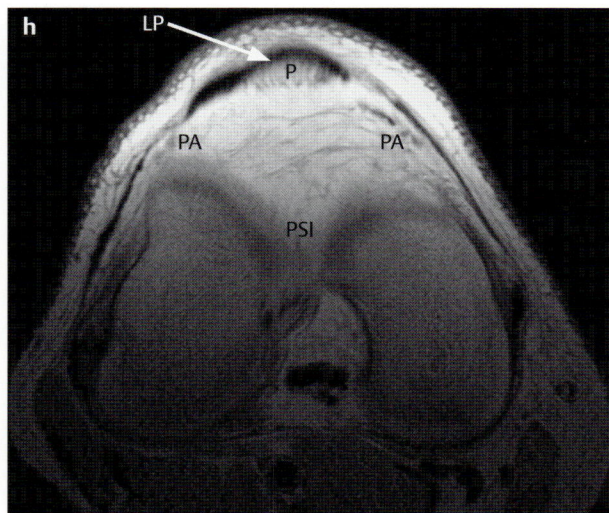

Abb. 1.3 a–h ▪ Anteriore Anteile der Capsula fibrosa, Femoropatellargelenk und Corpus adiposum infrapatellare.

a Oberflächliche Strukturen der Capsula fibrosa. Zwischen den Retinacula patellae und dem Lig. patellae sind die schwächeren Kapselanteile entfernt worden, um das darunter liegende Corpus adiposum infrapatellare Hoffa (CAI) zu zeigen.

b Präparat eines rechten Kniegelenks. Alle von Muskelsehnen gebildeten Kapselverstärkungen wurden entfernt, um die Hauptbänder in Relation zu den Menisci darzustellen. Beachte die große Distanz zwischen dem lateralen Meniskus und dem Lig. collaterale fibulare, das außerhalb der Capsula fibrosa verläuft.

c Präparat eines rechten Kniegelenks, von vorne eröffnet. An der anterioren Wand des Gelenks bildet das Corpus adiposum infrapatellare Hoffa (PA, PSI) ein großflächiges Gleitlager für die beiden Femurkondylen. Beachte den Verlauf der Plica synovialis infrapatellaris (PSI), die in den anterioren Teil der Fossa intercondylaris zieht und das vordere Kreuzband bedeckt. Proximal von der Facies patellaris (FP) erkennt man die dorsale Wand der Bursa suprapatellaris (BSP), die von der Plica synovialis suprapatellaris (PSS) abgeschlossen wird.

d Präparat eines rechten Kniegelenks. Es zeigt die von der Sehne des M. quadriceps femoris gebildete anteriore Wand der Bursa suprapatellaris (BSP), die sich weit nach proximal erstreckt.

e Native PDw axiale Aufnahme der Bursa suprapatellaris (BSP). Der M. articularis genus, eine Abspaltung des M. vastus intermedius, inseriert in der Plica synovialis suprapatellaris und soll ein Einklemmen dieses synovialen Fettkörpers während der Extension im Kniegelenk verhindern.

f Native PDw axiale Aufnahme des proximalen Abschnitts des Femoropatellargelenks. Mit zunehmender Streckung kommen die proximalen Anteile der Patella in Gelenkkontakt mit der Plica synovialis suprapatellaris (PSS), die proximal der Facies patellaris ein Gleitlager für die Patella an der Vorderfläche des Femurs bildet.

g Native PDw axiale Aufnahme des zentralen Abschnitts des Femoropatellargelenks. Mit ihren lateralen und zentralen Anteilen gleitet die Patella (P) ausschließlich auf der Facies patellaris (FP) des Femurs, während die kleinere mediale Gelenkfläche am Femur durch die gleichseitige Plica alaris (PA) ergänzt wird.

h Native PDw axiale Aufnahme des Corpus adiposum infrapatellare Hoffa. Beachte die beiden seitlichen Plicae alares (PA) und die zentrale Plica synovialis infrapatellaris (PSI), die bis an die Vorderfläche des vorderen Kreuzbands reicht.

LCF	Lig. collaterale fibulare
LCT	Lig. collaterale tibiale
LP	Lig. patellae
ML	Meniscus lateralis
MM	Meniscus medialis
MVL	M. vastus lateralis
MVM	M. vastus medialis
PAS	Pes anserinus superficialis
RPL	Retinaculum patellae laterale
RPM	Retinaculum patellae mediale
TI	Tractus iliotibialis
TT	Tuberositas tibiae

1 Makroskopisch-funktionelle Anatomie des Kniegelenks

Fabella (Abb. 1.4)

- meist aus Faserknorpel gebildetes, seltener vollständig verknöchertes
- zusätzliches Sesam„bein" im Caput laterale des M. gastrocnemius
- artikuliert mit der Rückfläche des Condylus lateralis femoris

Fibula (Abb. 1.1 u. 1.2)

- wird durch den beim Menschen breiteren Condylus lateralis tibiae aus dem Gelenkkontakt mit dem Femur gedrängt, der bei Vögeln z. B. noch besteht
- spielt trotzdem für die Kinematik der Articulatio genus insoweit eine Rolle, als das Lig. collaterale fibulare gemeinsam mit dem M. biceps femoris am Caput fibulae ansetzt
- größere funktionelle Bedeutung haben die Fibula und das synoviale Gelenk zwischen dem Caput fibulae und dem Condylus lateralis tibiae, die Articulatio tibiofibularis, als Teil des Komplexes des oberen Sprunggelenks

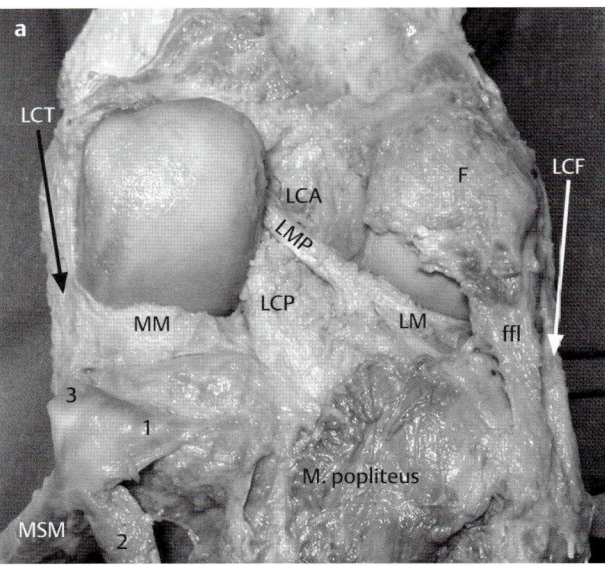

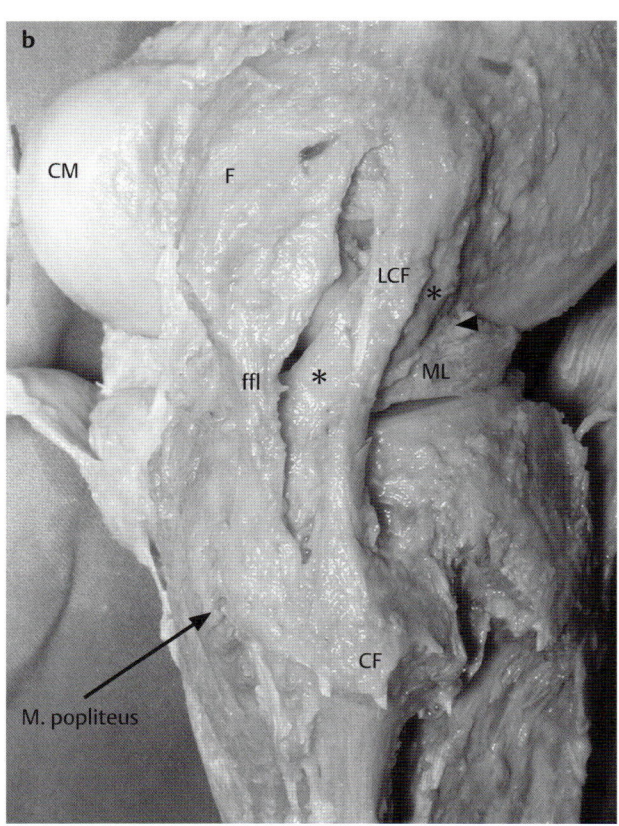

Abb. 1.4 a, b ▪ Fabella und deren Bandverbindungen.

a Präparat eines rechten Kniegelenks, Ansicht von posterior. Dieses Individuum besaß im Caput laterale m. gastrocnemii in Form einer knöchernen Fabella (F) ein weiteres Sesambein im Kniegelenkbereich. Dieses artikuliert mit der Rückfläche des Condylus lateralis femoris. In diesen Fällen werden das in Abb. 1.6 gezeigte „short posterior genual ligament" sowie das Lig. popliteum arcuatum verstärkt und verbinden als „fabellofibular ligament" (ffl) die Fabella mit dem Caput fibulae. Da außerdem die Sehne des M. semimembranosus (MSM) distalwärts mobilisiert wurde, wird der glänzende Synovialüberzug der im Bereich der Sehnenarme (1) und (3) gelegenen Bursa m. semimembranosi erkennbar.

b Präparat desselben Kniegelenks, Ansicht von lateral. Da die Sehne des M. popliteus (Sterne) von der Gelenkkapsel bedeckt ist, wird sie sowohl vom „fabellofibular ligament" (ffl) als auch vom außerhalb der Kapsel gelegenen Lig. collaterale fibulare (LCF) überbrückt. Beachte auch das „inferior popliteomeniscal ligament" (Pfeilspitze), das den Vorderrand der Sehne des M. popliteus mit dem Meniscus lateralis (ML) verbindet.

1, 2, 3 Sehnenarme der Ansatzsehne des M. semimembranosus (s. Abb. 1.7)
CM   Condylus medialis femoris
LCA   Lig. cruciatum anterius
LCP   Lig. cruciatum posterius
LCT   Lig. collaterale tibiale
LMP   Lig. meniscofemorale posterius
MM   Meniscus medialis

Weichteile

Menisci (Abb. 1.5 u. 1.6)

Die Kongruenz zwischen den stark gekrümmten Condyli femoris und den flachen Condyli tibiae wird durch ein Paar von halbmondförmigen, im Querschnitt dreieckigen Faserknorpelringen, den Menisci, hergestellt. Diese sind unterschiedlich geformt und befestigt.

Meniscus medialis

- kräftiger gebaut und besser befestigt, sein Vorder- und Hinterhorn sind am Tuberculum intercondylare mediale der Tibia angewachsen (Abb. 1.6c)
- von seinem vorderen Umfang zieht ein kräftiges Band, das „coronary ligament" (Abb. 1.5c u. g) zur Vorderfläche des Condylus medialis tibiae und sorgt für eine weitere Führung
- zusätzlich ist er mit den posterioren, schrägen Fasern des Lig. collaterale tibiale (s. u.) verwachsen; eine schmale, inkonstante Bursa kann die anterioren, geraden Fasern des Lig. collaterale tibiale vom Meniscus medialis trennen
- der äußere Umfang des Meniscus medialis ist auch mit der Capsula fibrosa des Kniegelenks verwachsen

Meniscus lateralis

- schmaler und weitaus mobiler als sein mediales Pendant, seine Vorder- und Hinterhörner sind analog zum Meniscus medialis am Tuberculum intercondylare laterale tibiae angeheftet (Abb. 1.6c)
- die Vorderhörner beider Menisci werden bei etwa 60 % der Menschen durch das Lig. transversum genus verbunden, das quer durch den distalen Anteil des Corpus adiposum infrapatellare zieht (Abb. 1.5a–f)
- vom Hinterhorn des Meniscus lateralis ziehen ein oder zwei Ligg. meniscofemoralia zur lateralen Fläche des Condylus medialis femoris und stellen so die einzigen stärkeren Führungsstrukturen des lateralen Meniskus dar:
  - in den meisten Kniegelenken ist das Lig. meniscofemorale posterius (Wrisberg) vorhanden, das dorsal vom hinteren Kreuzband verläuft
  - das Lig. meniscofemorale posterius kann manchmal durch das Lig. meniscofemorale anterius (Humphry), das ventral vom hinteren Kreuzband verläuft, ersetzt oder ergänzt werden
  - gleichzeitig kommen beide meniskofemoralen Bänder nur bei etwa 6 % der Menschen vor (Abb. 1.6a–e)
- an seinem posterolateralen Umfang ist der Meniscus lateralis auch mit der Sehne des M. popliteus verbunden (Abb. 1.6a u. c, 1.4b); zu dessen Bedeutung als Aufheber der Schlussrotation s. o.
- analog zum Meniscus medialis ist der Meniscus lateralis mit der Capsula fibrosa verbunden, kann aber aufgrund des extrakapsulären Verlaufs des Lig. collaterale fibulare keinen Kontakt zum Kollateralband aufnehmen (Abb. 1.5b u. c, 1.6c, 1.9a u. b)

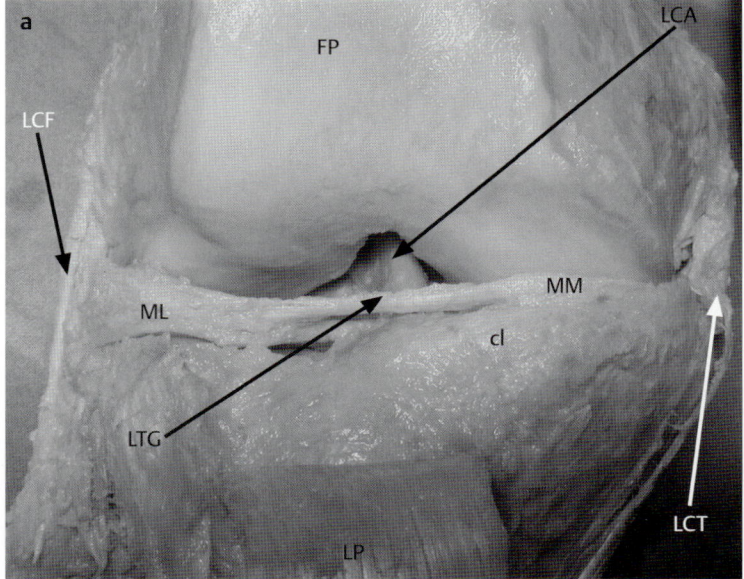
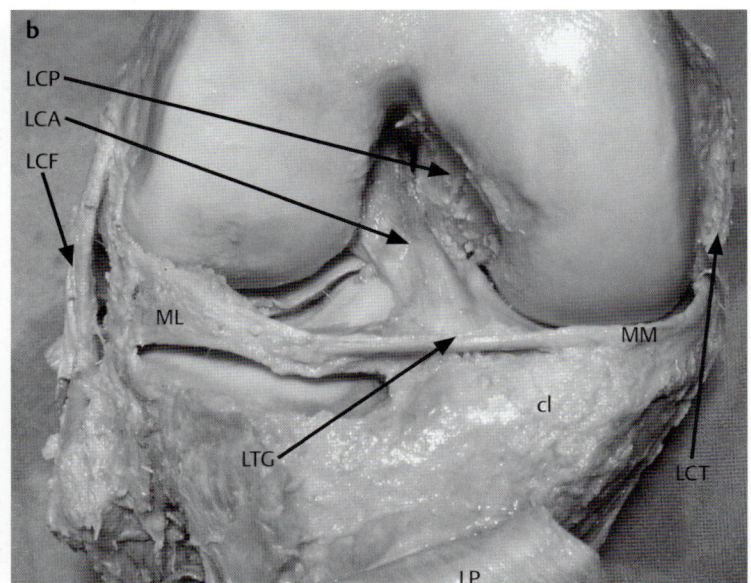

Abb. 1.5a–g ▪ Kreuzbänder und Menisci, anteriorer Bereich.

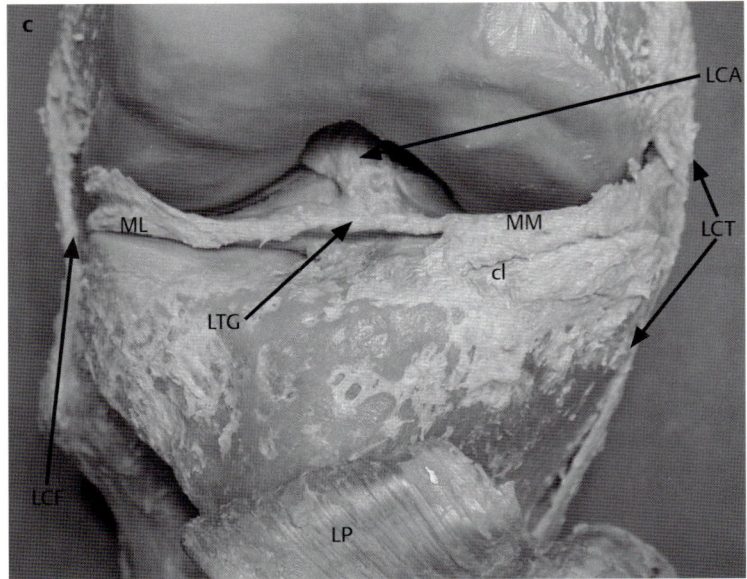

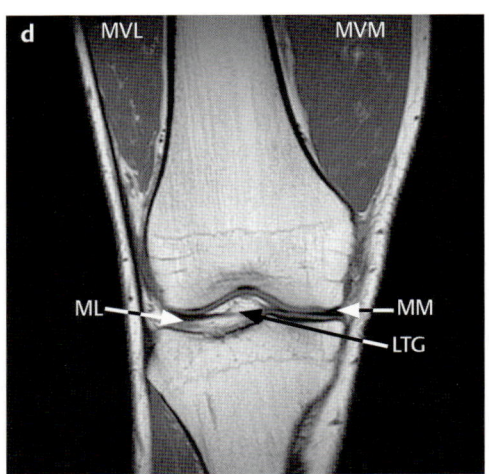
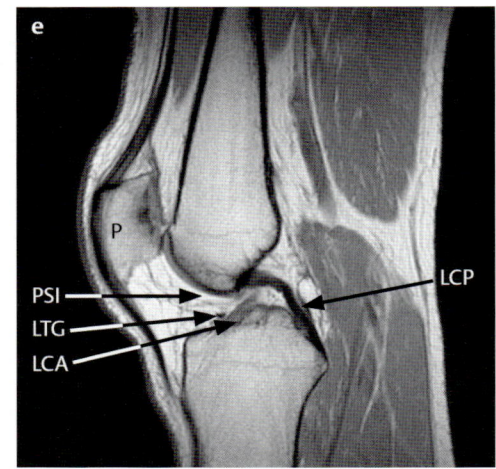
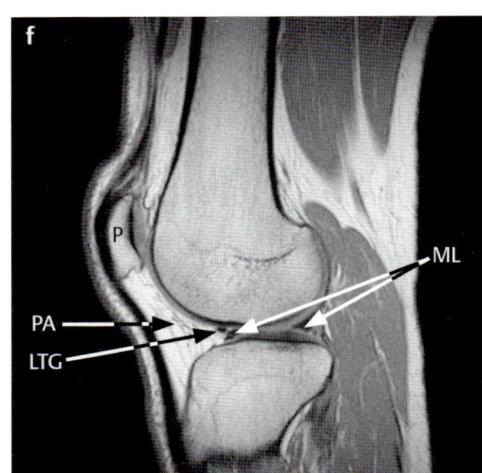

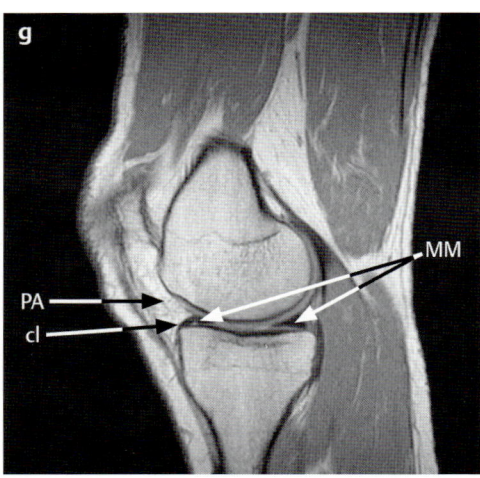

Abb. 1.5 a–g ▪ Kreuzbänder und Menisci, anteriorer Bereich.

a Präparat eines rechten Kniegelenks in Streckstellung. Man erkennt die besonders gute Befestigung des Meniscus medialis (MM). Er ist einerseits mit dem Lig. collaterale tibiale (LCT) verwachsen, andererseits auch über das kräftige „coronary ligament" mit der Vorderfläche des Condylus medialis tibiae verbunden. Demgegenüber ist der Meniscus lateralis (ML) im anterioren Bereich, abgesehen von seiner Befestigung an der Eminentia intercondylaris, nur durch das variabel ausgebildete Lig. transversum genus (LTG) gesichert.

b Präparat eines rechten Kniegelenks in Beugestellung. Deutlich erkennbar sind die Lageveränderung des Meniscus lateralis (ML) und seine Distanz zum Lig. collaterale fibulare (LCF). In dieser Stellung werden auch der Verlauf der beiden Kreuzbänder (LCA, LCP) und deren femorale Ansatzflächen erkennbar.

c Präparat eines rechten Kniegelenks in beginnender Beugung. An diesem Präparat kommt der breitbasige Ansatz des „coronary ligament" (cl) am anteromedialen Aspekt des Condylus medialis tibiae deutlich zur Ansicht.

d In der nativen koronaren T1w Aufnahme erkennt man das durch das Corpus adiposum infrapatellare verlaufende Lig. transversum genus (LTG).

e Die native sagittale PDw Aufnahme zeigt die topographische Beziehung zwischen dem in der Plica synovialis infrapatellaris (PSI) quer verlaufenden Lig. transversum genus (LTG) und dem Lig. cruciatum anterius (LCA).

f Diese native sagittale PDw Aufnahme zeigt die Situation knapp vor der Vereinigung des Lig. transversum genus (LTG) mit dem Vorderhorn des Meniscus lateralis (ML). Durch die charakteristische tangentiale Annäherung der beiden Strukturen kann ein Meniskusriss vorgetäuscht werden. Das Band verläuft in diesem Bereich bereits durch die Plica alaris (PA).

g Native sagittale PDw Aufnahme in Höhe der beiden Hörner des Meniscus medialis (MM). Vom Vorderhorn zieht das kräftige „coronary ligament" (cl) zur Vorderkante des Condylus medialis tibiae.

LCA	Lig. cruciatum anterius
LCP	Lig. cruciatum posterius
LP	Lig. patellae
MVL	M. vastus lateralis
MVM	M. vastus medialis
P	Patella

Weichteile

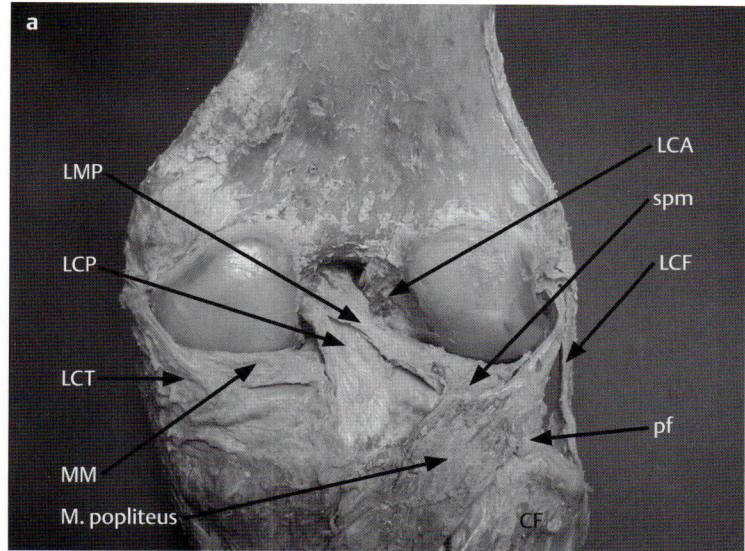
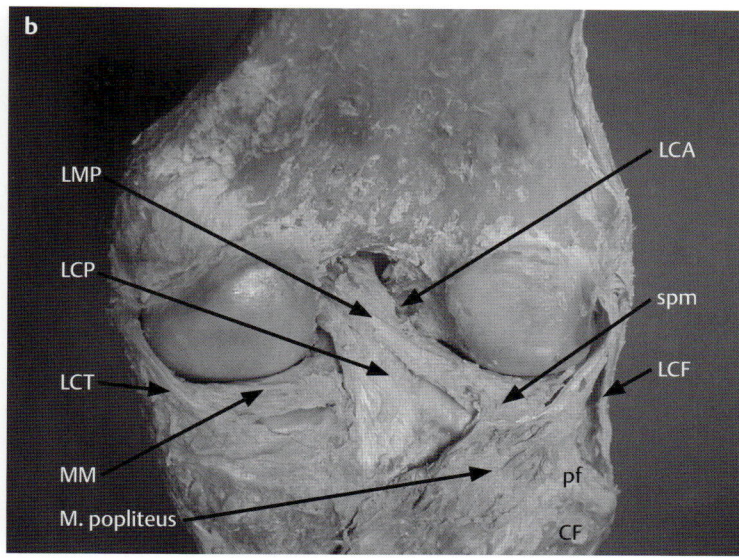
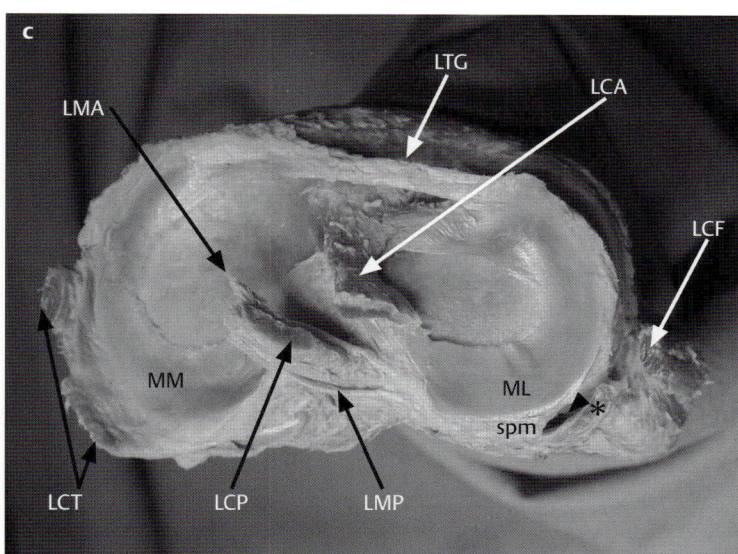
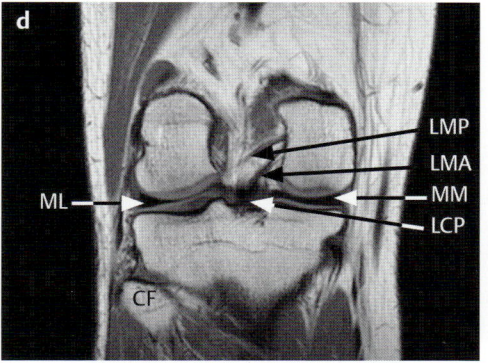
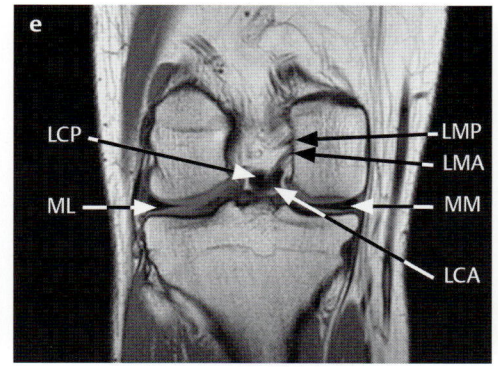
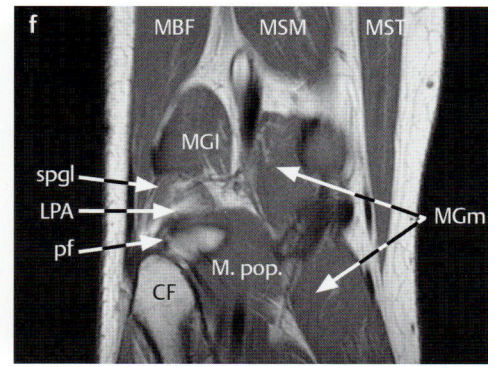

Abb. 1.6 a–f ▪ Kreuzbänder und Menisci, posteriorer Bereich.

a Präparat eines rechten Kniegelenks, Ansicht von dorsal. Man erkennt das kräftige Lig. meniscofemorale posterius Wrisberg (LMP), das das Lig. cruciatum posterius (LCP) an seiner Hinterfläche überkreuzt. Die Sehne des M. popliteus ist mit dem Meniscus lateralis über das „superior popliteomeniscal ligament" (spm) und mit dem Caput fibulae (CF) durch das „popliteofibular ligament" (pf) verbunden.

b Präparat eines rechten Kniegelenks, Ansicht von dorsal. Beachte, dass das Lig. cruciatum posterius (LCP) auch an der Dorsalfläche der Tibia befestigt ist und in diesem Bereich vom M. popliteus bedeckt wird.

c Präparat einer exartikulierten rechten Tibia, Ansicht von proximal. Bei diesem Individuum waren beide meniskofemoralen Bänder ausgebildet, und man erkennt den Verlauf des Lig. meniscofemorale anterius Humphry (LMA) zwischen dem Lig. cruciatum anterius (LCA) und posterius (LCP). Zwischen der Sehne des M. popliteus (Stern), dem Meniscus lateralis (ML) und dem „superior popliteomeniscal ligament" (spm) öffnet sich der Zugang in den Recessus subpopliteus (Pfeilspitze).

d Native koronare T1w Aufnahme. Beachte die Ligg. meniscofemorale posterius (LMP) und anterius (LMA): Beide verbinden das Hinterhorn des Meniscus lateralis (ML) mit der lateralen Fläche des Condylus medialis femoris und sind durch das Lig. cruciatum posterius (LCP) voneinander getrennt.

e Auf dieser nativen koronaren T1w Aufnahme kommt der Verlauf des Lig. meniscofemorale anterius (LMA) zwischen den beiden Kreuzbändern (LCA, LCP) deutlich zur Ansicht.

f Diese native koronare T1w Aufnahme zeigt die in der Ebene der Capsula fibrosa gelegenen Verstärkungszüge des „posterolateral corner": das Lig. popliteum arcuatum (LPA) und seine Fortsetzung in das „short posterior genual ligament" (spgl). Des Weiteren kommt der Verbindungszug zwischen dem M. popliteus (M. pop.) und dem Caput fibulae (CF), das „popliteofibular ligament" (pf) zur Ansicht.

LCF	Lig. collaterale fibulare
LCT	Lig. collaterale tibiale
LTG	Lig. transversum genus
MM	Meniscus medialis
MBF	M. biceps femoris
MGl	M. gastrocnemius, Caput laterale
MGm	M. gastrocnemius, Caput mediale
MSM	M. semimembranosus
MST	M. semitendinosus

Kapsel-Band-Apparat

Der Kapsel-Band-Apparat des Kniegelenks hat eine wichtige Funktion in der Führung und Stabilisierung des Gelenks. Zusätzlich zu den beiden Kollateralbändern liegen innerhalb des Gelenks die beiden Kreuzbänder, die durch eine höchst zweckmäßige Anordnung von Führungs- und Hemmbündel jede Phase der Bewegung kontrollieren können. Des Weiteren finden sich in den Kreuzbändern auch spezielle sensible Nervenendigungen, die dazu dienen, aktuelle Änderungen des Spannungszustands der Bänder an das ZNS zu melden. Von außen nach innen können die im Folgenden dargestellten Strukturen unterschieden werden.

Capsula fibrosa

- die Capsula fibrosa ist an der Vorder- und Rückseite von kräftigen Muskelsehnen verstärkt
- an der Vorderseite des Gelenks bildet die Aponeurose des M. quadriceps femoris die Retinacula patellae mediale et laterale, die zu beiden Seiten der in die fibröse Kapsel eingelagerten Patella zur Vorderfläche der Tibia ziehen (Abb. 1.3 a, e–g)
- der zentrale Anteil der Quadrizepssehne setzt sich distal von der Patella als Lig. patellae fort und inseriert an der Tuberositas tibiae (Abb. 1.3 a, b u. h)
- die Rückseite der Capsula fibrosa verstärkt ein kräftiger Arm des Pes anserinus profundus (Ansatz des M. semimembranosus), das Lig. popliteum obliquum; es steigt vom „Tuberculum tendinis" an der Rückfläche des Condylus medialis tibiae zur Rückfläche des Condylus lateralis femoris auf
- in ihrem Verlauf vereinigen sich Fasern des Lig. popliteum obliquum zum Teil mit Fasern des Lig. popliteum arcuatum, das vom Caput fibulae ausgehend den Eintritt des M. popliteus in die Gelenkhöhle überspannt (Abb. 1.7 u. 1.9 c)
- medial verstärkt das Lig. collaterale tibiale die Capsula fibrosa (Abb. 1.8)
- während an der Vorderseite die Capsula fibrosa proximal in die Aponeurose des M. quadriceps femoris übergeht, endet sie an der Rückseite knapp oberhalb der Condyli femoris; distal geht sie in die Faszie des M. popliteus über

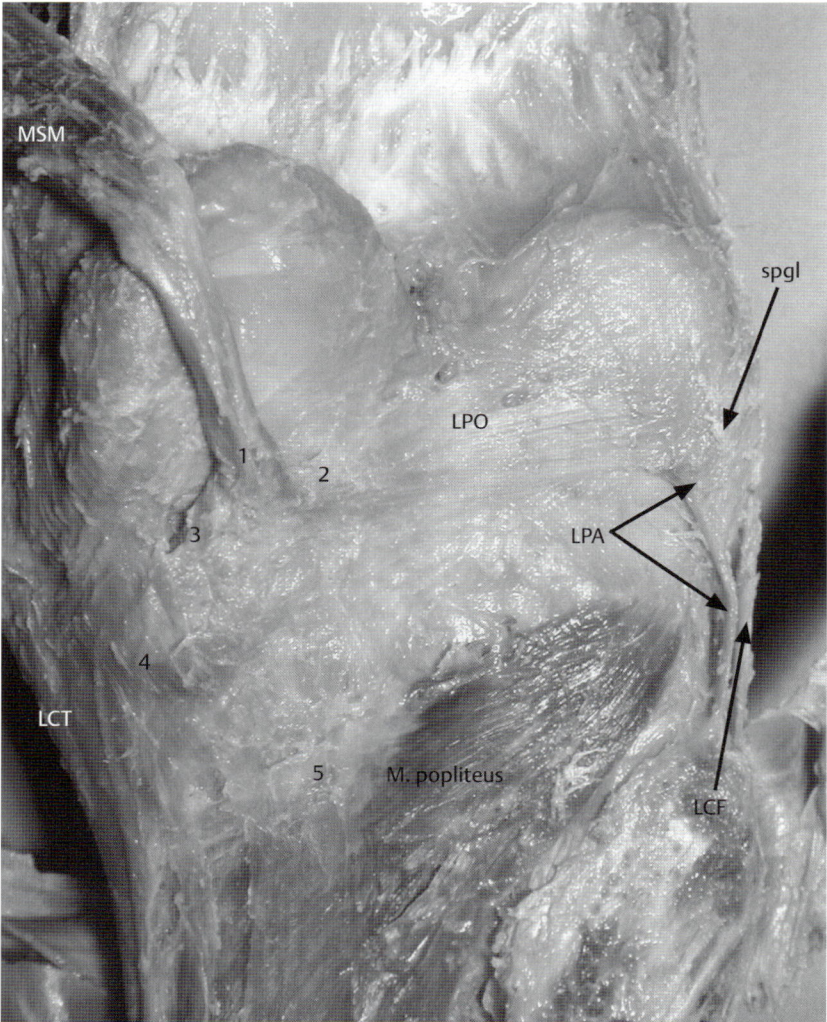

Abb. 1.7 ▪ Posteriore Anteile der Capsula fibrosa.

Die posteriore Wand der Kniegelenkkapsel wird von mehreren Bändern verstärkt. Das kräftigste Band ist das Lig. popliteum obliquum (LPO), das eine Fortsetzung des Armes (2) der Ansatzsehne des M. semimembranosus (MSM) darstellt. Dieser Muskel inseriert mit seiner Hauptsehne (1) an der Rückfläche des Condylus medialis tibiae. Mit drei weiteren Abspaltungen seiner Sehne (3–5) inseriert er (3) in einer Rinne medial vom Lig. collaterale tibiale (LCT), (4) am Margo medialis tibiae profund zu dem eben genannten Band und (5) in der Faszie des M. popliteus. Dieser breitflächige Ansatz wird oft auch als „Pes anserinus profundus" bezeichnet. Lateral wird die Kapsel des Kniegelenks vom Lig. popliteum arcuatum (LPA) verstärkt, dessen vordere, gerade Anteile parallel und profund zum Lig. collaterale fibulare (LCF) verlaufen. Dieser Bandanteil wird im englischen Sprachraum als „short posterior genual ligament" (spgl) bezeichnet.

Membrana synovialis und synoviale Fettkörper

- Hoffa-Fettkörper:
  - großer synovialer Fettkörper, das Corpus adiposum infrapatellare (Abb. 1.3 c, d u. h)
  - liegt zwischen der Capsula fibrosa und der Membrana synovialis an der Vorderwand des Kniegelenks
  - besteht aus paarigen Plicae alares und einer unpaaren Plica synovialis infrapatellaris, die ursprünglich auch „Lig. mucosum" genannt wurde
  - die Plica synovialis infrapatellaris verbindet die dorsale Seite des Apex patellae mit der Fossa intercondylaris femoris und bedeckt die Vorderseite des Lig. cruciatum anterius

- Membrana synovialis:
  - kleidet die Innenfläche der Capsula fibrosa sowie die vorderen und seitlichen Anteile der Kreuzbänder aus
  - an den Rändern der Menisci und der Condyli femoris et tibiae endet sie
  - die dorsalen Anteile der Kreuzbänder sind nicht von Synovia überzogen, da sich diese Bänder von dorsal her in das Gelenk hinein entwickelt haben
  - dabei gelangen auch Gefäß-Nerven-Bündel in das Kniegelenk, die für die Versorgung der Kreuzbänder und der proximalen Tibiaepiphyse praktische Bedeutung besitzen

- im proximalen anterioren Anteil setzt sich das Cavum synoviale des Kniegelenks meist ohne wesentliche Abgrenzung in die Bursa suprapatellaris fort (Abb. 1.3 c–e), die der Patella den nötigen Bewegungsspielraum bei voller Streckung bietet
- im Bereich der Bursa suprapatellaris ist die Vorderfläche des Femurs ebenfalls von einem synovialen Fettkörper, der Plica synovialis suprapatellaris, bedeckt (Abb. 1.3 c u. f); diese ergänzt die Gelenkfläche für die Patella am Femur

Lig. collaterale tibiale

- in der Aufsicht dreieckig; Verstärkung der Capsula fibrosa (Abb. 1.8)
- anteriorer Anteil:
  - die anterioren, längs gerichteten Fasern verbinden den Epicondylus medialis femoris mit der medialen Fläche des Condylus medialis tibiae und steigen bis zum Margo medialis tibiae ab
  - diese Fasern bleiben in gebeugter Stellung des Kniegelenks zumindest leicht gespannt
- dorsaler Anteil:
  - wird dagegen aus schräg verlaufenden Fasern gebildet, die vom Epicondylus medialis femoris zur dorsomedialen Fläche des Meniscus medialis und von dort weiter zur Tibia ziehen, wo sie dorsal von den anterioren Fasern befestigt sind
  - die dorsalen Fasern sind bei Beugung entspannt und geben so die Rotation frei

1 Makroskopisch-funktionelle Anatomie des Kniegelenks

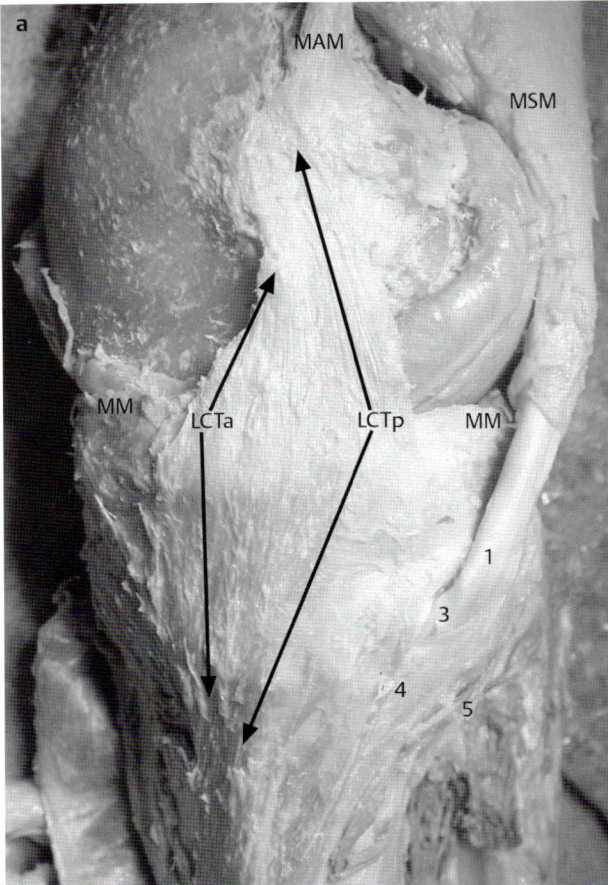
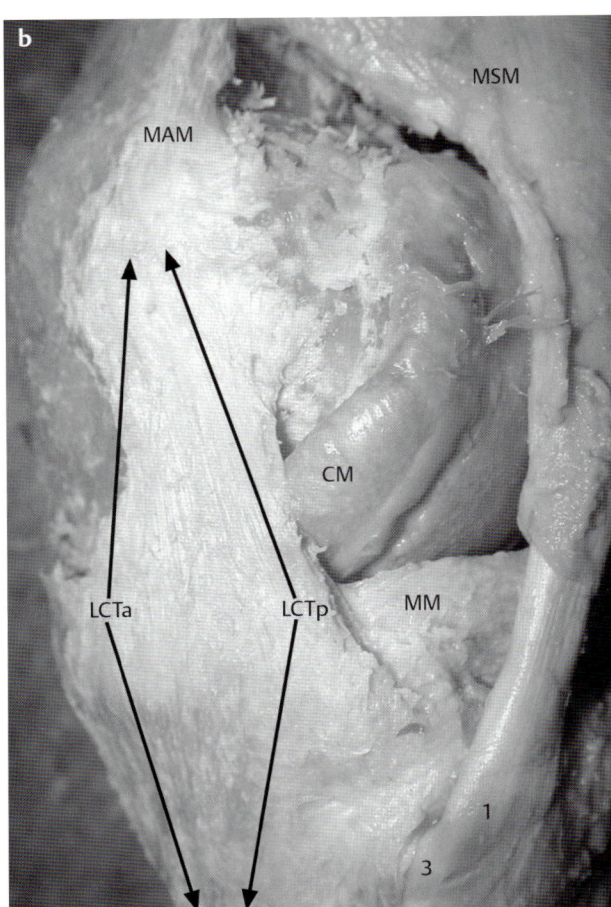
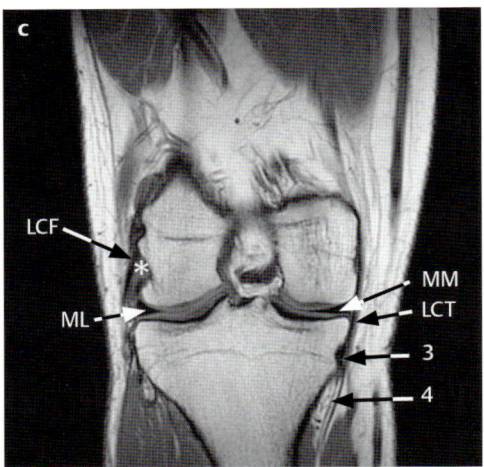
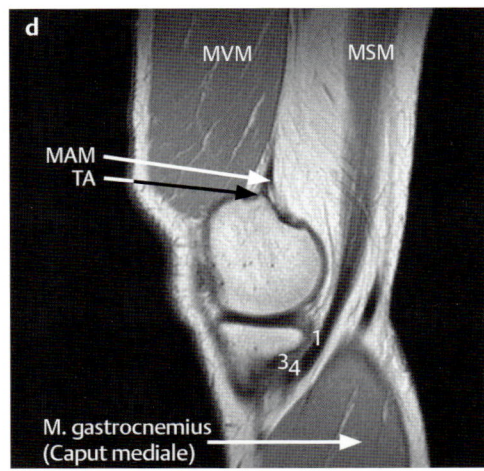
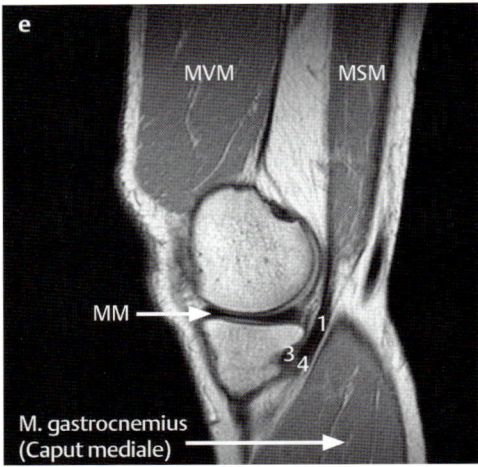

Abb. 1.8 a–e ■ **Lig. collaterale tibiale und M. semimembranosus.**

a Präparat eines rechten Kniegelenks, Ansicht von medial. Alle unverstärkten Anteile der Capsula fibrosa wurden entfernt, um die beiden Bündel des Lig. collaterale tibiale und deren Beziehung zum Meniscus medialis (MM) sowie zur Sehne des M. semimembranosus darzustellen. Das vordere Bündel des Lig. collaterale tibiale (LCTa) besteht aus fast vertikal verlaufenden Fasern, die gegen die mediale Fläche des Meniscus medialis verschieblich sind, während die Fasern des posterioren Bündels (LCTp) mit dem Meniscus fest verwachsen sind. Beachte auch die Beziehung zwischen der femoralen Befestigung des Lig. collaterale tibiale und dem Ansatz der ischiokondylären Portion des M. adductor magnus (MAM) am Tuberculum adductorium.

b Präparat eines rechten Kniegelenks, posteromediale Ansicht. In dieser Darstellung wird die Verbindung zwischen dem Meniscus medialis (MM) und den posterioren Fasern des Lig. collaterale tibiale (LCTp) besonders deutlich. Gleichfalls erkennt man den Arm (3) der Sehne des M. semimembranosus (MSM), der profund zu den eben genannten Bandfasern verläuft. Zwischen Band und Sehne erstreckt sich in variabler Ausdehnung die Bursa m. semimembranosi.

c In der nativen koronaren T1w Aufnahme sieht man deutlich die Lagebeziehungen des Lig. collaterale tibiale (LCT) zum Meniscus medialis (MM) sowie zu den beiden Abspaltungen (3, 4) der Sehne des M. semimembranosus. Lateral erkennt man das außerhalb der Kapsel und distanziert vom Meniscus lateralis (ML) verlaufende Lig. collaterale fibulare (LCF) und die Sehne des M. popliteus (Stern). Siehe dazu auch Abb. 1.4 b u. 1.6 c.

d, e In den nativen sagittalen PDw Aufnahmen erkennt man, dass die Bündel (3) und (4) der Ansatzsehne des M. semimembranosus nach anterior bis zum Margo medialis tibiae reichen. Ebenfalls erkennbar ist der sehnige Ansatz der ischiokondylären Portion des M. adductor magnus (MAM) am Tuberculum adductorium (TA) sowie die Beziehung dieser Sehne zum M. vastus medialis (MVM).

1,3,4,5 Abspaltungen der Ansatzsehne des M. semimembranosus (s. Abb. 1.7)
CM Condylus medialis femoris

Lig. collaterale fibulare

- rundliche Struktur, die durch die es umspinnende Sehne des M. biceps femoris und ein Gefäß-Nerven-Bündel von der Capsula fibrosa getrennt wird (Abb. 1.9)
- am Epicondylus lateralis femoris und am Caput fibulae befestigt

- zwischen dem Lig. collaterale fibulare und der Sehne des M. biceps femoris, deren Fasern rund um seinen Ansatz am Caput fibulae inserieren, bildet sich ein schmaler Schleimbeutel, die Bursa subtendinea m. bicipitis femoris inferior, aus

- das Band ist in Streckstellung gespannt, wird aber bei zunehmender Beugung immer mehr entspannt und ermöglicht so die Rotation im Kniegelenk

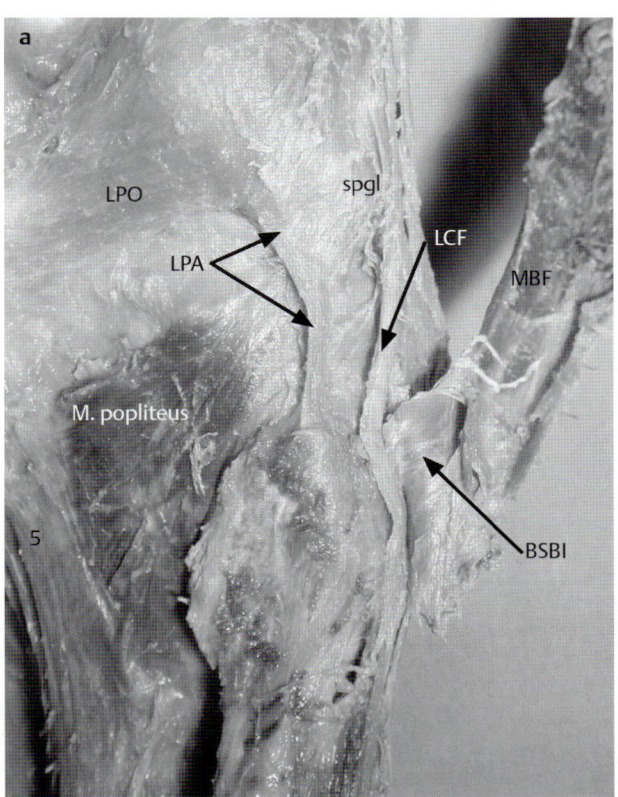
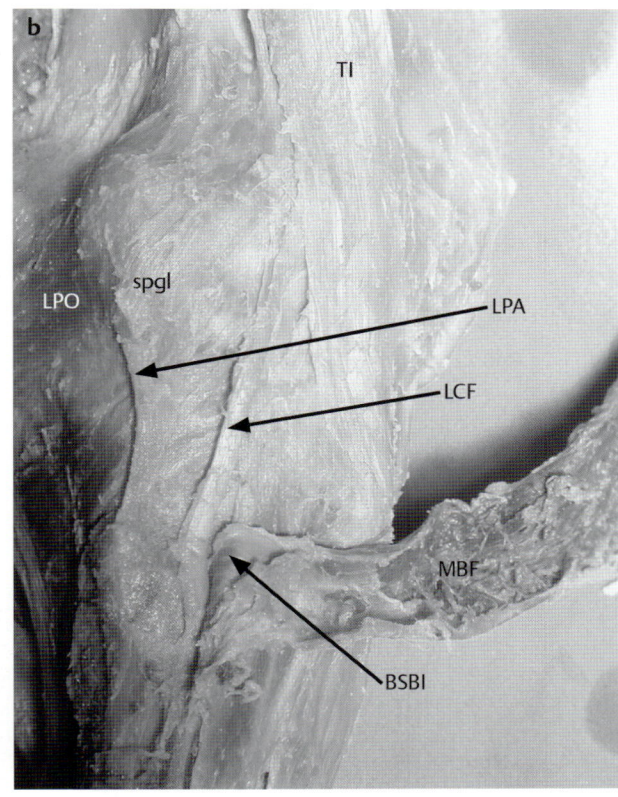
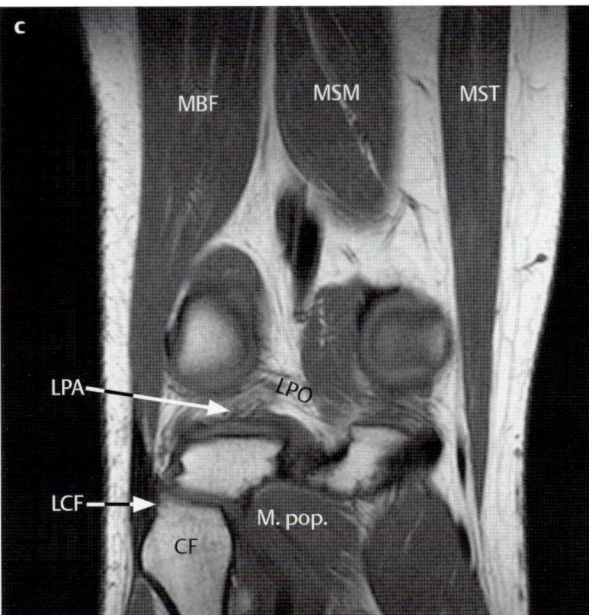

Abb. 1.9 a–c ▪ Lig. collaterale fibulare und M. biceps femoris.

a Präparat eines rechten Kniegelenks, Ansicht von dorsal. Beachte den schichtweisen Aufbau des sog. „posterolateral corner" des Kniegelenks: in der oberflächlichsten Schicht verläuft die hier mobilisierte Sehne des M. biceps femoris (MBF) und umgibt das Lig. collaterale fibulare (LCF). Beide Strukturen sind durch die Bursa subtendinea m. bicipitis femoris inferior (BSBI) getrennt. Durch den erkennbaren Spalt zwischen dem LCF und dem kapselverstärkenden Lig. popliteum arcuatum (LPA) verläuft beim Lebenden ein Gefäß-Nerven-Bündel. Ebenfalls in der Schicht der Gelenkkapsel verlaufen die aufwärts gerichteten Fasern des LPA, die als „short posterior genual ligament" (spgl) am Epicondylus lateralis femoris inserieren. Die Hauptmasse des LPA überbrückt den Eintritt des M. popliteus in das Kniegelenk und verbindet sich mit dem kräftigen Lig. popliteum obliquum (LPO). Deutlich sichtbar ist hier auch die Verstärkung der über dem M. popliteus gelegenen Faszie durch den Arm (5) der Ansatzsehne des M. semimembranosus.

b Präparat eines rechten Kniegelenks, Ansicht von lateral. Zusätzlich zu den vorgenannten Strukturen wird hier der Tractus iliotibialis als weitere, mehr anterior gelegene Verstärkung des „posterolateral corner" sichtbar.

c Die native koronare T1w Aufnahme bringt die im Präparat erkennbaren Verstärkungszüge am Lebenden zur Ansicht.

CF	Caput fibulae
M. pop.	M. popliteus
MSM	M. semimembranosus
MST	M. semitendinosus

Ligg. cruciatum anterius et posterius

- Lig. cruciatum anterius:
  - verbindet die Area intercondylaris anterior tibiae mit der medialen Fläche des Condylus lateralis femoris
  - der größte Teil des vorderen Kreuzbands wird bei voller Extension gespannt (Abb. 1.5 a–c u. e, 1.6 c u. e)
- Lig. cruciatum posterius:
  - wesentlich breitbasiger an der Tibia befestigt
  - inseriert an der Area intercondylaris posterior und am oberen Teil der Facies posterior tibiae, wo es vom M. popliteus bedeckt wird, und zieht zur lateralen Seite des Condylus medialis femoris
  - formt das Hemmbündel für die Flexion (Abb. 1.5 b u. 1.6 a–e)

Muskulatur des Kniegelenks

Die auf das Kniegelenk wirkenden Muskeln können entweder dafür eingesetzt werden, das Standbein mithilfe der Schwerkraft zu festigen oder das Spielbein aktiv mit oder gegen die Schwerkraft zu bewegen. Je nach Lage zu den entsprechenden Hauptachsen (s. o.) lassen sich die individuellen Muskeln zu den folgenden Muskelgruppen funktionell gliedern:

- der M. quadriceps femoris (Abb. 1.3 a) und der M. tensor fasciae latae, die vor der quer verlaufenden Beuge- und Streckachse liegen, sind die Strecker im Kniegelenk und wirken im aufrechten Stand mit der Schwerkraft
- der M. biceps femoris (Abb. 1.9) bildet zusammen mit den Muskeln des „Pes anserinus superficialis" (d. h. M. sartorius, M. gracilis und M. semitendinosus, Abb. 1.3 a), dem M. semimembranosus (Abb. 1.8), dem M. gastrocnemius und dem M. popliteus (Abb. 1.6 a u. b, 1.7, 1.9) die Gruppe der Beuger im Kniegelenk; sie wirken im aufrechten Stand gegen die Schwerkraft und können, je nach ihrer Lage zur Rotationsachse, weiter unterteilt werden:
  - Mm. sartorius, gracilis und semitendinosus, deren Ansatzsehnen den Pes anserinus superficialis formen (Abb. 1.3 a), und der M. semimembranosus können – assistiert vom Caput mediale m. gastrocnemii – in gebeugter Stellung eine Innenrotation der Tibia gegen den Femur durchführen
  - M. biceps femoris und das Caput laterale m. gastrocnemii sind die beiden Außenrotatoren des Kniegelenks
  - auf die wichtige Funktion des M. popliteus als Aufheber der Schlussrotation wurde oben bereits hingewiesen

Bursae des Kniegelenks

Zur Verminderung der Reibung ist rund um das Kniegelenk eine Reihe von Bursen angeordnet, die teilweise mit der Synovialhöhle des Kniegelenks kommunizieren.

- zu den konstant mit dem Kniegelenk kommunizierenden Bursen zählen:
  - Bursa suprapatellaris (Abb. 1.3 c–e)
  - der zwischen M. popliteus und der Tibia gelegene Recessus subpopliteus (Abb. 1.6 c), dessen Wand teilweise auch von dem die Kapsel der Articulatio tibiofibularis verstärkenden Lig. capitis fibulae posterius gebildet wird; dieses Band ist bei etwa 14 % der Menschen in seinem proximalen Anteil defizient, so dass eine offene Verbindung zwischen der Articulatio genus und der Articulatio tibiofibularis besteht
  - Bursa musculi semimembranosi (Abb. 1.8 c u. 1.4 a)
  - Bursa subtendinea m. gastrocnemii medialis
- im Bereich der Capsula fibrosa liegt die Bursa subtendinea m. gastrocnemii lateralis, die seltener mit der Gelenkhöhle in offener Verbindung steht
- zu den Bursen, die nicht mit dem Kniegelenk kommunizieren können, gehören:
  - die Bursa subtendinea praepatellaris, die funktionell zum Kniegelenk gehört und sich konstant zwischen der Patella und der Aponeurose des M. quadriceps femoris ausbildet
  - gelegentlich bildet sich oberflächlich zur Bursa subtendinea praepatellaris auch eine Bursa subcutanea praepatellaris aus
  - zwischen der Sehne des M. sartorius einerseits und den Sehnen der Mm. gracilis und semitendinosus findet sich die Bursa subtendinea m. sartorii
  - zwischen den Sehnen des „Pes anserinus superficialis" und dem Lig. collaterale tibiale liegt die Bursa anserina
  - auf die Bursa subtendinea m. bicipitis femoris inferior, die die Ansatzsehne des M. biceps femoris vom Lig. collaterale fibulare trennt, wurde bereits hingewiesen (Abb. 1.9)

R.-J. Schröder, M. Lorenz, J. Jerosch und J. Mäurer

2 Traumatische Veränderungen

Frakturen

Definition
Unter einer Fraktur versteht man eine vollständige oder unvollständige ossäre Kontinuitätsunterbrechung mit oder ohne Dislokation nach direkter oder indirekter Gewalteinwirkung oder ohne diese.

Pathologie
- makroskopisch:
  - Unterbrechung der kortikalen und/oder spongiösen Knochenstrukturen
  - Achsenfehlstellung
  - Knochenmarkhämatom
  - Weichteilbegleitverletzungen
- mikroskopisch:
  - Ödem
  - Hämorrhagie
  - kortikale Kontinuitätsunterbrechungen
  - trabekuläre Kontinuitätsunterbrechungen
  - trabekuläre Kompressionszonen
  - Periostzerreißung
  - Defekte/Unterbrechungen des Knorpels

Frakturformen
- Weichteilschäden:
  - geschlossene Fraktur
  - offene Fraktur *Grad I:* Zerstörung der Weichteile (durch Knochenfragmente) von innen
  - offene Fraktur *Grad II:* Zerstörung der Weichteile von außen
  - offene Fraktur *Grad III:* großflächige Weichteilzerstörung mit Beteiligung von Haut, Muskulatur, Gefäßen und/oder Nerven

Frakturtypen
- komplette Frakturen:
  - Meißelfraktur
  - Querfraktur
  - Schrägfraktur
  - Biegungsfraktur
  - Torsions- oder Spiralfraktur
  - Stückfraktur/Etagenfraktur (bei breitflächiger Einwirkung)
  - Defektfraktur
  - Trümmerfraktur (mehr als 6 Fragmente)
- inkomplette Frakturen:
  - Infraktion
  - Fissur
  - okkulte Fraktur
  - Bone bruise
  - Grünholzfraktur

Klinik
- Deformierung
- abnorme Beweglichkeit
- Krepitation
- Funktionsverlust (Functio laesa)
- lokaler Spontan-, Druck- und Bewegungsschmerz
- lokale Schwellung
- lokales Hämatom

Diagnostik

Rö (→ *Methode der Wahl bei der Frakturdetektion*)
- Lokalisation und Ausdehnung der Fraktur
- Frakturtyp (möglichst gemäß AO-Klassifikation)
- Gelenkbeteiligung
- Fragment(fehl)stellung:
  - Dislocatio ad axim
  - Dislocatio ad latus
  - Dislocatio ad longitudinem cum/sine contractionem
  - Dislocatio ad peripheriam

Sono (→ *ergänzende, untersucherabhängige Methode*)
- Gelenkerguss
- Hämatome
- Begleitverletzungen von Bändern, Sehnen, Muskeln, Menisci, Gelenkkapsel
- Funktionsprüfung (Bewegungsanomalien, Instabilitäten)
- Frakturdiagnostik (Spaltweite, Gelenkflächenstufen, Konsolidierungszeichen)

CT (→ *ergänzende Methode der Wahl*)
- optimierte Frakturtypisierung (möglichst gemäß AO-Klassifikation)
- exakte Bestimmung von Lokalisation und Ausdehnung der Fraktur
- Längen- und Rotationsfehlerbestimmung im Seitenvergleich
- Gelenkbeteiligung
- Weichteilbegleitverletzungen
- Fragment(fehl)stellung
- Fragmentanzahl und -größe
- freie Gelenkkörper

MRT (→ *ergänzende Methode*)
- okkulte Frakturen
- Erkennen bzw. Verifizierung von Ermüdungs-/Stressfrakturen
- osteochondrale Frakturen/Dissektionen
- Knorpelschäden
- freie Gelenkkörper
- Weichteilbegleitverletzungen (Sehnen, Muskeln, Kollateral-, Kreuzbänder, Retinacula patellae, Menisci)
- Erguss, Hämatom
- Funktionsprüfung

Schlüsselwörter
Kniegelenk, konventionelle Röntgendiagnostik, Sonographie, Computertomographie, Magnetresonanztomographie

Keywords
knee joint, conventional radiography, ultrasound, computed tomography, magnetic resonance imaging

Frakturursachen

Schlüsselwörter
Kniegelenk, traumatische Fraktur, Kochenmarkhämatom, Knochenmarködem

Keywords
knee joint, traumatic fracture, bone marrow hematoma, bone bruise

Traumatische Frakturen

Definition
Eine traumatische Fraktur ist eine vollständige oder unvollständige ossäre Kontinuitätsunterbrechung mit oder ohne Dislokation infolge einmaliger Überbeanspruchung der physiologischen Elastizität durch eine direkte oder indirekte Gewalteinwirkung.

Pathologie
- makroskopisch:
  - Unterbrechung der kortikalen und/oder spongiösen Knochenstrukturen
  - Achsenfehlstellung
  - Knochenmarkhämatom
  - Weichteilbegleitverletzungen
- mikroskopisch
  - Ödem
  - Hämorrhagie
  - trabekuläre Kontinuitätsunterbrechungen
  - trabekuläre Kompressionszonen
  - Periostzerreißung
  - Defekte/Unterbrechungen des Knorpels

Frakturlokalisationen
- distale Femurfraktur:
  - extraartikulär metaphysär
  - partiell/komplett intraartikulär
  - Keilbruch
  - uni-/mehrfragmentär
  - uni-/bikondylär
- proximale Tibiafraktur:
  - extraartikulär metaphysär
  - partiell/komplett intraartikulär
  - Spalt-/Impressionsfraktur
- Patellafraktur:
  - DD Patella bi-/tripartita (kongenital, asymptomatisch, überwiegend bei Männern, in 50% unilateral, ¾ der Fälle kraniolateral, sonst lateral oder kranial, kein Hämatom/Ödem, keine Bone bruise)

Tibiakopffrakturklassifikation nach Müller
- *Grad I:* nicht dislozierte senkrechte oder keilförmige Fraktur
- *Grad II:* zentrale Depression der medialen oder lateralen Gelenkfläche
- *Grad III:* senkrechte oder keilförmige Fraktur mit zentraler Depression der medialen oder lateralen Gelenkfläche und proximale Fibulafraktur
- *Grad IV:* Trümmerfraktur mit Beteiligung der medialen und lateralen Gelenkfläche und proximale Fibulafraktur

Tibiakopffrakturklassifikation nach Hohl
- *Grad I:* nicht dislozierte senkrechte sagittale Fraktur
- *Grad II:* zentrale Depression der medialen oder lateralen Gelenkfläche
- *Grad III:* dislozierte senkrechte sagittale Fraktur mit zentraler Depression der medialen oder lateralen Gelenkfläche und evtl. proximaler Fibulakopffraktur
- *Grad IV:* dislozierte komplette mediale Gelenkflächendepression ohne Trümmerzone
- *Grad V:* nicht dislozierte senkrechte koronare anteriore oder posteriore Fraktur ohne Depression
- *Grad VI:* Trümmerfraktur mit Beteiligung der medialen und lateralen Gelenkfläche und evtl. Fibulakopffraktur

Klinik
- Deformierung
- abnorme Beweglichkeit
- Krepitation
- Funktionsverlust (Functio laesa)
- lokaler Spontan-, Druck- und Bewegungsschmerz
- lokale Schwellung
- lokales Hämatom

Diagnostik (Abb. 2.1 – 2.6)

 (→ Methode der Wahl)

Empfohlene Röntgenaufnahmen
- Standardprojektionen:
  - a.-p. Projektion
  - laterale Projektion im mediolateralen Strahlengang
- Spezialprojektionen (abhängig von der Frakturlokalisation):
  - Frik-Aufnahme (Tunnelaufnahme, „notch view") zur Darstellung der Fossa/Eminentia intercondylaris
  - Patellaaxialaufnahme
  - Patella-Defilée-Aufnahmen zur Darstellung des Femoropatellargelenks
  - 45°-Schrägaufnahmen zur besseren Beurteilung des Tibiakopfs und der proximalen Fibula
- konventionelle Tomographie:
  - weitestgehend ersetzt durch Multislice-CT und 2-D-/3-D-Rekonstruktionen
  - indiziert allenfalls bei ausgedehnten Metallimplantaten mit Artefaktbildung in der CT zur postoperativen Verlaufskontrolle (Stellung, Durchbauung)

Befund
- Verlauf der Frakturlinien
- Lokalisation und Ausdehnung der Fraktur
- Fragment(fehl)stellung
- Fragmentanzahl
- Frakturtyp (möglichst gemäß AO-Klassifikation)
- Gelenkbeteiligung

Anforderung an die Bildgebung

- Darstellung der Anatomie der knöchernen und der Weichteilstrukturen
- Darstellung des vollständigen Ausmaßes der kortikalen und spongiösen Frakturen und der verletzten Weichteilstrukturen
- Darstellung der Fragmentform, -stellung und -lokalisation, freier Gelenkkörper und der Gelenkflächenbeteiligung
- Darstellung der Beziehung der verletzten knöchernen und Weichteilstrukturen zueinander
- Darstellung ossär destruierender, lokaler oder systemischer Prozesse und von Weichteilinfiltrationen

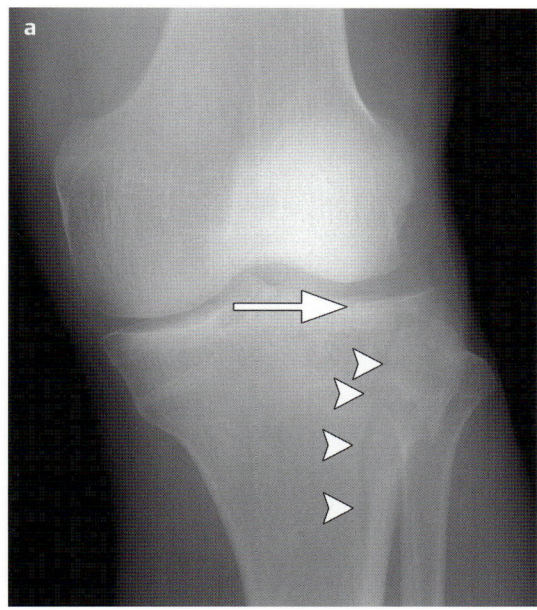
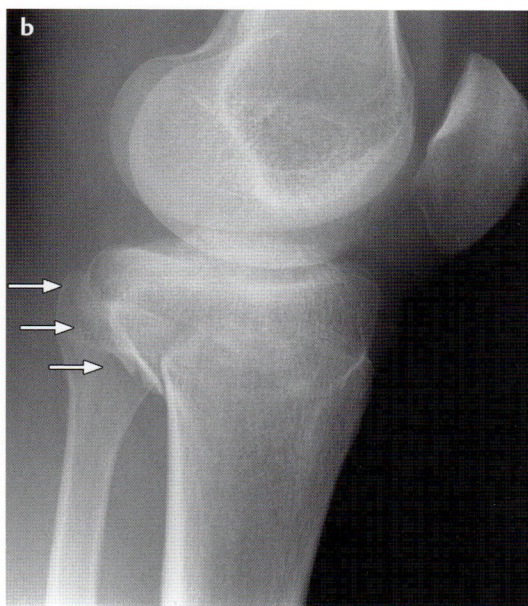

Abb. 2.1 a–e ■ Komplexe laterale Tibiakopffraktur links.

a, b a.-p. Projektion und seitliche Aufnahme. Konventionell radiologisch liegt eine komplexe laterale Tibiakopffraktur linksseitig mit Beteiligung des Tibiaplateaus (Pfeil), Splitfraktur (Pfeilköpfe; Typ II nach Moore bzw. B3 nach AO-Klassifikation) und Abrutschen nach dorsal (kleine Pfeile in **b**) vor.

c Die axiale CT zeigt das gesamte Ausmaß der lateralen Infraktion des Tibiaplateaus (Pfeil).

d Die Splitfraktur wird in der koronaren 2-D-Rekonstruktion dokumentiert (Pfeilspitzen).

e Nach osteosynthetischer Versorgung mittels Platten (Pfeilköpfe) und Schrauben (kleine Pfeile) ist das Tibiaplateau komplett reponiert (großer Pfeil).

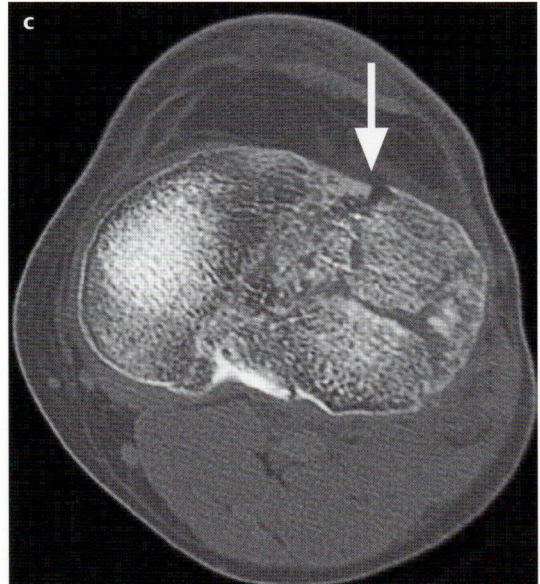
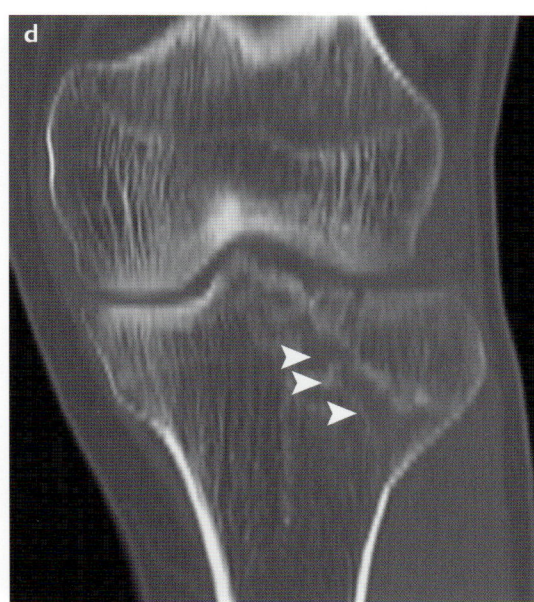
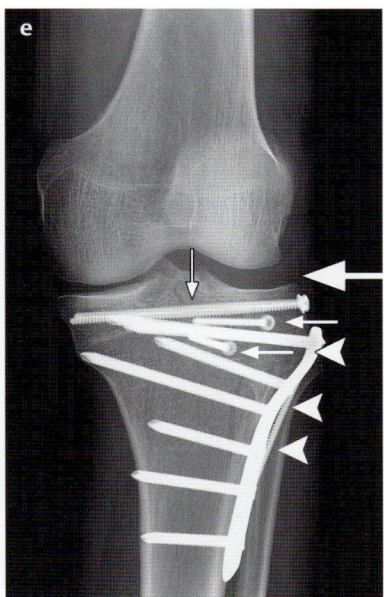

Abb. 2.2 a–f ▪ Laterale Tibiakopffraktur.

a, b Röntgen in 2 Ebenen einer nach medial aszendierenden lateralen Tibiakopffraktur (kleine Pfeile) mit Einbeziehung der Eminentia intercondylaris (Pfeilkopf) und Tibiaplateaudepression (unterbrochener Pfeil) entsprechend einer Fraktur Typ II nach Moore.

c, d Koronare zweidimensionale CT-Rekonstruktionen.

e, f Eine dreidimensionale CT-Rekonstruktion erleichtert dem Operateur die Planung und zeigt übersichtlich das Ausmaß der Gelenkflächenbeteilung (Pfeilköpfe), den Depressionsgrad und die Fragmentstellung, insbesondere im Bereich der Eminentia intercondylaris (großer Pfeil).

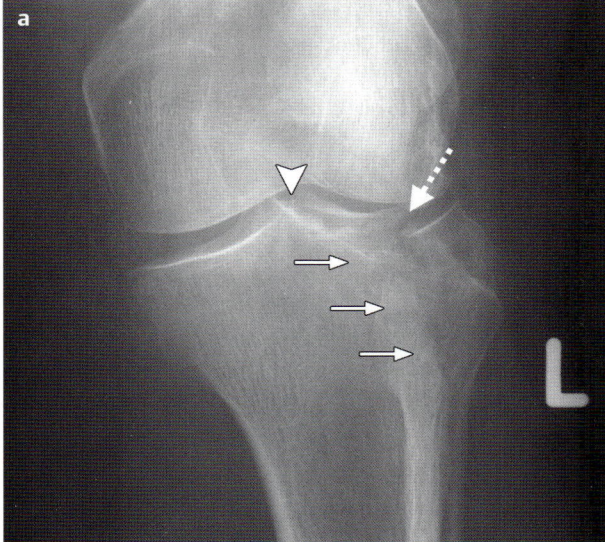
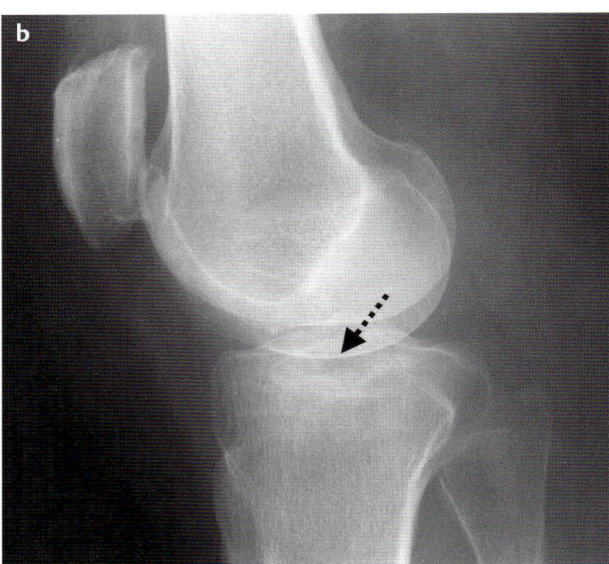
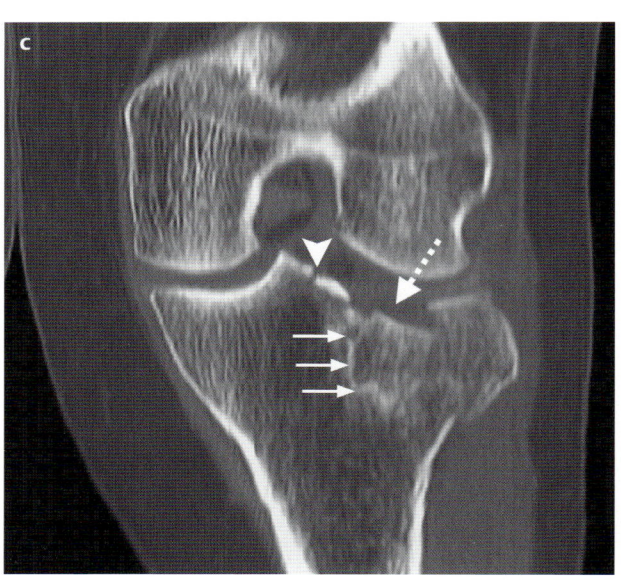
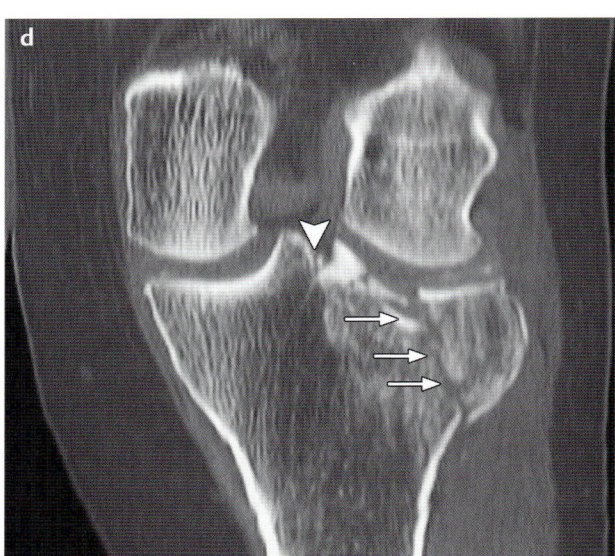
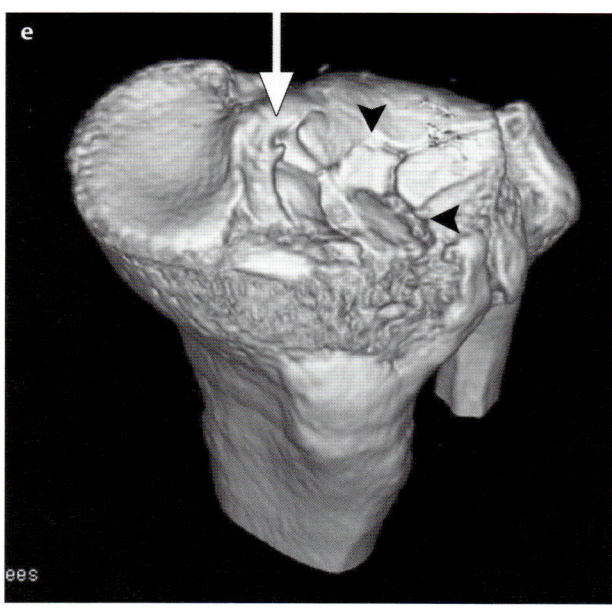
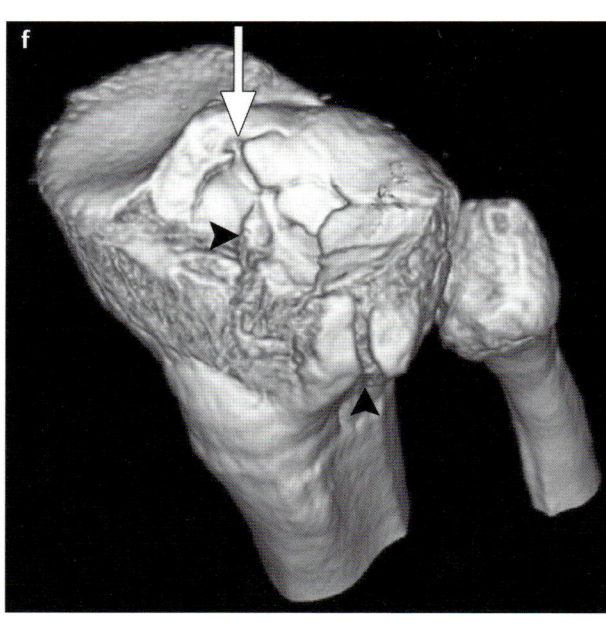

Frakturen

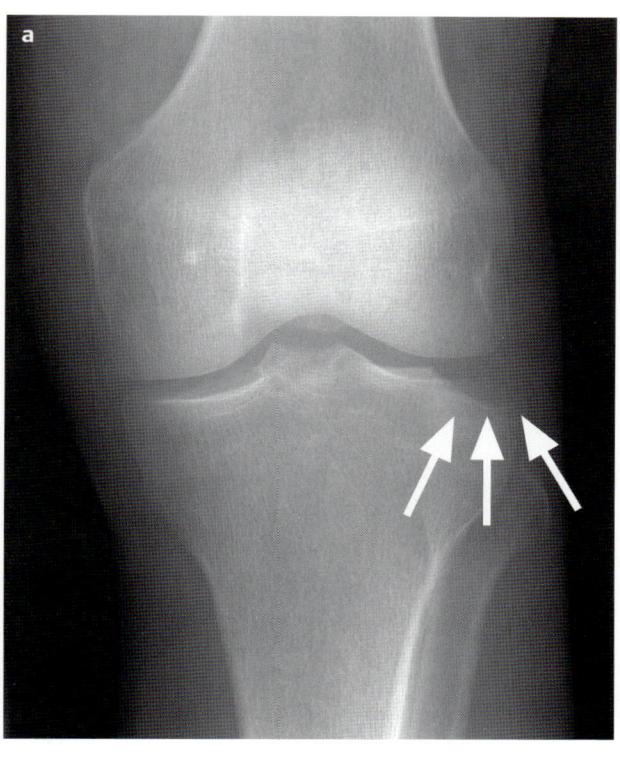
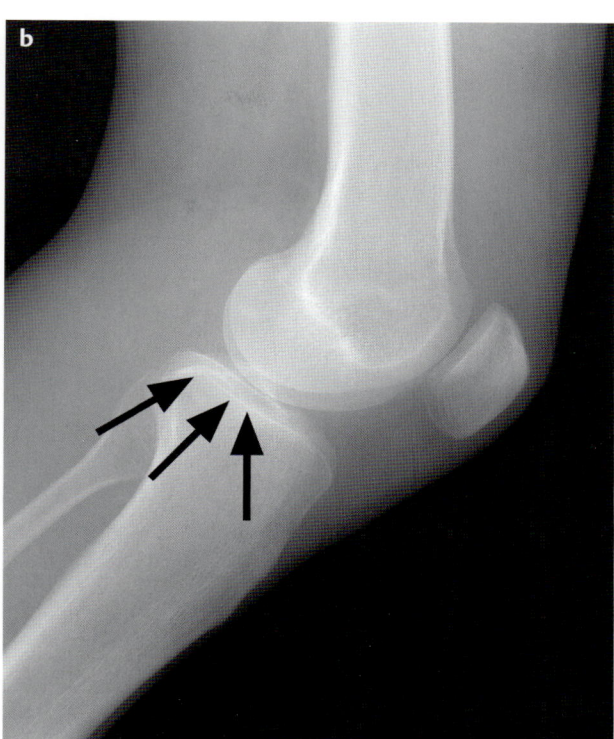
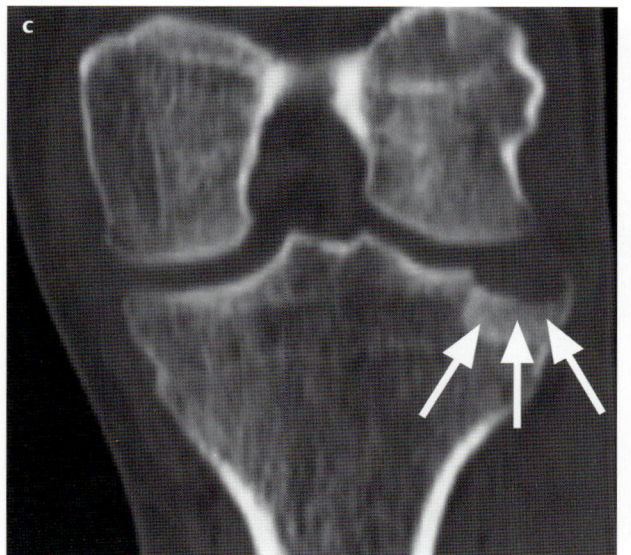
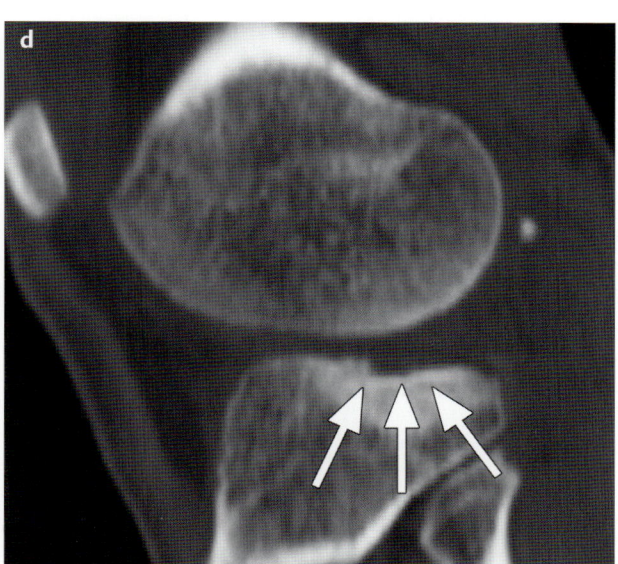
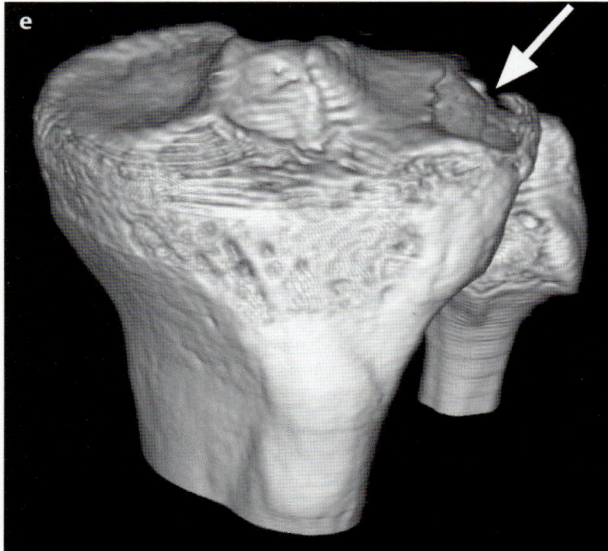
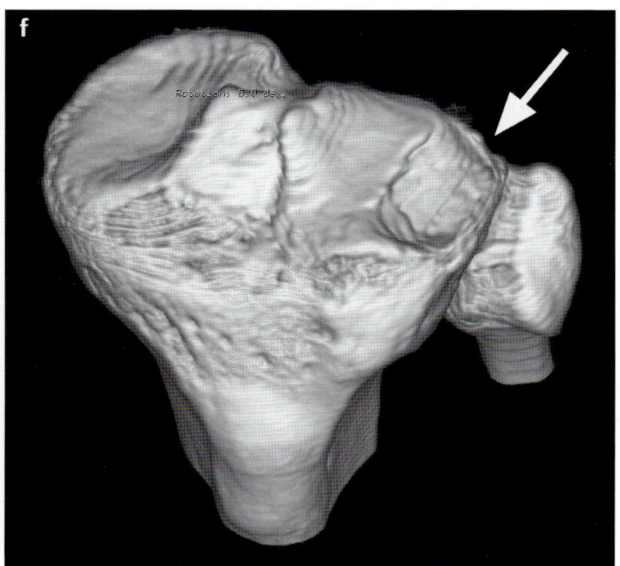

Abb. 2.3a–f ▪ Komplexe Tibiakopffraktur.

a, b a.-p. Projektion und seitliche Aufnahme. Bereits in den konventionellen Röntgenaufnahmen lässt sich nach Kniegelenksluxation eine komplexe Tibiakopffraktur mit lateraler Plateaudepression (Pfeile) erkennen.

c, d Die 2-D-Rekonstruktion des CT-Datensatzes erlaubt die exakte Klassifikation als Typ-IV-Fraktur nach Moore mit lateraler Tibiagelenkflächenimpression (Pfeile).

e, f Die 3-D-Rekonstruktion bietet einen besseren Einblick in die Gesamtsituation und Ausdehnung der lateralen Impression (Pfeil) und liefert dem Operateur somit wertvolle Zusatzinformationen.

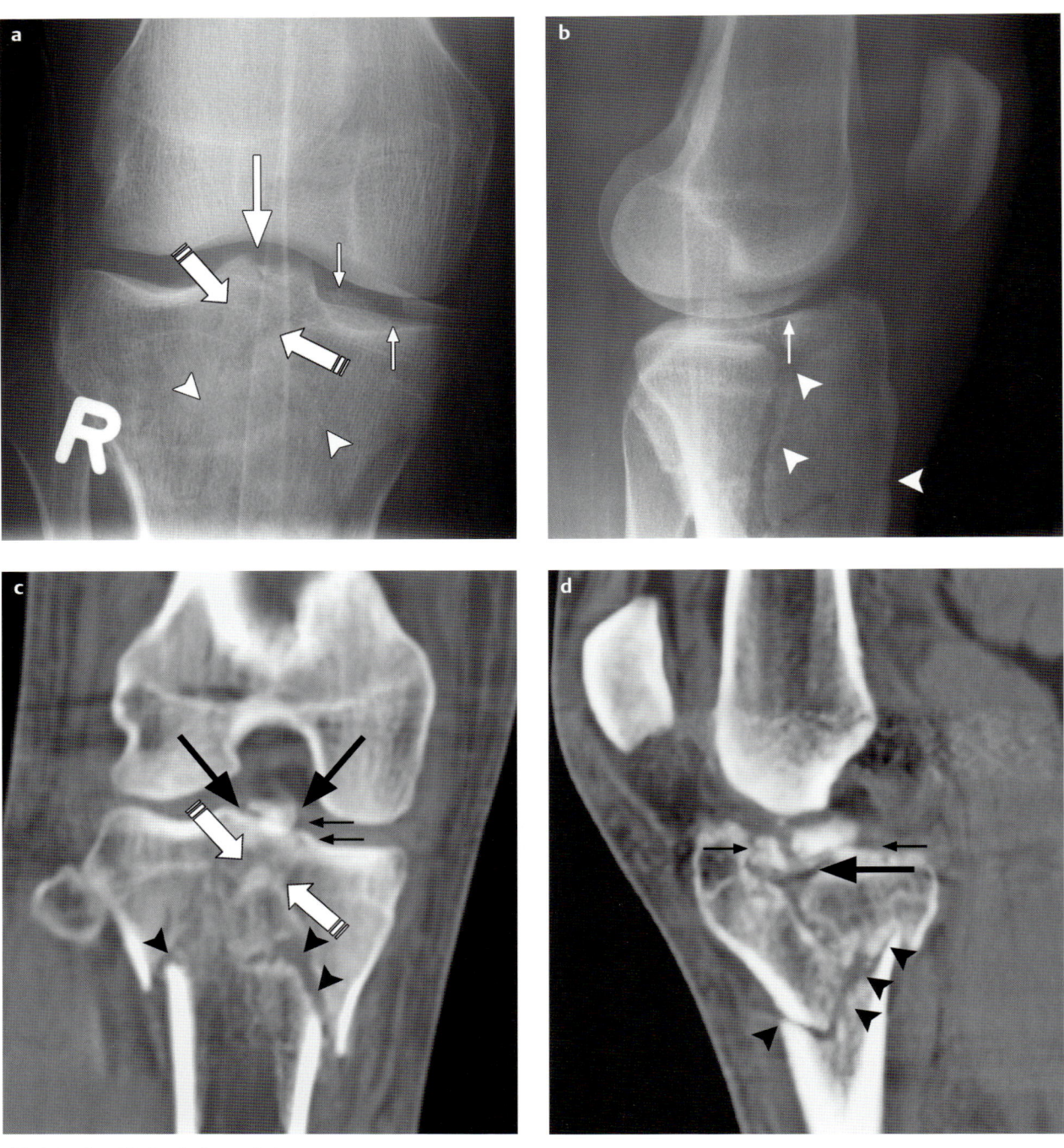

Abb. 2.4 a–k ▪ Tibiakopftrümmerfraktur.

a, b In der a.-p. Projektion und der seitlichen Aufnahme erkennt man die mehrfache Beteiligung der Gelenkfläche (kleine Pfeile) und die Separation der interkondylären Eminenz (Pfeil) vom Schaft (Pfeilkopf) und von beiden Kondylen (gestreifter Pfeil) im Sinne des Typs V nach Moore.

c, d Koronare und sagittale 2-D-Rekonstruktionen.

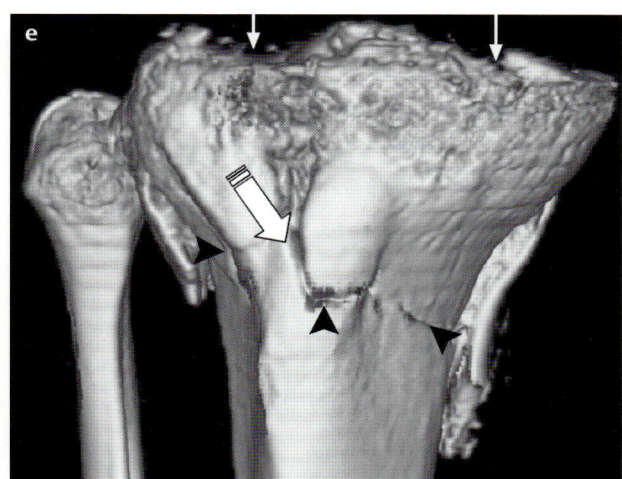
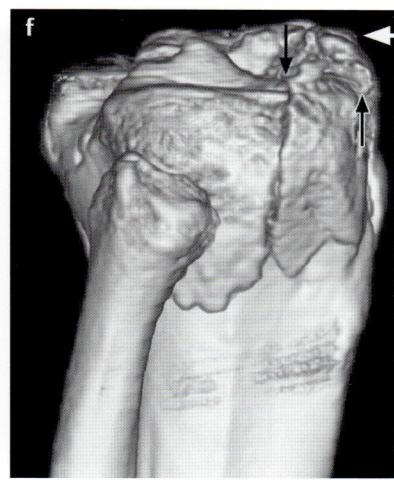
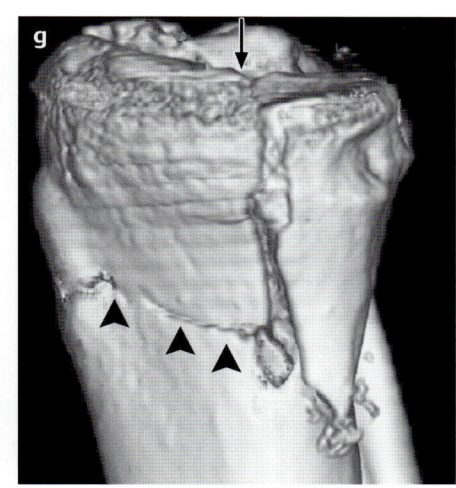
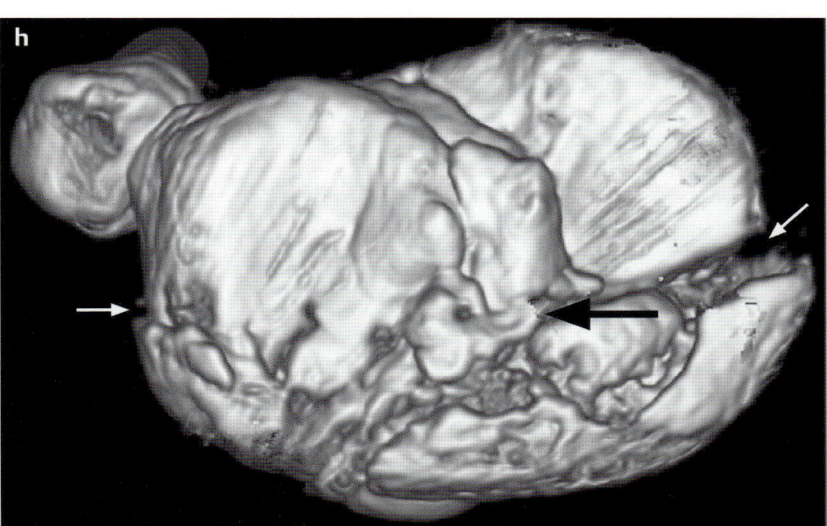
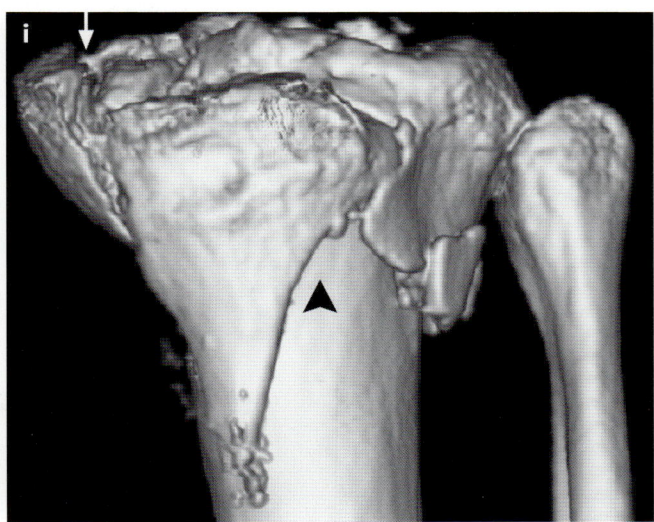
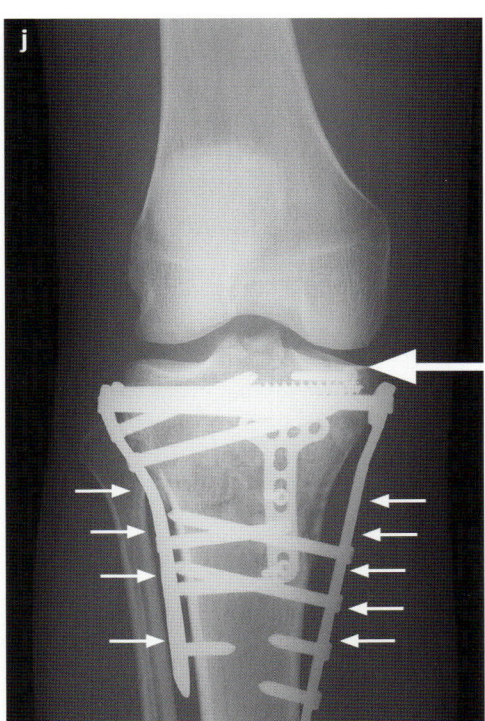
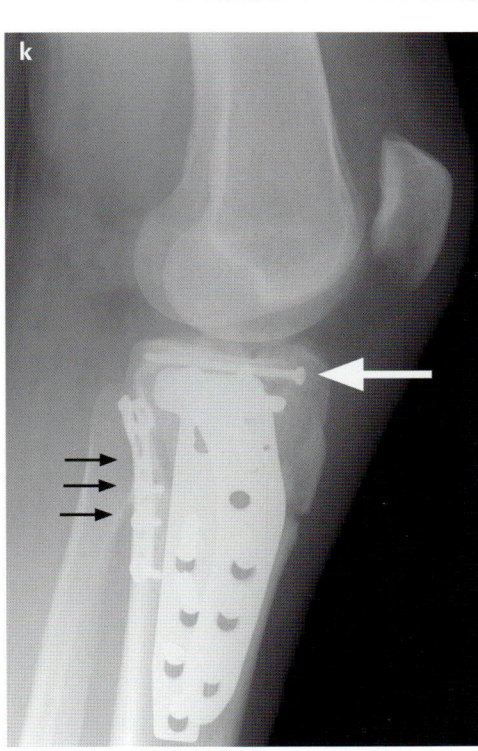

Abb. 2.4 ▪ **Tibiakopftrümmerfraktur.**

e–i Insbesondere bei diesen komplexen Frakturen ist eine 3-D-Rekonstruktion für den Operateur zur Operationsplanung von Vorteil. Hier sind die Gelenkfragmente (kleine Pfeile), die Schaftfraktur (Pfeilköpfe) und die Separation (große Pfeile) der Eminentia intercondylaris in ihrem komplexen Zusammenhang überschaubar.

j, k Postoperativer Zustand nach Platten- (kleine Pfeile) und Schraubenosteosynthese (großer Pfeil).

2 Traumatische Veränderungen

Abb. 2.5 a–i ▪ Komplexe Tibiakopftrümmerfraktur.

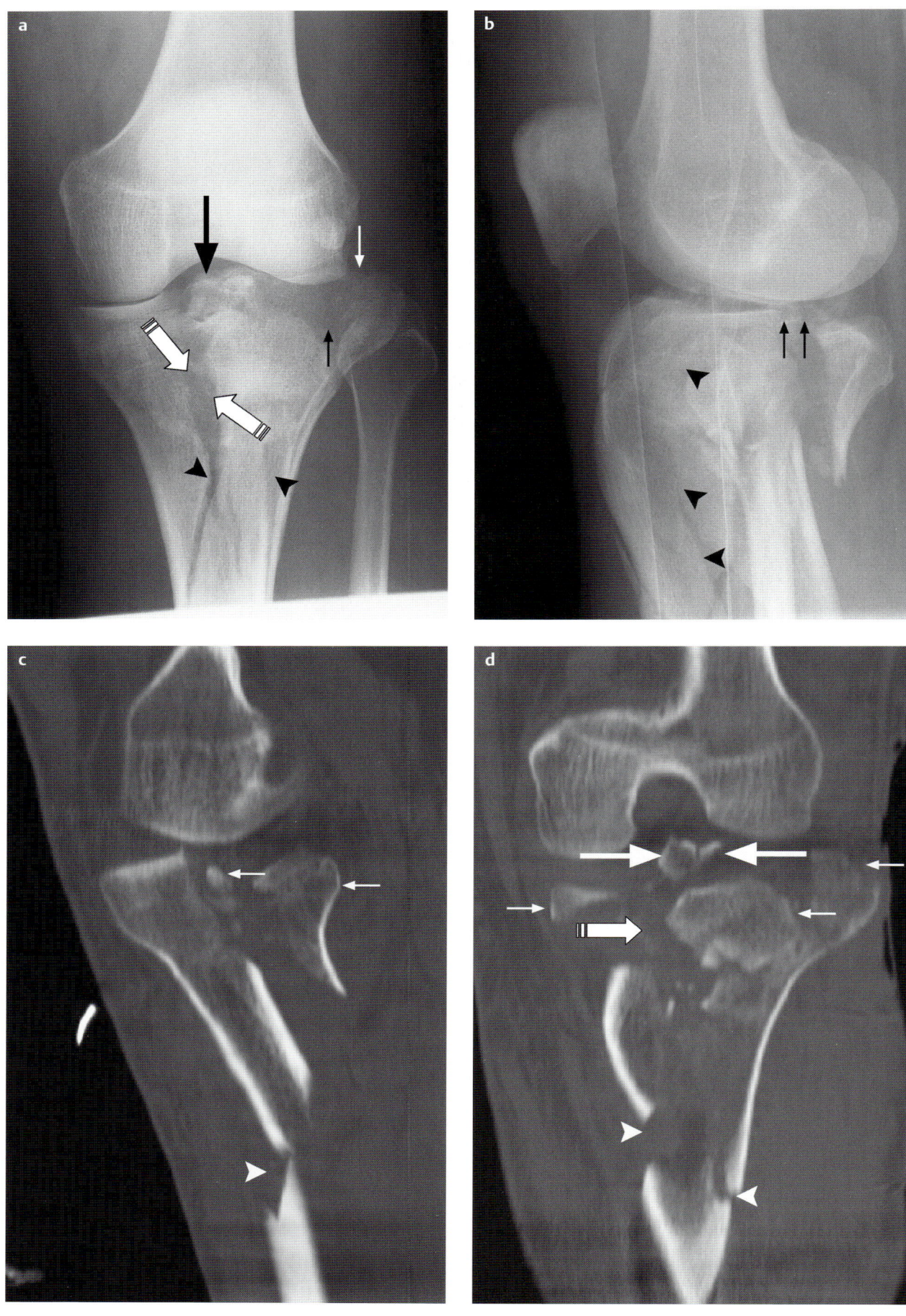

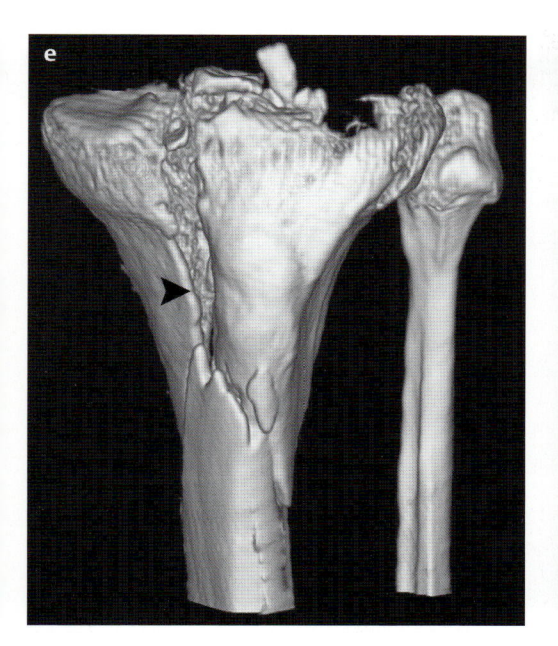

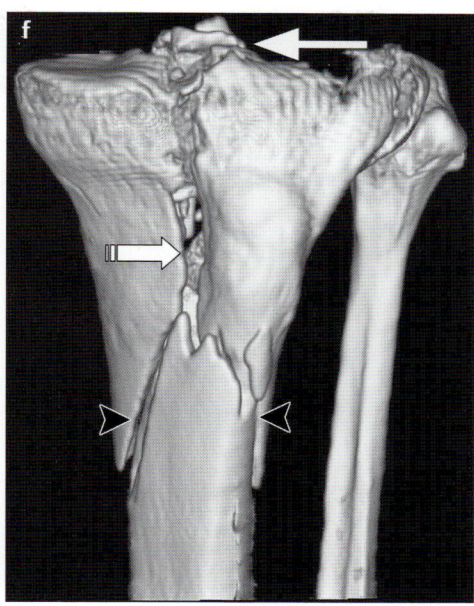

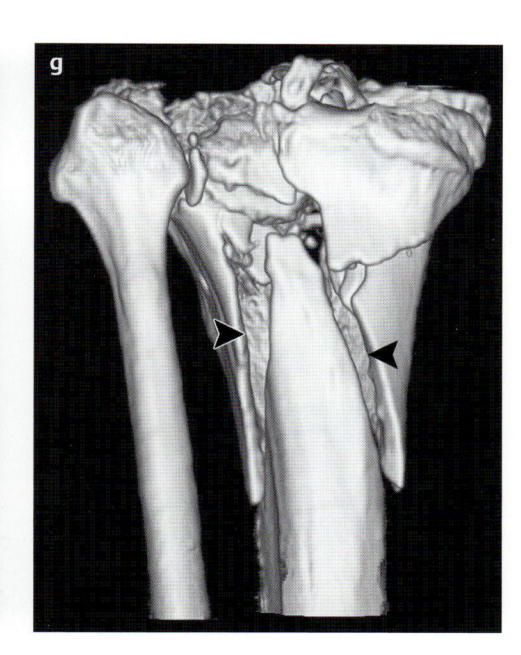

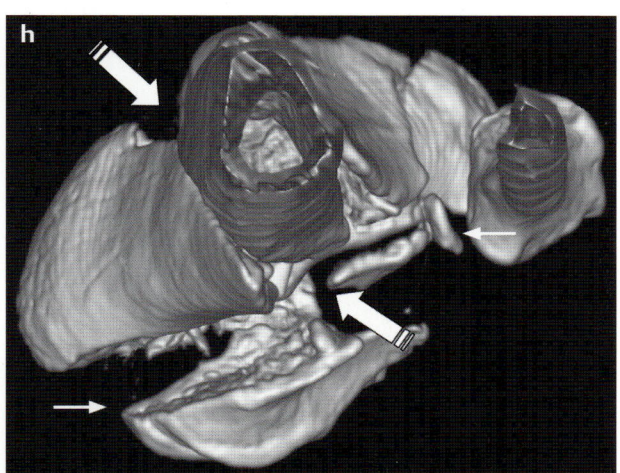

Abb. 2.5 a–i ▪ Komplexe Tibiakopftrümmerfraktur.

a, b In der a.-p. Projektion und der seitlichen Aufnahme zeigt sich eine komplexe Tibiakopftrümmerfraktur mit mehrfacher Beteiligung der Gelenkfläche (kleine Pfeile), Separation der interkondylären Eminenz (großer Pfeil) vom Schaft (Pfeilkopf) und Trennung beider Kondylen (gestreifter Pfeil) im Sinne des Typs V nach Moore.

c, d Eine sichere Darstellung der Gesamtsituation ermöglicht wiederum die 2-D-Rekonstruktion. Koronare und sagittale Schichtführung.

e–i Vor allem 3-D-Rekonstruktionen liefern wichtige zusätzliche Informationen für die Operationsplanung. Die Gelenkfragmente (kleine Pfeile), die Schaftfraktur (Pfeilköpfe), Trennung der Kondylen (gestreifter Pfeil) und die Separation (großer Pfeil) der Eminentia intercondylaris sind hier in ihrem komplexen Zusammenhang überschaubar.

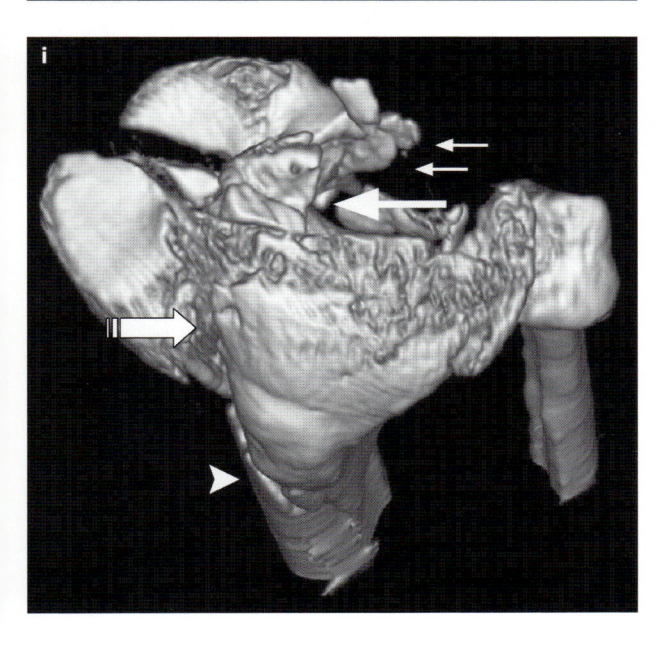

24 **2 Traumatische Veränderungen**

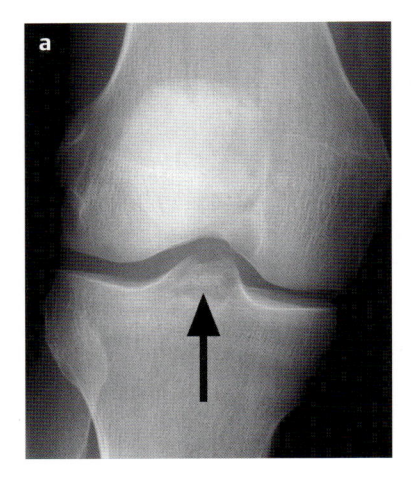

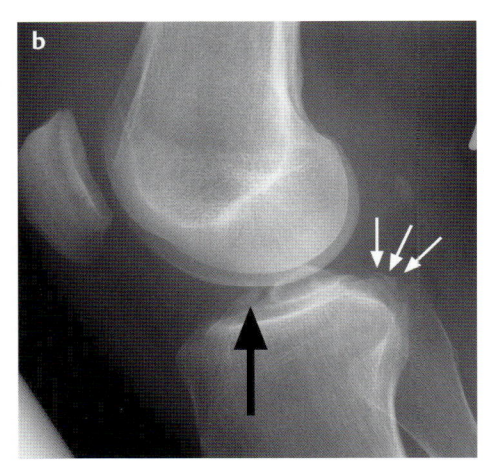

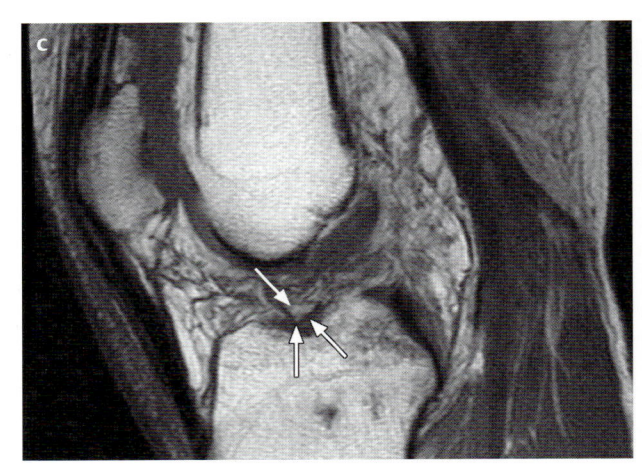

Abb. 2.6 a – i ▪ Kreuzbandausriss und Tibiakopffraktur.

a, b Das a.-p. Röntgenbild zeigt einen knöchernen Ausriss des vorderen Kreuzbandes (großer Pfeil), die seitliche Aufnahme zusätzlich eine dislozierte Fraktur des dorsalen Tibiakopfs (kleine Pfeile).

c In der T1w SE-Sequenz der MRT ist das kleine knöcherne Fragment bei tibialem knöchernem Ausriss des vorderen Kreuzbandes (kleine Pfeile) mit umgebender hypointenser Bone bruise erkennbar.

d, e In den CT-2-D-Rekonstruktionen in sagittaler und koronarer Schichtführung kommt das Ausmaß der Fraktur des dorsalen Tibiakopfs sowie die Fragmentstellung (kleine Pfeile) am besten zur Darstellung.

f, g Ebenso in den entsprechenden Schnittebenen der T1w SE-Sequenz.

h, i Die CT-3-D-Rekonstruktion kann die Gesamtübersicht optimieren. Sie zeigt die Ausdehnung der Fraktur (kontinuierliche Pfeile) des posterolateralen Tibiakopfs und das Eminentia-intercondylaris-Fragment (unterbrochener Pfeil).

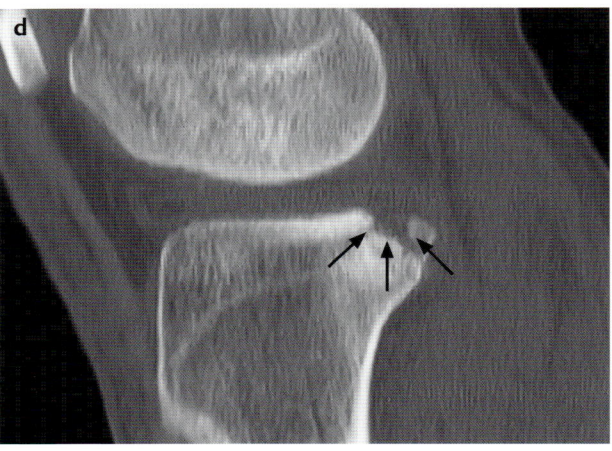

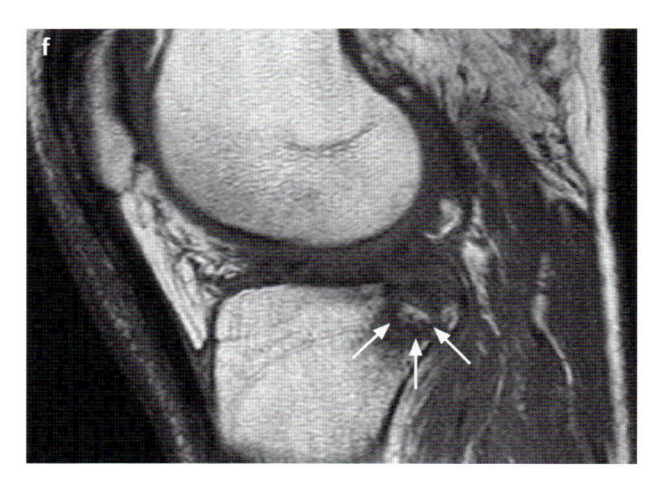

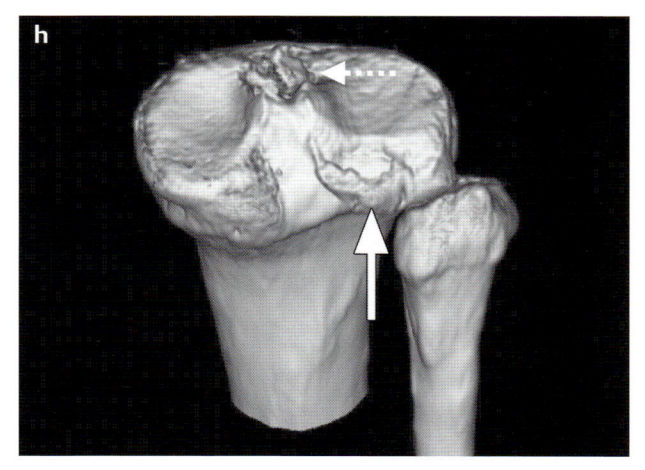

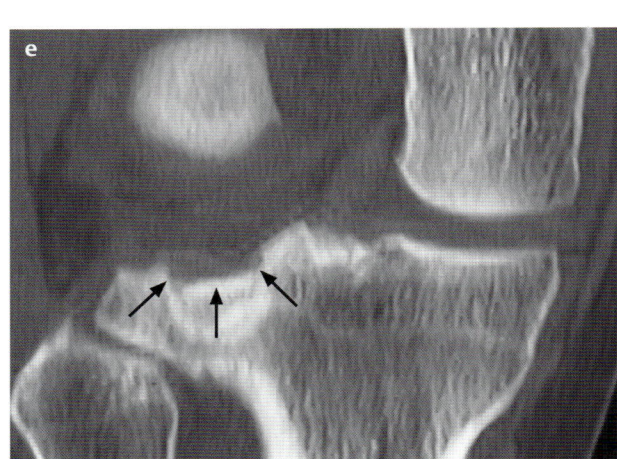

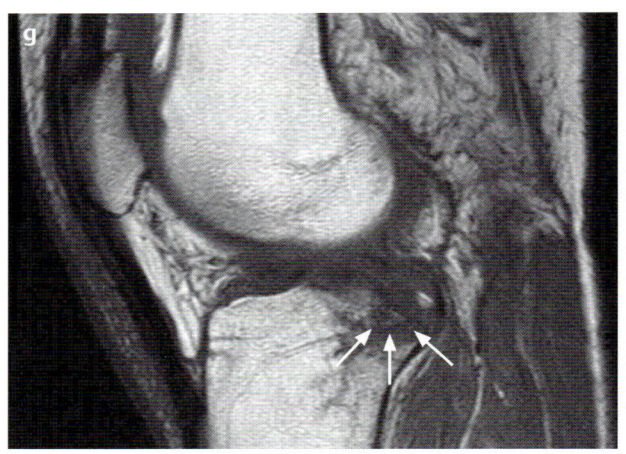

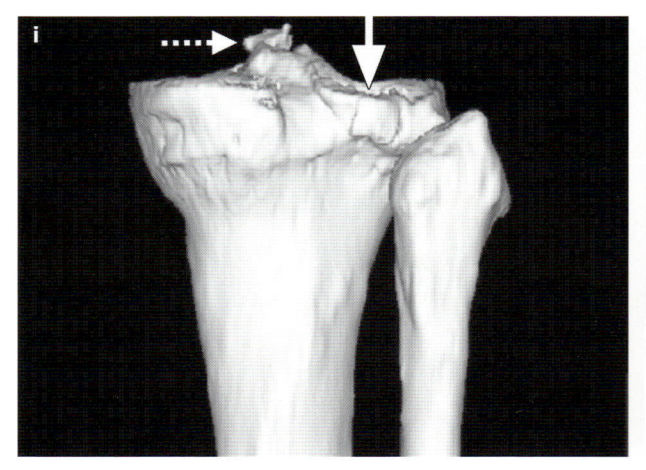

Frakturen

Sono (→ ergänzende Methode, in der Frakturdiagnostik nicht klinisch relevant)

Empfohlene Ebenen
- suprapatellarer Längs- und Querschnitt
- infrapatellarer Längsschnitt
- mediale und laterale Schallebene
- posteriore Longitudinalebene

Befund
- Erguss
- Begleitverletzungen von Bändern, Sehnen, Muskeln, Menisci, Gelenkkapsel
- Funktionsprüfung (Bewegungsanomalien, Instabilitäten)
- Frakturdiagnostik (Spaltweite, Gelenkflächenstufen, Konsolidierungszeichen)

CT (→ ergänzende Methode der Wahl)

Empfohlener Untersuchungsmodus
- Standard-CT:
  - Schichtdicke: 1–2 mm
  - Tischvorschub: 1–2 mm
  - 2-D-Rekonstruktion (sagittal und koronar): 1–2 mm Schichtdicke
  - 3-D-Rekonstruktion: bei Gelenkflächenbeteiligung möglichst mit Subtraktion der nicht frakturierten Knochen zur freien Darstellung auf der Stellung der frakturierten Gelenkfläche
- (Mehrzeilen-)Spiral-CT:
  - Schichtdicke: 0,5–2 mm
  - Tischvorschub: 2–5 mm/Rotation
  - Inkrement: 0,5–2 mm
  - 2-D-Rekonstruktion (sagittal und koronar): 1–2 mm Schichtdicke
  - 3-D-Rekonstruktion: bei Gelenkflächenbeteiligung möglichst mit Subtraktion der nicht frakturierten Knochen zur freien Darstellung auf der Stellung der frakturierten Gelenkfläche

Befund
- exakte Bestimmung von Lokalisation und Ausdehnung der Fraktur
- Längen- und Rotationsfehlerbestimmung im Seitenvergleich
- Gelenkbeteiligung
- Fragmentanzahl und -größe
- Fragment(fehl)stellung
- freie Gelenkkörper
- optimierte Frakturtypisierung (möglichst gemäß AO-Klassifikation)

MRT (→ ergänzende Methode, v. a. bei okkulten Frakturen, DD Patella bi-/tripartita vs. Fraktur)

Empfohlene Sequenzen
- möglichst stets fettsupprimierte Sequenzen verwenden (außer native T1w Sequenz)
- koronare native STIR-Sequenz
- sagittale und evtl. koronare native T1w und T2w TSE-Sequenzen (abhängig von der Fragestellung)
- axiale (Patellagleitlager) und/oder koronare oder sagittale native fettsaturierte PDw SE- oder fettsaturierte 2-D- oder 3-D-GE-Sequenzen zur Knorpeldarstellung
- evtl. 15–20° gewinkelte T1w Sequenzen parallel zum Verlauf des vorderen und/oder hinteren Kreuzbands (möglichst nach KM-Applikation, soweit KM-Gabe im Rahmen der gesamten Untersuchung erfolgt)
- evtl. gewinkelte T1w Sequenzen parallel zum Verlauf der klinisch rupursuspekten Sehne
- evtl. KM-Applikation:
  - zur Erkennung des Frakturspalts
  - bei osteochondralen Dissekaten zur Darstellung der Ausdehnung und der Perfusions-/Vitalitätsverhältnisse
  - zur besseren Differenzierung traumatischer und entzündlicher Läsionen
  - nach Operationen zur Differenzierung zwischen Ligamentersatz und Granulationsgewebe bzw. zwischen traumatischen und postoperativ-narbigen Veränderungen und Granulationsgewebe

Befund
- allgemein:
  - chondrale, ossäre oder osteochondrale Frakturen
  - Frakturalterbestimmung
  - Knorpeldefekte
  - Nachweis älterer okkulter Frakturen (über 1 Jahr möglich)
  - Pseudarthrose
  - laterale Kontusionszone bei Innenbandläsion
  - mediale Kontusionszone bei Außenbandläsion
  - posterolaterale Kontusionszone bei vorderer Kreuzbandläsion (bis zu einem ¾ Jahr erkennbar, stets epimetaphysäre Lokalisation)
  - mögliche Bone-bruise-Simulation durch nicht verfettetes Knochenmark
  - mögliche Frakturssimulation durch die noch nicht vollständig ossifizierte Epiphysenfuge
  - mögliche Simulation traumatischer Läsionen durch benigne (nicht ossifizierendes Fibrom, fibröser Kortikalisdefekt, benignes fibröses Histiozytom, Zysten, Riesenzelltumor) oder maligne Tumoren
- T1w SE-Sequenz nativ:
  - hypointense Darstellung des Frakturspalts bzw. der Pseudarthrose
  - flächige, unscharf begrenzte hypointense Darstellung der Bone bruise (Knochenmarkhämatom/-ödem)
  - hypointense Darstellung eines osteochondralen Dissekats/des umgebenden Sklerosesaums/des Mausbetts
- STIR-/T2w SE-Sequenz nativ:
  - hyperintense Darstellung des Frakturspalts bzw. der Pseudarthrose
  - flächige, unscharf begrenzte hyperintense Darstellung der Bone bruise (Knochenmarkhämatom/-ödem)
  - hyperintense Darstellung eines ödematisierten osteochondralen Dissekats/des Mausbetts
  - hypointense Darstellung eines sklerosierten osteochondralen Dissekats/des umgebenden Sklerosesaums
- T1w SE-Sequenz nach KM-Applikation (möglichst fettsaturiert):
  - hypointense Darstellung des Frakturspalts, hyper-/hypointense Darstellung der Pseudarthrose (je nach Ausmaß des Granulationsgewebes und der Sklerosierung)
  - flächige, unscharf begrenzte hyper- bis hypointense Darstellung der Bone bruise (Knochenmarkhämatom/-ödem)
  - hyper- bis hypointense Darstellung eines osteochondralen Dissekats
  - hypointense Darstellung des umgebenden Sklerosesaums/des Mausbetts
- fettsaturierte PDw 2-D-GE-/3-D-GE-Sequenzen:
  - hyperintense Darstellung von Knorpelschäden

Grundlagen der Therapie

- abhängig vom Frakturtyp konservative oder operative Therapie
- insbesondere bei Gelenkbeteiligung der Fraktur: offene Reposition und interne Fixation (ORIF)

Pathologische Fraktur

Schlüsselwörter
Kniegelenk, pathologische Fraktur, Spontanfraktur, Insuffizienzfraktur, Osteolyse

Keywords
knee joint, pathologic fracture, spontaneous fracture, insufficiency fracture, osteolysis

Definition
Der Begriff beschreibt die vollständige oder unvollständige Kontinuitätsunterbrechung eines lokal oder diffus pathologisch veränderten Knochens ohne Trauma oder infolge eines inadäquaten Traumas mit oder ohne Dislokation. Die Ursache kann ein benigner oder ein maligner Prozess sein.

Pathologie
- makroskopisch
  - Unterbrechung der kortikalen und/oder spongiösen Knochenstrukturen
  - Destruktion des die Fraktur umgebenden Knochens
  - Dislokation, Achsenfehlstellung
  - Knochenmarkhämatom
  - Weichteilbegleitverletzungen
  - Weichteilbegleitveränderungen in Assoziation mit dem lokalen destruierenden Knochenprozess
- mikroskopisch
  - Ödem
  - Hämorrhagie
  - trabekuläre Kontinuitätsunterbrechungen/Kompressionszonen
  - fehlende Kallusbildung
  - Knochen- und Weichteilveränderungen in Assoziation mit dem lokalen destruierenden Knochenprozess
  - traumatische und nichttraumatische, offene oder geschlossene Periostreaktion
  - Defekte des Knorpels

Klinik
- Deformierung
- abnorme Beweglichkeit
- Krepitation
- Funktionsverlust (Functio laesa)
- lokaler Spontan-, Druck- und Bewegungsschmerz
- lokale Schwellung
- lokales Hämatom
- lokale Weichteilveränderungen in Assoziation mit dem lokalen destruierenden Knochenprozess bzw. der systemischen Grunderkrankung

Anforderungen an die Bildgebung
- Darstellung des vollständigen Ausmaßes der kortikalen und spongiösen Frakturen sowie der verletzten Weichteilstrukturen
- Darstellung der Fragmentform, -stellung und -lokalisation
- Darstellung der Gelenk- und Gelenkflächenbeteiligung
- Beurteilung der lokalen (In-)Stabilität
- Darstellung der vollständigen Ausdehnung des pathologischen Prozesses intra- und extraossär
- Relation zu den umgebenden Gefäß-Nerven-Strukturen
- Hinweise auf weitere Tumormanifestationen

Diagnostik

Rö (→ *Methode der Wahl*)

Empfohlene Röntgenaufnahmen
- Standardprojektionen:
  - a.-p. Projektion
  - laterale Projektion im mediolateralen Strahlengang
- Spezialprojektionen (abhängig von der Frakturlokalisation):
  - Frik-Aufnahme (Tunnelaufnahme, „notch view") zur Darstellung der Fossa/Eminentia intercondylaris
  - Patellaaxialaufnahme
  - Patella-Defilée-Aufnahmen zur Darstellung des Femoropatellargelenks
  - 45°-Schrägaufnahmen zur besseren Beurteilung des Tibiakopfs und der proximalen Fibula
- konventionelle Tomographie:
  - weitestgehend ersetzt durch Multislice-CT und 2-D-/3-D-Rekonstruktionen
  - allenfalls bei ausgedehnten Metallimplantaten mit Artefaktbildung in der CT zur postoperativen Verlaufskontrolle (Stellung, Durchbauung)

Befund
- Verlauf der Frakturlinien
- Lokalisation und Ausdehnung der Fraktur
- Fragment(fehl)stellung
- Fragmentanzahl
- Frakturtyp (möglichst gemäß AO-Klassifikation)
- Gelenkbeteiligung
- lokal destruierende Knochenprozesse
- Weichteilverdickung
- systemische Knochenstrukturveränderungen (z. B. Osteoporose)

Sono (→ *ergänzende Methode*)

Empfohlene Ebenen
- suprapatellarer Längs- und Querschnitt
- infrapatellarer Längsschnitt
- mediale und laterale Schallebene
- posteriore Longitudinalebene

Befund
- Erguss
- Begleitverletzungen von Bändern, Sehnen, Muskeln, Menisci, Gelenkkapsel
- Funktionsprüfung (Bewegungsanomalien, Instabilitäten)
- Frakturdiagnostik (Spaltweite, Gelenkflächenstufen, Konsolidierungszeichen)
- Kortikalisdestruktion
- Weichteilraumforderung/-infiltration
- Weichteilbegleitreaktion

CT (→ *ergänzende Methode*)

Empfohlener Untersuchungsmodus
- Standard-CT:
  - Schichtdicke: 1–2 mm
  - Tischvorschub: 1–2 mm
  - 2-D-Rekonstruktion (sagittal und koronar): 1–2 mm Schichtdicke
  - 3-D-Rekonstruktion zur vollständigen Destruktions-/Raumforderungsdarstellung
- (Mehrzeilen-)Spiral-CT:
  - Schichtdicke: 0,5–2 mm
  - Tischvorschub: 2–5 mm/Rotation
  - Inkrement: 0,5–2 mm
  - 2-D-Rekonstruktion (sagittal und koronar): 1–2 mm Schichtdicke
  - 3-D-Rekonstruktion zur vollständigen Destruktions-/Raumforderungsdarstellung

Befund
- exakte Bestimmung von Lokalisation und Ausdehnung der Fraktur
- Gelenkbeteiligung
- Fragmentanzahl und -größe
- Fragment(fehl)stellung
- freie Gelenkkörper
- optimierte Frakturtypisierung (möglichst gemäß AO-Klassifikation)
- lokale Knochendestruktion in Assoziation mit der Grunderkrankung
- Weichteilbeteiligung in Assoziation mit dem lokalen destruierenden Knochenprozess
- systemische Knochenstrukturveränderungen (z. B. Osteoporose)
- Längen- und Rotationsfehlerbestimmung im Seitenvergleich

Frakturen

MRT *(→ ergänzende Methode der Wahl)*

Empfohlene Sequenzen
- möglichst stets fettsupprimierte Sequenzen verwenden (außer native T1w Sequenz)
- koronare STIR-Sequenz
- sagittale native T2w TSE-Sequenzen
- sagittale oder koronare native T1w SE-Sequenzen (abhängig von der Fragestellung)
- axiale und sagittale oder/und koronare T1w SE-Sequenzen (abhängig von der Fragestellung) nach KM-Applikation zur Erkennung des Frakturspalts und der intra- und extramedullären Tumorinfiltration
- evtl. Opposed-Phase-Sequenzen nach KM-Applikation zur Erkennung weiterer Tumormanifestationen des Stammskeletts

Befund
- T1w SE-Sequenz nativ:
  - hypointense Darstellung des Frakturspalts
  - flächige, unscharf begrenzte hypointense Darstellung der Bone bruise (Knochenmarkhämatom/-ödem)
  - hypo- und/oder hyperintense Darstellung des intra- und extramedullären bindegewebigen Tumoranteils
- STIR-/T2w SE-Sequenz nativ:
  - hyperintense Darstellung des Frakturspalts
  - flächige, unscharf begrenzte hyperintense Darstellung der Bone bruise (Knochenmarkhämatom/-ödem)
  - hypo- und/oder hyperintense Darstellung des intra- und extramedullären bindegewebigen Tumoranteils
- T1w SE-Sequenz nach KM-Applikation (fettsaturiert außer bei lipomatösen Tumoren):
  - hypointense Darstellung des Frakturspalts
  - flächige, unscharf begrenzte hyper- bis hypointense Darstellung der Bone bruise (Knochenmarkhämatom/-ödem)
  - hyperintense Darstellung des intra- und extramedullären bindegewebigen Tumoranteils (abhängig von der Tumorperfusion)
- Opposed-Phase-Sequenzen des Stammskeletts nach KM-Applikation:
  - hyperintense Darstellung weiterer Tumormanifestationen

Szinti *(→ ergänzende Methode)*

Empfohlener Untersuchungsmodus
- planare Ganz- und/oder SPECT-Teilkörper-Skelettszintigraphie
- Applikation von 550–750 MBq oder 7,4–11,1 MBq/kg KG ^{99m}Tc-markierten Phosphonaten i. v.

Befund
- Darstellung der Ausdehnung der lokalen Tumorinfiltration
- Nuklidmehranreicherungen im Bereich zusätzlicher Tumormanifestationen des Skeletts

Grundlagen der Therapie

Bei benignen Prozessen
- ein- u. U. auch zweizeitige Ausräumung und Aufbau mit Auto- oder Allograft

Gelenkerhaltende Therapie
- Verbundosteosynthese

Gelenkersetzende Therapie
- Knietotalendoprothese
- Allograftrekonstruktion
- Composite-Allograft-Rekonstruktion

Ermüdungsfraktur, Stressfraktur

Definition
Hierunter versteht man die vollständige oder unvollständige Kontinuitätsunterbrechung eines gesunden Knochens infolge dauerhafter Überbeanspruchung mit oder ohne Dislokation.

Pathologie
- makroskopisch:
  - Unterbrechung der kortikalen und/oder spongiösen Knochenstrukturen
  - endostale und periostale Knochenneubildung
  - Knochenmarkhämatom
  - reaktive Weichteilbegleitveränderungen
- mikroskopisch:
  - Mikrofrakturen
  - unausgewogene osteoblastische und osteoklastische Aktivität
  - osteoklastische Resorptionszonen mit lamellärer Knochenneubildung
  - Ödem
  - Hämorrhagie
  - trabekuläre Kontinuitätsunterbrechungen/Kompressionszonen
  - reaktive Weichteilveränderungen in Assoziation mit dem lokalen Knochenprozess
  - Defekte des Knorpels

Klinik
- Ruhe- und belastungsabhängiger Schmerz (z. B. Langstreckenläufer)
- lokaler Spontan-, Druck- und Bewegungsschmerz
- lokale Schwellung
- Funktionsverlust (Functio laesa)
- übrige Frakturzeichen meist nur in geringer Ausprägung oder nicht vorhanden
- oft Beschwerdefreiheit
- oft geringes Körpergewicht (gerade bei Frauen)

Schlüsselwörter
Kniegelenk, Stressfraktur, Ermüdungsfraktur, Knochenmarködem

Keywords
knee joint, stress fracture, fatigue fracture, bone marrow edema

2 Traumatische Veränderungen

Anforderungen an die Bildgebung

- primär Detektion der Ermüdungsfraktur
- Darstellung des vollständigen Ausmaßes der Fraktur bzw. der Umbauzone
- Darstellung der Fragmentstellung
- Darstellung der Gelenkflächenbeteiligung und der Knorpelläsionen
- Darstellung eventueller Begleitverletzungen von Weichteilstrukturen
- Darstellung weiterer überbelasteter, frakturgefährdeter ossärer Strukturen und rupturgefährdeter oder reaktiv-entzündlich veränderter Weichteilstrukturen
- Beurteilung der lokalen (In-)Stabilität

Grundlagen der Therapie

Ohne Dislokation
- relativ frühe Physiotherapie
- temporäre Immobilisation
- evtl. temporäre Orthesenversorgung
- evtl. temporäre Schuhzurichtung
- evtl. temporäre Calcium- und Vitamin-D-Zufuhr

Mit Dislokation
- Reposition
- Osteosynthese

Diagnostik

Rö (→ Methode der Wahl)

Empfohlene Röntgenaufnahmen
- Standardprojektionen:
  - a.-p. Projektion
  - laterale Projektion im mediolateralen Strahlengang
- Spezialprojektionen (abhängig von der Frakturlokalisation):
  - Frik-Aufnahme (Tunnelaufnahme, „notch view") zur Darstellung der Fossa/Eminentia intercondylaris
  - Patellaaxialaufnahme
  - Patella-Defilée-Aufnahmen zur Darstellung des Femoropatellargelenks
  - 45°-Schrägaufnahmen zur besseren Beurteilung des Tibiakopfs und der proximalen Fibula
- konventionelle Tomographie:
  - weitestgehend ersetzt durch Multislice-CT und 2-D-/3-D-Rekonstruktionen und MRT

Befund
- bei geringer Ausprägung bzw. im Frühstadium:
  - umgebendes geringes Weichteilödem möglich
  - kortikale Transparenzerhöhung und Unschärfe
  - in diesen Fällen Szinti positiv
- bei mittlerer Ausprägung bzw. im späteren Stadium:
  - lamelläre Periostreaktion
  - Knochenmarködem
  - in diesen Fällen MRT positiv
- bei starker Ausprägung bzw. im Spätstadium:
  - Periostitis ossificans (reaktive lamelläre osteosklerotische Knochenapposition)
  - endostale Verdickung
  - unscharf berandete, sklerotische, lineare Verdichtung der Spongiosa und der Kortikalis entsprechend der Frakturlinie
  - umgebendes Weichteilödem oder -hämatom
  - in diesen Fällen Röntgen positiv

Sono (→ ergänzende Methode)

Befund
- gibt keine diagnostischen Hilfestellungen

CT (→ ergänzende Methode)

Empfohlener Untersuchungsmodus
- Standard-CT (nicht mehr zeitgemäß):
  - Schichtdicke: 1–2 mm
  - Tischvorschub: 1–2 mm
  - 2-D-Rekonstruktion (sagittal und koronar): 1–2 mm Schichtdicke
  - 3-D-Rekonstruktion meist von geringem Nutzen wegen fehlender Dislokation
- (Mehrzeilen-)Spiral-CT, evtl. zusätzlich zur MRT:
  - Schichtdicke: 0,5–2 mm
  - Tischvorschub: 2–5 mm/Rotation
  - Inkrement: 0,5–2 mm
  - 2-D-Rekonstruktion (sagittal und koronar): 1–2 mm Schichtdicke
  - 3-D-Rekonstruktion meist von geringem Nutzen wegen fehlender Dislokation

Befund
- Detektion und Darstellung der Frakturlinie
- Darstellung der umgebenden reaktiven Sklerosierungszone

MRT (→ ergänzende Methode der Wahl)

Empfohlene Sequenzen
- möglichst stets fettsupprimierte Sequenzen verwenden (außer native T1w Sequenz)
- koronare STIR-Sequenz
- sagittale native T2w TSE-Sequenzen
- axiale, sagittale und/oder koronare native T1w SE-Sequenzen (abhängig von der Fragestellung) je nach vermuteter Frakturlokalisation
- KM-Applikation zum Erkennen des Frakturspalts und einer evtl. intra-/extramedullären Tumorinfiltration oder einer Osteomyelitis

Cincinnati-MRT-Klassifikation
- Grad I:
  - hyperintens in der STIR
  - unauffällig in der T1-Gewichtung
  - nur Markraum betroffen
- Grad II:
  - hyperintens in der STIR
  - hypointens in der T1-Gewichtung
  - nur Markraum betroffen
- Grad III:
  - hyperintens in der STIR
  - hypointens in der T1-Gewichtung
  - Markraum und Kortikalis betroffen
- Grad IV:
  - hyperintens in der STIR
  - hypointens in der T1-Gewichtung
  - Markraum, Kortikalis und Knorpel betroffen

Befund
- T1w SE-Sequenz nativ:
  - hypointense Darstellung des Frakturspalts, soweit nachweisbar
  - flächige, unscharf begrenzte hypointense Darstellung der Bone bruise (Knochenmarkhämatom/-ödem)
  - hypointense Darstellung der spongiösen und kortikalen Sklerosezone
  - hypointense Darstellung des umgebenden Weichteilödems/-hämatoms (Letzteres je nach Alter der Blutung)
- STIR-/T2w SE-Sequenz nativ:
  - hyperintense Darstellung des Frakturspalts
  - flächige, unscharf begrenzte hyperintense Darstellung der Bone bruise (Knochenmarkhämatom/-ödem)
  - hypointense Darstellung der spongiösen und kortikalen Sklerosezone
  - hyperintense Darstellung des umgebenden Weichteilödems/-hämatoms (Letzteres je nach Alter der Blutung)
- T1w SE-Sequenz nach KM-Applikation (möglichst fettsaturiert):
  - hypointense Darstellung des Frakturspalts
  - flächige, unscharf begrenzte hyper- bis hypointense Darstellung der Bone bruise (Knochenmarkhämatom/-ödem)
  - hypointense Darstellung der spongiösen und kortikalen Sklerosezone

Szinti (→ ergänzende Methode)

Empfohlener Untersuchungsmodus
- planare oder SPECT-Teilkörper-Skelettszintigraphie
- Applikation von 550–750 MBq oder 7,4–11,1 MBq/kg KG ^{99m}Tc-markierten Phosphonaten i. v.

Befund
- Nuklidmehranreicherungen im Bereich der Frakturzone bereits im frühesten Stadium

Chondrale und osteochondrale Frakturen

Definition
Bei chondralen und osteochondralen Frakturen handelt es sich um traumatische Schädigungen des Knorpels und des subchondralen Knochens, die durch Druckbelastung infolge von Scher- und/oder Rotationskräften entstehen und evtl. mit der Bildung von freien intraartikulären osteochondralen Fragmenten verbunden sind.

Pathologie
- traumatische chondrale, kortikale und spongiöse Dissektion
- Kompression, Impaktion und/oder spongiöse subchondrale Fraktur bei intaktem Knorpel
- isolierte traumatische Schädigung des Gelenkknorpels
- umgebendes Knochenmarködem/-hämatom

Stadieneinteilung (nach A. Greenspan)
- Stadium I:
  - undisloziertes subchondrales Knochenfragment
- Stadium II:
  - undisloziertes Knorpel- und subchondrales Knochenfragment
- Stadium III:
  - disloziertes Knorpel-, undisloziertes Knochenfragment
- Stadium IV:
  - disloziertes Knorpel- und Knochenfragment

Klinik
- Ruhe- und Belastungsschmerz
- unspezifische Schmerzen und Funktionseinschränkung
- Gelenkblockierungen
- Hämarthros/Gelenkerguss

Diagnostik

Rö (→ initiale Methode)

Empfohlene Röntgenaufnahmen
- Standardprojektionen:
  - a.-p. Projektion
  - laterale Projektion im mediolateralen Strahlengang
- Spezialprojektionen (abhängig von der Frakturlokalisation):
  - Frik-Aufnahme (Tunnelaufnahme, „notch view") zur Darstellung der Fossa/Eminentia intercondylaris
  - Patellaaxialaufnahme
  - Patella-Defilée-Aufnahmen zur Darstellung des Femoropatellargelenks
  - 45°-Schrägaufnahmen zur besseren Beurteilung des Tibiakopfs und der proximalen Fibula
- konventionelle Tomographie:
  - weitestgehend ersetzt durch Multislice-CT und MRT

Befund
- Kortikalisirregularität/-unterbrechung
- subchondrale ossäre Verdichtung
- partielle oder komplette Fragmentseparation
- disloziertes osteochondrales Fragment/freier Gelenkkörper
- leeres Mausbett

Sono (→ ergänzende Methode)

Empfohlene Ebenen
- suprapatellarer Längs- und Querschnitt
- infrapatellarer Längsschnitt
- mediale und laterale Schallebene
- posteriore Longitudinalebene

Befund
- Gelenkerguss
- Begleitreaktion der umgebenden Weichteile (niedrige bis hohe Echogenität möglich)
- Darstellung der Kortikalisirregularität oder des leeren Mausbetts
- oft jedoch unergiebig

CT (→ ergänzende Methode)

Empfohlener Untersuchungsmodus
- Standard-CT:
  - Schichtdicke: 1–2 mm
  - Tischvorschub: 1–2 mm
  - 2-D-Rekonstruktion (sagittal und koronar): 1–2 mm Schichtdicke
  - 3-D-Rekonstruktion
- (Mehrzeilen-)Spiral-CT:
  - Schichtdicke: 0,5–2 mm
  - Tischvorschub: 2–5 mm/Rotation
  - Inkrement: 0,5–2 mm
  - 2-D-Rekonstruktion (sagittal und koronar): 1–2 mm Schichtdicke
  - 3-D-Rekonstruktion

Befund
- subchondrale Sklerosierung
- subchondrale Knochenimpaktion
- leeres Mausbett
- freie ossäre Gelenkkörper
- Lokalisation des Defekts und der Fragmente

MRT (→ ergänzende Methode der Wahl)

Empfohlene Sequenzen
- koronare STIR-Sequenz
- sagittale native T2w TSE-Sequenzen
- axiale, sagittale und/oder koronare native T1w SE-Sequenzen (abhängig von der Fragestellung) je nach vermuteter Frakturlokalisation
- (fettsaturierte) PDw oder 2-D-/3-D-GE-Sequenzen zur Knorpeldarstellung
- KM-Applikation zur Evaluation der Perfusionsverhältnisse und zum Frakturspaltnachweis

Befund
- T1w SE-Sequenz nativ:
  - hypointense Darstellung des Frakturspalts
  - flächige, unscharf begrenzte, hypointense Darstellung der subchondralen Bone bruise (Knochenmarkhämatom/-ödem)
  - hypointense Darstellung der spongiösen und kortikalen Sklerosezone
  - hypointense Darstellung des Dissekats
- STIR-/T2w SE-Sequenz nativ:
  - hyperintense Darstellung des Frakturspalts
  - flächige, unscharf begrenzte hyperintense Darstellung der subchondralen Bone bruise (Knochenmarkhämatom/-ödem)
  - hypointense Darstellung der spongiösen und kortikalen Sklerosezone
  - hypointense Darstellung des Dissekats
- T1w SE-Sequenz nach KM-Applikation (möglichst fettsaturiert):
  - hypointense Darstellung des Frakturspalts
  - flächige, unscharf begrenzte hyper- bis hypointense Darstellung der Bone bruise (Knochenmarkhämatom/-ödem)
  - hypointense Darstellung der spongiösen und kortikalen Sklerosezone
  - hypo- bis hyperintense Darstellung des Dissekats in Abhängigkeit von den Perfusionsverhältnissen
- PDw/GE-Sequenzen (möglichst fettsaturiert):
  - Darstellung der Knorpelschäden

Schlüsselwörter
Kniegelenk, osteochondrale Fraktur, Flake fracture, Knorpelschaden, Knochenmarködem

Keywords
knee joint, osteochondral fracture, flake fracture, cartilage lesion, bone marrow edema

Anforderungen an die Bildgebung
- Darstellung der Gesamtherdgröße und der Fragmentgröße
- Darstellung der Herdlokalisation
- Darstellung einer Dislokation des Fragments und seiner intraartikulären Lokalisation
- Darstellung der Perfusionsverhältnisse im Herdbereich
- Darstellung der ossären Umgebungsreaktion und der Ligamentverhältnisse

Grundlagen der Therapie

Ohne Dislokation
- temporäre Immobilisation
- evtl. Entlastung des betroffenen Kompartiments mit einem Brace

Mit Dislokation
- arthroskopische oder offene Reposition des Fragments
- osteochondrale Transplantation (OCT)

Okkulte Fraktur, Knochenkontusion (Bone bruise)

Schlüsselwörter
Kniegelenk, Knochenmarködem, Bone bruise, okkulte Fraktur

Keywords
knee joint, bone marrow edema, bone bruise, occult fracture

Anforderungen an die Bildgebung
- primär Detektion der Fraktur
- Ausdehnung der Bone bruise
- Darstellung evtl. Knorpelschäden
- Ausschluss einer (bisher übersehenen) Kortikalisunterbrechung
- Darstellung evtl. Weichteilbegleitverletzungen

Definition
Eine okkulte Fraktur ist eine ausschließlich magnetresonanztomographisch erkennbare subchondrale ossäre Kontusionszone traumatischer Genese.

Pathologie
- makroskopisch:
  - Unterbrechung der spongiösen Knochenstrukturen
  - Weichteilbegleitverletzungen
  - Knochenmarkhämatom/-ödem
  - epimetaphyseale Lokalisation
  - häufiger lateral als medial lokalisiert
  - häufig mit kontralateraler Kollateralbandverletzung assoziiert
  - posterolaterale Bone bruise des Tibiakopfs häufig bei vorderer Kreuzbandruptur
  - bis zu einem ¾ Jahr posttraumatisch nachweisbar
- mikroskopisch:
  - Ödem
  - Hämorrhagie
  - keine kortikale Kontinuitätsunterbrechung
  - trabekuläre Kontinuitätsunterbrechungen
  - trabekuläre Kompressionszonen
  - Periostzerreißung
  - Defekte/Unterbrechungen des Knorpels

Häufige Lokalisationen
- anteriorer Femurkondylus/anteriorer Tibiakopf bei hinterer Kreuzbandruptur
- posteriorer Femurkondylus/posterolateraler Tibiakopf bei vorderer Kreuzbandruptur
- mediale dorsale Patella/lateraler Femurkondylus bei Patellaluxation

Klinik
- lokaler Druckschmerz
- lokaler Bewegungsschmerz
- lokale Schwellung
- Gelenkerguss

Diagnostik (Abb. 2.7)

Rö (→ *zum Frakturausschluss*)

Empfohlene Röntgenaufnahmen
- Standardprojektionen:
  - a.-p. Projektion
  - laterale Projektion im mediolateralen Strahlengang
- Spezialprojektionen (abhängig von der Frakturlokalisation):
  - Frik-Aufnahme (Tunnelaufnahme, „notch view") zur Darstellung der Fossa/Eminentia intercondylaris
  - Patellaaxialaufnahme
  - Patella-Defilée-Aufnahmen zur Darstellung des Femoropatellargelenks
  - 45°-Schrägaufnahmen zur besseren Beurteilung des Tibiakopfs und der proximalen Fibula
- konventionelle Tomographie:
  - nicht indiziert

Befund
- meist kein richtungweisender Befund
- lokale Verdichtung durch Schwellung/Erguss

Sono

Befund
- erlaubt keine diagnostischen Hinweise

CT (→ *kaum aussagekräftige, ergänzende Methode*)

Empfohlener Untersuchungsmodus
- Standard-CT:
  - Schichtdicke: 1–2 mm
  - Tischvorschub: 1–2 mm
  - 2-D-Rekonstruktion (sagittal und koronar): 1–2 mm Schichtdicke
  - 3-D-Rekonstruktion meist von geringem Nutzen wegen fehlender Dislokation
- (Mehrzeilen-)Spiral-CT:
  - Schichtdicke: 0,5–2 mm
  - Tischvorschub: 2–5 mm/Rotation
  - Inkrement: 0,5–2 mm
  - 2-D-Rekonstruktion (sagittal und koronar): 1–2 mm Schichtdicke
  - 3-D-Rekonstruktion meist von geringem Nutzen wegen fehlender Dislokation

Befund
- Gelenkerguss
- hypodenses Ödem/Hämatom
- meist kein richtungweisender Befund

MRT (→ *diagnostisch richtungweisendes Verfahren der ersten Wahl*)

Empfohlene Sequenzen
- STIR-Sequenz
- native T2w TSE-Sequenzen
- native T1w SE-Sequenzen
- evtl. KM-Applikation, nur zum evtl. Ausschluss entzündlicher oder tumoröser Läsionen sinnvoll

Befund
- allgemein:
  - Differenzierung zwischen linearer (bisher übersehene, undislozierte Fraktur mit Dislokationsgefahr) und rein flächiger (ohne erkennbaren umschriebenen Frakturliniennachweis) Kontusionszone
  - Nachweis der Bone bruise je nach primärer Ausprägung bis zu 2, gelegentlich auch bis zu 9 Monate möglich
- T1w SE-Sequenz nativ:
  - inhomogen strukturiertes, irregulär und unscharf begrenztes (bei okkulter Fraktur lineares), hypointenses Areal nahe der Kortikalis epimetaphysär
- STIR-/T2w SE-Sequenz nativ:
  - inhomogen strukturiertes, irregulär und unscharf begrenztes hyperintenses (Ödem) bis hypointenses (Einblutung) Areal nahe der Kortikalis epimetaphysär
- T1w SE-Sequenz nach KM-Applikation (möglichst fettsaturiert):
  - inhomogene deutliche KM-Aufnahme, jedoch unter Aussparung einer evtl. Frakturlinie

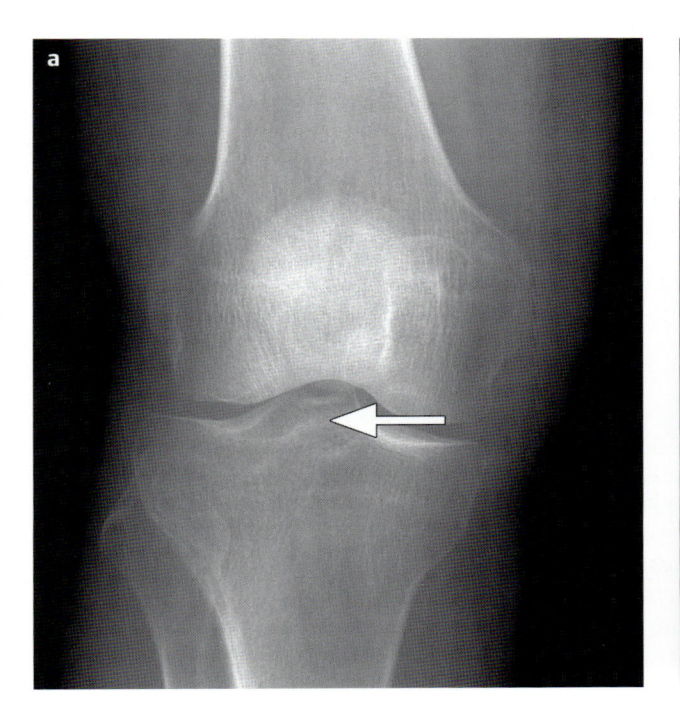

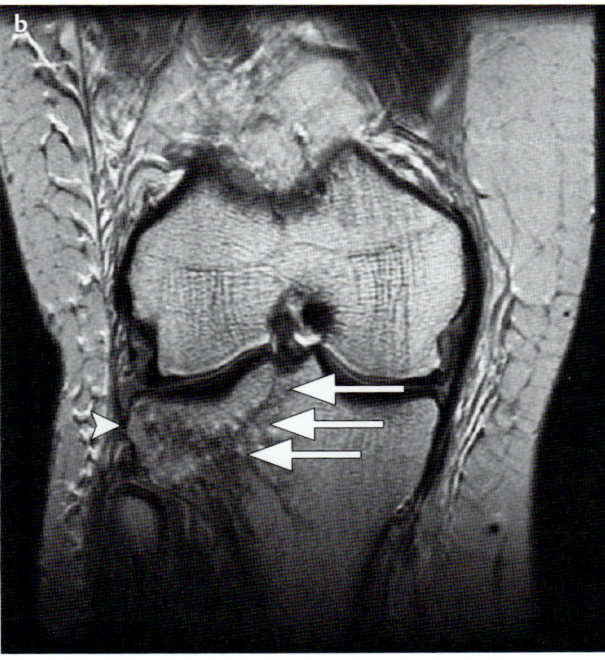

Abb. 2.7 a, b ▪ Partiell okkulte Tibiakopffraktur.

a Im konventionellen a.-p. Röntgenbild in ihrem Ausmaß kaum beurteilbare, zumindest partiell okkulte Tibiakopffraktur rechts lateral paramedian (Pfeil).

b Erst in der koronaren T2w FR-FSE-Sequenz zeigt sich das ganze Ausmaß der durch den gesamten lateralen Tibiakopf verlaufenden Fraktur mit Beteiligung der Eminentia intercondylaris (lange Pfeile) und umgebender Kontusionszone (Bone bruise, Pfeilkopf).

Mögliche Klassifikationen
- Mink, Deutsch 1989:
  - Bone bruise ist wie die Stressfraktur Unterform der okkulten Frakturen
- Lynch et al. 1989:
  - Knochenmarkkontusion ohne (Typ 1) oder mit (Typ 2) Kortikalisunterbrechung
- Vellet et al. 1991:
  - „retikulärer Bone bruise" (= netzförmige MR-Veränderungen ohne Bezug zur subchondralen Region) oder
  - „landkartenförmiger Bone bruise" (= fokale diskrete Signalveränderungen mit Bezug zum subchondralen Knochen) je nach Kontusionsmuster und Lokalisation
- Detmer 1986:
  - Grad I: Ödem (T2-Signalerhöhung in der MRT) des Knochens
  - Grad II: entzündliche oder ödematöse Mitbeteiligung des Periosts
  - Grad III: Mitbeteiligung auch der Muskulatur

Cave DD:
- Blut bildendes Knochenmark: hypointens in T1, diskret hyperintens in T2
- noch nicht geschlossene Epiphysenfuge: intermediäres Signal in T1, leicht hyperintens in T2, weitgehend scharf konturiert ohne umgebendes unscharfes Areal
- fibröser Kortikalisdefekt, nicht ossifizierendes Fibrom: exzentrisch, scharf begrenzt, kortikalisständig, häufig Sklerosesaum (hypointens in T1 und T2), kein KM-Enhancement

Grundlagen der Therapie
- evtl. temporäre Immobilisation in Abhängigkeit von den klinischen Beschwerden

Osteochondrosis dissecans

Definition
Osteochondrosis dissecans bezeichnet eine umschriebene subchondrale Osteonekrose mit Tendenz zur Herauslösung eines meist elliptischen Knorpel- und/oder Knochenfragments aus der Gelenkfläche und konsekutiver Bildung eines freien Gelenkkörpers sowie einer Defektzone (Mausbett). Die Ätiologie ist nicht abschließend geklärt, diskutiert werden jedoch Traumen, Mikroembolien und konstitutionelle Faktoren. Die traumatische Genese ist eher bei jungen, sportlich aktiven Patienten ohne Geschlechtsprädilektion, die spontane Osteonekrose bei älteren weiblichen Patienten anzutreffen. Letztere ist oft assoziiert mit Knorpel- oder Meniskusläsionen und Gelenkergüssen.

Pathologie
- ähnlich der Osteonekrose je nach Stadium
- Osteonekrose häufiger bei Frauen (75%), höherem Lebensalter, kombiniert mit Knorpel-, Meniskusläsion und Gelenkerguss

Stadieneinteilung (mod. nach J. Kramer et al.)
- Stadium I:
  - subchondrales Ödem, unspezifisch
- Stadium II (undisloziertes Knorpel- und Knochenfragment):
  - Demarkation durch schmalen Sklerosesaum
  - angrenzende geringe Knochenmarkveränderungen möglich
- Stadium III (undisloziertes Knorpel- und Knochenfragment):
  - innerhalb des Sklerosesaums fibrovaskulärer Gewebesaum
  - im Randbereich beginnende Separation
  - teilweise zystische Veränderungen im angrenzenden Knochenbereich
- Stadium IV (disloziertes Knorpel-, undisloziertes Knochenfragment):
  - völlig freies, meist von Flüssigkeit umspültes Dissekat im Mausbett
- Stadium V (disloziertes Knorpel- und Knochenfragment):
  - Dislokation des Dissekats
  - zunehmende Mausbettverflachung

Schlüsselwörter
Kniegelenk, ischämische Läsion, posttraumatische Läsion, Osteochondrosis dissecans, Osteonekrose

Keywords
knee joint, ischemic disease, post-traumatic lesion, osteochondritis dissecans, osteonecrosis

2 Traumatische Veränderungen

Anforderungen an die Bildgebung

- primär Detektion der Läsion
- Darstellung der Ausdehnung und des Ausmaßes des Knorpelschadens
- Darstellung freier Gelenkkörper
- Beurteilung der Vitalität und der subchondralen Stabilität
- Beurteilung des Zustands des umgebenden Knochens

Lokalisation
- ca. ⅔ an der Innenfläche des medialen Femurkondylus
- ca. ⅒ an der medialen Femurkondylusbelastungsfläche
- ca. ⅒ an der lateralen Femurkondylusbelastungsfläche
- deutlich seltener an anderen Bereichen der Femurkondylen oder der Patella
- spontane Osteonekrose häufiger an den belasteten, Osteochondrosis dissecans an den nicht belasteten Anteilen des medialen Femurkondylus

Klinik
- lange asymptomatisch
- Einklemmungserscheinungen bei freiem Gelenkkörper
- schmerzhafte Bewegungseinschränkung möglich
- Schwellung
- Ergussbildung möglich
- Früharthrose

Diagnostik (Abb. 2.8 – 2.10)

Rö (→ *Methode der Wahl*)

Empfohlene Röntgenaufnahmen
- Standardprojektionen:
  - a.-p. Projektion
  - laterale Projektion im mediolateralen Strahlengang
  - Verlaufskontrollen
- Spezialprojektionen (abhängig von der Frakturlokalisation):
  - Frik-Aufnahme (Tunnelaufnahme, „notch view") zur Darstellung der Fossa/Eminentia intercondylaris
  - Patellaaxialaufnahme
  - Patella-Defilée-Aufnahmen zur Darstellung des Femoropatellargelenks
  - 45°-Schrägaufnahmen zur besseren Beurteilung des Tibiakopfs und der proximalen Fibula
- konventionelle Tomographie:
  - weitestgehend ersetzt durch Multislice-CT mit 2-D-/3-D-Rekonstruktionen und MRT

Befund
- Stadium I:
  - keine Veränderung erkennbar
- Stadium II:
  - meist keine Veränderung erkennbar
  - evtl. mehr oder weniger umschriebene, demarkierende Osteopenie, Sklerosesaum
- Stadium III:
  - beginnende subchondrale Aufhellung zwischen Dissekat und Mausbett
  - Sklerosierung des Dissekats
  - beginnende Unterbrechung der subchondralen Grenzlamelle
  - dem Mausbett benachbarte Zysten
- Stadium IV:
  - zunehmende subchondrale Aufhellung zwischen Dissekat und Mausbett
  - vollständige Unterbrechung der subchondralen Grenzlamelle
- Stadium V:
  - freier Gelenkkörper, leeres Mausbett
  - sekundäre Degeneration

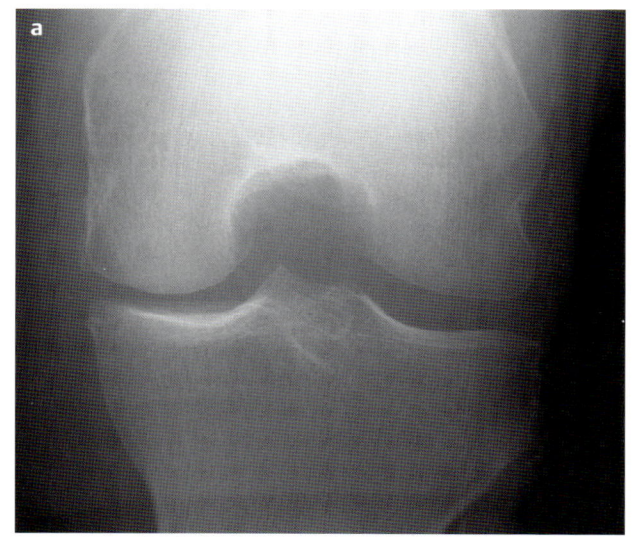

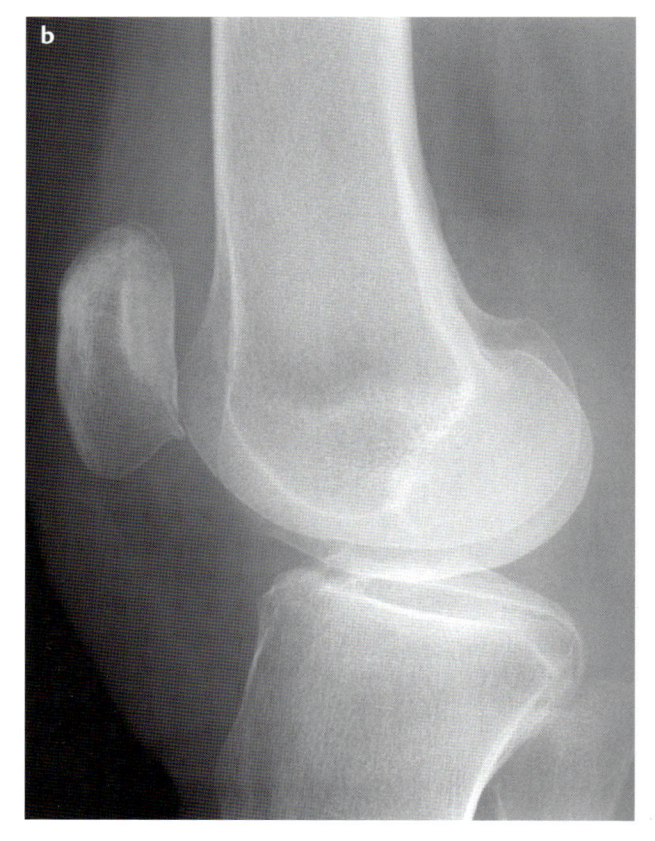

Abb. 2.8 a – h ▪ Frühe Osteochondrosis dissecans.
a, b Diese ist im konventionellen Röntgenbild häufig kaum abgrenzbar.

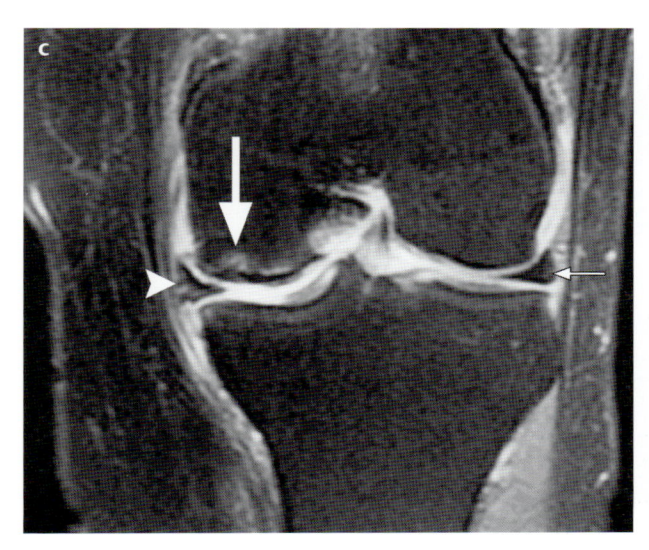

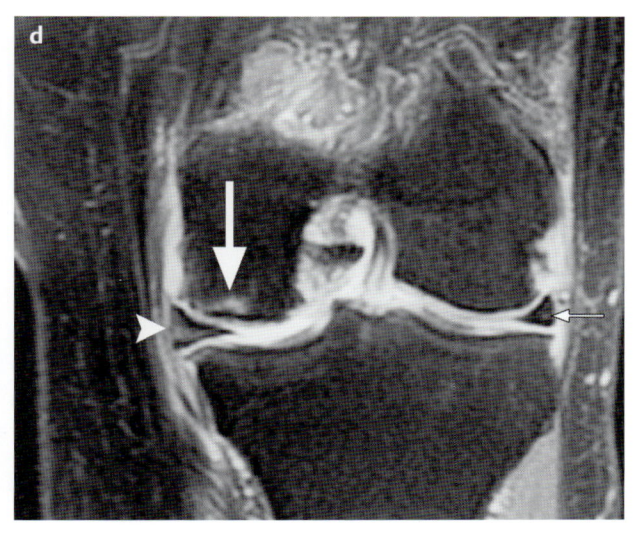

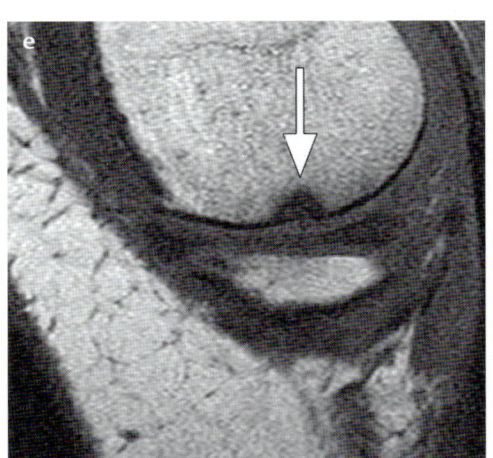

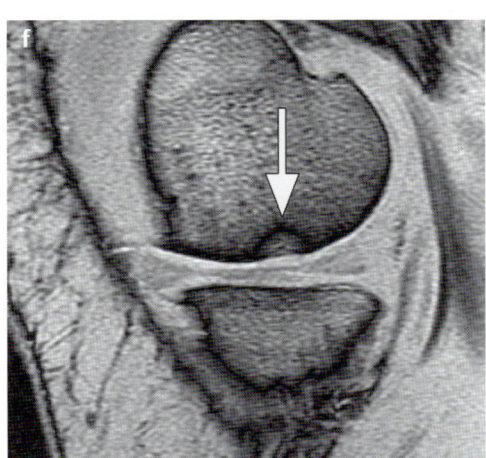

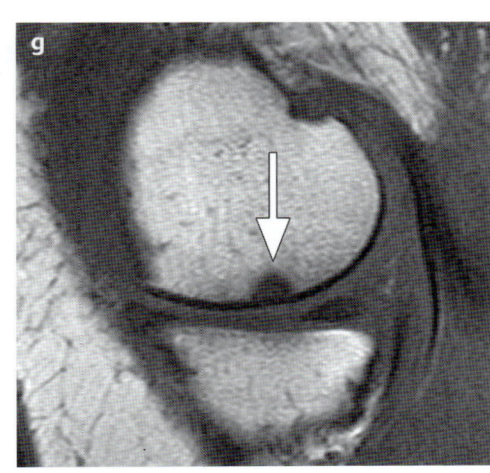

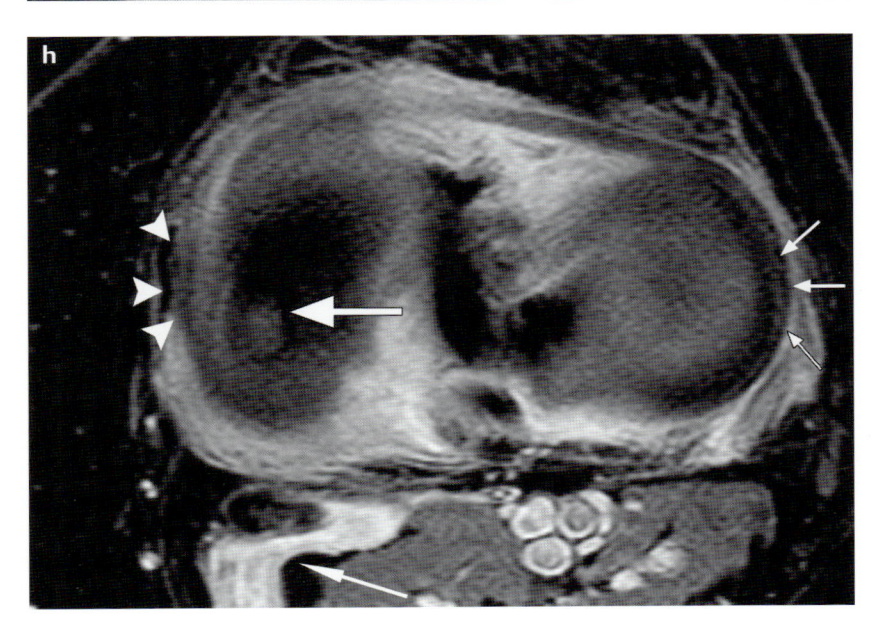

Abb. 2.8 a–h ■ **Frühe Osteochondrosis dissecans.**

c, d Nach Anfertigung einer MRT bei persistierenden Schmerzen zeigt sich einerseits eine beginnende osteochondrale Läsion (großer Pfeil) mit subchondraler Signalanhebung in der fettsaturierten PDw Sequenz, andererseits eine Innenmeniskusläsion Grad IV als komplexe Signalalteration (Pfeilkopf). Der Außenmeniskus weist hingegen ein homogenes Signal auf (kleine Pfeile).
e In der T2w FR-FSE-Sequenz stellt sich die osteochondrale Läsion (Pfeil) intermediär dar.
f In der T1w GE-Sequenz zeigt sie sich als subchondrale Signalanhebung (Pfeil).
g In der T1w SE-Sequenz imponiert die osteochondrale Läsion signalarm (Pfeil).
h In der axialen FS-PDw-Sequenz wird zusätzlich eine Baker-Zyste sichtbar (schmaler Pfeil).

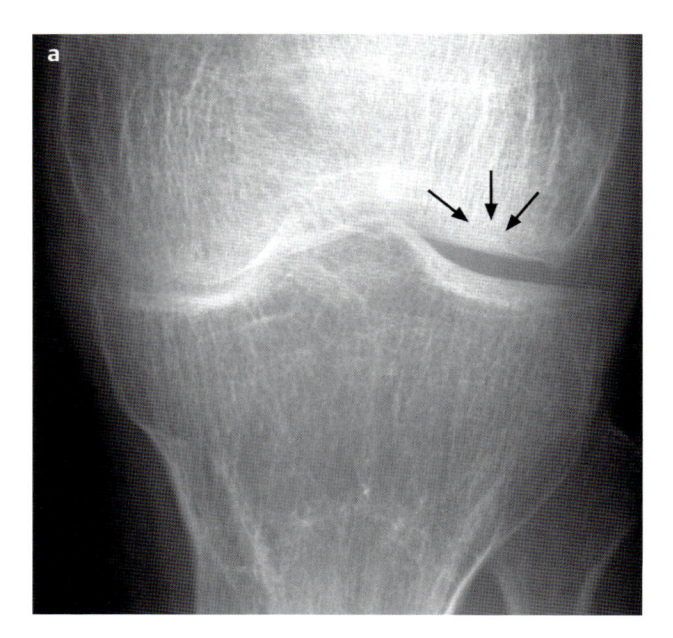

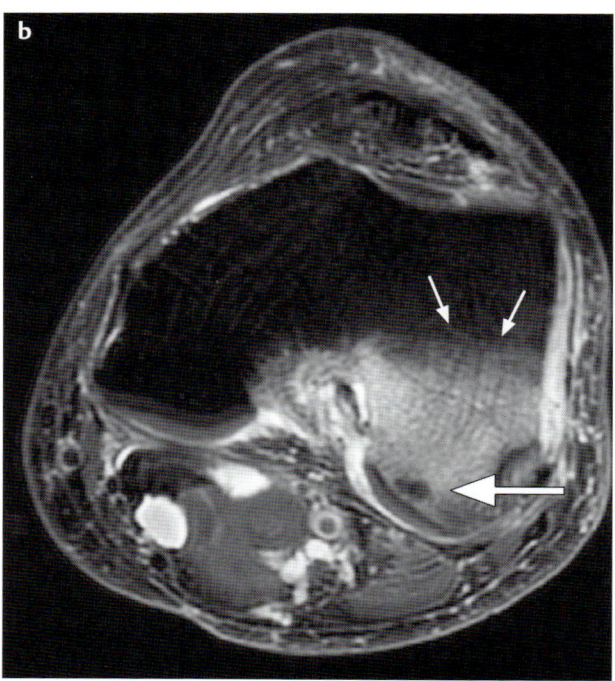

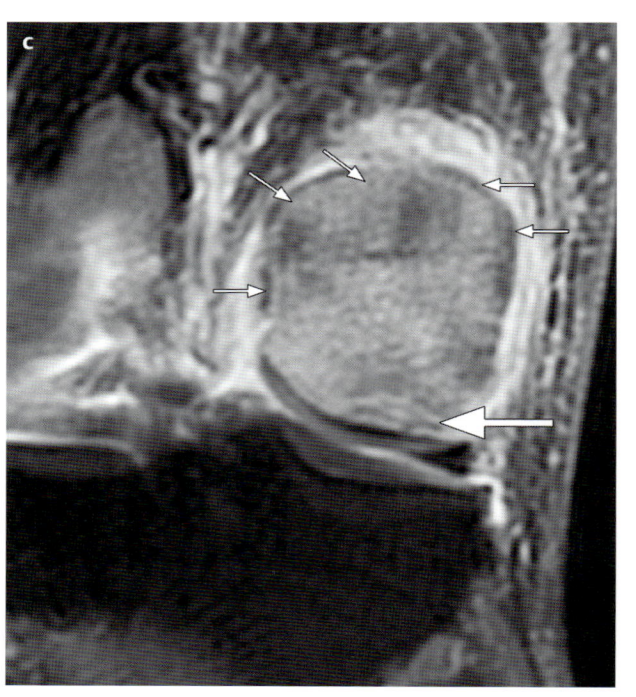

Abb. 2.9 a–c ▪ Beginnende Osteochondrosis dissecans.

a Im Röntgenbild lässt sich die beginnende osteochondrale Läsion (kleine Pfeile) des lateralen Femurkondylus nur schwer abgrenzen.

b, c Die fettsaturierte PDw Sequenz ist bei der Bestätigung der Diagnose (großer Pfeil) und Ausdehnungsdiagnostik des Ödems hilfreich (kleine Pfeile).

Frakturen

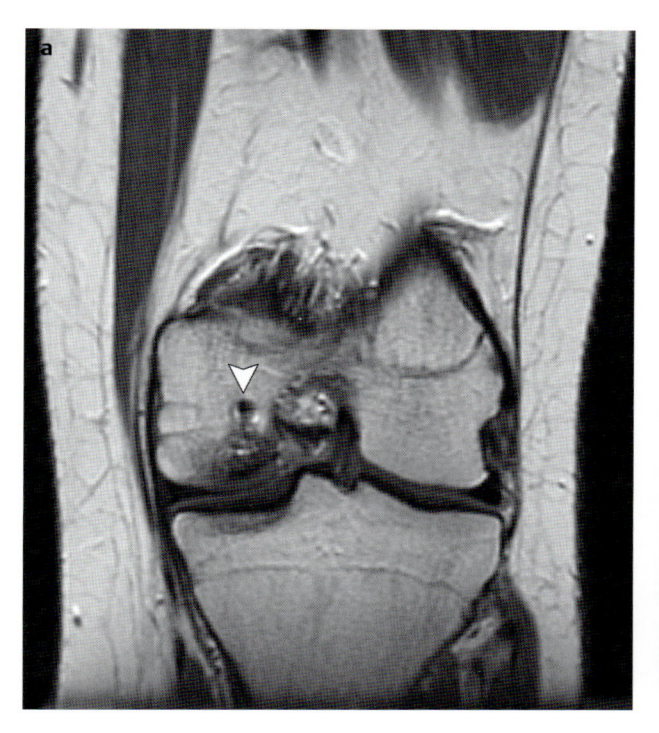

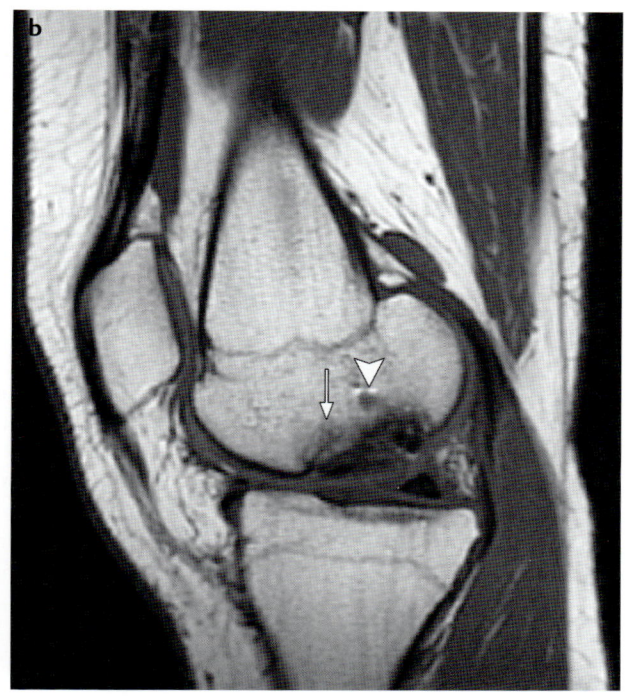

Abb. 2.10 a–d ▪ Osteochondrosis dissecans.

a, b Nach Pridie-Bohrung und Refixation (Pfeilkopf) einer Osteochondrosis dissicans (kleiner Pfeil) mittels Biopins sind die Bohrkanäle in der T1w Sequenz als signalarme Defekte mit Suszeptibilitätsartefakten sichtbar.

c, d Die konventionellen Röntgenaufnahmen zeigen ein leeres Mausbett (kleine Pfeile). Es zeigt sich kein Anhalt für freie Gelenkkörper. Die Anbohrung (Pfeilkopf) ist im a.-p. Bild knapp oberhalb des Mausbetts erkennbar.

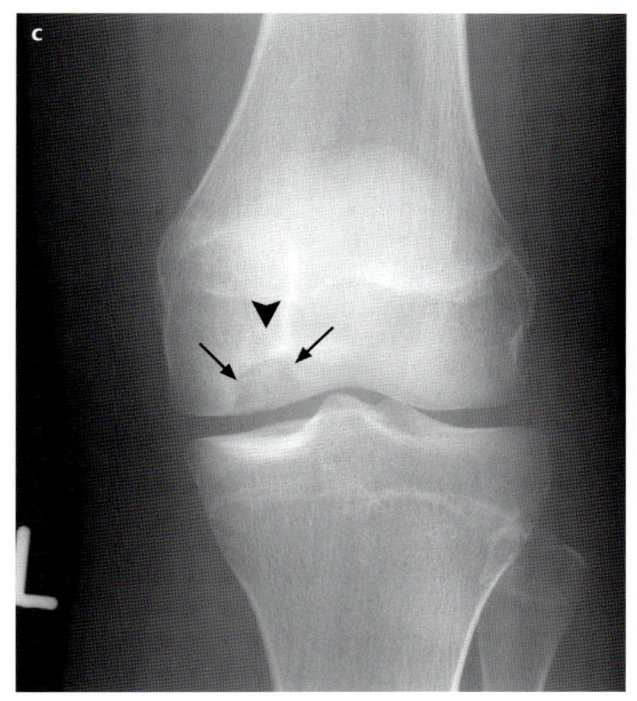

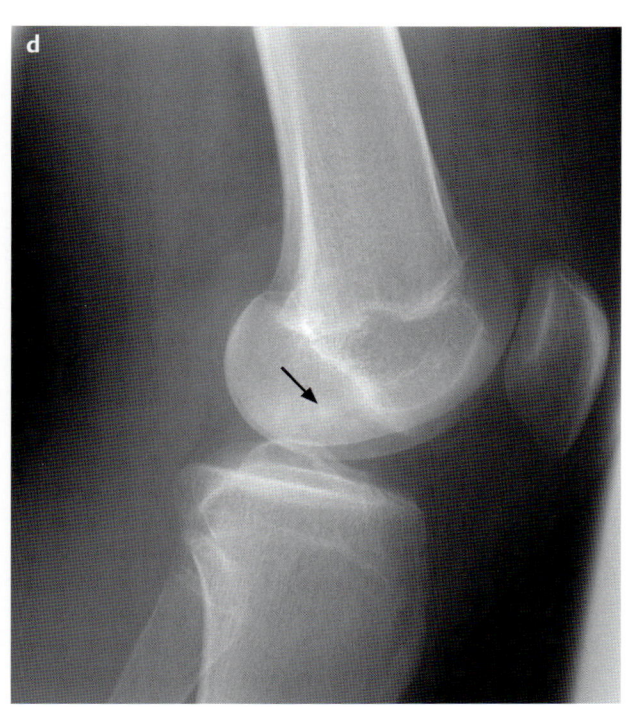

2 Traumatische Veränderungen

Grundlagen der Therapie

Stadium I
- Immobilisation

Stadium II
- Bohrung, Knochenaufbausubstanzen, lokale Anwendung von Wachstumsfaktoren

Stadium III
- Bohrung, Kürettage, stabile Refixation mittels Schrauben

Stadium IV
- Kürettage, Bohrung, Gelenkmausentfernung, osteochondrale Transplantation

Stadium V
- Gelenkmausentfernung, osteochondrale Transplantation

Sono
Befund
- meist kein spezifischer Befund

CT (→ Alternative zur MRT für OP-Planung in Stadien III–IV)
Empfohlener Untersuchungsmodus
- möglichst mit intraartikulärer KM-Gabe
- Standard-CT:
  - Schichtdicke: 1–2 mm
  - Tischvorschub: 1–2 mm
  - 2-D-Rekonstruktion (sagittal und koronar): 1–2 mm Schichtdicke
- (Mehrzeilen-)Spiral-CT:
  - Schichtdicke: 0,5–2 mm
  - Tischvorschub: 2–5 mm/Rotation
  - Inkrement: 0,5–2 mm
  - 2-D-Rekonstruktion (sagittal und koronar): 1–2 mm Schichtdicke

Befund
- Stadium I:
  - keine Veränderung erkennbar
- Stadium II:
  - Sklerosesaum
- Stadium III:
  - beginnende Unterbrechung der subchondralen Grenzlamelle
  - dem Mausbett benachbarte Zysten
- Stadium IV:
  - freier Gelenkkörper in situ
- Stadium V:
  - dislozierter freier Gelenkkörper, leeres Mausbett
  - sekundäre Degeneration

MRT (→ Methode der Wahl in den Stadien I–II)
Empfohlene Sequenzen
- STIR-Sequenz
- native T2w fettsaturierte Sequenzen
- native T1w nicht fettsaturierte Sequenzen
- fettsaturierte T1w Sequenzen nach KM-Applikation zur Vitalitätsprüfung und zur Demarkierung der Nekrose, möglichst als indirekte oder direkte Arthrographie
- 3-D-GE-Sequenz zur Knorpeldarstellung

Befund
- *Stadium I:* subchondrales ellipsoides Ödem:
  - T1w Sequenz nativ: hypointens
  - T2w Sequenz: hyperintens
  - T1w Sequenz nach KM-Gabe: hypo- bis isointens
- *Stadium II:* sklerotische Demarkation:
  - T1w Sequenz nativ: hypointenser Saum, hypointenses benachbartes Ödem möglich
  - T2w Sequenz: hypointenser Saum, hyperintenses benachbartes Ödem möglich
  - T1w Sequenz nach KM-Gabe: hypointenser Saum, hypo- bis isointenses benachbartes Ödem
- *Stadium III:* beginnende Separation, benachbarte Zysten möglich:
  - T1w Sequenz nativ: zunehmender und breiterer hypointenser Saum, hypointenses benachbartes Ödem möglich
  - T2w Sequenz: partiell hypo-, zunehmend jedoch hyperintenser Saum, hyperintenses benachbartes Ödem möglich
  - T1w Sequenz nach KM-Gabe: zunehmender und breiterer hypointenser Saum, bei MR-Arthrographie beginnender KM-Eintritt in den Separationszonenrand, hypo- bis isointenses benachbartes Ödem
- *Stadium IV:* freier Gelenkkörper in situ mit Flüssigkeitsumspülung des Dissekats:
  - T1w Sequenz nativ: kompletter hypointenser Flüssigkeitssaum
  - T2w Sequenz: kompletter hyperintenser Flüssigkeitssaum
  - T1w Sequenz nach KM-Gabe: kompletter hypointenser Flüssigkeitssaum, bei MR-Arthrographie KM-Umspülung des Dissekats
- *Stadium V:* dislozierter freier Gelenkkörper, sekundäre Degeneration:
  - T1w Sequenz nativ: hypointenses flüssigkeitsgefülltes Mausbett, hypo- (ödematöser oder sklerosierter) oder hyperintenser (fetthaltiger) freier Gelenkkörper
  - T2w Sequenz: hyperintenses flüssigkeitsgefülltes Mausbett, meist hypo- (sklerosierter) oder hyperintenser (fetthaltiger oder ödematöser) freier Gelenkkörper
  - T1w Sequenz nach KM-Gabe: hypo-, bei indirekter MR-Arthrographie hyperintenses flüssigkeits- bzw. KM-gefülltes Mausbett, freier Gelenkkörper wie nativ dargestellt
- Signalintensität des Dissekats:
  - T1-Gewichtung: komplett hypo- oder hyperintens, zentral hyperintens mit hypointensem Saum
  - T2-Gewichtung: meist hypo-, selten hyperintens
- Instabilitätskriterien:
  - Fragmentgröße über 1 cm
  - komplette Flüssigkeitsumspülung (hyperintens in der T2-Gewichtung)
  - umgebender Saum über 3 mm breit (hypointens in der T1-Gewichtung)

Frakturkomplikationen

Infektion

Definition
Die posttraumatische bzw. postoperative Osteomyelitis ist eine sekundäre Osteomyelitis mit vorwiegend lokaler Manifestation ohne Markraumbeteiligung. Mögliche Ursachen für Infektionen des Knochens sind der direkte Keimeintritt bei penetrierenden Verletzungen und offenen Frakturen oder eine sich kontinuierlich ausbreitende Infektion der Weichteile.

Pathologie
- Korrelation mit dem Ausmaß des Weichteilschadens, der Vaskularisationsstörung und der Frakturversorgung
- makroskopisch:
  - reaktiver Knochenumbau
  - Kortikalisverbreiterung mit Sklerosezonen
  - Einschmelzungsherde der Spongiosa
  - Nekrosen
  - Fisteln
  - Sequester
  - Abszesse
- mikroskopisch:
  - osteosklerotisch verbreiterte Spongiosabälkchen
  - fibrös-bindegewebiger Umbau des Markraums
  - Granulationsgewebe mit segmentkernigen Leukozyten, Lymphozyten, Plasmazellen und Histiozyten
  - Ödem

Klinik
- Fieber
- lokale Überwärmung
- Rötung
- lokaler Druckschmerz
- Bewegungsschmerz
- lokale Schwellung
- Gelenkerguss
- Funktionseinschränkung
- Fistelbildung mit oder ohne Sekretion
- CRP-Erhöhung
- verzögerte Frakturheilung

Diagnostik

Rö (→ *Methode der Wahl*)

Empfohlene Röntgenaufnahmen
- Standardprojektionen:
  - a.-p. Projektion
  - laterale Projektion im mediolateralen Strahlengang
  - Verlaufskontrollen
- Spezialprojektionen (abhängig von der Frakturlokalisation):
  - Frik-Aufnahme (Tunnelaufnahme, „notch view") zur Darstellung der Fossa/Eminentia intercondylaris
  - 45°-Schrägaufnahmen zur besseren Beurteilung des Tibiakopfs und der proximalen Fibula
  - Fistelgangdarstellung mit KM-Applikation unter Durchleuchtung
- konventionelle Tomographie (zur Sequester- und/oder Fisteldarstellung):
  - weitestgehend ersetzt durch Multislice-CT und MRT
  - allenfalls bei ausgedehnten Metallimplantaten mit Artefaktbildung in der CT bei postoperativen Infektionen

Befund
- neue Knochenstrukturauflockerung
- neue endostale/periostale Knochenreaktion
- neue kombinierte osteolytische und/oder osteosklerotische Umbauvorgänge
- Sequesternachweis
- Fistelgangnachweis
- Darstellung des Ausmaßes von Defektzonen

Sono (→ *ergänzende Methode*)

Empfohlene Ebenen
- suprapatellarer Längs- und Querschnitt
- infrapatellarer Längsschnitt
- mediale und laterale Schallebene
- posteriore Longitudinalebene

Befund
- echoarmer Gelenkerguss
- echoarmes Weichteilödem
- echoarme Gelenkkapselverdickung
- Synovialzystendarstellung
- knöcherne Usuren/Arrosionen/Destruktionen
- echoreiche bis echofreie Strukturauflösung der umgebenden Weichteile:
  - Einblutungszonen
  - Serome, Ödem
  - Abszesse, entzündliche Infiltrationen, Phlegmone

CT (→ *ergänzende Methode*)

Empfohlener Untersuchungsmodus
- Standard-CT:
  - Schichtdicke: 1–2 mm
  - Tischvorschub: 1–2 mm
  - 2-D-Rekonstruktion (sagittal und koronar): 1–2 mm Schichtdicke
  - 3-D-Rekonstruktion meist von geringem Nutzen wegen fehlender Dislokation
- (Mehrzeilen-)Spiral-CT:
  - Schichtdicke: 0,5–2 mm
  - Tischvorschub: 2–5 mm/Rotation
  - Inkrement: 0,5–2 mm
  - 2-D-Rekonstruktion (sagittal und koronar): 1–2 mm Schichtdicke
  - 3-D-Rekonstruktion meist von geringem Nutzen wegen fehlender Dislokation

Befund
- Nachweis von Sequestern
- Fisteldarstellung nach direkter KM-Instillation (z. B. unter Durchleuchtungskontrolle)
- Verlaufsbeurteilung der ossären Umbauvorgänge
- Ausmaß der ossären Defekte
- Gelenkerguss
- hyperdense Darstellung von Sequestern
- hypodense Darstellung von Seromen/Abszessen/Ödemen/Hämatomen/Nekrosen

---

Schlüsselwörter
Kniegelenk, Fraktur, posttraumatisch, Knocheninfektion, Osteomyelitis

Keywords
knee joint, fracture, post-traumatic, bone infection, osteomyelitis

Anforderungen an die Bildgebung
- Evaluation des Ausmaßes einer Knochenmarkbeteiligung
- Ausschluss einer Gelenkbeteiligung
- Ausmaß einer Weichteilbeteiligung
- Nachweis von Sequestern
- Nachweis von Nekrosen
- Nachweis von Abszedierungen

Grundlagen der Therapie

Differenzierung zwischen Reizzustand und Infektion

Reizzustand
- Auftreten der Symptomatik innerhalb von 12 Stunden nach dem Eingriff
- normale Körpertemperatur
- keine oder geringe Erhöhung der BSG-/CRP-Werte
- Leukozyten im Punktat < 25 000/μl

Infektion
- Auftreten bzw. Verstärkung der Symptomatik zwischen 12 Stunden und 5 Tage nach dem Eingriff
- stärkeres Krankheitsgefühl
- verstärkter Nachtschmerz
- meist Fieber
- deutliche Erhöhung der BSG-/CRP-Werte
- Leukozyten im Punktat > 35 000/μl

Procedere
- Kühlung
- temporäre Immobilisation
- systemische Antibiotikatherapie nach Asservation von Gewebe für die mikrobiologische Untersuchung (ausreichend allenfalls bei Frühinfekt)
- operative Revision mit lokaler Applikation von Antibiotikaträgern (Sequester, Fistel, Weichteilinfekt)
- *Bei Gelenkbeteiligung:*
  Stadium I: Gelenklavage
  Stadium II: lokale Synovektomie
  Stadium III: ausgedehnte Synovektomie, Nekrosektomie, Adhäsiolyse, Débridement der Weichteile und des Knorpels

MRT (→ ergänzende Methode der Wahl)

Empfohlene Sequenzen
- möglichst Darstellung in 3 Ebenen, wichtig: Darstellung der Entzündungsausdehnung in der sagittalen oder koronaren Ebene
- STIR-Sequenz
- native T2w TSE-Sequenzen
- native T1w SE-Sequenzen
- stets fettsaturierte T1w Sequenzen nach KM-Applikation

Befund
- T1w SE-Sequenz nativ:
  - unregelmäßig und unscharf begrenzte, inhomogene hypointense Areale des Knochenmarks und der umgebenden Weichteile (Ödeme und entzündliche Infiltrate)
  - signalfreie bis deutlich hypointense Darstellung der Sklerosezonen und Sequester
  - hypointense Darstellung von Nekrosen, Fisteln und Abszessen
  - hyperintense Darstellung des postentzündlichen Fettmarks (Substitution des hämatopoetischen Knochenmarks)
- STIR-/T2w SE-Sequenz nativ:
  - unregelmäßig und unscharf begrenzte, inhomogene hyperintense Areale des Knochenmarks und der umgebenden Weichteile (Ödeme und entzündliche Infiltrate)
  - signalfreie bis deutlich hypointense Darstellung der Sklerosezonen und Sequester
  - hyperintense Darstellung von Nekrosen, Fisteln und Abszessen
  - hyperintenser Randsaum um Sequester
  - hyperintense Darstellung des postentzündlichen Fettmarks (Substitution des hämatopoetischen Knochenmarks)
- T1w SE-Sequenz nach KM-Applikation (möglichst fettsaturiert):
  - deutlich inhomogene KM-Aufnahme der unregelmäßig und unscharf begrenzten, in der nativen T1-Gewichtung inhomogen hypointensen Areale des Knochenmarks und der umgebenden Weichteile (entzündliche Infiltrate)
  - keine KM-Aufnahme in Nekrose- oder Sklerosezonen
  - randständige KM-Aufnahme bei Sequestern (bessere Differenzierung als nativ)
  - KM-Aufnahme im (Rand-)Bereich von Fisteln und Abszessen
  - keine KM-Aufnahme des postentzündlichen Fettmarks (Substitution des hämatopoetischen Knochenmarks)

Verzögerte Frakturheilung und Pseudarthrose

Definition
Eine verzögerte Frakturheilung liegt vor, wenn die durchschnittliche Zeitdauer der Heilung um das Doppelte überschritten wird. Bei einer Pseudarthrose handelt es sich um eine fehlende knöcherne Adaptation der Frakturenden nach Ablauf von ca. 6 Monaten.

Pathologie
- mikroskopisch/makroskopisch:
  - entsprechend der nachfolgend dargestellten Ätiologie

Ätiologie der verzögerten Frakturheilung
- insuffiziente Knochenfragmentadaptation
- Weichteilinterposition
- ausgedehnte Weichteilverletzungen
- Perfusionsstörung
- avitale Fragmente
- ausgedehnte Periostzerstörung, Denudierung
- Infektion
- Stoffwechselerkrankungen
- medikamentös
- reduzierte Osteozytenzahl
- Nekrosen, Sequester, avitales Knochengewebe
- fehlende knöcherne Kallusbildung
- Frakturspaltüberbrückung durch faserreiches Bindegewebe, bindegewebiger Kallus

Ätiologie der Pseudarthrose
- Knochensubstanzdefekte, -verlust
- Perfusionsstörungen
- Nekrosen, Sequester
- fehlende knöcherne Kallusbildung
- Frakturspaltüberbrückung durch faserreiches Bindegewebe, bindegewebiger Kallus
- Gewebelücke

Klassifikation der Pseudarthrose
- hypertrophe Pseudarthrose
- atrophe Pseudarthrose
- Defektpseudarthrose

Klinik
- Belastungs-, Bewegungsschmerz
- Bewegungseinschränkung
- Krepitation
- Weichteilschwellung
- evtl. lokaler Druckschmerz

Diagnostik

Rö (→ Methode der Wahl)
Empfohlene Röntgenaufnahmen
- Standardprojektionen:
  - a.-p. Projektion
  - laterale Projektion im mediolateralen Strahlengang
- Spezialprojektionen (abhängig von der Frakturlokalisation):
  - 45°-Schrägaufnahmen zur besseren Beurteilung des Tibiakopfs und der proximalen Fibula
  - Verlaufsbeurteilung unter Berücksichtigung der Unfallaufnahmen
  - durchleuchtungsgezielte Aufnahmen
- konventionelle Tomographie
  - noch teilweise Methode der Wahl zur Durchbauungsanalyse

Befund
- Defekt-, atrophische Pseudarthrose:
  - einsehbarer, areaktiver, teilweise dehiszenter Frakturspalt
  - partielle Fragmentendensklerosierung
  - fehlende knöcherne Überbauung
  - Detektion der Knochenfragmente
  - reduzierte oder fehlende Kallusbildung
  - Darstellung von Sequestern
  - Darstellung von Defektzonen
- hypertrophe Pseudarthrose:
  - glatt berandete, sklerosierte, partiell abgerundete Fragmentenden
  - verschieden stark verbreiterte Fragmentenden („Pferdefuß", „Elefantenfuß")
  - Eburnisation der frakturnahen Knochenanteile
  - fehlende knöcherne Überbauung

Sono (→ ergänzende Methode zur Weichteilbeurteilung)
Empfohlene Ebenen
- suprapatellarer Längs- und Querschnitt
- infrapatellarer Längsschnitt
- mediale und laterale Schallebene
- posteriore Longitudinalebene

Befund
- meist unspezifisch
- echoarme bis echoreiche, inhomogene Strukturvermehrung durch Granulationsgewebe, bindegewebigen Kallus, Ödem, Serom oder/und Hämatom

CT (→ ergänzende Methode)
Empfohlener Untersuchungsmodus
- Standard-CT:
  - Schichtdicke: 1–2 mm
  - Tischvorschub: 1–2 mm
  - 2-D-Rekonstruktion (sagittal und koronar): 1–2 mm Schichtdicke
  - evtl. 3-D-Rekonstruktion zur Stellungskontrolle
- (Mehrzeilen-)Spiral-CT:
  - Schichtdicke: 0,5–2 mm
  - Tischvorschub: 2–5 mm/Rotation
  - Inkrement: 0,5–2 mm
  - 2-D-Rekonstruktion (sagittal und koronar): 1–2 mm Schichtdicke
  - evtl. 3-D-Rekonstruktion zur Stellungskontrolle

Befund
- meist unspezifisch
- hyperdense Darstellung von Sequestern
- Fisteldarstellung nach direkter KM-Instillation (z. B. unter Durchleuchtungskontrolle)
- Verlaufsbeurteilung der ossären Umbauvorgänge, Durchbauung, Kallusbildung
- Ausmaß der ossären Defekte
- Beurteilung der bindegewebigen reaktiven Veränderungen
- hypodense Darstellung von Seromen/Abszessen/Ödemen/Hämatomen/Nekrosen

MRT (→ ergänzende Methode)
Empfohlene Sequenzen
- möglichst Darstellung in 3 Ebenen
- STIR-Sequenz
- native T2w TSE-Sequenzen
- native T1w SE-Sequenzen
- evtl. fettsaturierte T1w Sequenzen nach KM-Applikation

Befund
- meist unspezifisch
- Feststellung und Verlaufsbeurteilung einer sekundären Weichteilinfektion
- Feststellung und Verlaufsbeurteilung einer sekundären Osteomyelitis
- Darstellung von Nekrose, Abszessen, Seromen, Hämatomen
- Beurteilung der Vitalität
- Beurteilung der Perfusion

Schlüsselwörter
Kniegelenk, Fraktur, posttraumatisch, verzögerte Frakturheilung, Pseudarthrose

Keywords
knee joint, fracture, posttraumatic, delayed bone union, pseudarthrosis

Anforderungen an die Bildgebung
- Darstellung der Fragmentrelation
- Differenzierung zwischen atropher und hypertropher Pseudarthrose
- Beurteilung der Fragmentvitalität

Grundlagen der Therapie

Bei hypertropher Pseudarthrose
- Immobilisation
- bei Erfolglosigkeit operative Stabilisierung

Bei atropher Pseudarthrose
- offene Reposition, Spongiosaplastik und Osteosynthese

Bei sekundären Komplikationen
- z. B. bei Infektionen: entsprechende Therapiemaßnahmen

Osteonekrose

Schlüsselwörter
Knochennekrose, avaskuläre Nekrose, Kniegelenk, Fraktur, posttraumatisch, Osteopenie

Keywords
Osteonecrosis, avascular necrosis, knee joint, fracture, post-traumatic, osteopenia

Definition
Bei der Osteonekrose handelt es sich um den Untergang von Knochensubstanz vor allem im Epi-, Meta- und Apophysenbereich der langen Röhrenknochen.

Pathologie
- verwaschene lamelläre Osteozytenschichtung
- wellige, unscharf begrenzte Knochenbälkchen
- amorphes eosinophiles Material
- Nekroseareale
- Fraktur
- Zeichen der Arthrose
- evtl. Meniskusschäden

Lokalisation und Altersgipfel der einzelnen Formen
- Morbus Osgood-Schlatter:
  – Osteochondrose bzw. Knochennekrose im weiteren Sinne
  – Tendinitis/lokales Weichteilödem (Abb. 2.**12** u. 2.**13**)
  – inkomplette Fusion der Tibiaapophyse (Tuberositas tibiae)
  – Altersgipfel: Kindheit bis Jugend (besonders Pubertät)
  – meist männliche Patienten
  – häufig bilateral
  – meist schmerzlos postpubertär
  – wohl vorrangig traumatischer Genese

Anforderungen an die Bildgebung
- Evaluation der Ausdehnung
- Beurteilung der Vitalität des Nekrosebereiches und des Ausmaßes der umgebenden Sklerosierung
- Darstellung des Ausmaßes des Knorpelschadens
- Beurteilung der subchondralen Stabilität
- Beurteilung der Beinachse

- Morbus Sinding-Larsen-Johannsson:
  – Ossifikationsstörung
  – Lokalisation: unterer Patellapol
  – Altersgipfel: Jugend
- Morbus Ahlbäck (Abb. 2.**11**):
  – Lokalisation: Innenfläche der Femurkondylen, besonders medial
  – Altersgipfel: mittleres bis höheres Lebensalter
- Büdinger-Ludloff-Läven-Syndrom:
  – Lokalisation: Patellakern
  – Altersgipfel: Jugend
- Morbus Blount (sehr selten):
  – Lokalisation: mediale proximale Tibiaepiphyse/Condylus medialis tibiae
  – Altersgipfel: frühe Kindheit
- Morbus Caffey (sehr selten):
  – Lokalisation: Eminentia intercondylaris tibiae
  – Altersgipfel: Jugend

Klinik
- teilweise Beschwerdefreiheit
- Belastungs-, seltener Bewegungsschmerz
- Bewegungseinschränkung möglich
- Dauerschmerz
- Schwellung
- Ergussbildung möglich

Diagnostik (Abb. 2.**11** – 2.**13**)

Rö (→ *Methode der Wahl*)
zuverlässige Diagnostik nur in den Stadien III – IV

Empfohlene Röntgenaufnahmen
- Standardprojektionen:
  – a.-p. Projektion
  – laterale Projektion im mediolateralen Strahlengang
  – Verlaufskontrollen
- Spezialprojektionen (abhängig von der Nekroselokalisation):
  – Frik-Aufnahme (Tunnelaufnahme, „notch view") zur Darstellung der Fossa/Eminentia intercondylaris
  – Patellaaxialaufnahme
  – Patella-Defilée-Aufnahmen zur Darstellung des Femoropatellargelenks
  – 45°-Schrägaufnahmen zur besseren Beurteilung des Tibiakopfs und der proximalen Fibula
  – durchleuchtungsgezielte Aufnahmen
- konventionelle Tomographie:
  – ersetzt durch CT und MRT

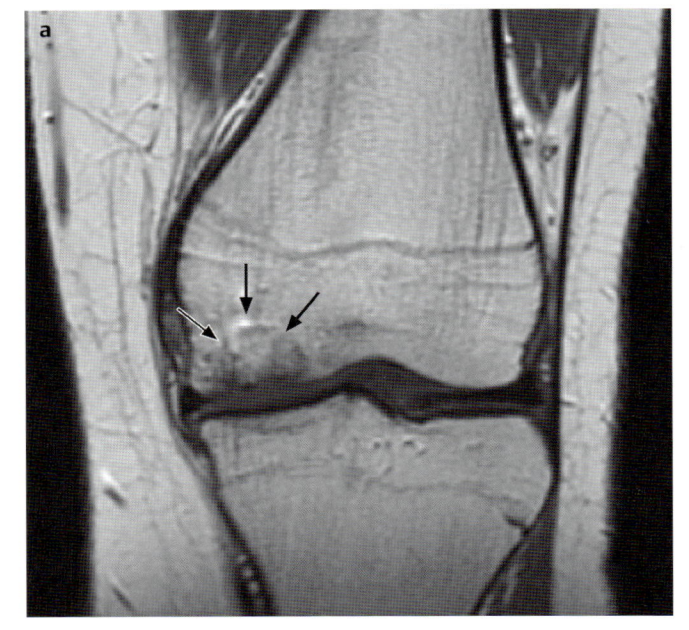

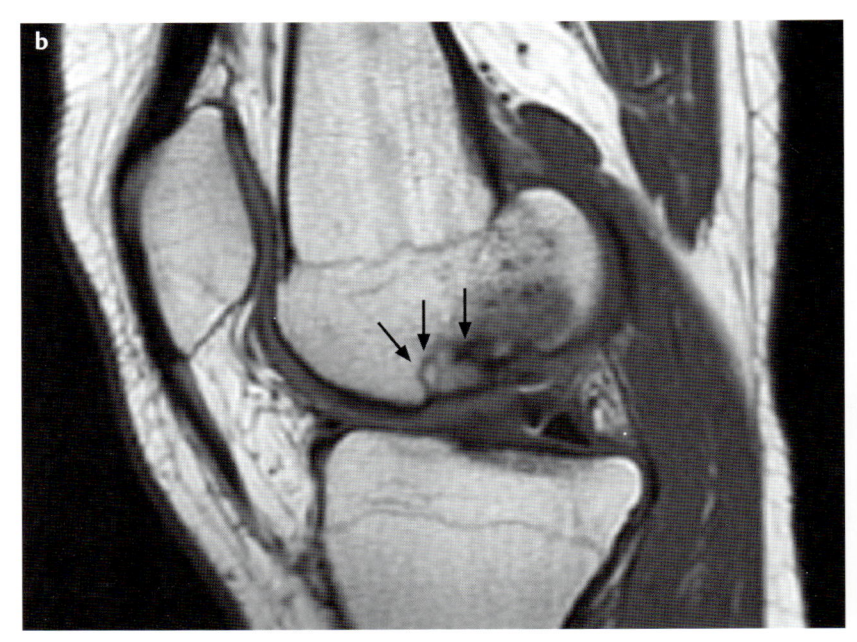

Abb. 2.11 a, b ▪ Morbus Ahlbäck.

a, b Ein Morbus Ahlbäck (kleine Pfeile) zeigt sich MR-tomographisch in der T1w Sequenz (**a** koronar, **b** sagittal) als signalarme, inhomogene, irregulär berandete Defektzone des medialen Femurkondylus.

Frakturkomplikationen

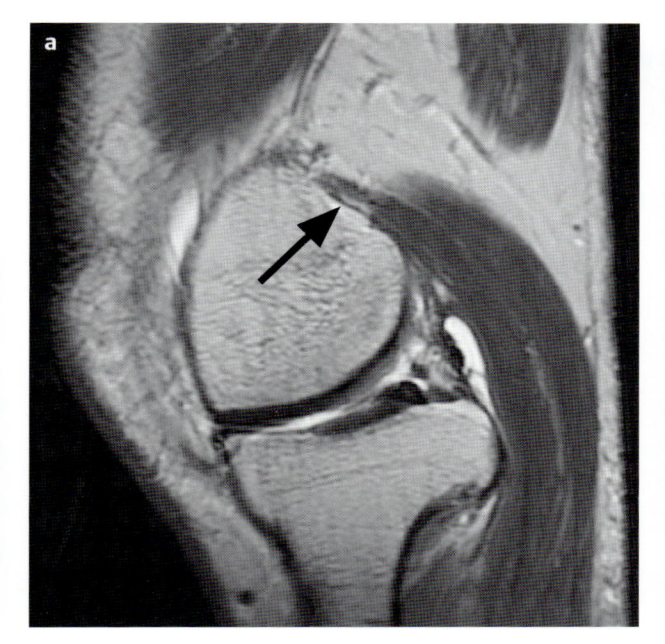

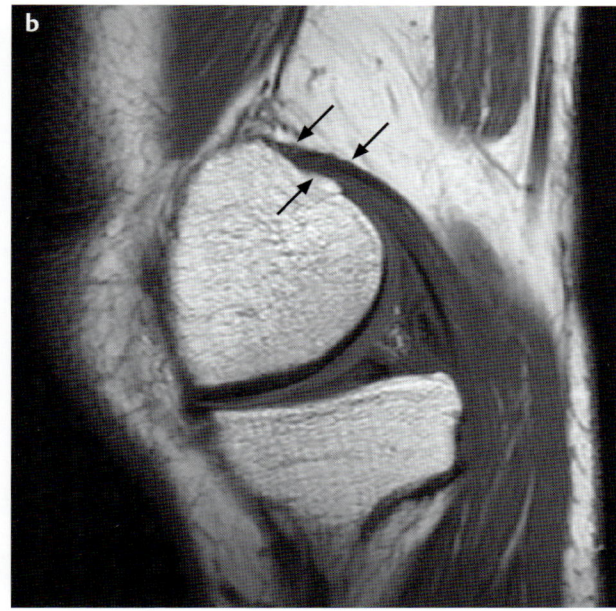

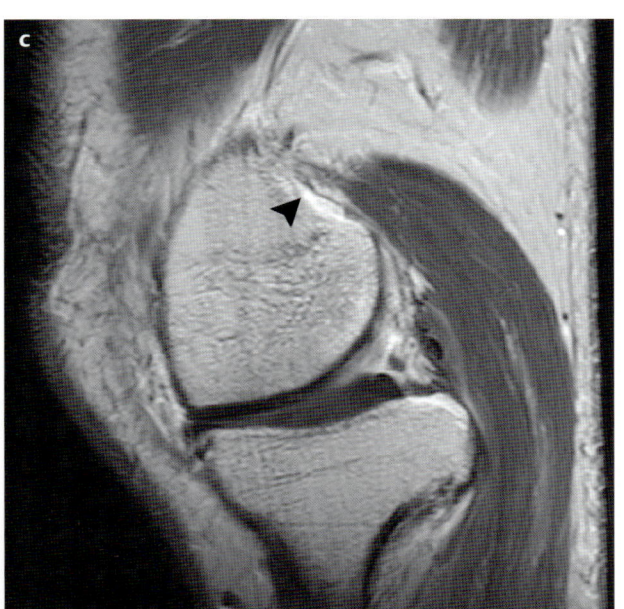

Abb. 2.12 a–c ▪ Tendinitis.

a Die sagittale T2w FR-FSE-Sequenz zeigt das lokale Ödem einer Tendinitis (Pfeil) im Sehnenansatz der dorsalen Oberschenkelmuskulatur.
b Das korrespondierende T1w Bild erlaubt die exakte anatomische Zuordnung des Ödems zum Sehnenansatz des M. gastrocnemius (kleine Pfeile).
c Die kontrastmittelverstärkte T1w Sequenz bestätigt durch das Enhancement (Pfeilkopf) die floride Entzündung.

Befund
Stadieneinteilung nach ARCO
- Stadium 0/I: keine Veränderung erkennbar
- Stadium II: mehr oder weniger umschriebene, demarkierende Osteopenie, Osteoporose, Osteolyse, Osteosklerose
- Stadium III: „crescent sign", Fraktur
- Stadium IV: Einbruch der Nekrose, sekundäre Degeneration
- Feststellen freier Gelenkkörper

Sono
Befund
- meist kein spezifischer Befund

CT (→ Methode der Wahl in den Stadien III – IV zur OP-Planung)
Empfohlener Untersuchungsmodus
- Standard-CT:
  – Schichtdicke: 1 – 2 mm
  – Tischvorschub: 1 – 2 mm
  – 2-D-Rekonstruktion (sagittal und koronar): 1 – 2 mm Schichtdicke
- (Mehrzeilen-)Spiral-CT:
  – Schichtdicke: 0,5 – 2 mm
  – Tischvorschub: 2 – 5 mm/Rotation
  – Inkrement: 0,5 – 2 mm
  – 2-D-Rekonstruktion (sagittal und koronar): 1 – 2 mm Schichtdicke

Befund
- Nachweis von Frakturlinien
- hyperdense Darstellung des Skleroserandes
- Darstellung des Gelenkflächeneinbruchs
- Nekroseausdehnung (Analyse im Sagittal- und Koronarschnitt):

Nekroseausmaß [%] =

$$\frac{\text{sagittaler Winkel}}{180} \times \frac{\text{koronarer Winkel}}{180} \times 100$$

(sagittaler Winkel = betroffener Winkel im zentralen Sagittalschnitt
koronarer Winkel = betroffener Winkel im zentralen Koronarschnitt)

2 Traumatische Veränderungen

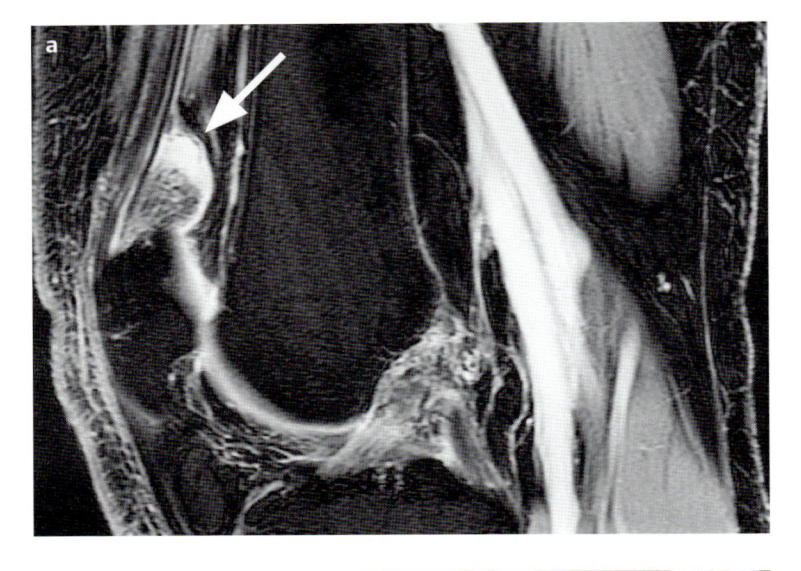

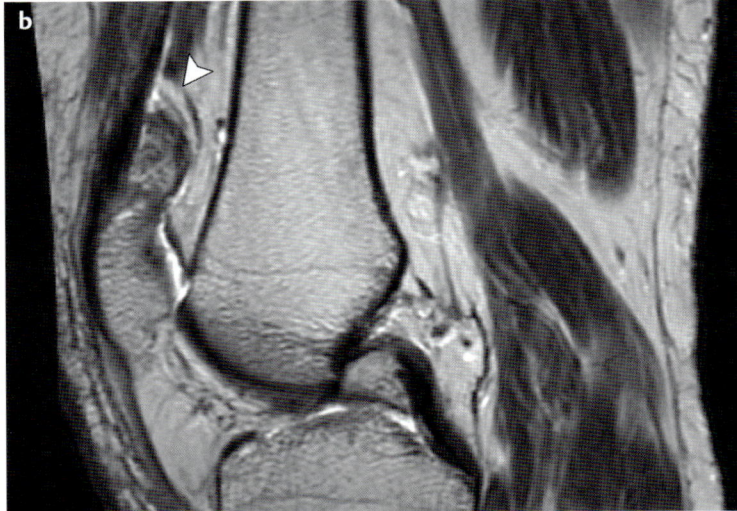

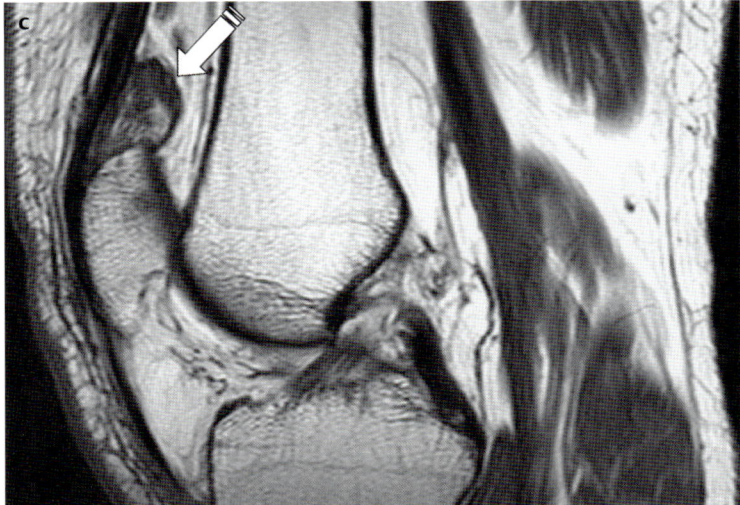

Abb. 2.13 a–d ▪ Chronische Insertionstendopathie.

a Das Flüssigkeitsdepot am Sehnenansatz bei einer chronischen Insertionstendopathie am apikalen Patellapol (Pfeil) zeigt sich in der T1w GE-Sequenz hyperdens (Pfeil)
b In der T2w FR-FSE-Sequenz (Pfeilkopf) kommt es als intermediäres bis hyperintenses Signal zur Darstellung.
c In der T1w SE-Sequenz zeigt sich die Flüssigkeit hypointens (gestreifter Pfeil).
d Die kontrastmittelverstärkte T1w SE-Sequenz zeigt ein deutliches Enhancement (kleine Pfeile).

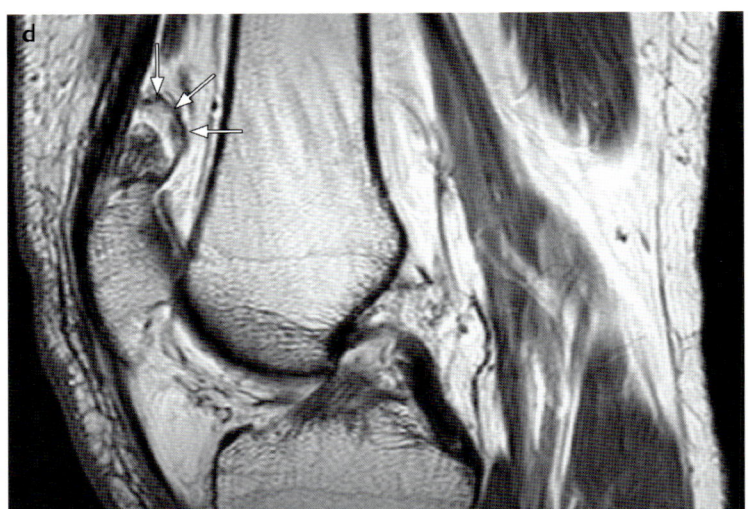

Grundlagen der Therapie

- Anbohrung bei frischem Ödem
- Durchbrechen der Sklerosezone
- Spongiosaplastik
- osteochondrale Transplantation
- mikrovaskuläre Spanimplantation
- prothetische Versorgung (Semi- oder Vollprothese)
- Morbus Osgood-Schlatter: Injektion von Steroiden und/oder Lokalanästhetika
- Verlaufsbeurteilung der ossären Umbauvorgänge
- Ausmaß der ossären Defekte
- freie Gelenkkörper

MRT (→ *Methode der Wahl in den Stadien I – II*)

Empfohlene Sequenzen
- STIR-Sequenz
- native T2w fettsaturierte Sequenzen
- native T1w nicht fettsaturierte Sequenzen
- fettsaturierte T1w Sequenzen nach KM-Applikation: Vitalitätsprüfung und Demarkierung der Nekrose

Befund
- Stadium 0: keine Veränderungen
- Stadium I: Knochenmarködem:
  - T1w Sequenz nativ: signalarmes Areal
  - T2w Sequenz: signalreiches Areal, bei Morbus Osgood-Schlatter Signalerhöhung des Sehnenansatzes und der umgebenden Weichteile
  - T1w Sequenz nach KM-Gabe: inhomogen signalarmes bis -reiches Areal
- Stadium II: „Doppellinienzeichen":
  - T1w Sequenz nativ: signalreiches Areal mit signalarmer Demarkationslinie
  - T2w Sequenz: signalarmes Areal mit signalreicher Demarkationslinie
  - T1w Sequenz nach KM-Gabe: Signalanhebung im Randbereich der Nekrose
- Stadium III: Frakturliniennachweis
- Stadium IV: Einbruch der Nekrose, freie Gelenkkörper, sekundäre Degeneration
- Morbus Osgood-Schlatter: T2-hyperintense zystische Strukturen in der Apophyse möglich
- Morbus Ahlbäck: T2-hyper- und T1-hypointense fleckige Veränderungen möglich

Frakturkomplikationen

Myositis ossificans

Definition
Eine Myositis ossificans ist eine reaktive Veränderung des lokalen Weichteilgewebes durch traumatische oder anderweitig bedingte metaplastische Proliferation von Knochen- und Knorpelgewebe. Der zeitliche Abstand vom Trauma bis zum Beginn beträgt ca. 14 Wochen, jener bis zur Verknöcherung ca. 5 Monate.

Pathologie
- zentrale Schicht:
  - zellreiches Granulationsgewebe
  - Spindelzellen
  - Lymphozyten
  - Gefäße
- mittlere Schicht:
  - Osteoid
- äußere Schicht:
  - Faserknorpelbälkchen
  - Osteoblasten

Klinik
- progrediente Schwellung im Traumabereich
- progrediente Deformierung im Traumabereich
- progrediente Gewebsverhärtung im Traumabereich

Diagnostik

Rö (→ *Methode der Wahl*)

Empfohlene Röntgenaufnahmen
- Standardprojektionen:
  - a.-p. Projektion
  - laterale Projektion im mediolateralen Strahlengang
  - Verlaufsbeurteilung unter Berücksichtigung der Unfallaufnahmen
- Spezialprojektionen (abhängig von der Frakturlokalisation):
  - Frik-Aufnahme (Tunnelaufnahme, „notch view") zur Darstellung der Fossa/Eminentia intercondylaris
  - 45°-Schrägaufnahmen zur besseren Beurteilung des Tibiakopfs und der proximalen Fibula
  - durchleuchtungsgezielte Aufnahmen
- konventionelle Tomographie:
  - ersetzt durch CT

Befund
- parossale, intramuskuläre, nicht kortikaliskontaktierende, gefiederte bzw. geschichtete Kalzifikationen oder Ossifikationen
- zentrale Aufhellung
- randständige Verdichtung

Sono (→ *ergänzende Methode*)

Empfohlene Ebenen
- suprapatellarer Längs- und Querschnitt
- infrapatellarer Längsschnitt
- mediale und laterale Schallebene
- posteriore Longitudinalebene

Befund
- Nachweis der Kalzifikationen (intramuskuläre Schallauslöschungen)
- meist unspezifischer Befund

CT (→ *ergänzende Methode der Wahl*)

Empfohlener Untersuchungsmodus
- Standard-CT:
  - Schichtdicke: 1–2 mm
  - Tischvorschub: 1–2 mm
  - 2-D-Rekonstruktion (sagittal und koronar): 1–2 mm Schichtdicke
  - 3-D-Rekonstruktion meist von geringem Nutzen wegen fehlender Dislokation
- (Mehrzeilen-)Spiral-CT:
  - Schichtdicke: 0,5–2 mm
  - Tischvorschub: 2–5 mm/Rotation
  - Inkrement: 0,5–2 mm
  - 2-D-Rekonstruktion (sagittal und koronar): 1–2 mm Schichtdicke
  - 3-D-Rekonstruktion meist von geringem Nutzen wegen fehlender Dislokation

Befund
- exakte Darstellung der Ausdehnung
- überlagerungsfreie Darstellung
- differenzialdiagnostische Abgrenzung insbesondere von ossären Tumoren und verkalkten Weichteilhämatomen
- meist unspezifischer Befund

MRT

Befund
- meist unspezifisch

Schlüsselwörter
Kniegelenk, Fraktur, posttraumatisch, Myositis ossificans, heterotope Ossifikation

Keywords
knee joint, fracture, post-traumatic, myositis ossificans, heterotopic ossification

Anforderungen an die Bildgebung
- Darstellung der Ausdehnung und der Gelenkbeteiligung
- Beurteilung des Reifegrads
- Möglichkeit der Differenzialdiagnostik

Grundlagen der Therapie
- Prophylaxe (NSAR, Radiatio)
- symptomatische Schmerztherapie bei unreifen Stadien
- operative Entfernung nach szintigraphischer Beruhigung
- keine Wärmetherapie!
- keine Massagen!

2 Traumatische Veränderungen

Schlüsselwörter
Fraktur, posttraumatisch, Knochendichte, Osteoporose, Immobilisation

Keywords
Fracture, post-traumatic, bone mineral density, osteoporosis, immobilization

Anforderungen an die Bildgebung
- Abschätzung des Ausmaßes und der Ausprägung
- Ausschluss sonstiger Ursachen (z. B. tumorös oder entzündlich)

Grundlagen der Therapie
- konservative, mobilisierende Therapie (Krankengymnastik)
- medikamentöse Therapie bei generalisierter Erkrankung

Inaktivitätsosteoporose

Definition
Es handelt sich um eine lokalisierte Osteoporose infolge der Ruhigstellung eines Skelettabschnitts.

Pathologie
- verschmälerte, glatt begrenzte Knochenbälkchen
- Fehlen von Resorptionslakunen oder Osteoklasten
- erweiterter Markraum mit verstärkter Fetteinlagerung

Klinik
- initiale Hyperkalzurie
- Restitutio ad integrum bei Remobilisation
- Defektheilung bei Spongiosagerüstdestruktion

Diagnostik
Rö (→ *Methode der Wahl*)
Empfohlene Röntgenaufnahmen
- Standardprojektionen:
  – a.-p. Projektion
  – laterale Projektion im mediolateralen Strahlengang
  – Verlaufskontrollen im Vergleich zu Unfallaufnahmen
- Spezialprojektionen (abhängig von der Frakturlokalisation):
  – nicht weiterführend
- konventionelle Tomographie
  – noch teilweise Methode der Wahl zur Durchbauungsanalyse

Befund
- diffuse Aufhellung, Rarifizierung und Vergröberung der Spongiosa
- Verschmälerung der Kortikalis
- Erweiterung des Markraums
- Fehlen lokaler Destruktionen

Sono
Befund
- meist unspezifisch

CT (→ *ergänzende Methode der Wahl*)
Befund
- meist unspezifisch

MRT
Befund
- meist unspezifisch

Schlüsselwörter
Kniegelenk, posttraumatisch, sekundäre Arthrose, Degeneration

Keywords
knee joint, post-traumatic, secondary arthrosis, degeneration

Anforderungen an die Bildgebung
- Darstellung der ossären Anatomie und der Gelenkstellung/-kongruenz
- Darstellung der Frakturkonsolidierung
- Darstellung der degenerativen begleitenden Weichteilveränderungen
- Abschätzung der Ausdehnung und Ausprägung der degenerativen Veränderungen

Posttraumatische Arthrose

Definition
Eine posttraumatische Arthrose entsteht als Folgeerscheinung von Traumata oder posttraumatischen Entzündungen. Die mikroskopische und makroskopische Anatomie zeigt neben den traumatisch oder osteosynthetisch bedingten Gelenkdeformierungen die bei der primären Arthrose ebenfalls zu beobachtende Gelenkknorpeldegeneration und -erosion, die subchondrale Kortikalissklerosierung und -destruktion sowie evtl. reaktiv-entzündliche Synoviaveränderungen.

Pathologie
- makroskopisch:
  – Gelenkflächenstufen
  – Gelenkspaltverschmälerung
  – Osteophyten
  – (Geröll-)Zysten
  – subchondrale Sklerosierung
  – Kortikalisirregularität
  – Gelenkknorpelulzerationen
  – Gelenkerguss
  – Meniskusläsionen
  – ligamentäre Läsionen
- mikroskopisch:
  – Auffaserung des Gelenkknorpels
  – Gelenkknorpelulzerationen
  – Chondrozytenregenerate
  – hyperostotischer knöcherner Deckplattenumbau
  – Knochennekrosen/Geröllzysten
  – Ersatz des hyalinen durch Faserknorpel
  – Synoviazottenhyper- oder -atrophie
  – reaktiv-entzündliche Muskel- und Sehnenveränderungen

Klinik
- Spannungsgefühl
- Gelenksteifigkeit
- Anlauf-, Belastungsschmerz
- Nachtschmerz
- Funktionseinschränkung, -störung
- Muskelatrophie, -kontraktur
- Sehnenläsionen bis zur Ruptur
- Bewegungsgeräusche, Krepitation
- Gelenkschwellung, -erguss
- Gelenkfehlstellung, -mutilation

Diagnostik
Rö (→ *Methode der Wahl*)
Empfohlene Röntgenaufnahmen
- Standardprojektionen:
  – a.-p. Projektion
  – laterale Projektion im mediolateralen Strahlengang
  – Verlaufsbeurteilung unter Berücksichtigung der Unfallaufnahmen
- Spezialprojektionen (abhängig von der Frakturlokalisation):
  – Frik-Aufnahme (Tunnelaufnahme, „notch view") zur Darstellung der Fossa/Eminentia intercondylaris
  – Patellaaxialaufnahme
  – Patella-Defilée-Aufnahmen zur Darstellung des Femoropatellargelenks
  – 45°-Schrägaufnahmen zur besseren Beurteilung des Tibiakopfs und der proximalen Fibula
  – durchleuchtungsgezielte Aufnahmen
- konventionelle Tomographie:
  – weitestgehend ersetzt durch Multislice-CT und MRT zur Darstellung von Gelenkflächendestruktionen, Zysten und freien Gelenkkörpern

Frakturkomplikationen

Befund
- Gelenkspaltverschmälerung
- Osteophyten
- Geröllzysten
- subchondrale Sklerosierung
- Kortikalisirregularität
- Gelenkerguss
- alte traumatische Läsionen
- freie Gelenkkörper
- posttraumatische oder postentzündliche Gelenkflächendestruktionen oder -stufen
- Sehnen- und Muskelverkalkungen
- (Sub-)Luxationsstellung
- ossäre Destruktionen
- Rotations- oder Achsenfehlstellungen
- Beinlängendifferenz

Sono (→ sekundäre ergänzende Methode)

Empfohlene Ebenen
- suprapatellarer Längs- und Querschnitt
- infrapatellarer Längsschnitt
- mediale und laterale Schallebene
- posteriore Longitudinalebene

Befund
- Gelenkspaltverschmälerung
- Osteophyten
- Gelenkerguss
- Poplitealzyste
- evtl. synoviale Auftreibungen
- evtl. freie Gelenkkörper
- evtl. Sehnen- und Muskelverkalkungen
- meist jedoch nicht richtungweisender Befund

CT (→ ergänzende Methode der Wahl)

Empfohlener Untersuchungsmodus
- Standard-CT:
  - Schichtdicke: 1–2 mm
  - Tischvorschub: 1–2 mm
  - 2-D-Rekonstruktion (sagittal und koronar): 1–2 mm Schichtdicke
  - 3-D-Rekonstruktion zum Nachweis evtl. Fehlstellungen
- (Mehrzeilen-)Spiral-CT:
  - Schichtdicke: 0,5–2 mm
  - Tischvorschub: 2–5 mm/Rotation
  - Inkrement: 0,5–2 mm
  - 2-D-Rekonstruktion (sagittal und koronar): 1–2 mm Schichtdicke
  - 3-D-Rekonstruktion zum Nachweis evtl. Fehlstellungen

Befund
- Gelenkspaltverschmälerung
- Osteophyten
- Geröllzysten
- freie Gelenkkörper
- posttraumatische oder postentzündliche Gelenkflächendestruktionen oder -stufen
- (Sub-)Luxationsstellung
- posttraumatische Rotations- oder Achsenfehlstellungen
- ossäre Destruktionen
- Ausmaß der Sehnen- und Muskelverkalkungen
- exakte Darstellung der Ausdehnung
- überlagerungsfreie Darstellung

MRT (→ ergänzende Methode)

Empfohlene Sequenzen
- STIR-Sequenz
- T1w und T2w TSE- oder GE-Sequenzen (evtl. mit Fettsuppression)
- KM-Applikation zum Nachweis entzündlicher Veränderungen und deren Ausdehnung

Befund
- T1w Sequenz, nativ:
  - hypointense Darstellung von Osteophyten
  - hypointense Darstellung von Geröllzysten
  - hypointense Darstellung synovialer entzündlicher Veränderungen
  - hypointense Darstellung eines Knochenmarkhämatoms/-ödems
  - hypointense Darstellung einer älteren Fraktur/Pseudarthrose
  - hypointense Darstellung freier Gelenkkörper
  - hypointense Darstellung von Verkalkungen
  - hyperintense Darstellung von Knochen- oder Weichteilverfettungen
- T2w Sequenz:
  - hyperintense Darstellung von Geröllzysten
  - hyperintense Darstellung entzündlicher Veränderungen (aktivierte Arthrose)
  - hyperintense Darstellung synovialer entzündlicher Veränderungen
  - hyperintense Darstellung eines Knochenmarkhämatoms/-ödems
  - hypo- bis hyperintense Darstellung einer älteren Fraktur/Pseudarthrose
  - hypointense Darstellung freier Gelenkkörper
  - hypointense Darstellung von Verkalkungen
  - hyperintense Darstellung eines Gelenkergusses
  - hyperintense Darstellung von Knochen- oder Weichteilverfettungen
- GE-Sequenz:
  - Knorpelverschmälerung, -ulzeration, -glatze
  - hyperintense Darstellung synovialer entzündlicher Veränderungen
  - hyperintense Darstellung eines Knochenmarkhämatoms/-ödems
  - hypo- bis hyperintense Darstellung einer älteren Fraktur/Pseudarthrose
  - hyperintense Darstellung von Knochen- oder Weichteilverfettungen (bei Fettsuppression hypointense Darstellung)
- T1w Sequenz nach KM:
  - hypointense Darstellung von Osteophyten
  - hypointense Darstellung von Geröllzysten
  - hyperintense Darstellung entzündlicher Veränderungen (aktivierte Arthrose)
  - hyperintense Darstellung synovialer entzündlicher Veränderungen
  - hypointense Darstellung eines Knochenmarkhämatoms/-ödems
  - hypo- bis hyperintense Darstellung einer älteren Fraktur/Pseudarthrose
  - hypointense Darstellung freier Gelenkkörper
  - hypointense Darstellung von Verkalkungen
  - hyperintense Darstellung von Knochen- oder Weichteilverfettungen (bei Fettsuppression hypointense Darstellung)

Szinti (→ selten indizierte ergänzende Methode)

Empfohlener Untersuchungsmodus
- planare, Mehrkopfkamera- oder SPECT-Ganzkörper-Mehrphasen-Skelettszintigraphie
- Applikation von 550–750 MBq ^{99m}TC-markierten Phosphonaten i.v.

Befund
- Nuklidmehranreicherungen im Bereich von Arthrosen (lokal erhöhter Knochenstoffwechsel, Umbauvorgänge, entzündliche Veränderungen, Verteilungsmuster, Aktivität)

Grundlagen der Therapie

Abhängig von Patientenalter, Grad der Arthrose, klinischen Beschwerden

Symptomatisch konservativ
- Analgetika
- Physiotherapie
- evtl. lokale/intraartikuläre Injektionen/ Infiltrationen mit Analgetika/Corticoiden
- Injektion von Hyaluronsäuren

Operativ
- bei mechanischen Ursachen (z. B. posttraumatische Fehlstellung) Therapie der Grunderkrankung
- Arthroskopie
- arthroskopisches Débridement
- Synovektomie
- Umstellungsosteotomien
- osteochondrale Transplantation (OCT)
- bei fortgeschrittener Arthrose endoprothetische Versorgung

Plicasyndrom

Schlüsselwörter
Kniegelenk, posttraumatisch, Plicasyndrom, MRT

Keywords
knee joint, post-traumatic, plica syndrome, MRI

Anforderungen an die Bildgebung

- Nachweis der Plica und ihrer Fibrosierung
- Ausschluss sonstiger pathologischer Veränderungen

Grundlagen der Therapie

- arthroskopische Resektion der Plica

Definition
Es handelt sich um eine posttraumatische bzw. postentzündliche Fibrosierung der Plicae synoviales (Plicae alares und Plica infrapatellaris), welche vom infrapatellären Hoffa-Fettkörper um den Femurkondylus unter der Quadrizepssehne nach suprapatellär um den lateralen Femurkondylus bzw. interkondylär parallel zum vorderen Kreuzband verlaufen. Zusätzliche Residuen der nicht vollständig zurückgebildeten embryonalen Plicae synoviales (Plicae mediopatellaris, lateralis patellae, suprapatellaris) können ebenfalls symptomatisch werden.

Pathologie
- Fibrosierung der Plica
- evtl. Quadrizepsatrophie
- evtl. Verkürzung der ischiokruralen Muskulatur

Klinik
- Schmerz, besonders bei Knieflexion
- Anlaufschmerz
- Schnappgeräusche bei Knieflexion oder -extension

Diagnostik

Rö (→ *Ausschluss anderer Ursachen*)

Empfohlene Röntgenaufnahmen
- Standardprojektionen:
  – a.-p. Projektion
  – laterale Projektion im mediolateralen Strahlengang
- Spezialprojektionen (abhängig von der Frakturlokalisation):
  – Frik-Aufnahme (Tunnelaufnahme, „notch view") zur Darstellung der Fossa/Eminentia intercondylaris
  – Patellaaxialaufnahme
  – Patella-Defilée-Aufnahmen zur Darstellung des Femoropatellargelenks
  – 45°-Schrägaufnahmen zur besseren Beurteilung des Tibiakopfs und der proximalen Fibula

Befund
- Ausschluss knöcherner pathologischer Veränderungen

Sono (→ *ergänzende Methode*)

Empfohlene Ebenen
- suprapatellarer Längs- und Querschnitt
- infrapatellarer Längsschnitt
- mediale und laterale Schallebene
- posteriore Longitudinalebene

Befund
- Nachweis eines Gelenkergusses
- Ausschluss eines wesentlichen Weichteilödems
- evtl. Darstellung der Plica

CT

Befund
- diagnostisch nicht weiterführend

MRT (→ *Methode der Wahl*)

Empfohlene Sequenzen
- möglichst Darstellung in 3 Ebenen, bevorzugt sagittal und axial
- STIR-Sequenz
- native T2w TSE-Sequenz
- native T1w SE-Sequenz
- fettsaturierte T1w Sequenzen nach KM-Applikation

Befund
- T1w SE-Sequenz nativ:
  – hypointenser Strang medial und/oder kaudal der Patella von mehr als 3 mm Durchmesser
  – hypointenser Gelenkerguss
- STIR-/T2w SE-Sequenz nativ:
  – hypointenser Strang mit hyperintensem Saum medial und/oder kaudal der Patella von mehr als 3 mm Durchmesser
  – hyperintenser Gelenkerguss
- T1w SE-Sequenz nach KM-Applikation (möglichst fettsaturiert):
  – hypointenser Strang mit hyperintensem Saum medial und/oder kaudal der Patella von mehr als 3 mm Durchmesser
  – hyperintenser Gelenkerguss
  – evtl. periphere saumartige oder leichte, generelle inhomogene KM-Aufnahme des hypointensen Strangs
  – hypointenser Gelenkerguss

Hoffa-Syndrom

Definition
Unter dem Hoffa-Syndrom versteht man eine meist posttraumatische fibrös-entzündliche Auftreibung des subpatellaren Hoffa-Fettkörpers mit Hyperplasie der Plicae synoviales und alares. Als Ursachen kommen neben Traumata Entzündungen, Degenerationen, Hämophilie oder eine villonoduläre Synovialitis in Betracht.

Pathologie
- Fibrosierung des Hoffa-Fettkörpers
- Ödem des Hoffa-Fettkörpers
- Hypertrophie des Hoffa-Fettkörpers
- Hyperplasie der Plicae synoviales und alares
- evtl. Quadrizepsatrophie
- evtl. Kalzifikationen

Klinik
- Schmerz besonders bei Knieflexion
- Schmerzen beim Knien

Diagnostik

Rö (→ *Ausschluss anderer Ursachen*)

Empfohlene Röntgenaufnahmen
- Standardprojektionen:
  - a.-p. Projektion
  - laterale Projektion im mediolateralen Strahlengang
- Spezialprojektionen (abhängig von der Frakturlokalisation):
  - Frik-Aufnahme (Tunnelaufnahme, „notch view") zur Darstellung der Fossa/Eminentia intercondylaris
  - Patellaaxialaufnahme
  - Patella-Defilée-Aufnahmen zur Darstellung des Femoropatellargelenks
  - 45°-Schrägaufnahmen zur besseren Beurteilung des Tibiakopfs und der proximalen Fibula
  - Verlaufsbeurteilung unter Berücksichtigung der Unfallaufnahmen
- konventionelle Tomographie:
  - nicht indiziert

Befund
- Ausschluss knöcherner pathologischer Veränderungen
- evtl. Kalzifikationen im Hoffa-Fettkörper

Sono (→ *ergänzende Methode*)

Empfohlene Ebenen
- infrapatellarer Längsschnitt

Befund
- Nachweis eines Fettkörperödems oder einer Fettkörperfibrosierung
- evtl. Darstellung der Plicahyperplasie

CT
- diagnostisch nicht weiterführend

MRT (→ *Methode der Wahl*)

Empfohlene Sequenzen
- möglichst Darstellung in sagittaler und axialer Schichtung
- STIR-Sequenz
- native T2w TSE-Sequenz
- native T1w SE-Sequenz
- fettsaturierte T1w Sequenzen nach KM-Applikation

Befund
- T1w SE-Sequenz nativ:
  - hypointense Inhomogenität des infrapatellaren Hoffa-Fettkörpers
  - Auftreibung des Hoffa-Fettkörpers
  - intermediäres Signal der evtl. vorgewölbten Patellarsehne
  - evtl. hypointense Foki im Hoffa-Fettkörper (Kalzifikationen)
  - evtl. Quadrizepsatrophie
- STIR-/T2w SE-Sequenz nativ:
  - hypo- (Fibrosierung) bis hyperintense (Ödem) Inhomogenität des infrapatellaren Hoffa-Fettkörpers
  - Auftreibung des Hoffa-Fettkörpers
  - intermediäres Signal der evtl. vorgewölbten Patellarsehne
  - evtl. hypointense Foki im Hoffa-Fettkörper (Kalzifikationen)
  - evtl. Quadrizepsatrophie
- T1w SE-Sequenz nach KM-Applikation (möglichst fettsaturiert):
  - evtl. leichte inhomogene KM-Aufnahme des infrapatellaren Hoffa-Fettkörpers
  - im Übrigen keine Veränderung gegenüber der nativen T1-Gewichtung

---

Schlüsselwörter
Kniegelenk, posttraumatisch, Hoffa-Syndrom, MRT

Keywords
knee joint, post-traumatic, Hoffa's syndrome, MRI

Anforderungen an die Bildgebung
- Ausschluss sonstiger pathologischer Veränderungen
- Nachweis der Auftreibung, Ödematisierung und/oder Fibrosierung des Hoffa-Fettkörpers

Grundlagen der Therapie

Konservativ
- lokale/systemische Applikation von Corticosteroiden
- Analgetika (z. B. Diclofenac)
- Physiotherapie

Weichteilläsionen (Sehnen-, Muskel-, Kapsel-, Bandapparat)

Bandrupturen

Schlüsselwörter
Kniegelenk, Bandverletzung, Trauma, Bandruptur

Keywords
knee joint, ligament injury, trauma, ligament rupture

Definition
Eine Bandruptur ist eine vollständige oder unvollständige ligamentäre Kontinuitätsunterbrechung, die als Folge, aber auch ohne eine direkte oder indirekte Gewalteinwirkung auftreten kann.

Pathologie
- Ödem
- Hämatom
- Auffaserung
- vollständige Kontinuitätsunterbrechung
- Gelenkerguss

Klinik
- Funktionsverlust (Functio laesa)
- lokaler Spontan-, Druck- und Bewegungsschmerz
- lokale Schwellung
- lokales Hämatom
- klinische Kreuzband- und Seitenbandtests (z. B. Schublade, Pivot-Shift, Lachman)

Diagnostik (Abb. 2.14 – 2.17)

Rö (→ *Methode der Wahl*)

Empfohlene Röntgenaufnahmen
- Standardprojektionen:
  - a.-p. Projektion
  - laterale Projektion im mediolateralen Strahlengang
  - Patellaaxialaufnahme
- Spezialprojektionen (abhängig von der Fragestellung):
  - Frik-Aufnahme (Tunnelaufnahme, „notch view") zur Darstellung der Fossa/Eminentia intercondylaris
  - 45°-Schrägaufnahmen zur besseren Beurteilung des Tibiakopfs und der proximalen Fibula
- konventionelle Tomographie:
  - nicht indiziert

Befund
- Ausschluss ossärer Verletzungen (Frakturen, knöcherne Band-, Sehnen-, Kapselausrisse)
- Gelenk(fehl)stellung

Sono (→ *ergänzende, untersucherabhängige Methode der Wahl*)

Empfohlene Ebenen
- Longitudinaleinstellung zur Sehne
- Transversaleinstellung zur Sehne
- Muskelstrukturanalyse
- Darstellung der Sehnendehiszenz in Funktionsstellungen

Befund
- Ausmaß der Retraktion
- Auffaserungsgrad und Distanz der Sehnenenden
- Zustand des Muskels (Atrophie, fettige Involution)
- intramuskuläre Hämatome
- intra-/peritendineale Hämorrhagie
- Funktionsprüfung (Bewegungsanomalien, Instabilitäten)
- Gangliendarstellung

Anforderungen an die Bildgebung
- Darstellung der Anatomie der knöchernen Strukturen (Ausschluss ossärer Läsionen und Fehlstellungen)
- Darstellung des vorderen und hinteren Kreuzbandes und des medialen und lateralen Kollateralbandes
- Darstellung des medialen und lateralen Retinaculum patellae
- Darstellung der Sehnen- und Muskelstrukturen
- Darstellung der Kniegelenkkapsel
- Darstellung der Menisci, meniskofemoralen und intermeniskalen Bänder
- Darstellung der übrigen Weichteilstrukturen

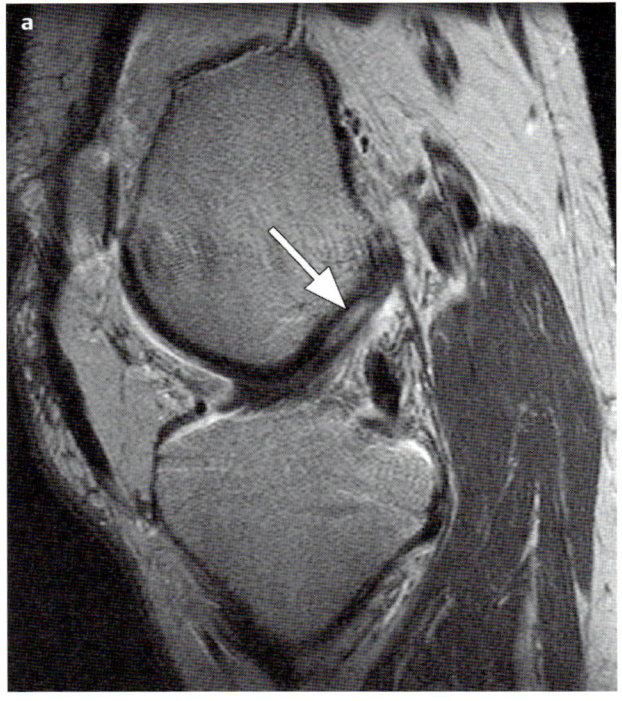

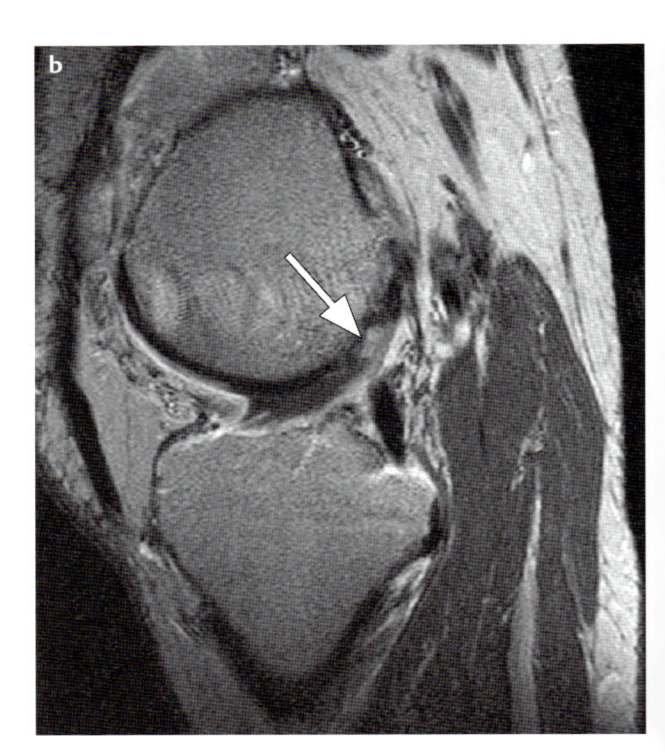

Abb. 2.14 a, b ▪ Ruptur des vorderen Kreuzbandes.

Diese stellt sich als signalreiche Einblutung (Pfeil) am sichersten in den obliquen sagittalen, parallel zum Kreuzbandverlauf geschichteten Sequenzen dar (hier T1w).

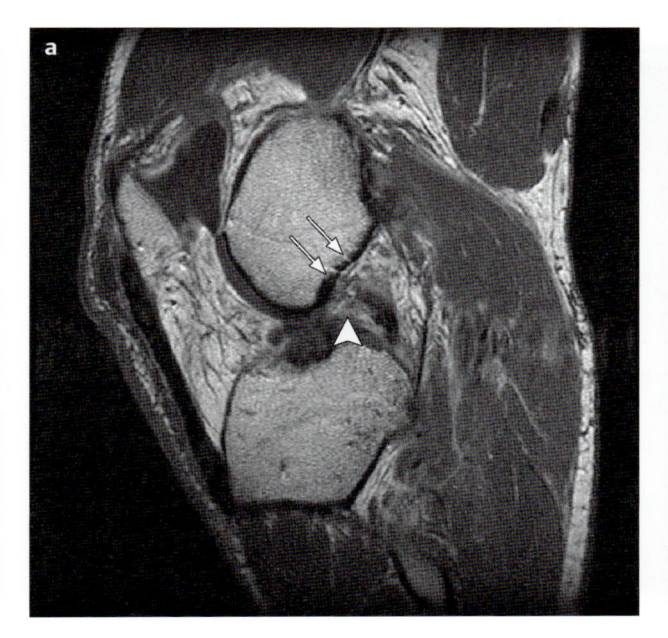

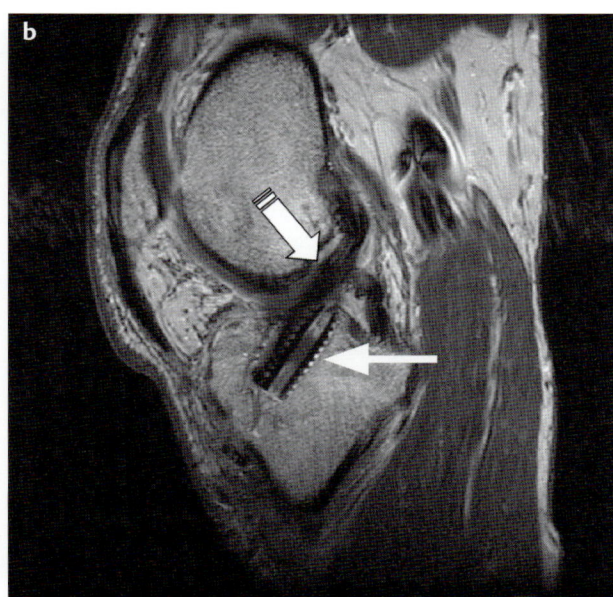

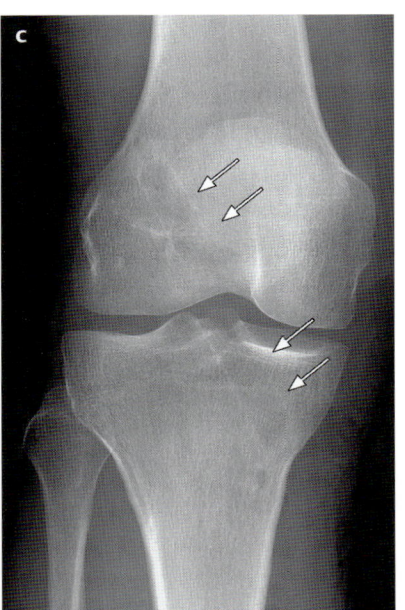

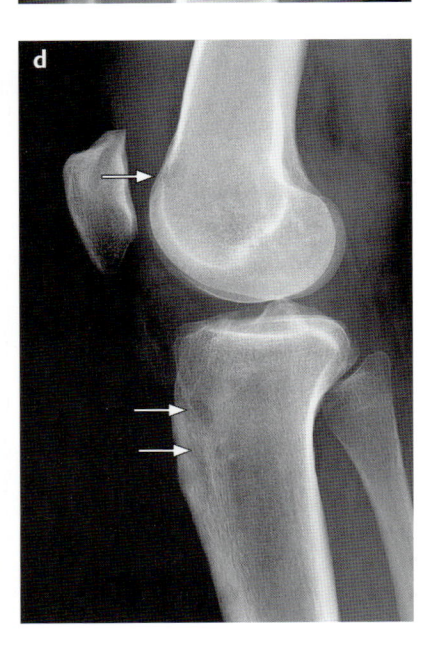

Weichteilläsionen (Sehnen-, Muskel-, Kapsel-, Bandapparat)

Abb. 2.15 a–d ▪ Vordere Kreuzbandruptur.

a Optimal lässt sich eine vordere Kreuzbandruptur in einer KM-verstärkten T1w Sequenz in kreuzbandparalleler Schichtführung darstellen. Hierbei wird im Verlauf des normalerweise signalarmen Kreuzbands die Diskontinuität (Pfeilkopf) mit Darstellung signalreicher Einblutungen (kleine Pfeile) sichtbar. Das KM erlaubt die Differenzierung des nicht aufnehmenden Kreuzbands von evtl. noch kontinuierlich erhaltenen Synovialhüllenanteilen.

b Postoperativ zeigt sich die mittels einer biodegradierbaren Schraube (Pfeil) fixierte vordere Kreuzbandplastik (gestreifter Pfeil) in wiederhergestellter Kontinuität als signalarmes Band.

c, d Die konventionellen Röntgenaufnahmen zeigen die Bohrkanäle (kleine Pfeile).

CT (→ ergänzende Methode)

Empfohlener Untersuchungsmodus

- Standard-CT:
  - Schichtdicke: 1–2 mm
  - Tischvorschub: 1–2 mm
  - 2-D-Rekonstruktion (sagittal und koronar): 1–2 mm Schichtdicke
- (Mehrzeilen-)Spiral-CT:
  - Schichtdicke: 0,5–2 mm
  - Tischvorschub: 2–5 mm/Rotation
  - Inkrement: 0,5–2 mm
  - 2-D-Rekonstruktion (sagittal und koronar): 1–2 mm Schichtdicke

Befund

- knöcherne Ausrisse
- freie Gelenkkörper
- Begleitfrakturen
- Rotationsfehlerbestimmung im Seitenvergleich
- im Übrigen der MRT unterlegen

MRT (→ ergänzende Methode der Wahl)

Die MRT ist insbesondere hilfreich bei klinisch nicht eindeutigen Befunden, postoperativen Beschwerden oder Rezidivtraumata.

Empfohlene Sequenzen

- STIR-Sequenz
- native T2w fettsaturierte Sequenzen
- native T1w nicht fettsaturierte Sequenzen
- parallel zum Bandverlauf gewinkelte T1w Sequenzen (Kreuzbänder)
- koronare PDw/T2w fettgesättigte Sequenzen (Kollateralbänder)
- evtl. fettsaturierte T1w Sequenzen nach KM-Applikation als indirekte Arthrographie
- 3-D-GE-Sequenz zur Knorpeldarstellung

Befund

- allgemein:
  - Knorpelschäden
  - freie Gelenkkörper
  - knöcherne Begleitverletzungen (Bone bruise, okkulte Fraktur)
  - Erguss
  - Hämatom
  - Funktionsprüfung
- Erkennung der Lokalisation und des Ausmaßes der Band- und Kapselläsionen

Vordere Kreuzbandruptur

- allgemein:
  - Sensitivität 75–95%, Spezifität 95–100%
  - normale Maße: Dicke 10–13 mm, Länge 4 cm
  - ungewinkelter Verlauf (außer bei Flexion) von posterior superior lateral nach anterior inferior medial
  - hyperintenser, gerader und dünner als HKB
  - extrasynovial intrakapsulär
  - anteromediales und posterolaterales Hauptfaserbündel
  - interstitielle, femorale oder tibiale Ruptur
  - komplette oder inkomplette Ruptur
  - knöcherner Ausriss meist femoral
  - bei Ersatz femoraler Tunnel soweit wie möglich posterior

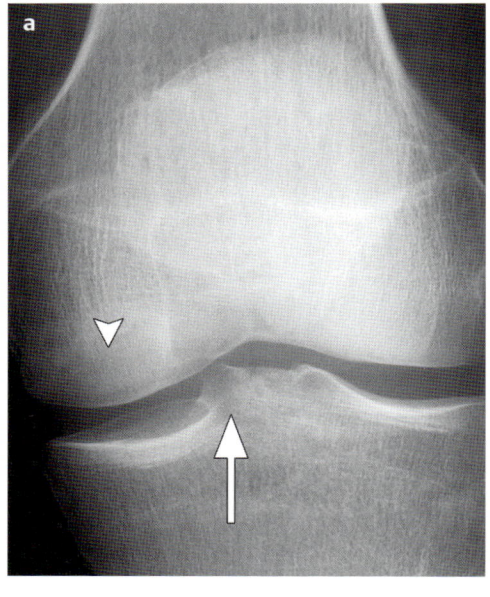

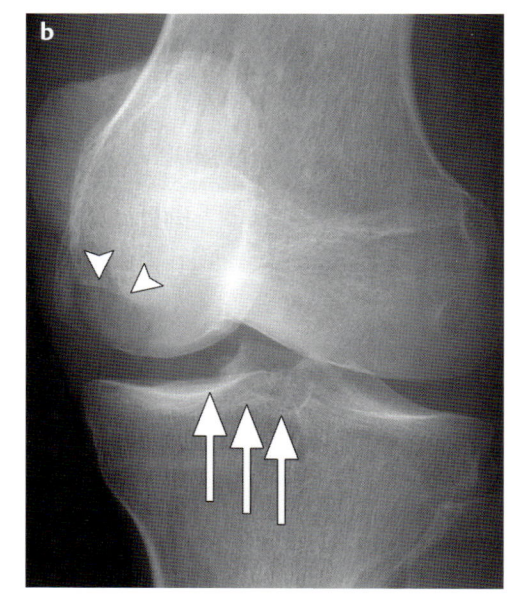

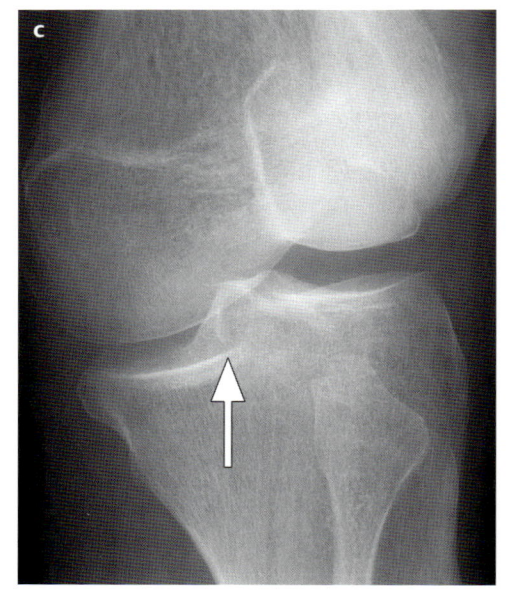

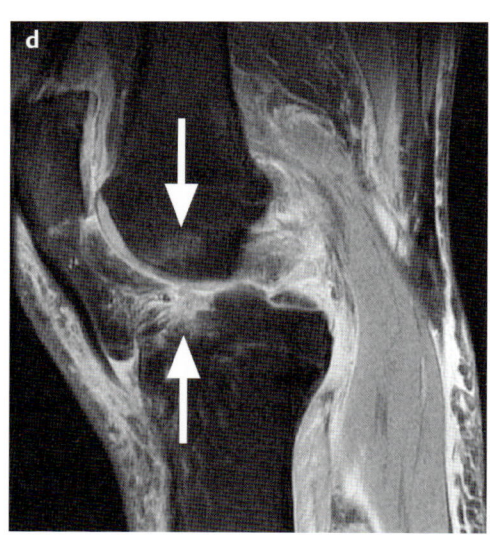

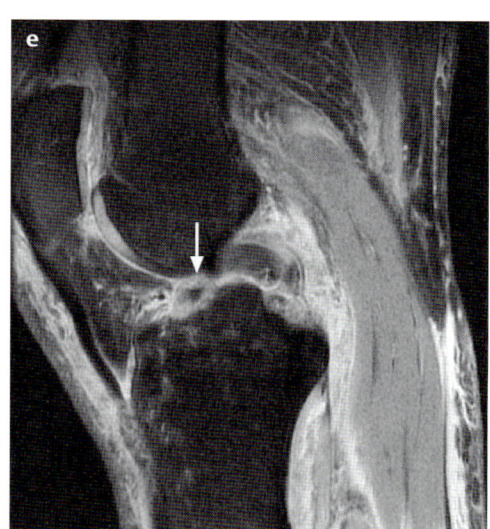

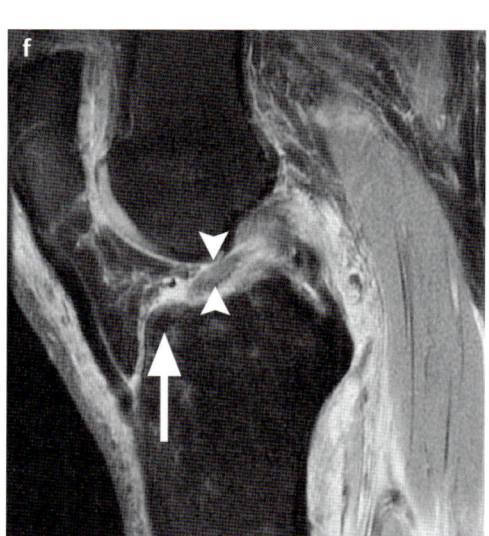

Abb. 2.16 a–h ▪ Knöcherner Ausriss des vorderen Kreuzbands.

a Im konventionellen a.-p. Röntgenbild kaum in seiner Ausdehnung abschätzbarer knöcherner Ausriss des vorderen Kreuzbands (Pfeil) und schwer erkennbare osteochondrale Dissektion des medialen Femurkondylus (Pfeilkopf).

b, c In den Schrägprojektionen werden der knöcherne Ausriss der Eminentia intercondylaris (Pfeile) und die Dissektion (Pfeilköpfe) deutlicher sichtbar.

d–f Das gesamte Ausmaß der Traumatisierung des Kniegelenkes lässt sich am sichersten in der MRT darstellen. In der fettsaturierten PDw SE-Sequenz (sagittal) zeigen sich die Größe und Stellung der knöchernen Eminentiafragmente (oberer Pfeil in **d**: osteochondrale Fraktur; unterer Pfeil in **d** sowie Pfeil in **e**: knöcherner Eminentiaausriss), die umgebende Bone bruise sowie die signalreiche Einblutung in das Kreuzband (Pfeilköpfe in **f**).

g, h Die ausgedehnte osteochondrale Fraktur des lateralen Femurkondylus (großer Pfeil) und die Eminentiafragmentposition (Pfeilkopf) illustriert die koronare T1w SE-Sequenz.

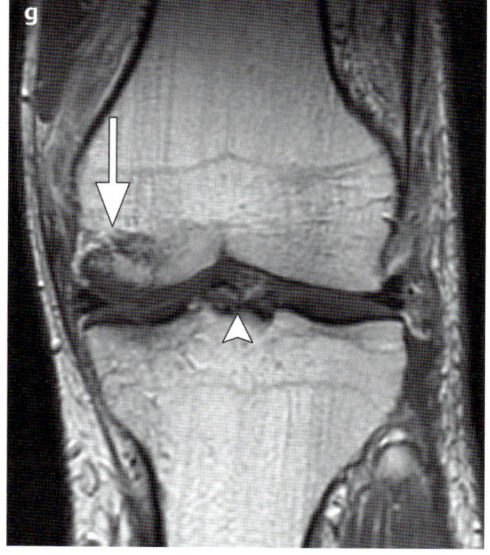

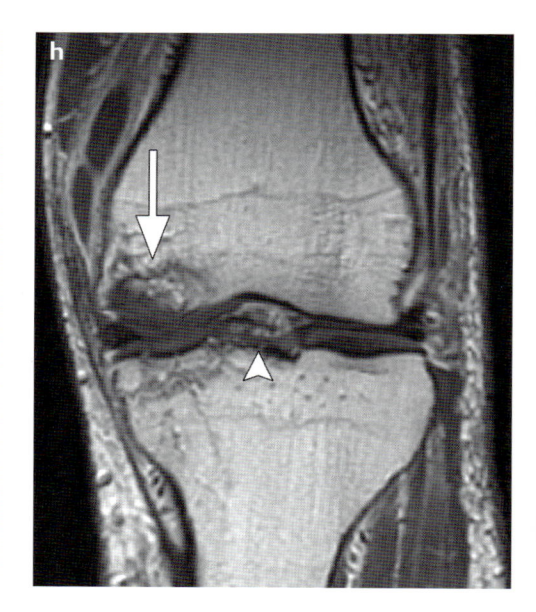

- Zeichen der kompletten Ruptur:
  - Diskontinuität
  - Retraktion
  - atypischer, abgeflachter, abgewinkelter, geschlängelter Verlauf des VKB
  - Kalibersprung
  - T2- und T1-Signalerhöhung des kompletten Querschnitts (Einblutung)
  - Auffaserung des Bandes
  - zunehmend gebuckelter Verlauf des HKB
  - posterolaterale femorotibiale Subluxation
  - posterolaterale (und evtl. posteromediale) tibiale Bone bruise
  - femorale Bone bruise im lateralen Sulcus intercondylaris (medialer Anteil des lateralen Femurkondylus)
  - dorsale Subluxation des Außenmeniskus
- Zeichen der inkompletten Ruptur:
  - Ausdünnung des Bandes
  - welliger Verlauf des Bandes
  - nur partiell erhaltene homogene Hypointensität des Querschnitts in T1w oder T2w SE-/GE-Sequenzen (partielle intra- oder periligamentäre Einblutung)
  - fehlende Dislokationszeichen der kompletten Ruptur

- MR-tomographisch diagnostizierbare Komplikationen des vorderen Kreuzbandersatzes:
  - Transplantatfehlposition
  - Patellarsehnenruptur
  - freie Gelenkkörper
  - operativ bedingte Knorpel-/Knochenläsionen
  - Dislokation der Transplantatfixationsschrauben
  - Reflexdystrophie
  - Entzündung (Weichteile/Knochen)

Hintere Kreuzbandruptur
- allgemein:
  - normal: hypointenser, gebogener (bei Extension) und dicker als das VKB, extrasynovial intrakapsulär verlaufend, akzessorische Ligamente: Humphry- (ventral des HKB) und Wrisberg-Ligament (dorsal des HKB)
  - *Cave:* verstärkte Kurvatur durch Kniehyperextension, Laxität, (Teil-)Ruptur, Verlagerung durch vorderen Kreuzbandersatz, Kollagenosen
  - interstitielle, komplette oder inkomplette Ruptur möglich
  - komplette Ruptur häufig kombiniert mit komplexen Kapsel- und Seitenbandinstabilitäten, besonders auch posterolaterale Begleitläsionen
  - Bone bruise nicht obligat (im Gegensatz zur VKB-Ruptur), ansonsten bevorzugt ventral tibial, geringer ausgeprägt ventral femoral
  - Meniskusläsionen seltener als bei VKB-Ruptur
  - Bandretraktion selten (im Gegensatz zur VKB-Ruptur)
  - Bandkonfiguration häufig auch bei schweren Läsionen erhalten
  - knöcherne Bandausrisse selten
  - bei frischer Ruptur Überschätzung des Rupturausmaßes möglich
  - Atrophie des Bandes bei chronischen Traumata möglich
- hintere Kreuzbandlaxizität:
  - normal: Tibiavorderkante 1 cm anterior des nächstgelegenen Femurkondylenkonvexitätspunktes bei 90° Flexion
  - *Grad I:* Schublade bis 0,5 cm größer als auf der gesunden Seite
  - *Grad II:* Schublade bis 1,0 cm größer als auf der gesunden Seite
  - *Grad III:* anteriore Tibiakante dorsal des nächstgelegenen Femurkondylenkonvexitätspunktes lokalisiert

Ursachen von Fehldiagnosen bei Kreuzbandrupturen
- fehlende Retraktion
- kontrastarme Sequenzen
- falsche Schichtwinkelung (nicht parallel zum Bandverlauf)
- homogene Bandeinblutung im Stadium der annähernden Isointensität zum normalen Bandsignal
- erhaltener Synovialschlauch

Mediale Kollateralbandruptur
- allgemein:
  - häufiger als laterale Kollateralbandrupturen
  - Differenzierung zwischen Zerrung, Partial- und Komplettruptur
  - meist zunächst Ruptur des tiefen und des femoralen Anteils
  - häufig meniskokapsuläre Separation

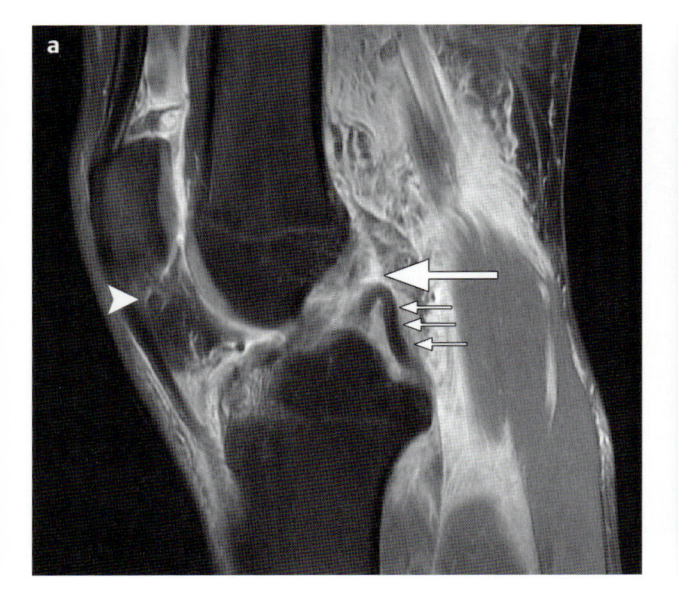

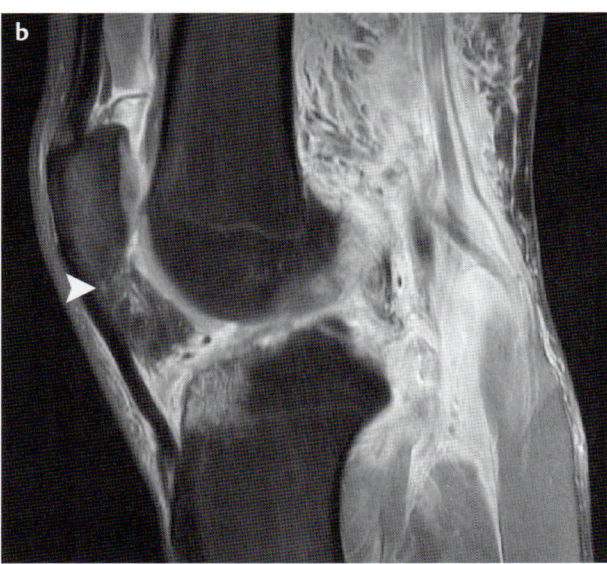

Abb. 2.17 a, b ▪ Hintere Kreuzbandruptur.

a Die optimale Darstellung einer hinteren Kreuzbandruptur (großer Pfeil = Rupturlokalisation) erfolgt mit einer (para-)sagittalen, möglichst parallel zum Kreuzbandverlauf angulierten Sequenz, in der sich das Kreuzband (kleine Pfeile) signalarm und retrahiert darstellt.

b In der fettsupprimierten PDw Sequenz kann zusätzlich eine Einblutung in den Hoffa-Fettkörper (Pfeilkopf) dargestellt werden.

2 Traumatische Veränderungen

Grundlagen der Therapie

Vordere Kreuzbandruptur
- Kreuzbandersatz mittels Sehnentransplantat (Semitendinosussehne, Patellarsehne)
- postoperativ physikalische Therapie

Hintere Kreuzbandruptur
- Kreuzbandersatz mittels Sehnentransplantat
- postoperativ physikalische Therapie

Mediale Kollateralbandruptur
- Kollateralbandnaht

- Rupturzeichen:
  - intraligamentäre Signalerhöhung in T1 und T2
  - Diskontinuität, welliger Verlauf
  - Bone bruise in der femoralen oder tibialen Ligamentendzone
  - fehlende Abgrenzbarkeit zum paraligamentären Fettgewebe, Bandauftreibung
  - mediale Kollateralbandruptur häufig kombiniert mit vorderer Kreuzbandruptur (im Rahmen der „unhappy triad" mit Innenmeniskusriss)
  - *Grad I:* Kapselverletzung mit T1-Signalerhöhung im tiefen Kapselanteil und Verdickung
  - *Grad II:* Bandausdünnung mit T1-Signalerhöhung im oberflächlichen und tiefen Kapselanteil
  - *Grad III:* Diskontinuität mit T1-Signalerhöhung der Kapsel und Bandretraktion sowie subkutanem Ödem
  - *Grad IV:* Diskontinuität mit T1-Signalerhöhung der Kapsel und Bandretraktion sowie subkutanem Ödem, Meniskus- und Knochenbegleitverletzung

Laterale Kollateralbandruptur
- allgemein:
  - anteriorer (anteriorer Kapselanteil, anteriorer Anteil des iliotibialen Bandes), mittlerer (mittlerer Kapselanteil, posteriorer Anteil des iliotibialen Bandes) und posteriorer (Lig. arcuatum, fibulares Kollateralband, Aponeurose des M. popliteus) Anteil
  - Verlauf des fibularen Kollateralbandes vom lateralen Femurepikondylus zum Fibulakopf, Lig. arcuatum mit Kontakt zum medialen Anteil des Außenmeniskushinterhorns
- Gradeinteilung und Rupturzeichen wie beim medialen Kollateralband

Hyperextensionsverletzungen
- Meniskusriss
- mediale Kollateralbandruptur
- vordere Kreuzbandruptur
- Knorpelschaden
- Bone bruise

Sehnenrupturen

Schlüsselwörter
Kniegelenk, Sehnenruptur, Sehnenverletzung, Trauma, Muskelatrophie

Keywords
knee joint, tendon rupture, tendon injury, trauma, muscle dystrophy

Anforderungen an die Bildgebung
- Differenzierung Komplett- oder Teilruptur
- Sehnenrupturlokalisation (intratendineal, muskulotendinealer Übergang)
- Ausmaß der intra-/peritendinealen Einblutung und/oder Flüssigkeit
- Vorliegen von Ganglien
- Ausmaß der Retraktion
- Auffaserungsgrad und Distanz der Sehnenenden
- Zustand des Muskels (Atrophie, fettige Involution)

Definition
Als Sehnenruptur bezeichnet man die vollständige oder unvollständige tendineale Kontinuitätsunterbrechung nach direkter oder indirekter Gewalteinwirkung oder ohne diese.

Pathologie
- Ödem
- Hämatom
- peritendineale Flüssigkeit
- Auffaserung
- Kontinuitätsunterbrechung
- Muskelatrophie
- fettige Muskelinvolution
- häufig degenerative oder entzündliche Vorschädigungen

Quadrizepssehnen-/Patellarsehnenruptur
- Ruptur der suprapatellaren Anteile (M. rectus femoris, M. vastus lateralis, M. vastus medialis, M. vastus intermedius) möglich
- Ruptur in dieser Lokalisation meist vor dem 40. Lebensjahr
- normale Länge des Lig. patellae = Längsdurchmesser der Patella
- oft degenerative, trophische (Diabetes mellitus, Niereninsuffizienz) oder entzündliche (Lupus erythematodes, Gicht) Vorschädigung
- Ruptur des Lig. patellae (infrapatellar) oft bei Sprungsportarten (rasches Abbremsen)
- Ruptur des Lig. patellae (suprapatellar) oft nach dem 40. Lebensjahr

Sonstige Sehnenrupturen
- Popliteussehnenruptur, selten außer bei schweren, komplexen Knietraumata
- Gastrocnemiussehnenruptur im Ansatzbereich oder mit intramuskulärem Hämatom, evtl. mit Kompartmentsyndrom
- Plantarissehnenruptur mit ähnlicher Klinik, jedoch schlechterer Prognose als Gastrocnemiussehnenruptur, da deutlich größere Längenausdehnung der Läsionszone

Klinik
- Funktionsverlust (Functio laesa)
- lokaler Spontan-, Druck- und Bewegungsschmerz
- lokale Schwellung
- lokales Hämatom

Diagnostik

Rö (→ *Methode der Wahl*)

Empfohlene Röntgenaufnahmen
- Standardprojektionen:
  - a.-p. Projektion
  - laterale Projektion im mediolateralen Strahlengang
- Spezialprojektionen (abhängig von der Fragestellung):
  - Frik-Aufnahme (Tunnelaufnahme, „notch view") zur Darstellung der Fossa/Eminentia intercondylaris
  - 45°-Schrägaufnahmen zur besseren Beurteilung des Tibiakopfs und der proximalen Fibula
  - Patellaaxialaufnahme

- konventionelle Tomographie:
  - nicht indiziert

Befund
- Ausschluss ossärer Verletzungen (Frakturen, knöcherne Band-, Sehnen-, Kapselausrisse)
- Gelenk(fehl)stellung

Sono (→ *ergänzende, untersucherabhängige Methode der Wahl*)

Empfohlene Ebenen
- Longitudinaleinstellung zur Sehne
- Transversaleinstellung zur Sehne
- Muskelstrukturdarstellung
- Darstellung der Sehnendehiszenz in Funktionsstellungen

Befund
- Ausmaß der Sehnenretraktion
- Auffaserungsgrad und Distanz der Sehnenenden (echoarme Einblutungen, echovermehrte rupturierte Sehnenfasern)
- Zustand des Muskels (Atrophie, fettige Involution, pseudotumoröse Muskelretraktion)
- intramuskuläre, echoarme Hämatome
- intra-/peritendineale Hämorrhagie
- Funktionsprüfung (Bewegungsanomalien, Instabilitäten)
- Gangliendarstellung

Weichteilläsionen (Sehnen-, Muskel-, Kapsel-, Bandapparat)

CT (→ ergänzende Methode)

Empfohlener Untersuchungsmodus
- Standard-CT:
  - Schichtdicke: 1–2 mm
  - Tischvorschub: 1–2 mm
  - 2-D-Rekonstruktion (sagittal und koronar): 1–2 mm Schichtdicke
- (Mehrzeilen-)Spiral-CT:
  - Schichtdicke: 0,5–2 mm
  - Tischvorschub: 2–5 mm/Rotation
  - Inkrement: 0,5–2 mm
  - 2-D-Rekonstruktion (sagittal und koronar): 1–2 mm Schichtdicke

Befund
- knöcherne Ausrisse
- freie Gelenkkörper
- Begleitfrakturen
- Rotationsfehlerbestimmung im Seitenvergleich
- fettige Muskelinvolution, Muskelatrophie
- im Übrigen der MRT unterlegen

MRT (→ ergänzende Methode der Wahl)

Empfohlene Sequenzen
- STIR-Sequenz
- native T2w fettsaturierte Sequenzen
- native T1w nicht fettsaturierte Sequenzen
- parallel zum Sehnenverlauf gewinkelte T1w Sequenzen
- evtl. fettsaturierte T1w Sequenzen nach KM-Applikation als indirekte Arthrographie bzw. zur besseren Demarkierung der Muskelläsion
- 3-D-GE-Sequenz zur Knorpeldarstellung

Befund
- allgemein:
  - Ausmaß der Muskel- und/oder Sehnenläsionen in der Gesamtübersicht
  - Lokalisation der Patellarsehnenruptur: intermediäres Signal in der T1-, hyperintenses Signal in der T2-Gewichtung, wechselnd hypo- und hyperintenses Signal bei Fettinterposition zwischen die bis zu 4 Sehnenlamellen (entsprechend den Muskelanteilen) in der T1- und T2-Gewichtung
  - Lokalisation der Sehnenruptur intratendineal, intramuskulär, am tendineoossären oder muskulotendinealen Übergang
  - Ausmaß der Sehnenretraktion (Diastase)
  - Auffaserungsgrad und Distanz der Sehnenenden
  - Zustand des Muskels (Atrophie, fettige Involution)
  - intramuskuläre Hämatome
  - intra-/peritendineale Hämorrhagie
  - Ganglien
  - begleitende Knorpelschäden
  - freie Gelenkkörper
  - knöcherne Begleitverletzungen (Bone bruise, okkulte Fraktur)
  - Erguss, Hämatom
- chronische traumatische oder entzündliche Läsionen:
  - streifige Signalerhöhungen intratendineal (intermediär in T1-, hyperintens in T2-Gewichtung)
  - Sehnenauftreibung
  - Muskelatrophie mit fettiger Degeneration (hyperintens in T1- und T2-Gewichtung)
- akute traumatische Läsionen:
  - umschriebene Signalerhöhungen intratendineal oder intramuskulär (abhängig vom Ausmaß des Ödems oder der Einblutung hypointens oder intermediär in T1-, hyperintens in T2-Gewichtung)
  - keine Muskelatrophie oder Sehnenauftreibung
- Differenzialdiagnosen
  - *Magic-Angle-Phänomen* (vs. Sehnenruptur): abrupter Abbrüche vs. unschärfere Sehnenenden, normaler vs. aufgetriebener oder ausgedünnter Sehnendurchmesser in Angulierung von +55° zum Hauptmagnetfeld, weniger sichtbar bei T2-Gewichtung mit langer Echozeit
  - *Lamellierung* der Sehnenanteile vs. Sehnenruptur
  - *entzündliche Veränderungen der Bursae oder des Hoffa-Fettkörpers* (prä- oder retrotendineale Signalveränderungen) oder der Sehne (keine Kontinuitätsstörung, meist nur mäßige T2-Signalerhöhung) meist nur durch die Lokalisation im prä- und infrapatellaren Bursabereich oder peri- statt intratendineal differenzierbar
- T1w SE-Sequenz nativ:
  - *akute Verletzung:* intermediäres Signal der traumatisierten Sehnenanteile, normale Dicke oder ödematös-hämorrhagische Auftreibung
  - *chronische Verletzung:* intermediäres Signal der traumatisierten Sehnenanteile, Sehnenverdickung
  - *Teilruptur vs. Komplettruptur:* lineare vs. flächige, den gesamten Sehnendurchmesser erfassende intermediäre Signalerhöhung
  - evtl. begleitende Bone bruise: hypointense Darstellung
  - *intramuskuläre Hämatome:* hypo- bis hyperintense Darstellung in Abhängigkeit vom Alter der Blutung
  - *evtl. Gelenkerguss:* hypointense Darstellung
- STIR-/T2w SE-Sequenz nativ:
  - *akute Verletzung:* leicht bis mittelgradig hyperintenses Signal (bei Entzündung deutlich hyperintens) der traumatisierten Sehnenanteile, normale Dicke oder ödematös-hämorrhagische Auftreibung
  - *chronische Verletzung:* leicht hyperintenses Signal der traumatisierten Sehnenanteile, Sehnenverdickung
  - *Teilruptur vs. Komplettruptur:* lineare vs. flächige, den gesamten Sehnendurchmesser erfassende leichte bis mittelgradige Signalerhöhung
  - evtl. begleitende Bone bruise: hyperintense Darstellung
  - *intramuskuläre Hämatome:* hyper- bis hypointense Darstellung in Abhängigkeit vom Alter der Blutung
  - *evtl. Gelenkerguss:* hyperintense Darstellung
- T1w SE-Sequenz nach KM-Applikation (möglichst fettsaturiert):
  - *akute Verletzung:* intermediäres Signal (bei Entzündung deutlich hyperintens) der traumatisierten Sehnenanteile, normale Dicke oder ödematös-hämorrhagische Auftreibung
  - *chronische Verletzung:* intermediäres Signal der traumatisierten Sehnenanteile, Sehnenverdickung
  - *Teilruptur vs. Komplettruptur:* lineare vs. flächige, den gesamten Sehnendurchmesser erfassende intermediäre Signalerhöhung
  - evtl. begleitende Bone bruise: hypointense Darstellung
  - *intramuskuläre Hämatome:* hypo- bis hyperintense Darstellung in Abhängigkeit vom Alter der Blutung
  - *evtl. Gelenkerguss:* hypointense Darstellung
- Fettsaturierte PDw/2-D-GE-/3-D-GE-Sequenzen:
  - Darstellung begleitender Knorpelschäden

Grundlagen de Therapie

- bei körperlich aktiven Patienten operative Sehnenrekonstruktion

Meniskusläsionen

Schlüsselwörter
Kniegelenk, Meniskusverletzung, Trauma, MRT

Keywords
knee joint, menical tear, trauma, MRI

Anforderungen an die Bildgebung

- Größe, Form und Lage des Meniskus
- Ausdehnung, Form und Lokalisation (inneres, mittleres oder äußeres Drittel) von Strukturveränderungen
- Läsionen benachbarter Strukturen (Knochen, Knorpel, Bänder, Sehnen)
- Darstellung der meniskofemoralen Bänder

Definition
Hierbei handelt es sich um einen traumatischen Meniskusriss, häufig mit Kontinuitätsunterbrechung und Dislokation, meist auf der Basis vorbestehender degenerativer Vorveränderungen.

Pathologie
- Meniskusverkürzung bei Hypoplasie, Teilresektion, Arthrose, Arthritis, Abriss, Korbhenkelriss
- Scheibenmeniskus:
  - eher lateral als medial,
  - gelegentlich kombiniert mit lateraler Femurkondylenhypoplasie, Fibulakopfhochstand, Tibiakopfdeformität, Muskeldefekte, lateraler Gelenkspalterweiterung, Malleolendeformität, Gefäßektasie
- Innenmeniskusrisse häufig bei vorderer Kreuzband- und medialer Kollateralbandruptur („unhappy triad")
- Auffaserung
- vollständige Kontinuitätsunterbrechung
- Gelenkerguss
- MR-Läsionsgrade:
  - Grad I: myxoide Degeneration
  - Grad II: meist im medialen Meniskushinterhorn lokalisierte kollagene Fragmentierung und myxoide Degeneration
  - Grad III: Kontakt zu den Gelenkflächen des Meniskus, jedoch nicht zu den äußeren kapsulären Meniskusoberflächen
  - Grad IV: fragmentierter Meniskus, evtl. mit Defektzonen
- Risslokalisationen:
  - Innenmeniskus: Hinterhorn (53%), Hinterhorn bis Körper (19%), Körper (14%), Vorder- bis Hinterhorn (8%), Vorderhorn (6%)
  - Außenmeniskus: Hinterhorn (60%), Vorder- bis Hinterhorn (22%), Körper bis Hinterhorn (18%)
- Rissarten:
  - vertikaler Riss (häufig medial)
  - horizontaler Riss (häufig lateral, oft degenerativ bedingt)
  - Papageienschnabelriss (häufig lateral, kombinierter vertikaler und horizontaler Riss, häufig am lateralen Hinterhorn-Körper-Übergang)
  - radiärer Riss (häufig am Außenmeniskusinnenrand, degenerativ oder traumatisch bedingt)
  - Korbhenkelriss (häufig medial, vertikaler Längsriss ohne oder mit Dislokation)
  - Meniskusteilabriss
  - meniskokapsuläre Separation (Abstand zwischen Meniskushinterhorn und posteriorem Tibiaplateau > 8 mm, meist Verlagerung nach ventral, meist begleitender Meniskusriss, Knorpel- oder Knochenläsion)
  - Kantenabriss (Rissgröße < 5 mm, Abstand zum Meniskusaußenrand < 5 mm)
- Risikofaktoren:
  - Gelenkdegeneration
  - Sport (besonders Basket- und Volleyball)
  - langes Knien und Hocken
  - Gelenkinstabilität
  - Scheibenmeniskus
  - Schwäche des Vastus medialis
  - Hüftgelenkerkrankungen
  - mediale Torsion
  - Frakturen im Kniebereich
  - Kniegelenksentzündungen oder -infektionen

Klinik
- Kompressionstests:
  - Böhler-Zeichen
  - Krömer-Zeichen
  - Payr-Zeichen
- Bewegungstests:
  - Steinmann-I-Zeichen
  - Steinmann-II-Zeichen
  - Bragard-Zeichen
  - Merke-Zeichen
  - McMurray-Zeichen
  - Fouché-Zeichen
  - Apley-Zeichen
  - Rotations-Kompressions-Zeichen
  - Finochietto-Zeichen
- Funktionsverlust (Functio laesa)
- Bewegungseinschränkung
- lokaler Spontan-, Druck- und Bewegungsschmerz
- lokale Schwellung
- lokales Hämatom

Diagnostik (Abb. 2.18–2.23)

Rö (→ *Methode der Wahl*)

Empfohlene Röntgenaufnahmen
- Standardprojektionen:
  - a.-p. Projektion
  - laterale Projektion im mediolateralen Strahlengang
- Spezialprojektionen (abhängig von der Fragestellung):
  - Frik-Aufnahme (Tunnelaufnahme, „notch view") zur Darstellung der Fossa/Eminentia intercondylaris
  - Patellaaxialaufnahme
  - 45°-Schrägaufnahmen zur besseren Beurteilung des Tibiakopfs und der proximalen Fibula
- konventionelle Tomographie:
  - nicht indiziert

Befund
- Ausschluss ossärer Verletzungen (Frakturen, knöcherne Band-, Sehnen-, Kapselausrisse)
- Gelenk(fehl)stellung

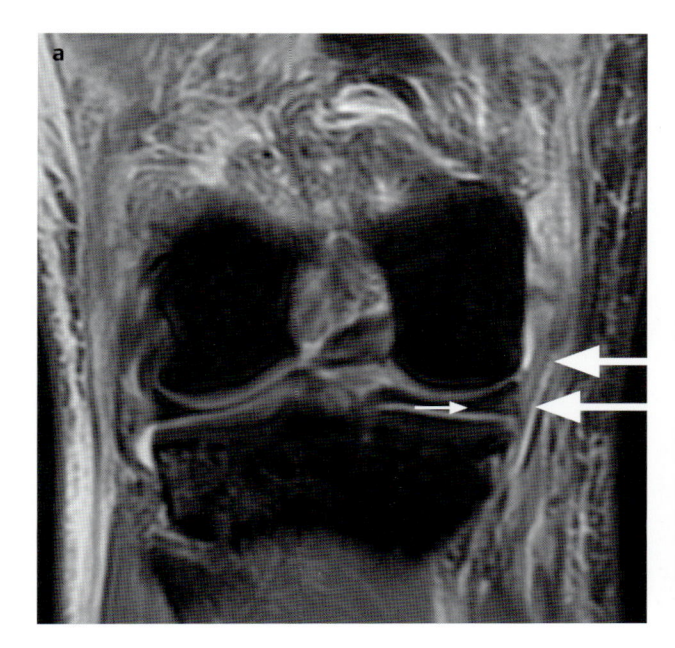

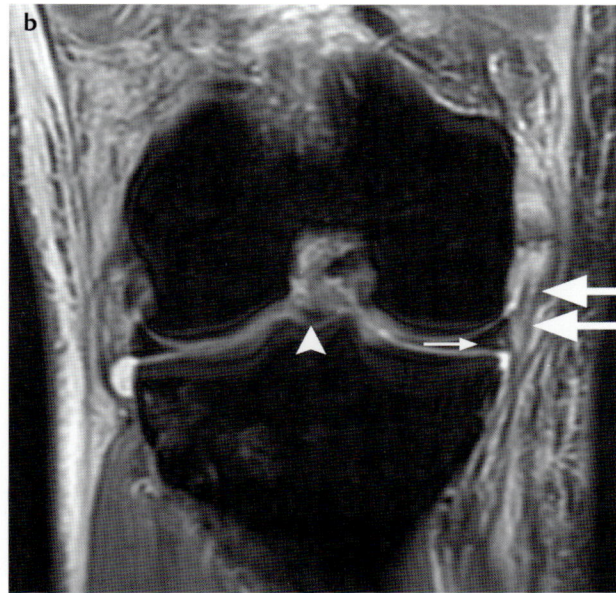

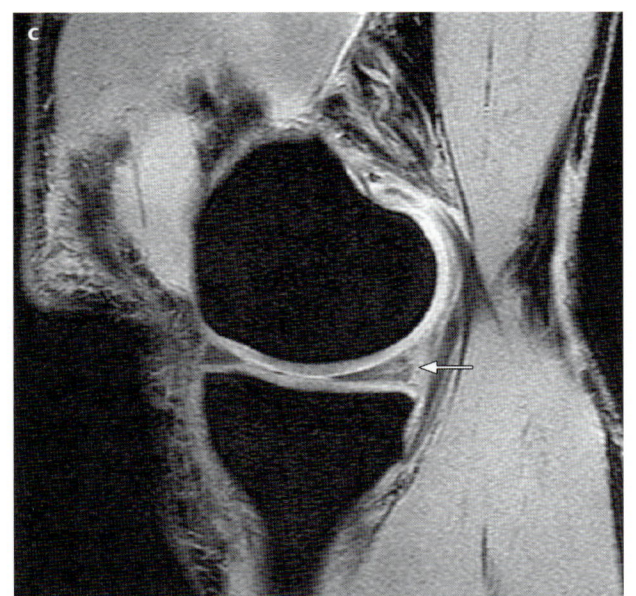

Weichteilläsionen (Sehnen-, Muskel-, Kapsel-, Bandapparat)

Abb. 2.18 a–c ▪ „Unhappy triad"

Fettsaturierte PDw SE- bzw. GE-Sequenz in koronarer bzw. sagittaler Schichtführung.

a, c Innenmeniskushinterhornriss dritten Grades (kleiner Pfeil).
b Vordere Kreuzbandruptur (Pfeilkopf) und mediale Kollateralbandruptur (große Pfeile, auch in **a**).

Sono (→ untersucherabhängige, selten indizierte ergänzende Methode)

Befund
- vor allem bei V. a. ligamentäre oder tendineale Begleitverletzungen
- Funktionsprüfung (Bewegungsanomalien, Instabilitäten)
- Gangliendarstellung
- im Übrigen der MRT unterlegen

CT
- nur bei V. a. knöcherne Begleitverletzungen
- im Übrigen der MRT unterlegen

MRT (→ ergänzende Methode der Wahl)

Die MRT ist insbesondere bei klinisch nicht eindeutigen Befunden, postoperativen Beschwerden oder Rezidivtraumata indiziert.

Empfohlene Sequenzen
- STIR-Sequenz
- native T2w sagittale fettsaturierte Sequenzen
- native T1w sagittale und koronare Sequenzen
- 3-D-GE-Sequenz zur Knorpeldarstellung

Befund
- begleitende Knorpelschäden
- freie Gelenkkörper
- knöcherne Begleitverletzungen (Bone bruise, okkulte Fraktur)
- Erguss, Hämatom
- begleitende Sehnen- oder Bandläsionen
- Einteilung der Meniskusläsion (nach Lotysch), Sensitivität 80–97%, Spezifität 77–98%:
  - *Grad 0:* homogen signalarmer Meniskus
  - *Grad I:* punktuelle intrameniskale Signalanhebung ohne Kontakt zur Gelenkfläche
  - *Grad II:* lineare intrameniskale Signalanhebung ohne Kontakt zur Gelenkfläche

Abb. 2.19 a–d ▪ Korbhenkelriss.

Korbhenkelriss des Innenmeniskusvorderhorns (Pfeil), fettsupprimierte PD-Gewichtung.

a Sagittale Schichtführung.
b, c Koronare Schichtführung mit Darstellung der dislozierten Meniskusfragmente.
d Axiale Schichtführung. Normale Anteile des Innenmeniskus (kleine Pfeile) stellen sich signalarm dar.

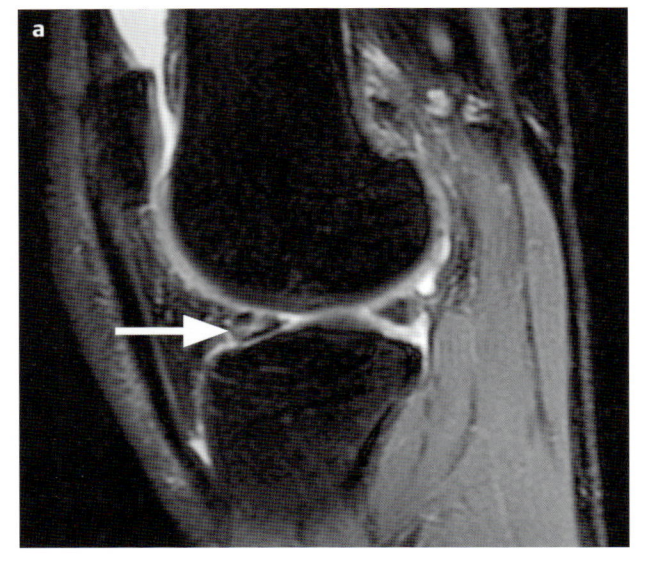

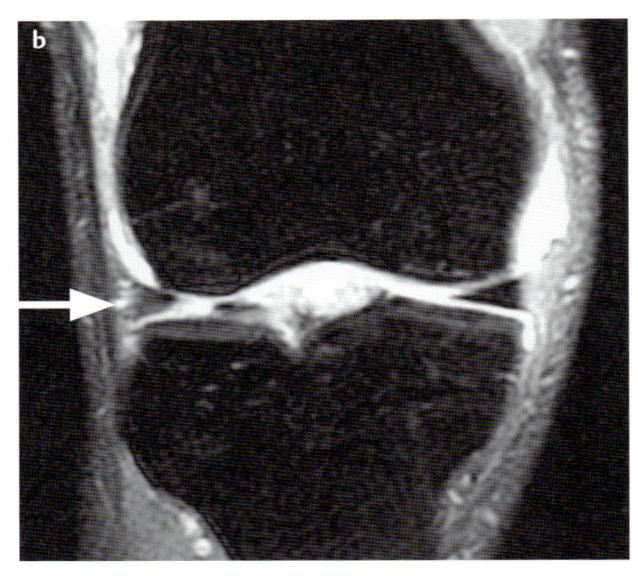

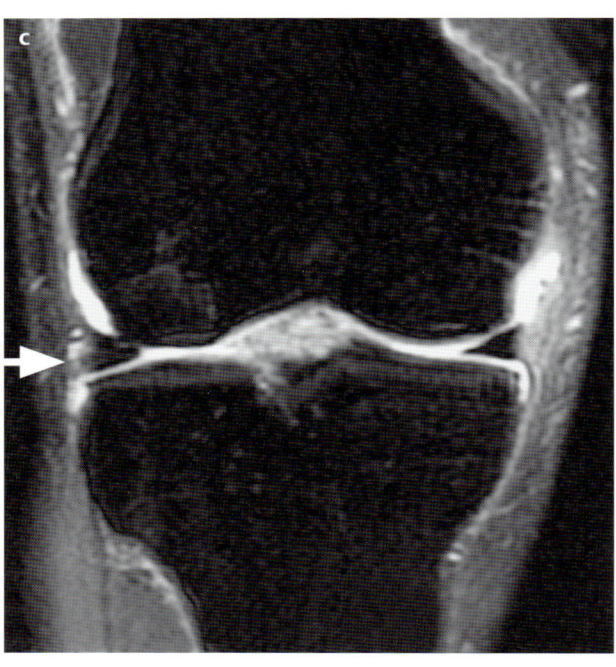

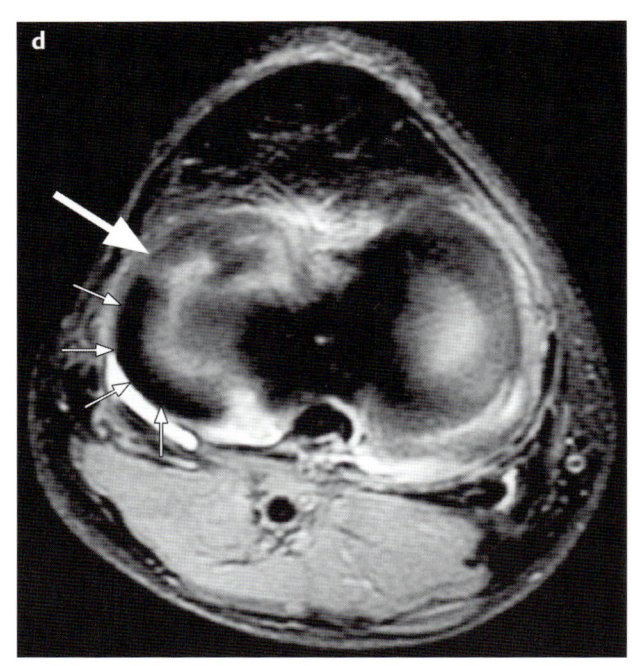

- *Grad III:* lineare (Grad IIIA) oder irreguläre (Grad IIIB) intrameniskale Signalanhebung mit Kontakt zur Gelenkfläche
- *Grad IV:* komplexe Signalalteration mit Gelenkflächenkontakt und/oder Defekten
- *Vermessen des Risses:* minimale und maximale Distanz zwischen Riss und Meniskusaußenrand
▪ Korbhenkelriss:
  - Meniskushöhenreduktion
  - abrupter Abbruch oder Aufspaltung in der koronaren Schichtung
  - atypische Meniskusform in der koronaren Schichtung
  - nicht dreieckige Meniskusform in der sagittalen Schichtung
  - freien Gelenkkörpern ähnliche Meniskusfragmente, meist in Kreuzbandnähe (z. B. doppelte hintere Kreuzbandkontur)
▪ DD muzinöse Meniskusdegeneration:
  - häufig im Innenmeniskushinterhorn
  - häufig in Form eines liegenden V oder Y
  - kein Gelenkflächenkontakt (cave: Fensterfehleinstellung am Monitor kann Gelenkflächenkontakt simulieren)
  - keine vertikale Orientierung
  - kein höheres Signal in der PD-Gewichtung als der benachbarte Knorpel
  - fehlende Beteiligung des inneren Meniskusdrittels
▪ Fehlinterpretationen:
  - Fett- und Synoviafalten simulieren meniskokapsuläre Separation (keine Begleitverletzungen)
  - starke Meniskuskonkavität simuliert Korbhenkelriss (keine Begleitverletzungen, nur auf wenigen Schichten)
  - Meniskushypoplasie simuliert Ruptur
  - Übersehen von Meniskuswurzelläsionen
  - *Wrisberg-Ligament:* medialer Anteil des Außenmeniskushinterhorns, Verlauf von anterior superior nach posterior inferior, Simulation eines Außenmenikushinterhornrisses möglich

Weichteilläsionen (Sehnen-, Muskel-, Kapsel-, Bandapparat)

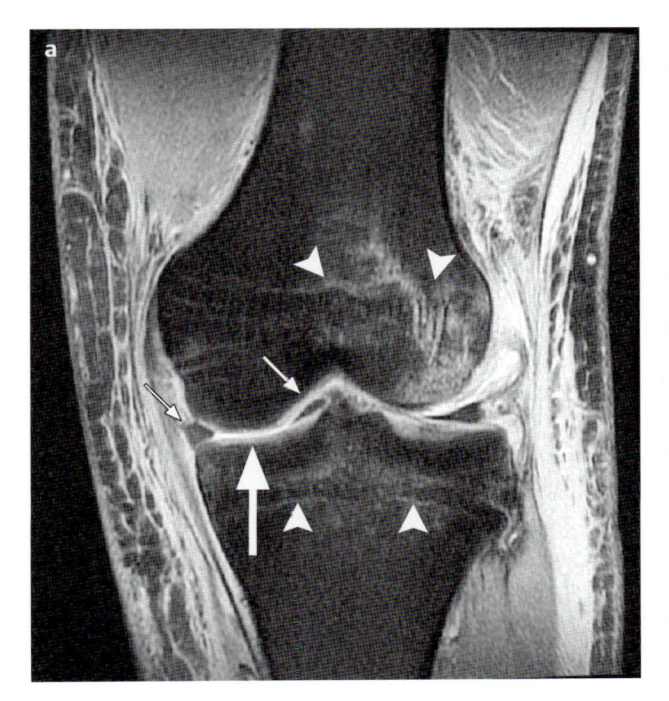

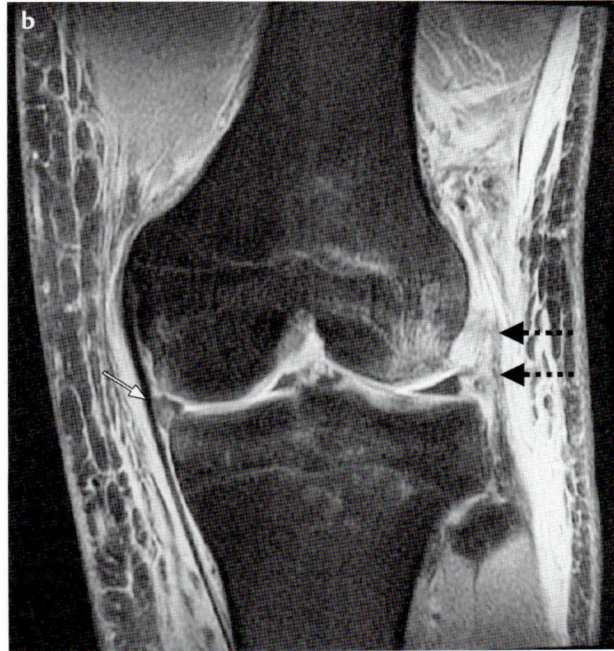

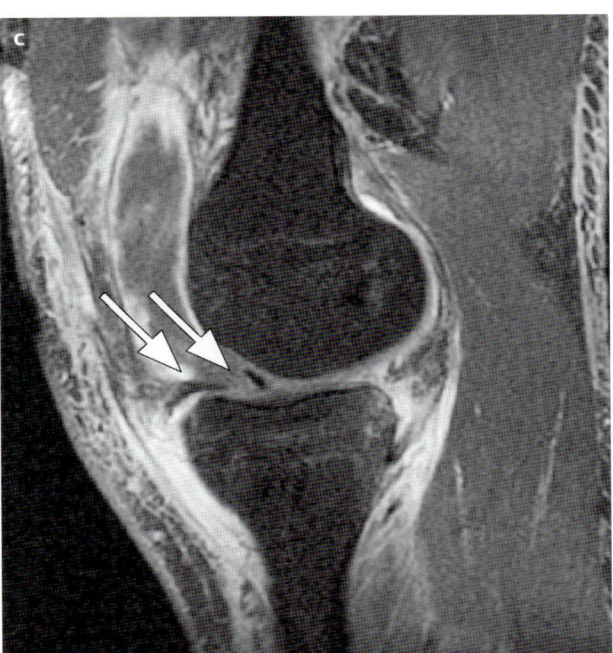

Abb. 2.20 a–c ▪ Korbhenkelriss.

a Die PDw fettgesättigte koronare SE-Sequenz zeigt einen Korbhenkelriss des Innenmeniskus (großer Pfeil) mit Dehiszenz der Meniskusfragmente (kleine Pfeile) und Bone bruise im kontralateralen Femurkondylus und im Tibiakopf (Pfeilköpfe).

b Der Meniskus ist partiell nach medial aus dem Kniegelenkspalt disloziert (kleiner Pfeil). Nebenbefundlich bestehen eine ausgeprägte Ödematisierung und Einblutung der umgebenden Weichteile und eine Ruptur des lateralen Kollateralligamentes (unterbrochene Pfeile).

c Die sagittale fettsupprimierte kontrastmittelverstärkte T1w Sequenz verdeutlicht die Dislokation des Innenmeniskusvorderhornfragments (Pfeile) nach ventral.

– *Winslow-Ligament:* Verlauf zwischen den Meniskusvorderhörnern, am Außenmeniskusvorderhorn von posterior superior nach anterior inferior, Simulation eines Korbhenkelrisses möglich
– *Popliteussehnenreflexion:* intermediäres Signal in der PD-Gewichtung, Verlauf von posterior superior nach anterior inferior
– *Politealarterienpulsationsartefakt:* inhomogene Meniskusstruktur
– *Suszeptibilitätsartefakte:* z. B. intraartikuläre Luft
– *Meniskusfehlbildungen:* Scheibenmeniskus, Meniskushypoplasie, -aplasie
– *Magic-angle-Phänomen*
– *Formvarianten* (Scheiben-, Ringmenisci)

Grundlagen der Therapie

Arthroskopisch
- Naht
- Teilresektion
- Totalresektion
- Therapie begleitender Knorpelschäden
- Entfernung freier Gelenkkörper

Je nach Begleitverletzungen
- Naht/Ersatz begleitender Bänder- oder Sehnenläsionen
- Osteosynthese knöcherner Begleitverletzungen

Prognose günstig bei Risslokalisation im peripheren Anteil des anterioren oder posterioren Meniskuskörperanteils (nicht in den Hörnern!), Partialrupturen, kleinen Einrissen, intaktem Bandapparat, intaktem Knorpel, fehlender Degeneration

2 Traumatische Veränderungen

Abb. 2.21 a–c ▪ Meniskusläsion Grad III.

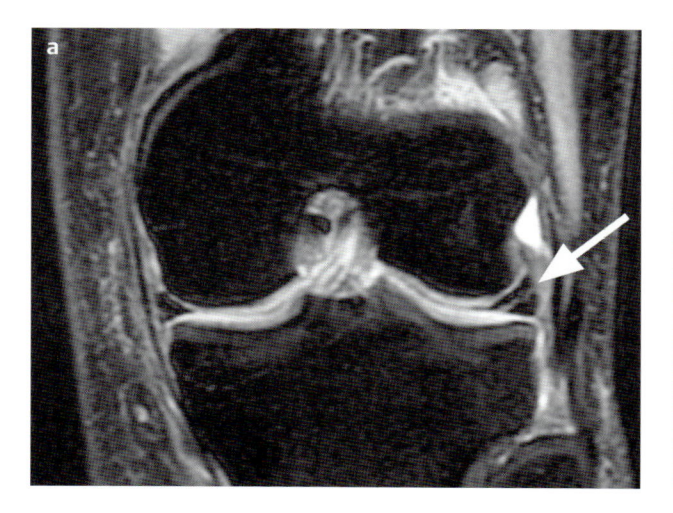

a, b Lineare Signalanhebung (Pfeil) des Außenmeniskushinterhorns mit Kontakt zur Gelenkfläche in der fettsaturierten PD-Gewichtung entsprechend einer Meniskusläsion Grad III (koronare Schichtung).

c Auch in der sagittalen T1w FR-FSE-Sequenz ist die lineare Signalalteration (Pfeil) im Sinne einer Außenmeniskushinterhornläsion Grad III deutlich erkennbar.

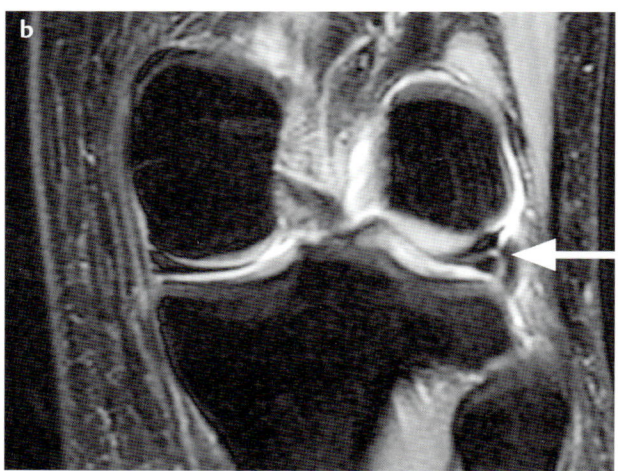

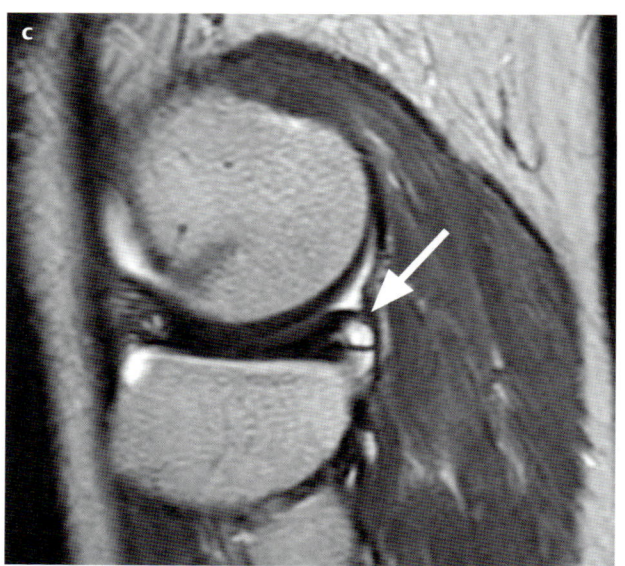

Weichteilläsionen (Sehnen-, Muskel-, Kapsel-, Bandapparat)

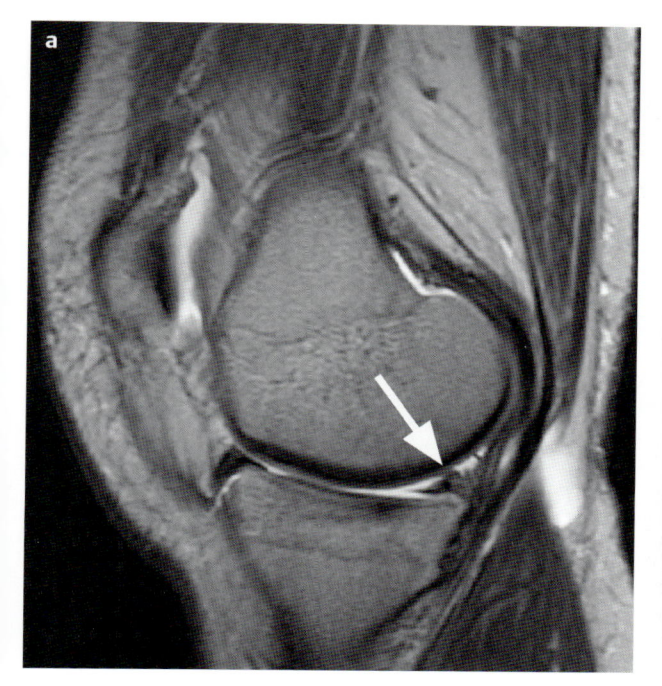

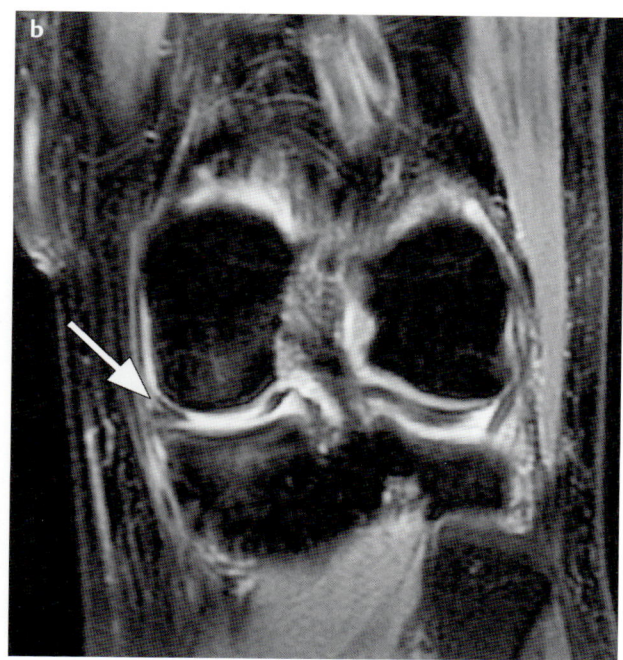

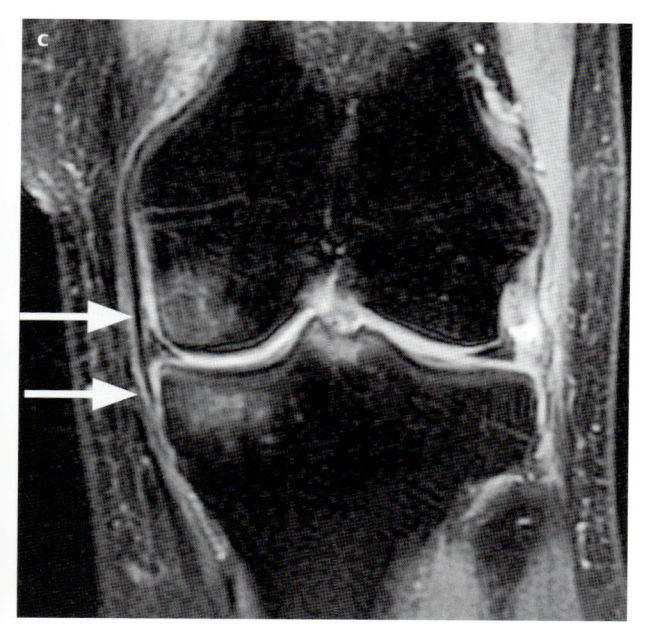

Abb. 2.22 a–c ▪ Innenmeniskushinterhornläsion Grad III.

a, b Die Innenmeniskushinterhornläsion Grad III (Pfeile) zeigt sich sowohl in der sagittalen T2w FR-FSE-Sequenz (**a**) als auch in der koronaren PDw fettgesättigten Sequenz (**b**) als lineare bis komplexe Signalanhebung des sonst signalarmen Meniskus.

c Nebenbefundlich findet sich eine Bone bruise des benachbarten Femurkondylus (Pfeile) und des Tibiakopfs sowie der Eminentia intercondylaris.

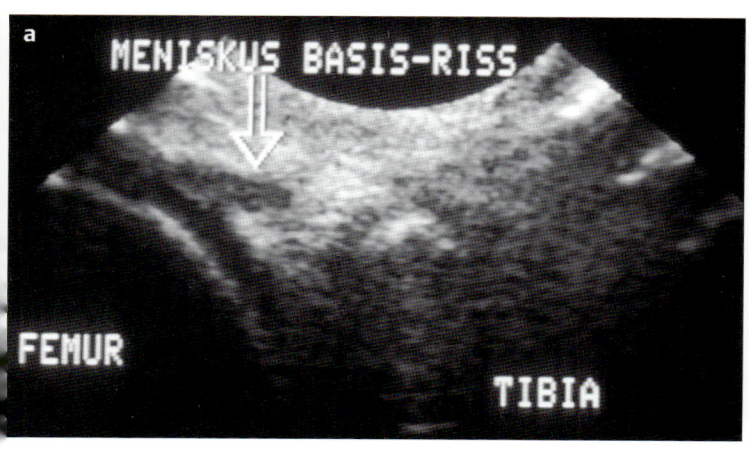

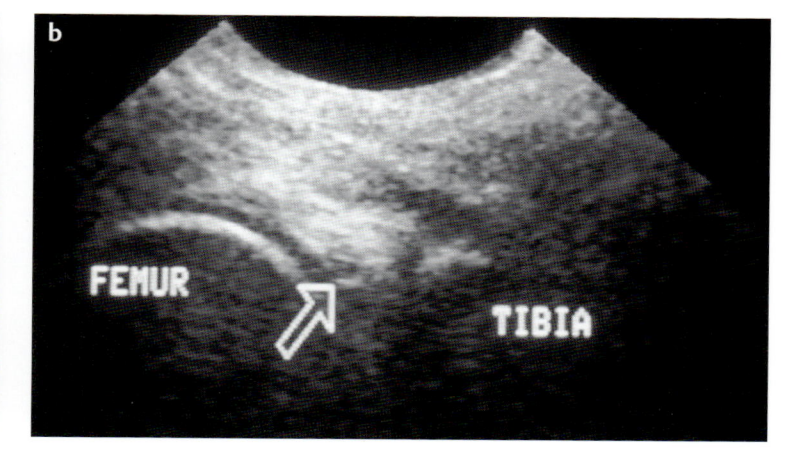

Abb. 2.23 a, b ▪ Einriss in das Innenmeniskushinterhorn.

In der Sonographie (medialer Längsschnitt) zeigt sich der Einriss (Pfeile) durch eindringende synoviale Flüssigkeit echoarm im echoreichen imponierenden Meniskusgewebe.

Luxationen

Patellaluxation

Schlüsselwörter
Kniegelenk, Luxation, Patella, Trauma, MRT

Keywords
knee joint, luxation, patella, trauma, MRI

Definition
Eine Luxation ist eine Verschiebung von miteinander artikulierenden Knochen, wobei die physiologische Gelenkstellung aufgehoben wird. Die Patellaluxation über den lateralen Femurkondylus kann traumatisch oder anlagebedingt (habituell, z.B. bei angeborener Patellafehlform oder abgeflachtem lateralen Femurkondylus) sein.

Anforderungen an die Bildgebung
- Darstellung der Anatomie des Patellagleitlagers
- Stellung der gelenkbildenden Knochen
- Darstellung der Retinacula patellae und des Kapselbandapparates
- Darstellung von Knorpelläsionen
- Läsionen benachbarter Strukturen

Pathologie
- Ruptur oder Elongation des medialen Retinaculum patellae
- Knochenkontusion oder Flake fracture am lateralen Femurkondylus
- Knorpelläsion oder Flake fracture der medialen Patellagelenkfläche
- Gelenkerguss
- Weichteilödem
- Ödem/Hämorrhagie des Hoffa-Körpers
- evtl. Fehlkonfiguration des Patellagleitlagers oder Abflachung des lateralen Femurkondylus
- evtl. Patella alta

Klinik
- Erguss („tanzende Patella")
- Druck-/Bewegungsschmerz
- schmerzhafte Bewegungseinschränkung
- selten noch bestehende bzw. fixierte Patellafehlstellung mit begleitender Weichteildeformität

Diagnostik (Abb. 2.24 – 2.26)

Rö (→ Methode der Wahl)

Empfohlene Röntgenaufnahmen
- Standardprojektionen:
  - a.-p. Projektion
  - laterale Projektion im mediolateralen Strahlengang
  - Patellaaxialaufnahme
- Spezialprojektionen (abhängig von der Fragestellung):
  - Frik-Aufnahme (Tunnelaufnahme, „notch view") zur Darstellung der Fossa/Eminentia intercondylaris
  - Patella-Defilée-Aufnahmen zur Darstellung des Femoropatellargelenks
  - 45°-Schrägaufnahmen zur besseren Beurteilung des Tibiakopfs und der proximalen Fibula
- konventionelle Tomographie:
  - ersetzt durch Multislice-CT und MRT bei der Darstellung freier Gelenkkörper oder osteochondraler Dissektionen

Befund
- Ausschluss ossärer Verletzungen (Frakturen, knöcherne Band-, Sehnen-, Kapselausrisse)
- Patella(fehl)stellung

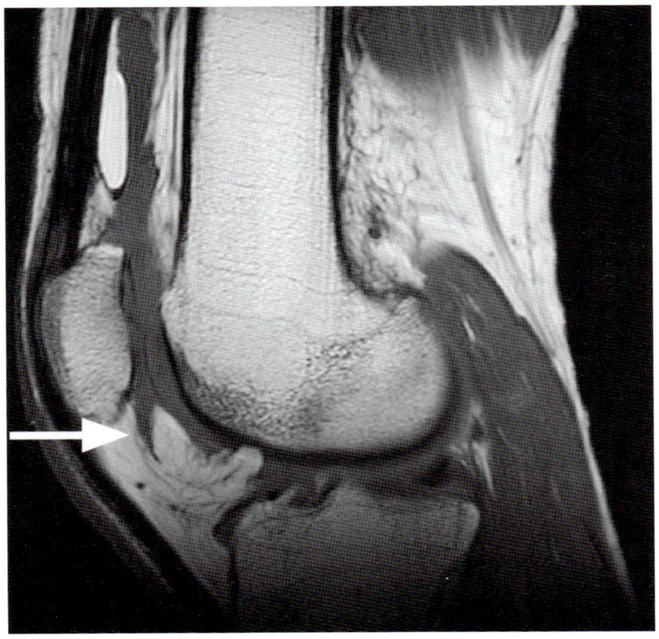

Abb. 2.24 ▪ **Einriss des Hoffa-Fettkörpers.**
Der Einriss (Pfeil) nach Patellaluxation zeigt sich in der T1w SE-Sequenz mit deutlicher Demarkierung durch eindringenden signalarmen Kniegelenkerguss.

Sono (→ ergänzende Methode)

Befund
- zur Darstellung ligamentärer oder tendinealer Begleitverletzungen
- Gelenkergussnachweis und Mengenbestimmung
- Funktionsprüfung (Bewegungsanomalien, Instabilitäten)
- der MRT unterlegen

CT
- bei V.a. knöcherne Begleitverletzungen und evtl. zur Vermessung des Patellagleitlagers
- im Übrigen der MRT unterlegen

MRT (→ ergänzende Methode der Wahl)

Empfohlene Sequenzen
- axiale STIR-Sequenz
- native T2w sagittale fettsaturierte Sequenzen
- native T1w sagittale/axiale Sequenzen
- axiale 3-D-GE-Sequenz zur Knorpeldarstellung
- indirekte Arthrographie zur Darstellung von Knorpelläsionen

Befund
- retropatellare Knorpelschäden
- freie Gelenkkörper
- knöcherne Begleitverletzungen (Bone bruise, Flake fracture)
- Erguss, Hämatom
- begleitende Sehnen- oder Bandläsionen (insbesondere mediales Retinaculum patellae)

Vermessung des Patellagleitlagers
- Sulkuswinkel:
  - Winkel zwischen den vom interkondylären Sulkusmittelpunkt ausgehenden Femurkondylentangenten
  - Norm: 138° + 6°
  - Instabilitätsmaß, Maß der femoralen Trochleadysplasie
- Kongruenzwinkel:
  - Winkel zwischen der Verbindungslinie des interkondylären Sulkusmittelpunktes mit dem posterioren Patellapol und der Winkelhalbierenden des Sulkuswinkels
  - Norm: –6° + 6° bzw. < 0° (positiv: Abweichung von der Winkelhalbierenden nach lateral)
  - Subluxations-, Patellalateralverschiebungsmaß

- lateraler Patellofemoralwinkel:
  - Winkel zwischen anteriorer Femurkondylentangente und lateraler Patellagelenkflächentangente
  - Norm: lateral offen
  - Subluxations-, Patellaneigungsmaß
- patellofemoraler Index:
  - Verhältnis der kürzesten Distanz des hinteren Patellapols zum medialen Femurkondylus zur kürzesten Distanz der lateralen Patellagelenkfläche zum lateralen Femurkondylus
  - Norm: < 1,6
  - Neigungs-, Subluxationsmaß
- Patellaneigungswinkel nach Schutzer-Ramsby-Fulkerson:
  - Winkel zwischen posteriorer Femurkondylentangente und lateraler Patellagelenkflächentangente
  - Norm: > 8°, Winkel nach lateral offen
  - Subluxations-, Patellaneigungsmaß
- Patellaneigungswinkel nach Sasaki-Yagi:
  - Winkel zwischen der Verbindungslinie des lateralen und medialen Patellapols und der anterioren Femurkondylentangente
  - Norm: 15,0° + 4,1°, Winkel nach medial offen
  - Subluxations-, Patellaneigungsmaß
- Patellalateralverschiebung:
  - 100 × Quotient aus der Strecke AC und der Strecke BC
  - A = lateraler Patellapol, B = medialer Patellapol, C = Schnittpunkt des Lotes auf der anterioren Femurkondylentangente in Höhe der lateralen Femurkondylusspitze mit der Stecke AB
  - Norm: 14,0 + 5,7 %
  - Subluxations-, Patellalateralverschiebungsmaß

Grundlagen der Therapie

- Naht und Raffung des medialen Retinaculum patellae
- arthroskopische Entfernung freier Gelenkkörper
- Refixation osteochondraler Fragmente
- arthroskopische Therapie begleitender Knorpelschäden
- Naht/Ersatz begleitender Bänder- oder Sehnenläsionen
- Osteosynthese knöcherner Begleitverletzungen

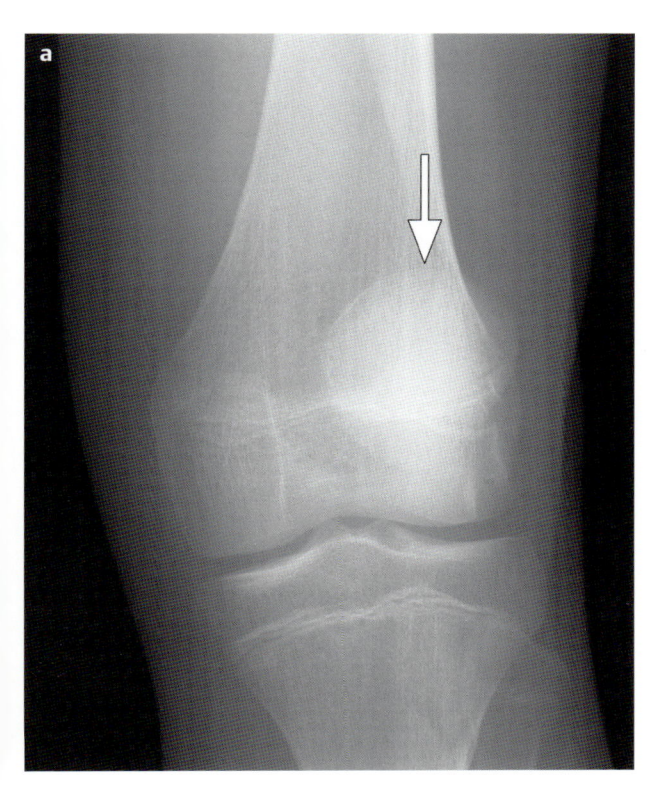

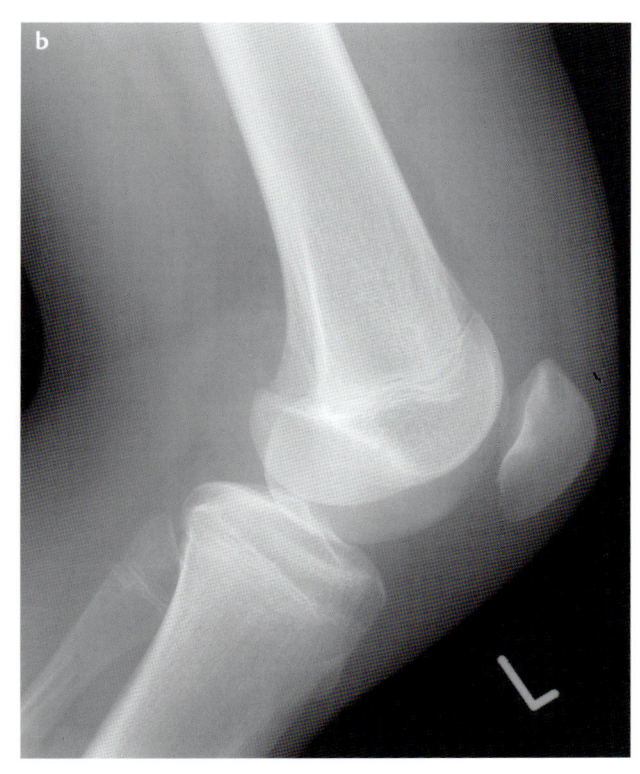

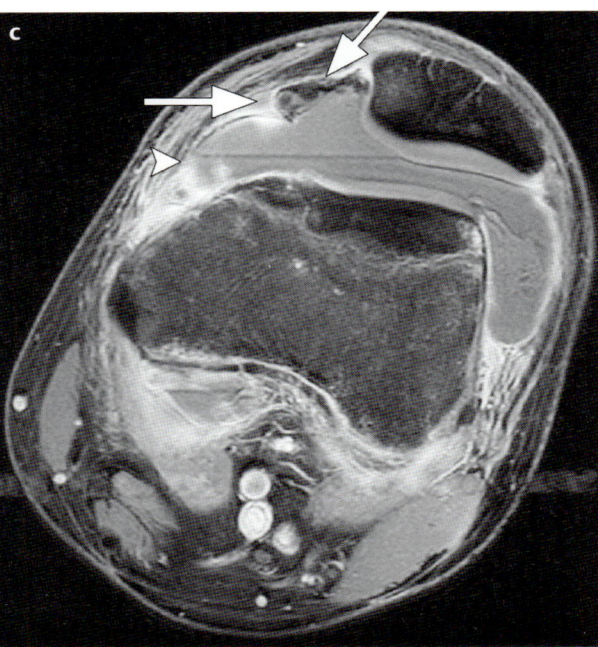

Abb. 2.25 a–c ▪ **Patellaluxation.**

a, b Nach stattgehabter Patellaluxation zeigt das Röntgenbild eine Lateralisierung der Patella (Pfeil) und schließt eine ossäre Läsion aus.

c In der MRT stellt sich das rupturierte Retinaculum patellae mediale (Pfeile) in der fettgesättigten T1w GE-Sequenz retrahiert am medialen Patellarand dar. Des Weiteren besteht ein Hämarthros (Pfeilkopf) mit Flüssigkeits-Blut-Spiegel.

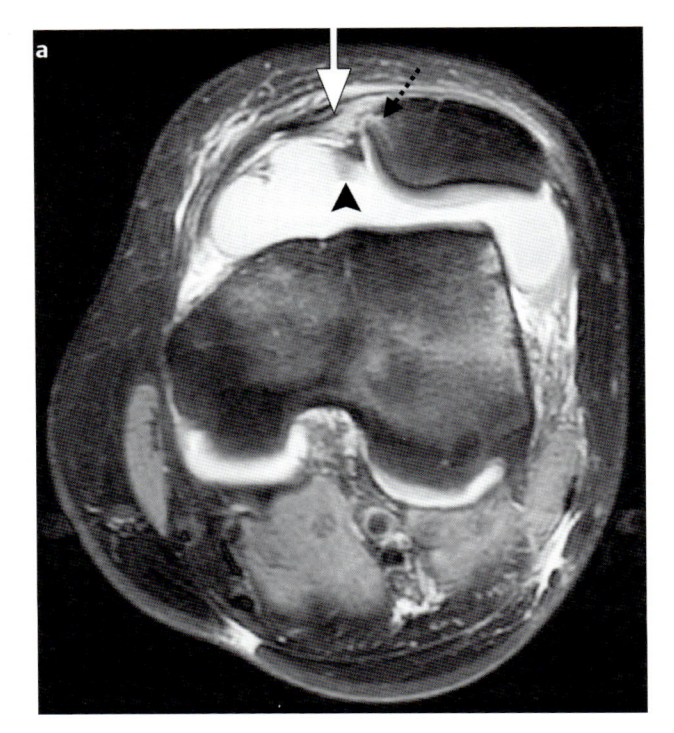

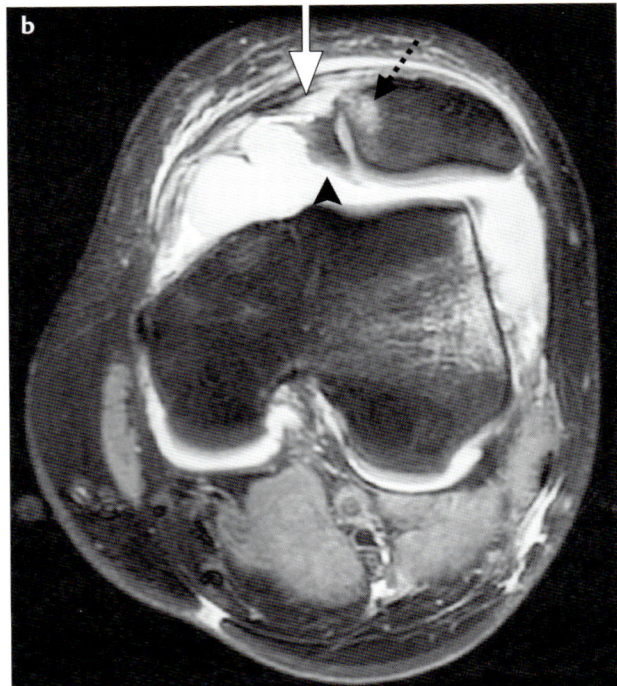

Abb. 2.26 a–c ▪ Patellaluxation.

a, b Die fettsaturierte PDw Sequenz zeigt nach Patellaluxation ein rupturiertes und teilweise kontrahiertes mediales Retinaculum patellae (Pfeil) mit kleinem knöchernem Ausriss (Pfeilkopf) und angrenzender Bone bruise (unterbrochener Pfeil) der Patella.

c In der korrespondierenden sagittalen Sequenz ist das rupturierte Retinaculum patellae (großer Pfeil) als signalarme fähnchenartige Struktur im Gelenkerguss abgrenzbar (kleine Pfeile).

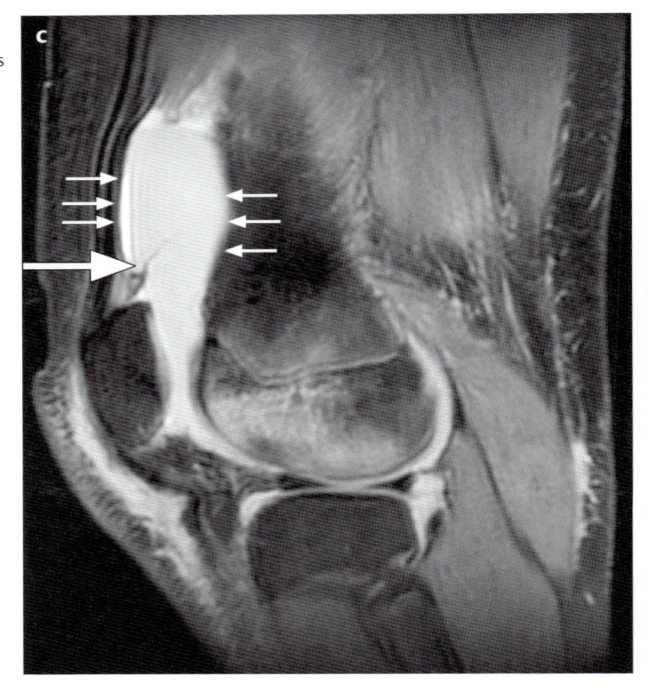

Knieluxation

Definition
Eine Luxation ist eine Verschiebung von miteinander artikulierenden Knochen, wobei die physiologische Gelenkstellung aufgehoben wird. Die Kniegelenkluxation tritt nur bei grober Gewalteinwirkung auf und geht in der Regel mit komplexen Kniebinnenstruktur- und Bandläsionen einher.

Pathologie
- Ruptur oder Elongation der Kreuz- und/oder Seitenbänder
- Meniskusläsionen
- Knochenkontusion oder Flake fracture der Femurkondylen oder des Tibiakopfs
- Gelenkerguss
- Weichteilödem
- Ödem/Hämorrhagie des Hoffa-Körpers

Klinik
- Erguss („tanzende Patella")
- Druck-/Bewegungsschmerz
- schmerzhafte Bewegungseinschränkung
- selten noch bestehende bzw. fixierte Patellafehlstellung mit begleitender Weichteildeformität
- Instabilität (je nach verletzten Strukturen)
- Gelenkblockierung bei Vorliegen freier Gelenkkörper (osteochondrale Dissekate, Meniskusfragmente)

Diagnostik

Rö (→ Methode der Wahl)
Empfohlene Röntgenaufnahmen
- Standardprojektionen:
  - a.-p. Projektion
  - laterale Projektion im mediolateralen Strahlengang
- Spezialprojektionen (abhängig von der Fragestellung):
  - Frik-Aufnahme (Tunnelaufnahme, „notch view") zur Darstellung der Fossa/Eminentia intercondylaris
  - 45°-Schrägaufnahmen zur besseren Beurteilung des Tibiakopfs und der proximalen Fibula
- konventionelle Tomographie:
  - ersetzt durch Multislice-CT und MRT bei der Darstellung freier Gelenkkörper oder osteochondraler Dissektionen

Befund
- Ausschluss ossärer Verletzungen (Frakturen, knöcherne Band-, Sehnen-, Kapselausrisse)

Sono (→ ergänzende Methode)
Befund
- zur Darstellung ligamentärer oder tendinealer Begleitverletzungen
- Gelenkergussnachweis und Mengenbestimmung
- Funktionsprüfung (Bewegungsanomalien, Instabilitäten)
- der MRT unterlegen

CT
- Darstellung ossärer Läsionen
- im Übrigen der MRT unterlegen

MRT (→ ergänzende Methode der Wahl)
Empfohlener Untersuchungsmodus
- axiale STIR-Sequenz
- native T2w sagittale fettsaturierte Sequenzen
- native T1w sagittale/axiale Sequenzen
- axiale 3-D-GE-Sequenz zur Knorpeldarstellung
- indirekte Arthrographie zur Darstellung von Knorpelläsionen

Befunde
- Knorpelschäden
- freie Gelenkkörper
- knöcherne Verletzungen (Bone bruise, Flake fracture)
- Erguss, Hämatom
- Sehnen- oder Bandläsionen (insbesondere der Kreuz- und Seitenbänder)

Schlüsselwörter
Kniegelenk, Luxation, Trauma, MRT

Keywords
knee joint, luxation, trauma, MRI

Anforderungen an die Bildgebung
- Stellung der gelenkbildenden Knochen
- Darstellung der Kreuz- und Seitenbänder und des Kapselbandapparates
- Darstellung von Knorpelläsionen und Meniskusläsionen
- Darstellung von Läsionen angrenzender Strukturen

Grundlagen der Therapie
- je nach Verletzungsmuster arthroskopische oder offene Intervention
- Naht und Raffung des medialen Retinaculum patellae
- arthroskopische Entfernung freier Gelenkkörper
- Refixation osteochondraler Fragmente
- arthroskopische Therapie begleitender Knorpelschäden
- Naht/Ersatz begleitender Bänder- oder Sehnenläsionen
- Osteosynthese knöcherner Begleitverletzungen

Diagnostischer Leitfaden bei traumatischen Veränderungen

1. Röntgen (Methode der Wahl)

Indikationen

- Darstellung von Frakturen
- Lokalisation und Ausdehnung der Frakturen
- Darstellung der Fragment(fehl)stellung
- Fragmentanzahl
- Frakturtyp (möglichst gemäß AO-Klassifikation)
- Gelenkbeteiligung
- Darstellung freier Gelenkkörper
- Rotations- oder Achsenfehlstellungen
- Gelenkflächeninkongruenz
- alte traumatische Läsionen (ossäre Defekte, Gelenkflächenstufen, konsolidierte Frakturen)
- Kapsel-, Band-, Sehnen- und Muskelverkalkungen
- Periostreaktionen (okkulte Frakturen)
- knöcherne Ausrisse
- lokal destruierende Knochenprozesse
- Weichteilverdickung
- Gelenkerguss
- systemische Knochenstrukturveränderungen (z. B. Osteoporose)
- Therapieerfolgskontrolle, Verlaufskontrolle
- Darstellung von Komplikationen der Frakturheilung (z. B. Entzündung, Nekrose, Pseudarthrose)
- posttraumatische degenerative Veränderungen s. Kapitel 3

2. Sono (Zusatzdiagnostik der Wahl, insbesondere bei Funktionsuntersuchungen und zur Darstellung von Poplitealzysten)

Indikationen

- Nachweis von Gelenkergüssen
- Nachweis von Hämatomen
- Begleitverletzungen von Bändern, Sehnen, Muskeln, Menisci, Gelenkkapsel
- Funktionsprüfung (Bewegungsanomalien, Instabilitäten)
- Frakturdiagnostik (Spaltweite, Gelenkflächenstufen, Konsolidierungszeichen)
- Darstellung von knöchernen Usuren/Arrosionen/Destruktionen
- Nachweis von Weichteilraumforderung/-infiltration
- Nachweis von Weichteilbegleitreaktionen (Einblutung, Serom, Ödem, Abszess, entzündliche Infiltration, Phlegmone, Gelenkkapselverdickung, Granulationsgewebe, bindegewebiger Kallus)
- Nachweis von synovialen Auftreibungen/Zysten
- dynamische Darstellung freier Gelenkkörper
- Darstellung von Sehnenverletzungen (Retraktion, Auffaserungsgrad, Distanz der Sehnenenden, Zustand des Muskels, Funktionsprüfung)
- posttraumatische degenerative Veränderungen s. Kapitel 3

3. CT (Zusatzdiagnostik)

Indikationen

- optimierte Frakturklassifikation (möglichst gemäß AO-Klassifikation)
- exakte Bestimmung von Lokalisation und Ausdehnung der Fraktur
- Ausmaß ossärer Defekte
- Längen- und Rotationsfehlerbestimmung im Seitenvergleich
- Darstellung der Gelenkbeteiligung
- subchondrale Knochenimpaktion
- Darstellung von Weichteilbegleitläsionen (Serom, Abszess, Ödem, Hämatom)
- Darstellung von Fragment(fehl)stellungen
- Darstellung von Fragmentanzahl und -größe
- Darstellung freier Gelenkkörper
- Weichteilbeteiligung in Assoziation mit lokal destruierenden posttraumatischen Komplikationen
- systemische Knochenstrukturveränderungen (z. B. Osteoporose)
- Nachweis eines Gelenkergusses
- Nachweis von Sequestern
- Fisteldarstellung nach direkter KM-Instillation (z. B. unter Durchleuchtungskontrolle)
- Verlaufsbeurteilung ossärer Umbauvorgänge, Durchbauung, Kallusbildung
- exakte Darstellung der Ausdehnung und differenzialdiagnostische Abgrenzung einer Myositis ossificans
- knöcherne Ausrisse bei Band-/Sehnenläsionen
- posttraumatische degenerative Veränderungen s. Kapitel 3

4. MRT (Zusatzdiagnostik der Wahl, insbesondere zur Darstellung des Ausmaßes von Weichteilläsionen)

Indikationen

- Erkennung okkulter Frakturen
- Erkennung bzw. Verifizierung von Ermüdungs-/Stressfrakturen
- Frakturaltersbestimmung
- Pseudarthrosenachweis
- Nachweis von Kontusionszonen (Bone bruise), evtl. als indirekter Hinweis auf weitere Läsionen
- frühzeitige Darstellung und exakte Klassifizierung osteochondraler Frakturen/Dissektionen
- Darstellung von Knorpelschäden
- Darstellung freier Gelenkkörper
- Evaluation von Weichteilverletzungen (Sehnen, Muskeln, Kollateral-, Kreuzbänder, Retinacula patellae, Menisci)
- Darstellung des Ausmaßes von Ergüssen/Hämatomen
- evtl. Funktionsprüfung
- Nachweis frakturprädisponierender Erkrankungen (z. B. raumfordernde oder entzündliche Prozesse)
- Verlaufskontrolle nach konservativer oder operativer Therapie, Darstellung posttraumatischer oder posttherapeutischer Komplikationen (Entzündungen, Nekrosen, Abszesse, Serome, Hämatome)
- Feststellung und Verlaufsbeurteilung einer sekundären Osteomyelitis
- Beurteilung der Knochenvitalität
- Beurteilung der Perfusion
- Nachweis von Plicae
- pathologische Veränderungen des Hoffa-Fettkörpers
- Darstellung von Knochen- oder Weichteilverfettungen und Muskelatrophien
- posttraumatische degenerative Veränderungen s. Kapitel 3

5. Szintigraphie (Zusatzdiagnostik)

Indikationen

- Nuklidmehranreicherungen im Bereich der Frakturzone bereits im frühesten Stadium (okkulte Frakturen, Stressfrakturen)
- Nuklidmehranreicherungen im Bereich zusätzlicher Tumormanifestationen des Skeletts bei pathologischen Frakturen
- Nachweis und Beurteilung des Ausmaßes entzündlicher Veränderungen
- Lockerung von Osteosynthesematerial/Endoprothesen
- posttraumatische degenerative Veränderungen s. Kapitel 3

R.-J. Schröder, M. Lorenz, J. Jerosch und J. Mäurer

3 Degenerative Veränderungen

Primäre Arthrose

Kniegelenkdegeneration (Gonarthrose)

Definition

Eine primäre Arthrose ist eine trotz primär physiologischer Gelenkanlage genetisch, alters- oder belastungsbedingte, mit einer Veränderung der mikroskopischen und makroskopischen Anatomie einhergehende Abnutzung mit konsekutiver Funktionseinschränkung eines oder mehrerer Gelenke. Hierbei sind eine zunehmende Knorpelaufbrauchung sowie knöcherne Umbauvorgänge wie Sklerosierungen, Osteophyten und Zysten zu beobachten, evtl. auch entzündliche Veränderungen der umgebenden Weichteile.

Pathologie

- makroskopisch:
  - Gelenkspaltverschmälerung
  - Osteophyten
  - (Geröll-)Zysten
  - subchondrale Sklerosierung
  - Kortikalisirregularität
  - Gelenkknorpelulzerationen
  - Gelenkerguss
  - Inkongruenz der Gelenkflächen
  - asymmetrische Knorpeldestruktion, -erweichung, insbesondere im Bereich der Hauptbelastungszonen
- mikroskopisch:
  - Auffaserung des Gelenkknorpels
  - vertikale Kollagenfaserunterbrechung
  - Separation der oberflächlichen und tiefen Knorpelschichten
  - Gelenkknorpelulzerationen
  - Chondrozytenregenerate
  - hyperostotischer knöcherner Deckplattenumbau
  - Knochennekrosen/Geröllzysten
  - Ersatz des hyalinen durch Faserknorpel
  - subchondrale Sklerosierung/Fibrosierung
  - Synoviazottenhyper- oder -atrophie
  - reaktiv-entzündliche Muskel- und Sehnenveränderungen
- arthroskopisch (nach Shahriaree):
  - *Grad I:* Knorpelerweichung, Unterbrechung der vertikalen Kollagenfasern
  - *Grad II:* Aufwerfung des Knorpels, Trennung der oberflächlichen und tiefen Knorpelschichten
  - *Grad III:* Ulzeration und Fragmentation der oberflächlichen Knorpelschichten
  - *Grad IV:* Ulzerationen mit frei liegendem Knochen

Klinik

- Spannungsgefühl
- Gelenksteifigkeit
- Ruheschmerz
- Anlauf-, Belastungsschmerz
- Funktionseinschränkung
- Muskelatrophie, -kontraktur
- Sehnenläsionen bis zur Ruptur
- Bewegungsgeräusche, Krepitation
- Gelenkschwellung, -erguss
- Gelenkfehlstellung, -mutilation

Diagnostik (Abb. 3.1 u. 3.2)

Rö (→ *Methode der Wahl*)

Empfohlene Röntgenaufnahmen

- Standardprojektionen:
  - a.-p. Projektion
  - laterale Projektion im mediolateralen Strahlengang
- Spezialprojektionen (abhängig vom klinischen Untersuchungsbefund):
  - Frik-Aufnahme (Tunnelaufnahme, „notch view") zur Darstellung der Fossa/Eminentia intercondylaris
  - Patellaaxialaufnahme
  - Patella-Defilée-Aufnahmen zur Darstellung des Femoropatellargelenks
  - 45°-Schrägaufnahmen zur besseren Beurteilung des Tibiakopfs und der proximalen Fibula
- konventionelle Tomographie:
  - ersetzt durch Multislice-CT und 2-D-/3-D-Rekonstruktionen

Befund

- Gelenkspaltverschmälerung
- Osteophyten
- Geröllzysten
- subchondrale Sklerosierung
- Kortikalisirregularität
- Gelenkerguss
- Gelenkflächeninkongruenz
- alte traumatische Läsionen (ossäre Defekte, Gelenkflächenstufen, konsolidierte Frakturen)
- freie Gelenkkörper
- Kapsel-, Band-, Sehnen- und Muskelverkalkungen

Sono (→ *ergänzende Methode*)

Empfohlene Ebenen

- suprapatellarer Längs- und Querschnitt:
  - Quadrizepssehne
  - Recessus suprapatellaris
- infrapatellarer Längsschnitt:
  - Lig. patellae
  - unterer Patellapol
  - retropatellarer Fettkörper
  - Tibiakopf
  - vorderes Kreuzband (schräg)
- mediale und laterale Schallebene:
  - vordere Meniskusanteile
  - Konturen der Femurkondylen
  - proximale Tibiakante
  - Kollateralbänder
- posteriore Longitudinalebene
  - Anteile des hinteren Kreuzbands
  - Gelenkergüsse
  - zystische/tumoröse Veränderungen der Fossa poplitea
  - Meniskushinterhornbereiche

Befund

- Gelenkspaltverschmälerung
- Osteophyten
- Gelenkerguss
- alte traumatische Läsionen (ossäre Defekte oder Stufen)
- evtl. freie Gelenkkörper
- Meniskusläsionen
- Popliteazyste

Schlüsselwörter
Arthrose, Degeneration, Osteophyten, Geröllzysten

Keywords
arthrosis, degeneration, osteophytes, geodes

Anforderungen an die Bildgebung

- Darstellung der ossären Anatomie
- Darstellung der Relation der Femurkondylen zum Tibiakopf
- Darstellung der Relation der Patella zum Femur
- Darstellung des Kniegelenkspalts
- Erkennung von Osteophyten
- Beurteilung der Kapsel-, Band-, Sehnen- und Muskelstrukturen

3 Degenerative Veränderungen

Abb. 3.1 a–d ■ **Ausgeprägte Gonarthrose.**

a, b Die konventionelle Röntgenaufnahme in zwei Ebenen zeigt ausgedehnte osteophytäre Anbauten (große Pfeile), subchondrale Sklerosierungen (kleine Pfeile) und zystische Gelenkveränderungen (Pfeilköpfe).

c, d Die 2-D-CT-Rekonstruktionen in koronarer und sagittaler Schichtführung verdeutlichen die Ausdehnung und Lokalisation der Osteophyten (große Pfeile), Zysten (Pfeilköpfe), subchondralen Sklerosierungen (kleine Pfeile) und die Verschmälerung des Gelenkspalts (gestreifter Pfeil). Die CT dient vornehmlich zur Planung einer prothetischen Versorgung.

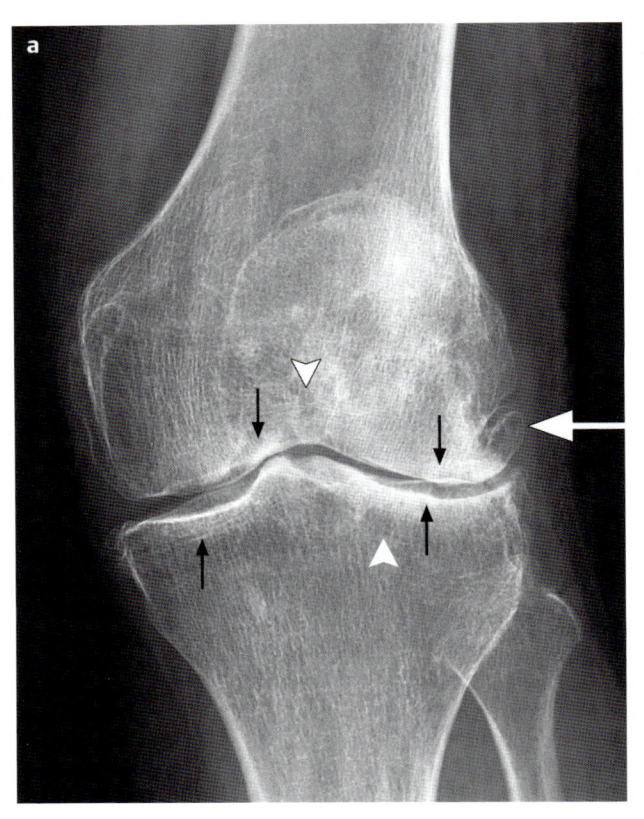

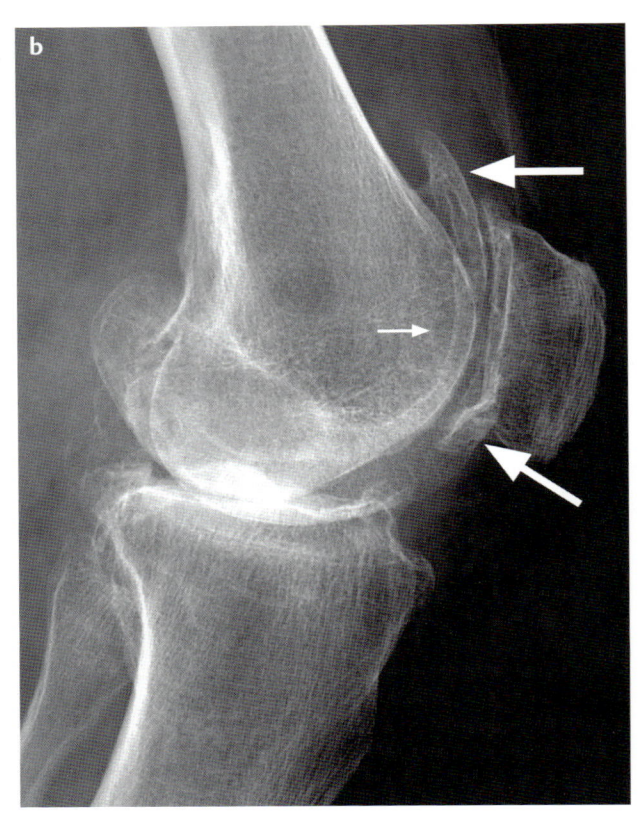

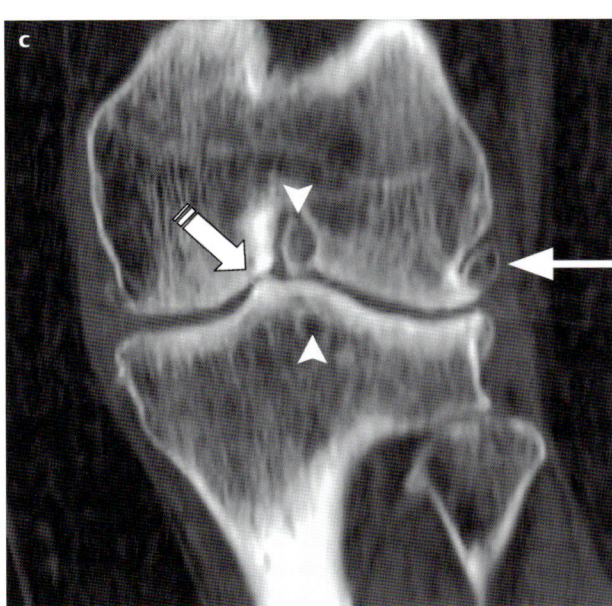

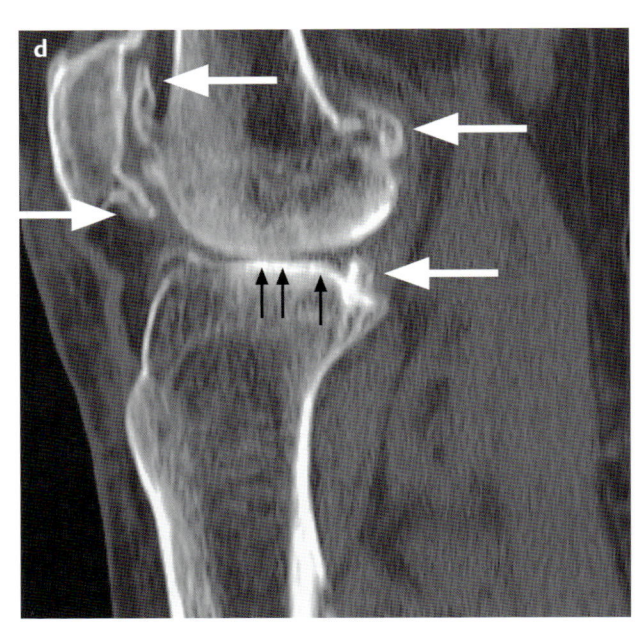

Primäre Arthrose

- Dokumentation von Gelenktranslationen
- Kapsel-, Band-, Sehnen- und Muskelverkalkungen

CT (→ ergänzende Methode)
Empfohlener Untersuchungsmodus
- Standard-CT:
  - Schichtdicke: 1–2 mm
  - Tischvorschub: 1–2 mm
  - 2-D-Rekonstruktion (sagittal und koronar): 1–2 mm Schichtdicke
  - 3-D-Rekonstruktion, bei Gelenkflächenbeteiligung möglichst mit Subtraktion der nicht betroffenen Knochen zur freien Darstellung auf der Stellung der betroffenen Gelenkfläche
- (Mehrzeilen-)Spiral-CT:
  - Schichtdicke: 0,5–2 mm
  - Tischvorschub: 2–5 mm/Rotation
  - Inkrement: 0,5–2 mm
  - 2-D-Rekonstruktion (sagittal und koronar): 1–2 mm Schichtdicke
  - evtl. 3-D-Rekonstruktion zur Endoprothesenplanung oder übersichtlichen Gelenkstellungsdarstellung, evtl. mit Subtraktion der überlagernden Knochen zur freien Darstellung der jeweiligen Gelenkfläche

Befund
- Gelenkspaltverschmälerung
- Osteophyten
- Geröllzysten
- Gelenkflächendestruktion
- alte traumatische Läsionen (ossäre Defekte, Gelenkflächenstufen, konsolidierte Frakturen)
- freie Gelenkkörper
- Ausmaß der Kapsel-, Band-, Sehnen- und Muskelverkalkungen

MRT (→ ergänzende Methode der Wahl)
Empfohlene Sequenzen
- STIR-Sequenz
- T1w und T2w TSE- oder GE-Sequenzen (evtl. mit Fettsuppression)
- KM-Applikation zum Nachweis entzündlicher Veränderungen und deren Ausdehnung
- T2*w fettsaturierte 3-D-GE-Sequenzen oder fettsaturierte PDw Sequenzen zur Knorpeldarstellung

Empfohlene Schichtebenen und Schichtdicke
- sagittal:
  - Menisci, Kreuzbänder, Patellofemoralgelenk, patellarer, kondylärer und tibialer Knorpel, anteriore und posteriore Gelenkkapsel/Synovia
- koronar:
  - Menisci, Kreuzbänder, Kollateralbänder, patellarer, kondylärer und tibialer Knorpel, mediale und laterale Gelenkkapsel/Synovia
- axial:
  - Patellofemoralgelenk, Retinacula patellae, patellarer Knorpel, Gelenkkapsel/Synovia
- schräg sagittal bei 15–20° Schichtwinkelung:
  - je nach Winkelung vollständige Längsschichtung des vorderen bzw. hinteren Kreuzbands inkl. Ursprung und Ansatz
- Schichtdicke: maximal 4 mm, optimal 2–3 mm

Befund
- T1w Sequenz nativ:
  - hypointense Darstellung von Osteophyten
  - hypointense Darstellung von Geröllzysten
  - hypointense Darstellung freier Gelenkkörper
  - hypointense Darstellung von Verkalkungen
  - hyperintense Darstellung von Knochen- oder Weichteilverfettungen
  - intermediäre bis hypointense Darstellung subchondraler Fibrosierungen/Sklerosierungen
- STIR-/T2w Sequenz:
  - hyperintense Darstellung von Geröllzysten
  - hyperintense Darstellung entzündlicher Veränderungen (aktivierte Arthrose)
  - hypointense Darstellung freier Gelenkkörper
  - hypointense Darstellung von Verkalkungen
  - hyperintense Darstellung eines Gelenkergusses
  - hyperintense Darstellung von Knochen- oder Weichteilverfettungen
  - intermediäre bis hypointense Darstellung subchondraler Fibrosierungen/Sklerosierungen
- 3-D-GE-/T2*w/PDw FS-Sequenz:
  - je nach Gewichtung Signalalteration der Knorpelerweichungszonen
  - Knorpelverschmälerung, -ulzeration, -glatze
  - hyperintense Darstellung von Knochen- oder Weichteilverfettungen (bei Fettsuppression hypointense Darstellung)

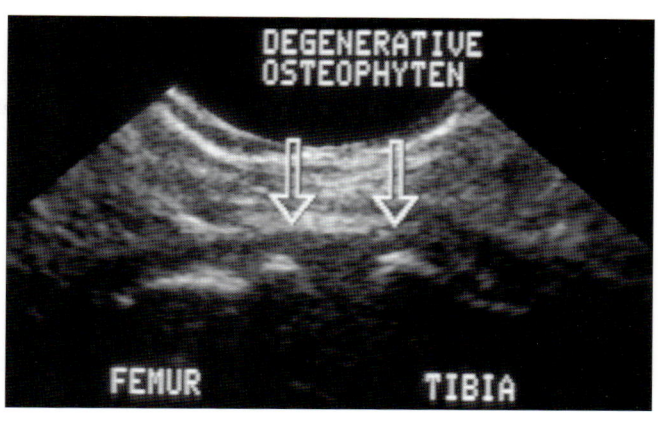

Abb. 3.2 ▪ Gonarthrose.
Sonographisch deutliche, gegenüberliegende, von einer irregulären Kortikalisoberfläche begrenzte osteophytäre Anbauten (Pfeile, medialer Längsschnitt).

- T1w Sequenz nach KM:
  - hypointense Darstellung von Osteophyten
  - hypointense Darstellung von Geröllzysten
  - hyperintense Darstellung entzündlicher Veränderungen (aktivierte Arthrose)
  - hypointense Darstellung freier Gelenkkörper
  - hypointense Darstellung von Verkalkungen
  - hyperintense Darstellung von Knochen- oder Weichteilverfettungen (bei Fettsuppression hypointense Darstellung)
  - intermediäre bis hypointense Darstellung subchondraler Fibrosierungen/Sklerosierungen

Szinti (→ selten indizierte ergänzende Methode)
Empfohlener Untersuchungsmodus
- planare, Mehrkopfkamera- oder SPECT-Ganzkörper-Mehrphasen-Skelettszintigraphie
- Applikation von 550–750 MBq ^{99m}Tc-markierten Phosphonaten i. v.

Befund
- Nuklidmehranreicherungen im Bereich von Arthrosen (lokal erhöhter Knochenstoffwechsel, Umbauvorgänge, entzündliche Veränderungen, Verteilungsmuster, Aktivität)

Grundlagen der Therapie
Abhängig von Patientenalter, Grad der Arthrose, klinischen Beschwerden

Konservativ
- Analgetika
- Physiotherapie
- lokale/intraartikuläre Injektionen/Infiltrationen mit Analgetika/Corticosteroiden
- intraartikuläre Injektionen mit Hyaluronsäure

Operativ
- Arthroskopie
- Meniskus(teil)resektion/-glättung
- arthroskopischer/offener Kreuzbandersatz
- Popliteazystenresektion
- Knorpelglättung
- Pridie-Bohrungen
- Mikrofrakturierungen
- osteochondrale Transplantation (OCT)
- autologe Chondrozytentransplantation (ACT)
- „lateral release"/ mediale Raffung bei rezidivierender Patellaluxation
- Synovektomie
- Umstellungsosteotomie bei Achsenfehlstellung
- Endoprothese (Hemi-, oder Vollprothese)

Retropatellararthrose

Schlüsselwörter
Arthrose, Degeneration, Osteophyten, Zysten, Chondropathie

Keywords
arthrosis, degeneration, osteophytes, cysts, chondropathy

Anforderungen an die Bildgebung

- Darstellung der ossären Anatomie des distalen Femurs, der Patella und ihres Gleitlagers
- Darstellung der Lage der Tuberositas tibiae
- Erkennung von Osteophyten
- Beurteilung der Kapsel-, Band-, Sehnen- und Muskelstrukturen

Definition
Meist tritt eine primäre Arthrose des Patellofemoralgelenks in Kombination mit einer Omarthrose auf. Die Veränderungen der mikroskopischen und makroskopischen Anatomie entsprechen den im Abschnitt „Kniegelenkdegeneration" beschriebenen Läsionen.

Pathologie
- makroskopisch:
  - Gelenkspaltverschmälerung
  - Osteophyten
  - selten (Geröll-)Zysten
  - Gelenkerguss
  - subchondrale Sklerosierung
  - Kortikalisirregularität
- mikroskopisch:
  - hyperostotischer knöcherner Kortikalisumbau
  - Knochennekrosen
  - osteochondrale Dissektionen
  - selten Geröllzysten
  - Aufbau von Faserknorpel
  - reaktiv-entzündliche oder kalzifizierende Patellarsehnen- oder Lig.-patellae-Veränderungen

Arthroskopische Stadien
- Stadium I: Neovaskularisation und synoviale Invasion an der medialen Gelenkfacette
- Stadium II: beginnende Auffaserung der medialen Gelenkfacette
- Stadium III: zunehmende Auffaserung, Fissurbildung, Schwellung und Erweichung der zentralen Gelenkflächenanteile
- Stadium IV: geringe Betroffenheit auch der lateralen Gelenkfacette
- Stadium V: starke Betroffenheit auch der lateralen Gelenkfacette

Outerbridge-Klassifikation
- Stadium I: Knorpelerweichung
- Stadium II: zusätzliche Aufwerfung der Oberfläche
- Stadium III: oberflächliche ausgedehnte Erosionen
- Stadium IV: tiefe knorpeldurchdringende Erosionen

Klinik
- Anlauf-, Belastungs-, Druckschmerz
- Sitzschmerz
- Funktionseinschränkung
- Bewegungsgeräusche, Krepitation
- Gelenkschwellung, -erguss
- Patellafehlstellung, Gelenkmutilation

Diagnostik (Abb. 3.3 – 3.7)

Rö (→ *Methode der Wahl*)

Empfohlene Röntgenaufnahmen
- Standardprojektionen:
  - a.-p. Projektion
  - laterale Projektion im mediolateralen Strahlengang
- Spezialprojektionen (abhängig vom klinischen Untersuchungsbefund):
  - Frik-Aufnahme (Tunnelaufnahme, „notch view") zur Darstellung der Fossa/Eminentia intercondylaris
  - Patellaaxialaufnahme
  - Patella-Defilée-Aufnahmen zur Darstellung des Femoropatellargelenks
  - 45°-Schrägaufnahmen zur besseren Beurteilung des Tibiakopfs und der proximalen Fibula
- konventionelle Tomographie:
  - ersetzt durch Multislice-CT und 2-D-/3-D-Rekonstruktionen

Befund
- Gelenkspaltverschmälerung
- Osteophyten
- Zysten
- subchondrale Sklerosierung
- Kortikalisirregularität
- alte traumatische Läsionen, alte Fragmente
- Sehnen- und Muskelverkalkungen

Sono (→ *ergänzende Methode*)

Empfohlene Ebenen
- suprapatellarer Längs- und Querschnitt

Befund
- Gelenkspaltverschmälerung
- Osteophyten
- Gelenkerguss
- evtl. alte Fragmente
- evtl. Sehnen- und Muskelverkalkungen

CT (→ *ergänzende Methode*)

Empfohlener Untersuchungsmodus
- Standard-CT:
  - Schichtdicke: 1 – 2 mm
  - Tischvorschub: 1 – 2 mm
  - 2-D-Rekonstruktion (besonders sagittal): 1 – 2 mm Schichtdicke
  - evtl. 3-D-Rekonstruktion mit Subtraktion von Tibia, Fibula und Patella
- (Mehrzeilen-)Spiral-CT:
  - Schichtdicke: 0,5 – 2 mm
  - Tischvorschub: 2 – 5 mm/Rotation
  - Inkrement: 0,5 – 2 mm
  - 2-D-Rekonstruktion (besonders sagittal): 1 – 2 mm Schichtdicke
  - evtl. 3-D-Rekonstruktion mit Subtraktion von Tibia, Fibula und Patella

Befund
- Gelenkspaltverschmälerung
- Osteophyten
- Zysten
- Gelenkflächendestruktion
- alte traumatische Läsionen (Fragmente)
- Ausmaß der Sehnen- und Muskelverkalkungen

MRT (→ *ergänzende Methode der Wahl*)

Empfohlene Sequenzen
- sagittale native STIR-Sequenz
- sagittale und evtl. koronare native T1w und T2w TSE-Sequenzen (zur Darstellung sonstiger pathologischer Veränderungen des Kniegelenks)
- axiale (Patellagleitlager) und sagittale native fettsaturierte PDw SE- oder fettsaturierte 2-D- oder 3-D-GE-Sequenzen zur Knorpeldarstellung
- evtl. KM-Applikation zum Nachweis entzündlicher Veränderungen und deren Ausdehnung

Primäre Arthrose

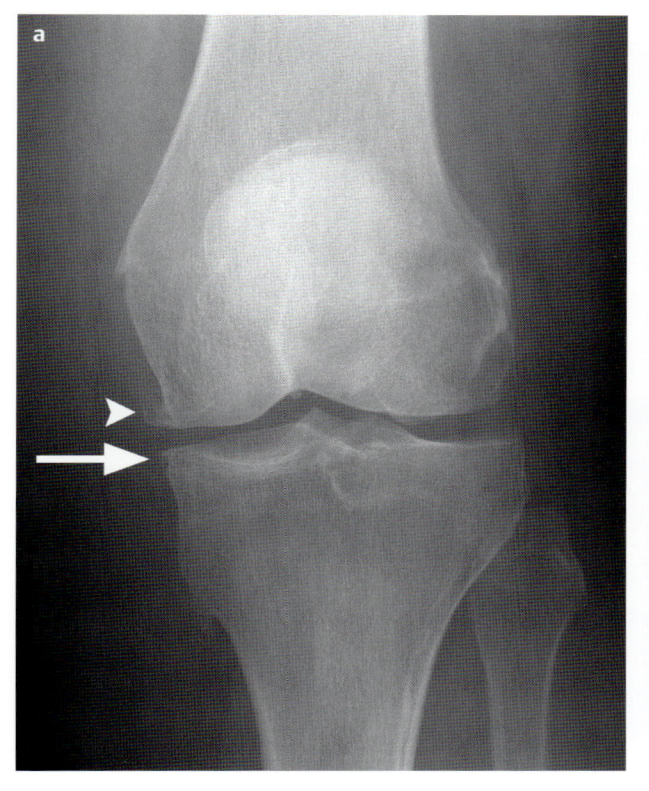

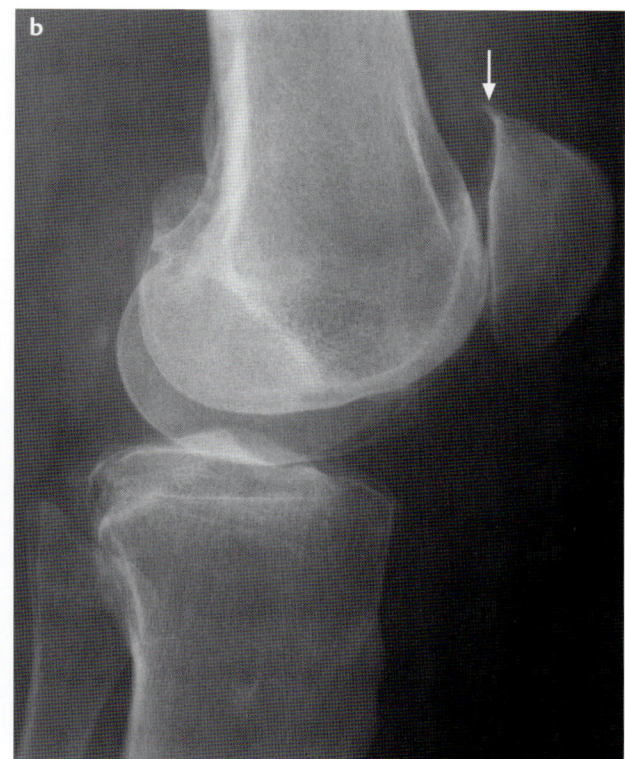

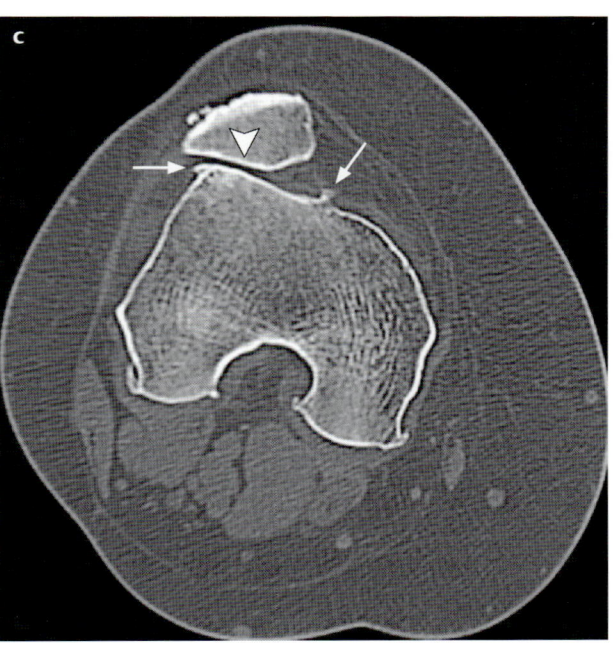

Abb. 3.3 a–c ▪ Retropatellararthrose.

a, b Bereits in der konventionellen Aufnahme in zwei Ebenen lassen sich Zeichen einer beginnenden Arthrose mit osteophytären Anbauten an der medialen Tibiakante (großer Pfeil), am medialen Femurkondylus (Pfeilkopf) und am kranialen Patellapol (kleiner Pfeil) erkennen.

c Das gesamte Ausmaß der Retropatellararthrose wird hingegen erst in den axialen CT-Schichten dokumentiert. In der CT zeigen sich Randanbauten auch im Bereich des patellaren Gleitlagers (kleine Pfeile) sowie die Verschmälerung des retropatellaren Gelenkspalts (Pfeilkopf).

Befund
- T1w Sequenz nativ:
  - hypointense Darstellung von Osteophyten
  - hypointense Darstellung von Zysten
  - hypointense Darstellung alter Fragmente
  - hypointense Darstellung von Verkalkungen
  - hyperintense Darstellung von Knochen- oder Weichteilverfettungen
- STIR- oder fettsaturierte T2w Sequenz:
  - hyperintense Darstellung von Zysten
  - hyperintense Darstellung entzündlicher Veränderungen (aktivierte Arthrose)
  - hypointense Darstellung alter Fragmente
  - hypointense Darstellung von Verkalkungen
  - hyperintense Darstellung von Knochen- oder Weichteilverfettungen
- GE- oder fettsaturierte PDw Sequenz:
  - Knorpelschäden
- T1w Sequenz nach KM:
  - hypointense Darstellung von Osteophyten
  - hypointense Darstellung von Zysten
  - hyperintense Darstellung entzündlicher Veränderungen (aktivierte Arthrose)
  - hypointense Darstellung alter Fragmente
  - hypointense Darstellung von Verkalkungen

3 Degenerative Veränderungen

- hyperintense Darstellung von Knochen- oder Weichteilverfettungen (bei Fettsuppression hypointense Darstellung)

MR-Stadien

- Stadium I:
  - hypointenses Signal im Knorpel in der T1- und T2-Gewichtung
- Stadium II:
  - hypointenses Signal im Knorpel in der T1-Gewichtung mit beginnender Deformierung oder Blasenbildung der Oberfläche
- Stadium III:
  - breitbasig hypointenses Signal von der Knorpeloberfläche bis zur Knorpel-Knochen-Grenze in der T1-Gewichtung ohne Knochenbeteiligung
- Stadium IV:
  - hypointenses Signal mit Fissur- oder Ulkusbildung im Knorpel in der T1-Gewichtung und T1-Hypo- (Zyste, Ödem, Sklerose), T2-Hypo- (Sklerose) oder/und T2-Hyperintensität (Zyste, Ödem) des angrenzenden Knochens

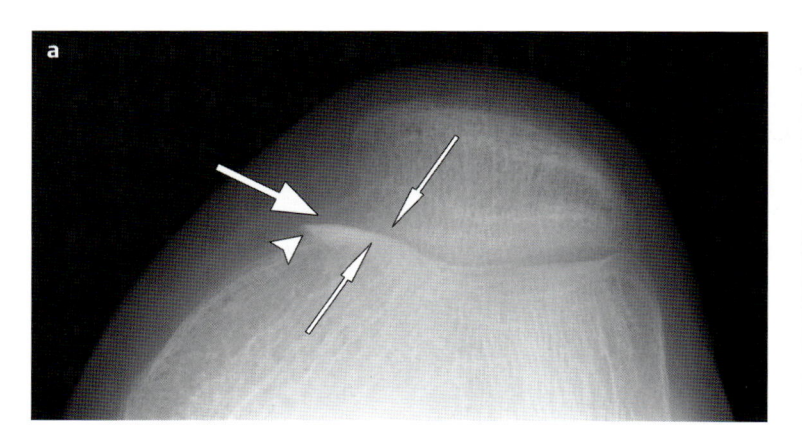

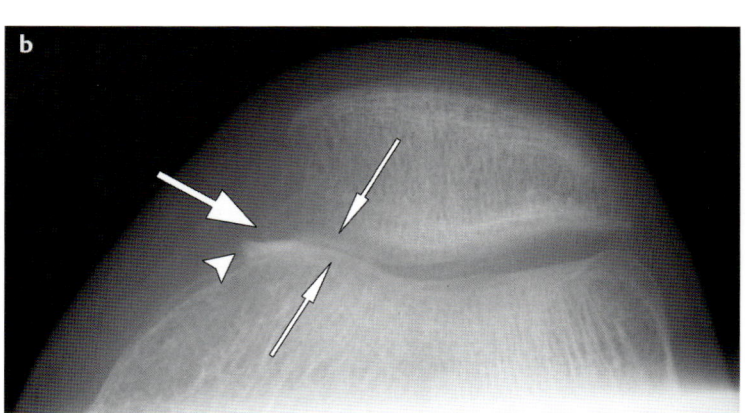

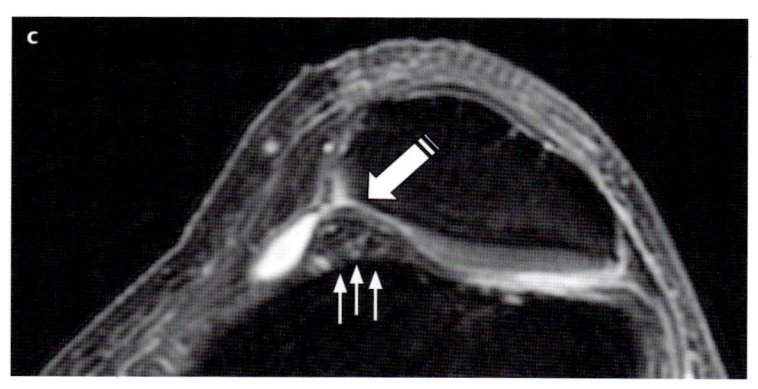

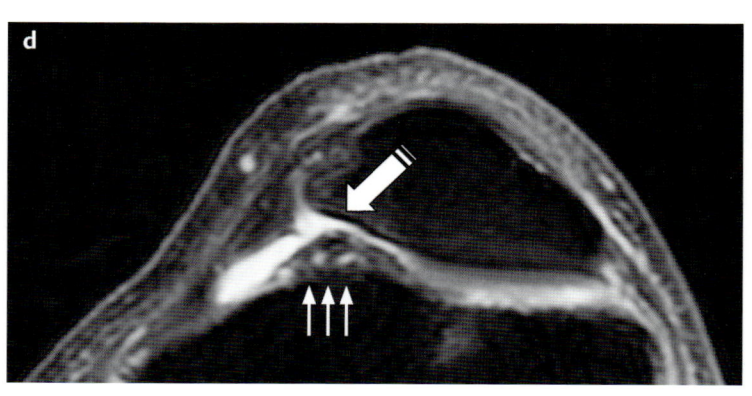

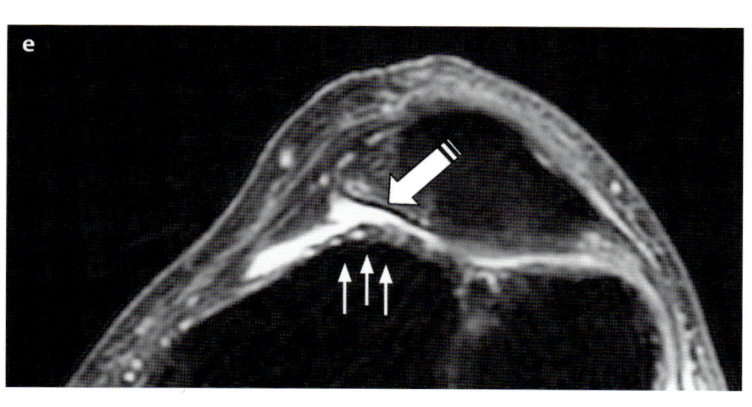

Abb. 3.4 a–e ▪ Retropatellararthrose.

a, b In der Patellazielaufnahme zeigen sich eine Verschmälerung des Gelenkspalts (Pfeil), osteophytäre Ausziehung (Pfeilkopf) des Patellagleitlagers und subchondrale Sklerosierungen (schmale Pfeile).

c–e Die fettsaturierte MR-Bildgebung dokumentiert den Knorpeldefekt (gestreifter Pfeil) und die osteophytären Randanbauten als inhomogene Knochenveränderung am Rand des patellaren Gleitlagers (kleine Pfeile).

Primäre Arthrose

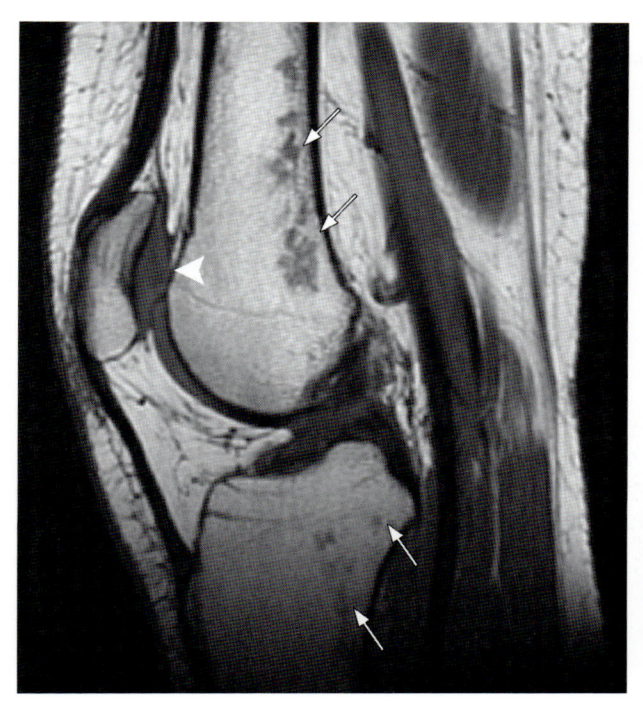

Abb. 3.5 ▪ **Retropatellare Chondromalazie Grad I.**

Die Chondromalazie Grad I des retropatellaren Knorpels zeigt sich als Auftreibung und Signalinhomogenität in der T1-Gewichtung (Pfeilkopf). Nebenbefundlich Darstellung von in der T1-Gewichtung signalarmen Strukturen im distalen Femur- und proximalen Tibiamarkraum, welche fokalen Minderverfettungen des Marks oder Knocheninfarkten entsprechen können (kleine Pfeile).

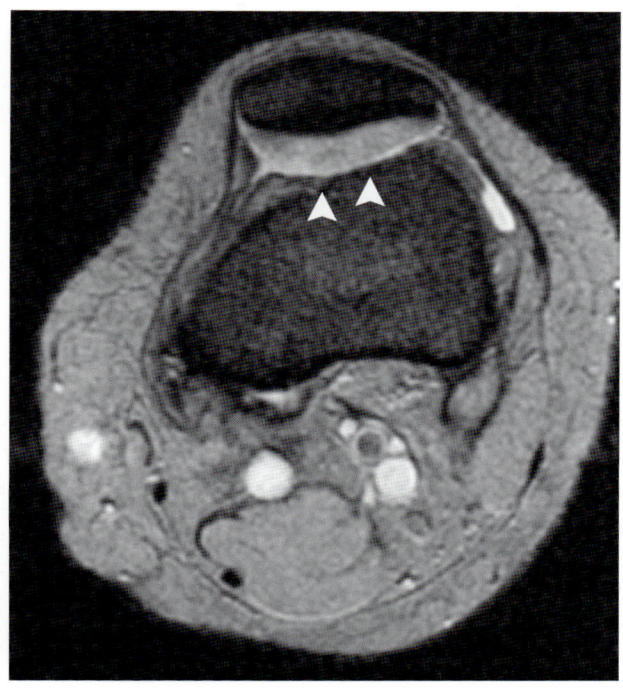

Abb. 3.6 ▪ **Retropatellare Chondromalazie Grad I.**

Signalreiche inhomogene Auftreibung des retropatellaren Knorpels (Pfeilköpfe) in der axialen T2*w GE-Sequenz bei Chondromalacia patellae Grad I.

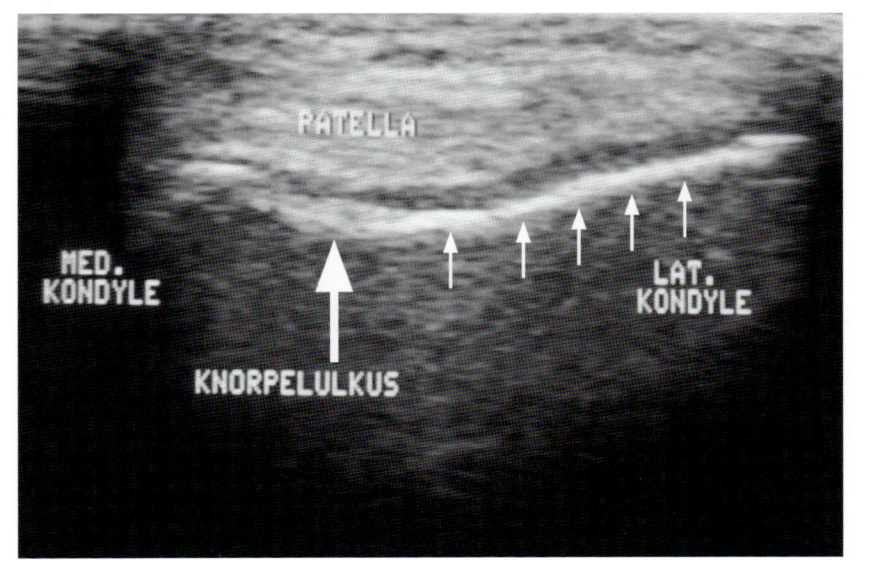

Abb. 3.7 ▪ **Retropatellararthrose.**

Auch in der Sonographie (suprapatellarer Querschnitt) zeigt sich ein derartiger Knorpeldefekt bei einer Retropatellararthrose (Pfeil) als Kontinuitätsunterbrechung und irreguläre, diskret geringe echogene Auftreibung der Knorpelfläche des sonst scharf begrenzten echoreichen retropatellaren Gleitlagers (kleine Pfeile).

Grundlagen der Therapie

Abhängig von Patientenalter, Grad der Arthrose, klinischen Beschwerden

Konservativ
- Analgetika
- Physiotherapie
- lokale/intraartikuläre Injektionen/Infiltrationen mit Analgetika/ Corticosteroiden
- intraartikuläre Injektionen mit Hyaluronsäure

Operativ
- „lateral release", mediale Raffung, Tuberositasversatz (bei Patellafehlstellung)
- peripatellare Denervierung
- Knorpelglättung
- Pridie-Bohrungen, Mikrofrakturierung
- autologe Chondrozytentransplantation (ACT)
- osteochondrale Transplantation (OCT)
- Patellektomie

Sekundäre Arthrose

Schlüsselwörter
posttraumatische Arthrose, postentzündliche Arthrose, sekundäre Arthrose, Degeneration

Keywords
posttraumatic arthrosis, postinflammatory arthrosis, secondary arthrosis, degeneration

Anforderungen an die Bildgebung

- Ursache der sekundären Arthrose
- Darstellung der ossären Anatomie des distalen Femurs, der Patella und ihres Gleitlagers
- Darstellung der Lage der Tuberositas tibiae
- Erkennung von Osteophyten
- Beurteilung der Kapsel-, Band-, Sehnen- und Muskelstrukturen

Definition

Eine sekundäre Arthrose entsteht auf der Grundlage kongenitaler Gelenkdysplasien, Stoffwechselerkrankungen (Gelenkknorpeldystrophie) oder als Folgeerscheinung von Traumata und Entzündungen. Am Knie sind häufig intensive sportliche Aktivität, Kreuzbandverletzungen, Meniskusschäden oder rezidivierende Patellaluxationen ursächlich erheblich beteiligt. Die mikroskopische und makroskopische Anatomie zeigt neben den zugrunde liegenden Gelenkdeformierungen die bei der primären Arthrose ebenfalls zu beobachtende Gelenkknorpeldegeneration und -erosion, die subchondrale Kortikalissklerosierung und -destruktion sowie möglicherweise reaktiv-entzündliche Synoviaveränderungen.

Pathologie

- makroskopisch:
  - Gelenkspaltverschmälerung
  - Osteophyten
  - (Geröll-)Zysten
  - subchondrale Sklerosierung
  - Kortikalisirregularität
  - Gelenkknorpelulzerationen
  - Gelenkerguss
  - Inkongruenz der Gelenkflächen
  - Patellafehlstellung
  - asymmetrische Knorpeldestruktion, -erweichung, insbesondere im Bereich der Hauptbelastungszonen (Varus-, Valgusgonarthrose)
- mikroskopisch:
  - Auffaserung des Gelenkknorpels
  - vertikale Kollagenfaserunterbrechung
  - Separation der oberflächlichen und tiefen Knorpelschichten
  - Gelenkknorpelulzerationen
  - Chondrozytenregenerate
  - hyperostotischer knöcherner Deckplattenumbau
  - Knochennekrosen/Geröllzysten
  - Ersatz des hyalinen durch Faserknorpel
  - subchondrale Sklerosierung/Fibrosierung
  - Synoviazottenhyper- oder -atrophie
  - reaktiv-entzündliche Muskel- und Sehnenveränderungen
  - evtl. entzündliche Veränderungen des rheumatischen Formenkreises

Klinik

- Anlauf-, Belastungs-, Druckschmerz
- Schmerzen bei langem Sitzen
- Schmerzen beim Treppen steigen
- Spannungsgefühl
- Gelenksteifigkeit
- Nachtschmerz
- Funktionseinschränkung
- Bewegungsgeräusche, Krepitation
- Gelenkschwellung, -erguss
- Patellafehlstellung, Gelenkmutilation
- Muskelatrophie, -kontraktur
- Poplitealzyste, Synovialzyste, Meniskusganglion

Diagnostik (Abb. 3.8)

Rö (→ *Methode der Wahl*)

Empfohlene Röntgenaufnahmen

- Standardprojektionen:
  - a.-p. Projektion
  - laterale Projektion im mediolateralen Strahlengang
- Spezialprojektionen (abhängig vom klinischen Untersuchungsbefund):
  - Frik-Aufnahme (Tunnelaufnahme, „notch view") zur Darstellung der Fossa/Eminentia intercondylaris
  - Patellaaxialaufnahme
  - Patella-Defilée-Aufnahmen zur Darstellung des Femoropatellargelenks
  - 45°-Schrägaufnahmen zur besseren Beurteilung des Tibiakopfs und der proximalen Fibula
- konventionelle Tomographie:
  - ersetzt durch Multislice-CT und 2-D-/3-D-Rekonstruktionen

Befund

- Gelenkspaltverschmälerung
- Osteophyten
- Geröllzysten
- subchondrale Sklerosierung
- Kortikalisirregularität
- Gelenkerguss
- Gelenkflächeninkongruenz
- alte traumatische Läsionen (ossäre Defekte, Gelenkflächenstufen, konsolidierte Frakturen)
- freie Gelenkkörper
- Kapsel-, Band-, Sehnen- und Muskelverkalkungen

Sono (→ *ergänzende Methode*)

Empfohlene Ebenen

- suprapatellarer Längs- und Querschnitt

Befund

- Gelenkspaltverschmälerung
- Osteophyten
- Gelenkerguss
- alte traumatische Läsionen (ossäre Defekte oder Stufen)
- evtl. freie Gelenkkörper
- Kapsel-, Band-, Sehnen- und Muskelverkalkungen

CT (→ *ergänzende Methode*)

Empfohlener Untersuchungsmodus

- Standard-CT:
  - Schichtdicke: 1–2 mm
  - Tischvorschub: 1–2 mm
  - 2-D-Rekonstruktion (sagittal und koronar): 1–2 mm Schichtdicke
  - 3-D-Rekonstruktion, bei Gelenkflächenbeteiligung möglichst mit Subtraktion der nicht betroffenen Knochen zur freien Darstellung auf der Stellung der veränderten Gelenkfläche
- (Mehrzeilen-)Spiral-CT:
  - Schichtdicke: 0,5–2 mm
  - Tischvorschub: 2–5 mm/Rotation
  - Inkrement: 0,5–2 mm
  - 2-D-Rekonstruktion (sagittal und koronar): 1–2 mm Schichtdicke
  - evtl. 3-D-Rekonstruktion zur Endoprothesenplanung oder übersichtlichen Gelenkstellungsdarstellung, evtl. mit Subtraktion der überlagernden Knochen zur freien Darstellung der jeweiligen Gelenkfläche

Befund

- Gelenkspaltverschmälerung
- Osteophyten
- Geröllzysten
- Gelenkflächendestruktion
- alte traumatische Läsionen (ossäre Defekte, Gelenkflächenstufen, konsolidierte Frakturen)
- freie Gelenkkörper
- Ausmaß der Kapsel-, Band-, Sehnen- und Muskelverkalkungen
- im Topogramm: Längendifferenz, Achsenfehlstellung
- im axialen Summationsbild: Rotationsfehlerbestimmung

Sekundäre Arthrose

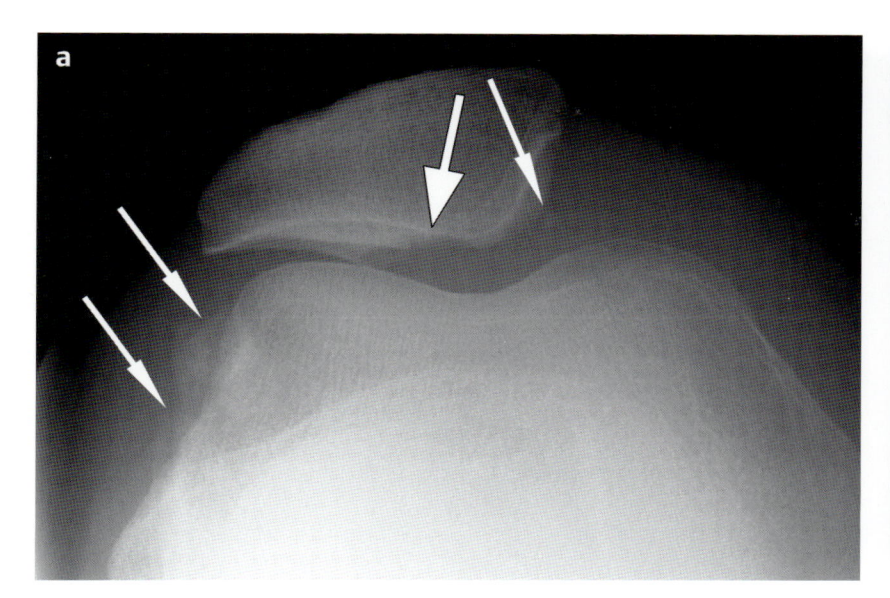

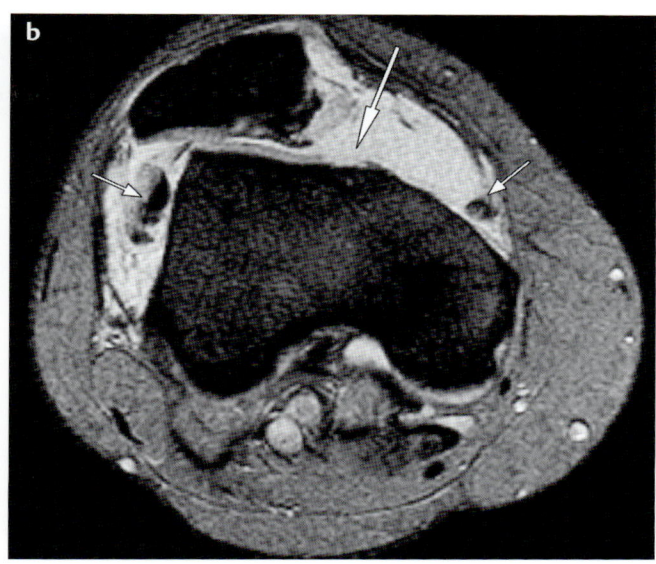

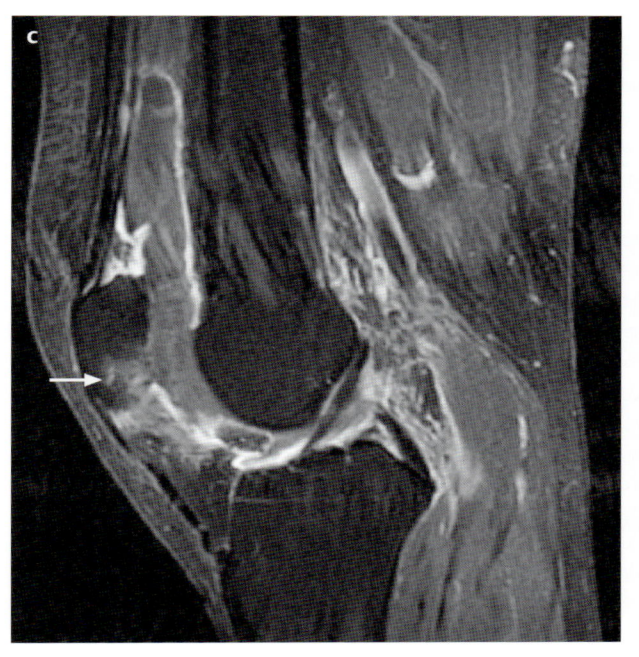

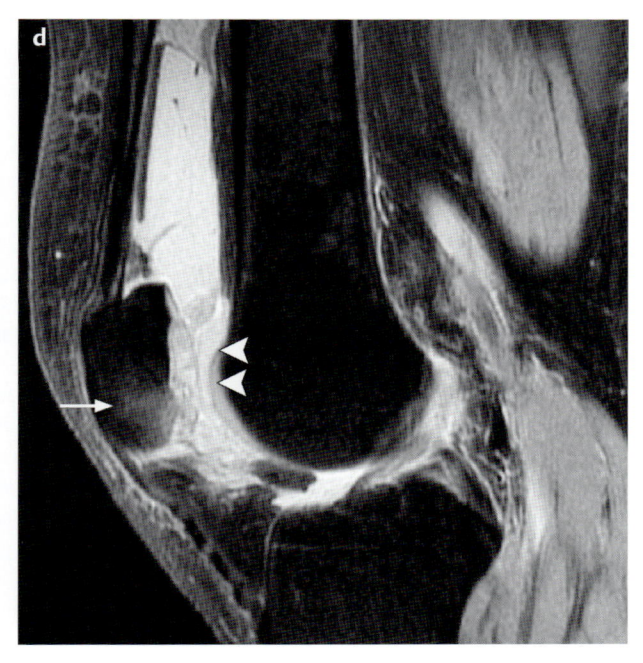

Abb. 3.8 a–d ▪ Sekundäre Arthrose.

a In der Patellazielaufnahme zeigen sich eine subchondrale irreguläre Verdichtung, eine unruhige Begrenzung der Kortikalis (dicker Pfeil) sowie freie Gelenkkörper (dünne Pfeile) an der medialen Patellagelenkfläche.

b Die transversale T2*w GE-Sequenz ermöglicht eine optimale Darstellung des retropatellaren Knorpeldefekts (Grad IV, dicker Pfeil) nach rezidivierenden Patellaluxationen und der freien Gelenkkörper (dünne Pfeile).

c Die sagittale fettgesättigte kontrastmittelverstärkte T1w Sequenz dokumentiert zudem eine Bone bruise der Patella (Pfeil).

d Die fettgesättigte PDw Sequenz erlaubt einerseits die deutliche Abgrenzung der subchondralen Bone bruise der Patella (Pfeil), andererseits demarkiert sich in dieser Sequenz der Knorpelschaden der Patella (Pfeilkopf) als Auftreibung und Signalinhomogenität mit irregulärer Kontur. Freie Gelenkkörper stellen sich hier als signalarme Aussparungen im signalreichen Kniegelenkerguss dar.

3 Degenerative Veränderungen

Grundlagen der Therapie

Abhängig von Patientenalter, Grad der Arthrose, klinischen Beschwerden

Konservativ
- insbesondere bei entzündlichen oder Stoffwechselerkrankungen unter besonderer Berücksichtigung der Grunderkrankung
- Analgetika
- Physiotherapie
- evtl. lokale/intraartikuläre Injektionen/Infiltrationen mit Analgetika/Corticoiden

Operativ
- insbesondere bei mechanischen Ursachen wie z. B. Luxationen, posttraumatischen Fehlstellungen, kongenitalen Fehlstellungen
- arthroskopisches Débridement
- Synovektomie
- Meniskus(teil)resektion/-glättung
- Politealzystenresektion
- Knorpelglättung
- Pridie-Bohrungen, Mikrofrakturierung
- „lateral release"/mediale Raffung bei rezidivierender Patellaluxation
- Umstellungsosteotomie bei Achsenfehlstellung, Stellungskorrektur der Gelenkfläche
- bei fortgeschrittener Arthrose endoprothetische Versorgung (Hemi- oder Vollprothese)

MRT (→ ergänzende Methode der Wahl)

Empfohlene Sequenzen
- STIR-Sequenz
- T1w und T2w TSE- oder GE-Sequenzen (evtl. mit Fettsuppression)
- KM-Applikation zum Nachweis entzündlicher Veränderungen und deren Ausdehnung
- T2*w fettsaturierte 3-D-GE-Sequenzen oder fettsaturierte PDw Sequenzen zur Knorpeldarstellung

Empfohlene Schichtebenen und Schichtdicke
- sagittal:
  - Menisci, Kreuzbänder, Patellofemoralgelenk, patellarer, kondylärer und tibialer Knorpel, anteriore und posteriore Gelenkkapsel/Synovia
- koronar:
  - Menisci, Kreuzbänder, Kollateralbänder, patellarer, kondylärer und tibialer Knorpel, mediale und laterale Gelenkkapsel/Synovia
- axial:
  - Patellofemoralgelenk, Retinacula patellae, patellarer Knorpel, Gelenkkapsel/Synovia
- schräg sagittal bei 15–20° Schichtwinkelung:
  - je nach Winkelung vollständige Längsschichtung des vorderen bzw. hinteren Kreuzbands inkl. Ursprung und Ansatz
- Schichtdicke: maximal 4 mm, optimal 2–3 mm

Befund
- T1w Sequenz nativ:
  - hypointense Darstellung von Osteophyten
  - hypointense Darstellung von Geröllzysten
  - hypointense Darstellung freier Gelenkkörper
  - hypointense Darstellung von Verkalkungen
  - hyperintense Darstellung von Knochen- oder Weichteilverfettungen
  - intermediäre bis hypointense Darstellung subchondraler Fibrosierungen/Sklerosierungen
- STIR-/T2w Sequenz:
  - hyperintense Darstellung von Geröllzysten
  - hyperintense Darstellung entzündlicher Veränderungen (aktivierte Arthrose)
  - hypointense Darstellung freier Gelenkkörper
  - hypointense Darstellung von Verkalkungen
  - hyperintense Darstellung eines Gelenkergusses
  - hyperintense Darstellung von Knochen- oder Weichteilverfettungen
  - intermediäre bis hypointense Darstellung subchondraler Fibrosierungen/Sklerosierungen
- 3-D-GE-/T2*w/PDw FS-Sequenz:
  - je nach Gewichtung Signalalteration der Knorpelerweichungszonen
  - Knorpelverschmälerung, -ulzeration, -glatze
  - hyperintense Darstellung von Knochen- oder Weichteilverfettungen (bei Fettsuppression hypointense Darstellung)
- T1w Sequenz nach KM:
  - hypointense Darstellung von Osteophyten
  - hypointense Darstellung von Geröllzysten
  - hyperintense Darstellung entzündlicher Veränderungen (aktivierte Arthrose)
  - hypointense Darstellung freier Gelenkkörper
  - hypointense Darstellung von Verkalkungen
  - hyperintense Darstellung von Knochen- oder Weichteilverfettungen (bei Fettsuppression hypointense Darstellung)
  - intermediäre bis hypointense Darstellung subchondraler Fibrosierungen/Sklerosierungen

Szinti (→ selten indizierte ergänzende Methode)

Empfohlener Untersuchungsmodus
- planare, Mehrkopfkamera- oder SPECT-Ganzkörper-Mehrphasen-Skelettszintigraphie
- Applikation von 550–750 MBq ^{99m}Tc-markierten Phosphonaten i. v.

Befund
- Nuklidmehranreicherungen im Bereich von Arthrosen (lokal erhöhter Knochenstoffwechsel, Umbauvorgänge, entzündliche Veränderungen, Verteilungsmuster, Aktivität)

Hoffa-Fibrose

Definition
Es handelt sich um eine meist posttraumatische oder chronisch-entzündliche Fibrosierung mit Volumenzunahme des subpatellaren Hoffa-Fettkörpers, am häufigsten mit einer Hyperplasie der Plicae synoviales und alares einhergehend. Ätiologisch sind außer Traumata Entzündungen, Degenerationen, Hämophilie oder eine villonoduläre Synovialitis möglich.

Pathologie
- Fibrosierung des Hoffa-Fettkörpers
- Ödem des Hoffa-Fettkörpers
- Hypertrophie des Hoffa-Fettkörpers
- Hyperplasie der Plicae synoviales und alares
- evtl. Quadrizepsatrophie
- evtl. Kalzifikationen

Klinik
- Schmerz besonders bei Knieflexion
- diffuser Schmerz
- Entzündungszeichen
- Bewegungseinschränkung
- begleitende Bursitis

Diagnostik

Rö (→ *Ausschluss anderer Ursachen*)

Empfohlene Röntgenaufnahmen
- Standardprojektionen:
  - a.-p. Projektion
  - laterale Projektion im mediolateralen Strahlengang
- Spezialprojektionen (abhängig vom klinischen Untersuchungsbefund):
  - Frik-Aufnahme (Tunnelaufnahme, „notch view") zur Darstellung der Fossa/Eminentia intercondylaris
  - Patellaaxialaufnahme
  - Patella-Defilée-Aufnahmen zur Darstellung des Femoropatellargelenks
  - 45°-Schrägaufnahmen zur besseren Beurteilung des Tibiakopfs und der proximalen Fibula
  - Verlaufsbeurteilung unter Berücksichtigung der Unfallaufnahmen
- konventionelle Tomographie:
  - ersetzt durch Multislice-CT und 2-D-/3-D-Rekonstruktionen

Befund
- Ausschluss knöcherner pathologischer Veränderungen
- evtl. Kalzifikationen im Hoffa-Fettkörper

Sono (→ *ergänzende Methode*)

Empfohlene Ebenen
- infrapatellarer Längsschnitt

Befund
- Nachweis eines Fettkörperödems oder einer Fettkörperfibrosierung
- evtl. Darstellung der Plicahyperplasie

CT
- diagnostisch nicht weiterführend

MRT (→ *Methode der Wahl*)

Empfohlene Sequenzen
- möglichst Darstellung in sagittaler und axialer Schichtung
- STIR-Sequenz
- native T2w TSE-Sequenz
- native T1w SE-Sequenz
- fettsaturierte T1w Sequenzen nach KM-Applikation

Befund
- T1w SE-Sequenz nativ:
  - hypointense Inhomogenität des infrapatellaren Hoffa-Fettkörpers
  - Auftreibung des Hoffa-Fettkörpers
  - intermediäres Signal der evtl. vorgewölbten Patellarsehne
  - evtl. hypointense Foki im Hoffa-Fettkörper (Kalzifikationen)
  - evtl. Quadrizepsatrophie
  - evtl. Patellarsehnenentzündung mit Unschärfe, Auftreibung über 7 mm Dicke direkt infrapatellar, intermediäres bis hyperintenses Signal
- STIR-/T2w SE-Sequenz nativ:
  - hypo- (Fibrosierung) bis hyperintense (Ödem) Inhomogenität des infrapatellaren Hoffa-Fettkörpers
  - Auftreibung des Hoffa-Fettkörpers
  - intermediäres Signal der evtl. vorgewölbten Patellarsehne
  - evtl. hypointense Foki im Hoffa-Fettkörper (Kalzifikationen)
  - evtl. Quadrizepsatrophie
  - evtl. Patellarsehnenentzündung mit Unschärfe, Auftreibung über 7 mm Dicke direkt infrapatellar, hyperintenses Signal
- T1w SE-Sequenz nach KM-Applikation (möglichst fettsaturiert):
  - evtl. leichte inhomogene KM-Aufnahme des infrapatellaren Hoffa-Fettkörpers
  - im Übrigen keine Veränderung gegenüber der nativen T1-Gewichtung
  - evtl. Patellarsehnenentzündung mit Unschärfe, Auftreibung über 7 mm Dicke direkt infrapatellar, hyperintenses Signal

Schlüsselwörter
Kniegelenk, posttraumatisch, Hoffa-Syndrom, MRT

Keywords
knee joint, post-traumatic, Hoffa's syndrome, MRI

Anforderungen an die Bildgebung
- Ausschluss sonstiger pathologischer Veränderungen
- Nachweis der Auftreibung, Ödematisierung und/oder Fibrosierung des Hoffa-Fettkörpers

Grundlagen der Therapie

Konservativ
- lokale/systemische Applikation von Kortikosteroiden
- Analgetika (z. B. Diclofenac)
- Physiotherapie

Meniskusdegeneration

Schlüsselwörter
Kniegelenk, Meniskusdegeneration, Meniskusriss, Meniskusganglion, MRT

Keywords
knee joint, meniscal degeneration, meniscal tear, meniscal ganglion, MRI

vgl. auch „Meniskusläsionen" in Kapitel 2

Definition
Unter Meniskusdegeneration versteht man durch Überlastung oder Abnutzung bedingte Veränderungen eines Meniskus, häufig mit Einrissen und Dislokation von Fragmenten.

Pathologie
- Meniskusdegeneration:
  - häufiger bei Männern als bei Frauen
  - Beginn intrameniskal, es reichen dann Bagatellverletzungen, um den Meniskus einzureißen (Fischmaulriss)
- Meniskuszysten:
  - häufiger bei Männern
  - 4- bis 10-mal häufiger lateral als medial
  - laterale Zysten kleiner, aber eher symptomatisch
  - Vortäuschen von Poplitealzysten durch mediale Meniskuszysten möglich
  - DD: Ganglion, Kapselzyste, Bursitis des Pes anserinus, Poplitealzyste

Klinik
- Kompressionstests:
  - Böhler-Zeichen
  - Krömer-Zeichen
  - Payr-Zeichen
- Bewegungstests:
  - Steinmann-I-Zeichen
  - Steinmann-II-Zeichen
  - Bragard-Zeichen
  - Merke-Zeichen
  - McMurray-Zeichen
  - Fouché-Zeichen
  - Apley-Zeichen
  - Rotations-Kompressions-Zeichen
  - Finochietto-Zeichen
- Funktionsverlust (Functio laesa)
- Bewegungseinschränkung
- lokaler Spontan-, Druck- und Bewegungsschmerz
- lokale Schwellung
- lokales Hämatom
- Meniskuszysten:
  - medial eher tastbar und größer, jedoch lateral eher symptomatisch

Anforderungen an die Bildgebung
- Größe, Form und Lage des Meniskus
- Lokalisation, Ausdehnung und Form von Meniskusrissen
- Lokalisation von Fragmenten
- Darstellung der intrameniskalen Degeneration
- Darstellung der meniskofemoralen Bänder
- Läsionen benachbarter Strukturen

Diagnostik (Abb. 3.9–3.14)

Rö (→ *Methode der Wahl*)

Empfohlene Röntgenaufnahmen
- Standardprojektionen:
  - a.-p. Projektion
  - laterale Projektion im mediolateralen Strahlengang
- Spezialprojektionen (abhängig vom klinischen Untersuchungsbefund):
  - Ganzbeinaufnahmen zur Achsenbestimmung
  - Frik-Aufnahme (Tunnelaufnahme, „notch view") zur Darstellung der Fossa/Eminentia intercondylaris
  - 45°-Schrägaufnahmen zur besseren Beurteilung des Tibiakopfs und der proximalen Fibula
- konventionelle Tomographie:
  - nicht indiziert

Befund
- Ausschluss ossärer Verletzungen (osteochondrale Dissektionen, Geröllzysten, alte knöcherne Band-, Sehnen-, Kapselausrisse)
- Gelenk(fehl)stellung
- Achsenfehlstellungen

Sono (→ *untersucherabhängige, selten indizierte ergänzende Methode*)
- Funktionsprüfung (Bewegungsanomalien, Instabilitäten)
- Gangliendarstellung
- im Übrigen der MRT unterlegen

CT
- allenfalls bei V. a. größere, konventionell-radiologisch nicht ausreichend erkennbare knöcherne Begleitläsionen
- im Übrigen der MRT unterlegen

MRT (→ *ergänzende Methode der Wahl*)

Empfohlene Sequenzen
- STIR-Sequenz
- native T2w sagittale fettsaturierte Sequenzen
- native T1w sagittale und koronare Sequenzen
- 3-D-GE-Sequenz zur Knorpeldarstellung

Befund
- Meniskusläsion:
  - *Grad 0:* homogen signalarmer Meniskus
  - *Grad I:* punktuelle intrameniskale Signalanhebung ohne Kontakt zur Gelenkfläche
  - *Grad II:* lineare intrameniskale Signalanhebung ohne Kontakt zur Gelenkfläche
  - *Grad III:* lineare (Grad IIIA) oder irreguläre (Grad IIIB) intrameniskale Signalanhebung mit Kontakt zur Gelenkfläche
  - *Grad IV:* komplexe Signalalteration mit Gelenkflächenkontakt und/oder Defekten
  - Vermessung des Risses: minimale und maximale Distanz zwischen Riss und Meniskusaußenrand
- muzinöse Meniskusdegeneration:
  - häufig im Innenmeniskushinterhorn
  - häufig in Form eines liegenden V oder Y
  - kein Gelenkflächenkontakt (cave: Fensterfehleinstellung am Monitor kann Gelenkflächenkontakt simulieren)
  - keine vertikale Orientierung
  - kein höheres Signal in der Protonendichtegewichtung als der benachbarte Knorpel
  - fehlende Beteiligung des inneren Meniskusdrittels
- begleitende Knorpelschäden
- freie Gelenkkörper
- knöcherne Begleitverletzungen (Bone bruise, okkulte Fraktur)
- Erguss
- begleitende Sehnen- oder Bandläsionen

Meniskusdegeneration

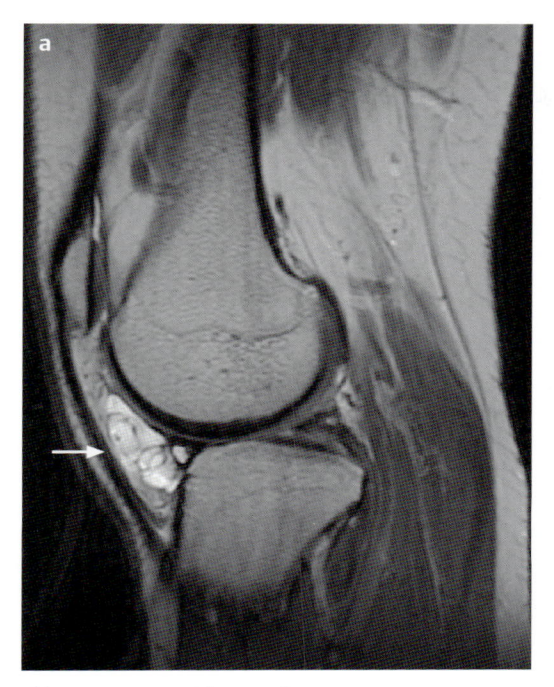

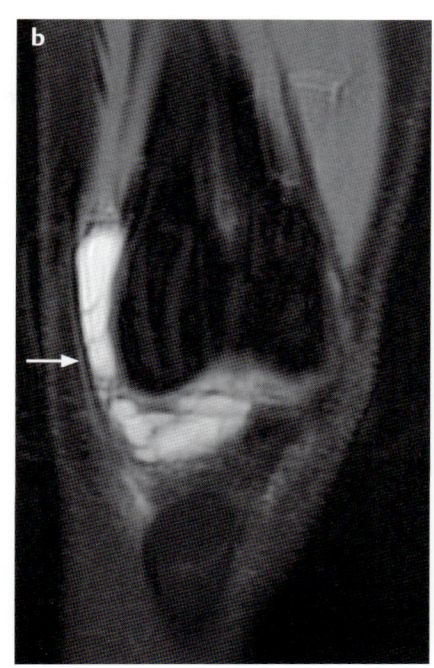

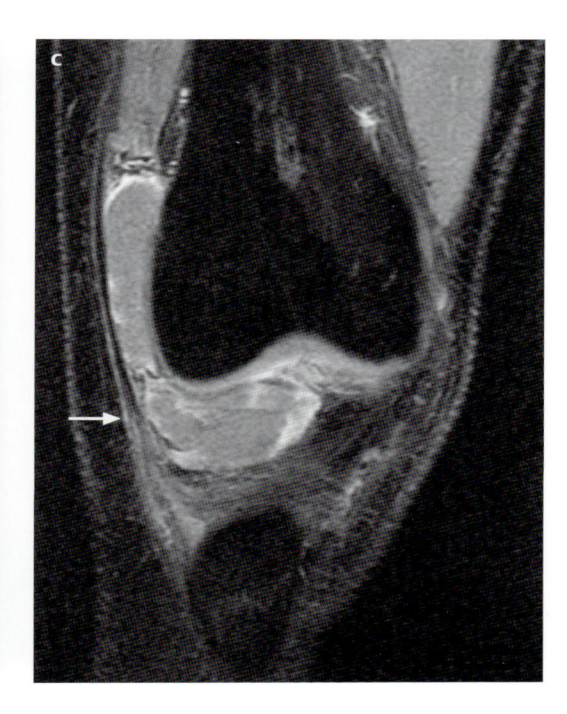

Abb. 3.9 a–c ▪ Meniskusganglien.

a, b Die überwiegend gallertig gefüllten Meniskusganglien (Pfeil) zeigen sich sowohl in dieser sagittalen T2w FR-SE- (**a**) als auch in der koronaren fettsaturierten PDw Sequenz (**b**) signalreich dar (Pfeil).

c In der koronaren T1w fettsaturierten 2-D-GE-Sequenz stellen sich die Ganglien (Pfeil) mit einem intermediären Signal dar.

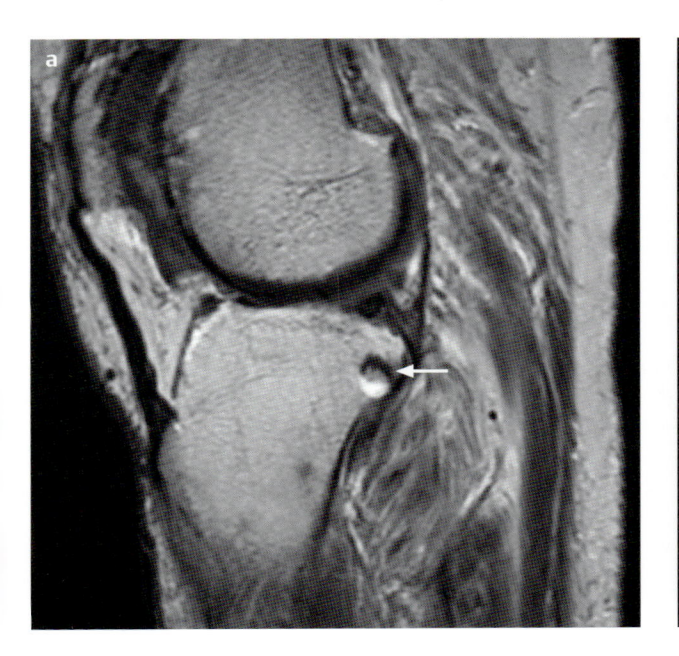

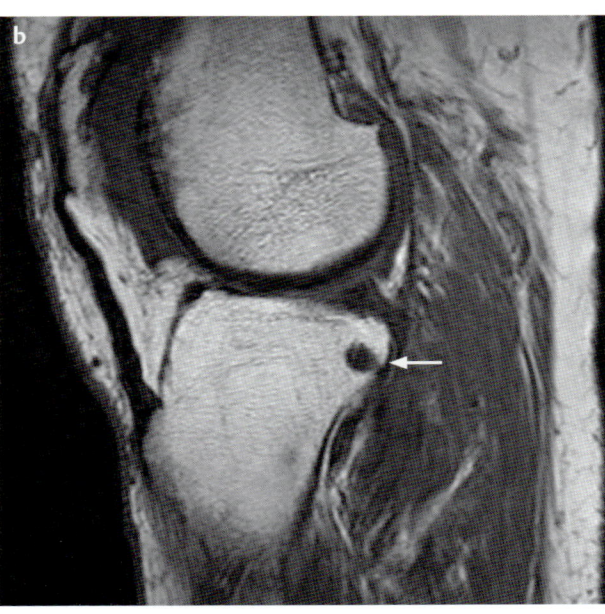

Abb. 3.10 a, b ▪ Intraossäres Ganglion.

a In der T2w FR-FSE-Sequenz signalreiche Darstellung (Pfeil).

b In der T1-Gewichtung signalarme Darstellung (Pfeil).

3 Degenerative Veränderungen

Vorliegen, Lokalisation und Ausdehnung von Meniskus-, Baker-Zysten, Meniskusganglien
- allgemein:
  - hypointens in der T1-Gewichtung
  - hyperintens in der T2-Gewichtung
- Meniskuszysten:
  - oft Kontakt zum medialen Längsband
  - oft mit gestielter Verbindung zum geschädigten Meniskus (Abb. 3.11)
- Ganglien:
  - eher exzentrisch, perikapsulär, nicht in der Gelenklinie
  - von Sehnen(scheiden), Muskeln, Ligamenten, Bursae etc. ausgehend und mit gestielter Verbindung zur Ursprungsstruktur
  - evtl. intraossär (Abb. 3.10), oft septiert, gallertige Füllung
- Kompression benachbarter Strukturen, auch von Nerven (Schmerz, neurologische Ausfälle)
- hyperintens in T2, hypointens in T1
- kein KM-Enhancement des Binnenraumes, evtl. des zarten peripheren Saums und des Stiels
- Septen signalarm in T1 und T2

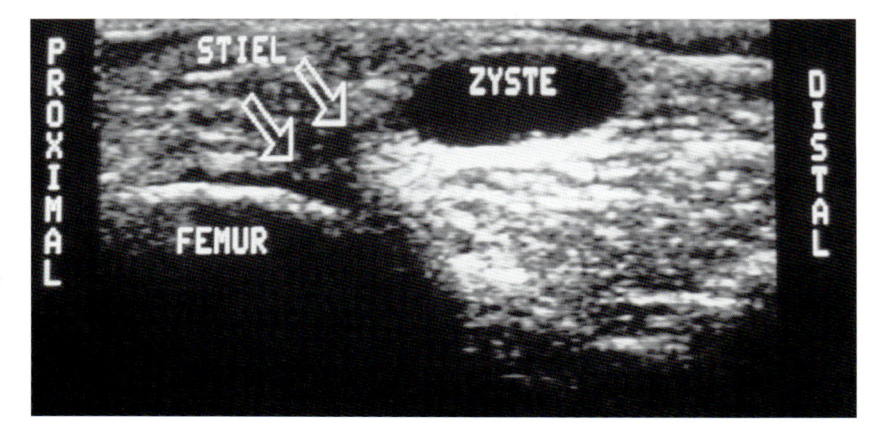

Abb. 3.11 ▪ Gestielte Meniskuszyste.

Gestielte (Pfeile) echoarme Meniskuszyste im medialen Längsschnitt mit typischer dorsaler Schallverstärkung (Pfeilkopf).

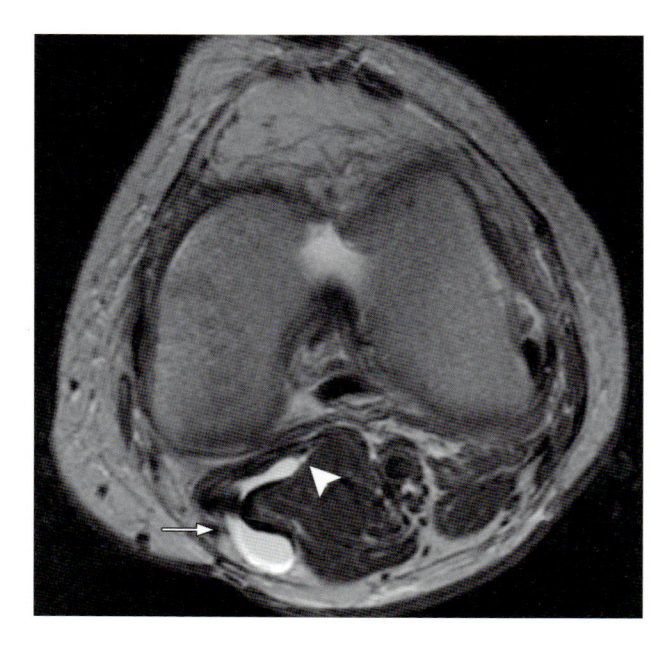

Abb. 3.12 ▪ Baker-Zyste.

Mittel der Wahl zur Darstellung von Baker-Zysten (Pfeil) sind axiale T2w Sequenzen (hier: Fast Recovery FSE). In diesen Schnittebenen zeigt sich auch der Kontakt zum Gelenkkavum (Pfeilkopf). Die Baker-Zyste schiebt sich hier in die Lücke zwischen Semimembranosus- und Gastrocnemiusloge.

Meniskusdegeneration

- Baker-Zysten (Abb. 3.12 – 3.14):
  - die Gelenkkapsel meist im Bereich einer Bursa – meist dorsal medial zwischen Gastrocnemius- und Semimembranosussehnen (physiologische Schwachstelle der Gelenkkapsel) – perforierende Synovialausstülpung
  - vermutlich durch erhöhten intraartikulären Druck bedingt
  - stets Kontakt zum Gelenkspalt
  - weite Ausdehnung in die Unterschenkelweichteile (meist intermuskulär) möglich
  - Ruptur möglich
  - DD: Bursitis, Tumoren (Synovialsarkom), vaskuläre Malformation, Einblutung
- Bursitis pedis anserini, iliotibialis, infrapatellaris profunda, infrapatellaris subcutanea, praepatellaris, gastrocnemius mediale, gastrocnemius laterale, semimembranosus, collaterale mediale, collaterale laterale:
  - hyperintens in T2, hypointens in T1,
  - bei chronischer Bursitis peripheres KM-Enhancement (Kapselverdickung) und zunehmender Anstieg des Binnensignals in T1 sowie Abfall in T2 (erhöhter Eiweißgehalt)

Grundlagen der Therapie

Arthroskopisch
- Naht
- Teilresektion
- Totalresektion (Folgen: Gelenkspaltverschmälerung, Gelenkflächenarrosion, subchondrale Sklerose, Osteophytenbildung)
- Therapie begleitender Knorpelschäden
- Entfernung freier Gelenkkörper

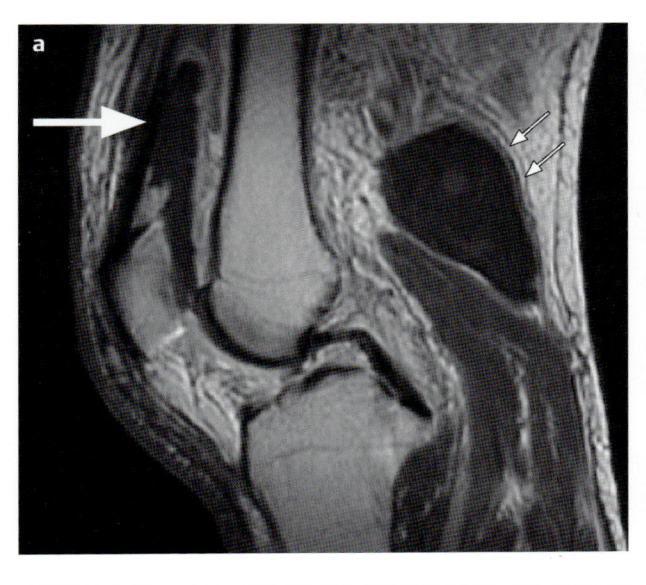

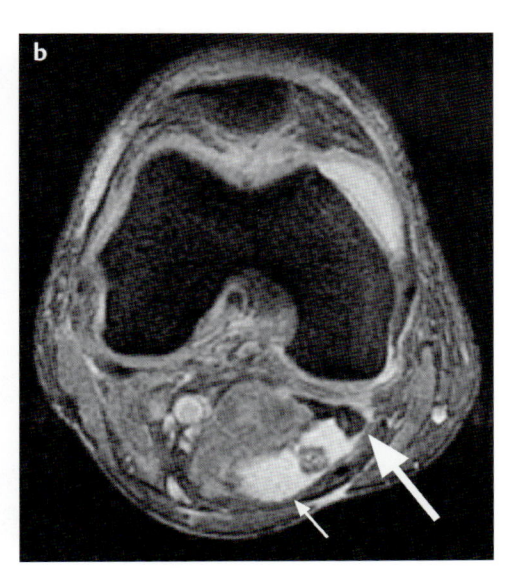

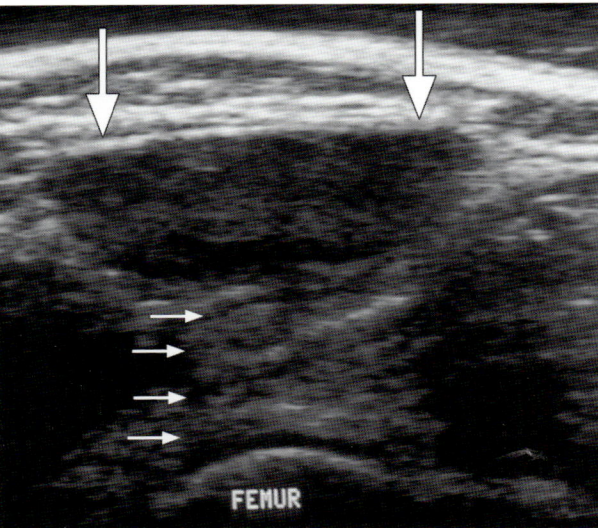

Abb. 3.13 a, b ▪ Baker-Zyste.

a Große Baker-Zyste (kleine Pfeile) ohne Kontrastmittelaufnahme des Binnenraumes in der T1-Gewichtung mit signalarmer Isointensität zum Gelenkkavum. Zusätzlich Erguss im Recessus suprapatellaris (großer Pfeil).
b In der axialen Schichtführung der korrespondierenden T2w GE-Sequenz signalreiche Darstellung der Baker-Zyste (kleiner Pfeil). In dieser Ebene ist die Verbindung zum Gelenkkavum optimal erkennbar (Pfeil).

Abb. 3.14 ▪ Baker-Zyste.

Durch eingedickte Flüssigkeit nicht vollkommen signalfreie Baker-Zysten (große Pfeile) zwischen den Mm. semimembranosus und gastrocnemius. Die Verbindung zum Gelenkkavum (kleine Pfeile) ist gut nachweisbar im posterioren Longitudinalschnitt.

Diagnostischer Leitfaden bei degenerativen Veränderungen

1. Röntgen (Methode der Wahl)

Indikationen
- Darstellung von Osteophyten
- Darstellung subchondraler Sklerosierungen
- Darstellung von Kortikalisirregularitäten
- Gelenkspaltverschmälerung
- Nachweis von Geröllzysten
- Darstellung freier Gelenkkörper
- Rotations- oder Achsenfehlstellungen
- Gelenkflächeninkongruenz
- alte traumatische Läsionen (ossäre Defekte, Gelenkflächenstufen, konsolidierte Frakturen)
- Gelenkerguss
- Kapsel-, Band-, Sehnen- und Muskelverkalkungen

2. Sono (Zusatzdiagnostik der Wahl, insbesondere bei Funktionsuntersuchungen und zur Darstellung von Popliteazysten)

Indikationen
- Nachweis eines Gelenkergusses
- Nachweis von Popliteazysten
- Nachweis von Zysten
- dynamische Beurteilung der Funktionseinschränkung durch Osteophyten, Störungen des Sehnengleit- und des Muskelkontraktionsverhaltens
- dynamische Beurteilung freier Gelenkkörper
- alte traumatische Läsionen (Gelenkflächenstufen)
- Darstellung von Band-, Sehnen- und Muskelverkalkungen
- Darstellung von Band-, Sehnen- und Muskelverletzungen
- dynamische Beurteilung der Sehnen- und Muskelfunktion
- Rotations- oder Achsenfehlstellungen
- Nachweis von Bursitiden
- Nachweis von Tend(ovag)initiden

3. CT (Zusatzdiagnostik)

Indikationen
- Fraktureinteilung nach der AO-Klassifikation
- Ausschluss freier Gelenkkörper
- Ausschluss alter traumatischer Läsionen (Gelenkflächenstufen)
- Operationsplanung bei posttraumatischen Fehlstellungen
- Operationsplanung bei Umstellungsosteotomien
- Beurteilung des Ausmaßes osteophytärer Anbauten
- Beurteilung des Ausmaßes von Geröllzysten und Gelenkflächendestruktion
- Ausmaß der Band-, Sehnen-, Muskel- und periartikulärer Weichteilverkalkungen (z. B. bei Myositis ossificans)
- Beurteilung von Rotations- oder Achsenfehlstellungen
- Darstellung des Ausmaßes ossärer Destruktionen

4. MRT (Zusatzdiagnostik der Wahl, insbesondere zur Darstellung des Ausmaßes von Weichteilläsionen)

Indikationen
- Nachweis freier chondraler Gelenkkörper
- Beurteilung des Ausmaßes von Knorpelläsionen
- Beurteilung des Ausmaßes von Geröllzysten
- Darstellung des Ausmaßes entzündlicher Veränderungen und eines Gelenkergusses (aktivierte Arthrose, Bursitis)
- Darstellung von Band-, Sehnen- und Muskelverkalkungen
- Darstellung von Band-, Sehnen- und Muskelverletzungen
- Darstellung von Knochen- oder Weichteilverfettungen und Muskelatrophien
- Darstellung der Knochenvitalität, Ausschluss von Knochennekrosen oder Knochenödemen

5. Szintigraphie (Zusatzdiagnostik)

Indikationen
- Nachweis des Ausmaßes (Aktivität, Multifokalität) und des Verteilungsmusters arthritischer und arthrotischer Läsionen

G. Lingg, C. Schorn, W. Flaig und H. Thabe

4 Entzündliche Erkrankungen

Infektiöse Erkrankungen der Gelenke

Infektarthritis

Definition
Unter einer Infektarthritis versteht man die Infektion eines Gelenks und des periartikulären Gewebes durch Mikroorganismen. Man unterscheidet endogen (selten) und exogen (durch Erregerinokulation, häufig) entstandene eitrige Gelenkentzündungen. Bei der endogenen Infektarthritis gelangen die Erreger hämatogen oder fortgeleitet (bei Osteomyelitis) in das Gelenk. Exogene Infektarthritiden entstehen traumatisch (offene Gelenkverletzung) oder auch iatrogen durch Injektionen, Punktionen, offene Operationen und Arthroskopien.

Pathologie
- eitriger Gelenkerguss
- paraartikuläres Gewebe ist in den entzündlichen Prozess einbezogen (Kapselphlegmone)
- enzymatische Zerstörung der Gelenkflächen (Knorpel und Knochen), Panarthritis
- Defektheilung mit Gewebeschrumpfung
- fibröse oder knöcherne Ankylose

Klinik
- akuter Notfall
- sofortige Diagnostik und Therapie zur Vermeidung bleibender Schäden erforderlich
- Prädilektionsstellen: Knie, Hüfte
- meist ausgeprägte lokale Entzündungszeichen (calor, rubor, dolor, tumor, functio laesa)
- seröser, serofibrinöser oder purulenter Erguss
- Keimnachweis im Erguss (Diagnosesicherung, Antibiogramm)
- häufige Keime: Staphylokokken, Streptokokken, Pneumokokken, E. coli, Salmonellen, Klebsiellen, evtl. Gonokokken
- allgemeine Entzündungszeichen möglich:
  - Fieber, Schüttelfrost
  - Leukozytose, BSG-Beschleunigung, CRP-Erhöhung
  - evtl. Krankheitsbild des septischen Streuherds (z. B. Pneumonie)
- atypische Präsentationen mit schleichendem Beginn bei:
  - Immunsupprimierten
  - alten Patienten
  - anbehandelten Infektionen
  - bestimmten Erregern

Diagnostik

Rö (→ *Methode der Wahl, keine Frühdiagnose*)

Empfohlene Röntgenaufnahmen
- Standardprojektionen: a.-p. und seitlich im Liegen

Befund
- anfangs unauffällig
- Gelenkerguss:
  - Frühzeichen: Unschärfe der hinteren Kontur der Sehne des M. rectus femoris
  - femoropatellare Distanz > 5 mm
  - *Anschwellen der Bursa suprapatellaris:*
    seitliche Projektion: weichteildichte, zungenförmige, glatt begrenzte Verschattung, die sich aus dem femoropatellaren Gelenkspalt entwickelt und zwischen Femurmetaphysenfett und Sehne des M. rectus femoris liegt a.-p. Bild: bei großem Erguss weichteildichte großbogige Verschattung mit scharfer Kontur, die die Muskelschatten des M. vastus überlagert, nicht auslöscht
  - *dorsal:* Verlagerung der physiologischen Fettlagen (Form einer „3"), schmiegen sich normalerweise den Konturen der Femurkondylen und der Tibia im Abstand von 1–2 mm an, Verlagerung der Fabella oder der verkalkten A. poplitea
  - *cave:* bei seitlichem Bild in zu starker Beugung: Erguss kann in die dorsalen Gelenkabschnitte gepresst werden, dann wesentlich schlechter zu erkennen
- periartikuläres Ödem:
  - Flüssigkeitsimbibierung des Hoffa-Fettkörpers
- gelenknahe Demineralisation (Abb. 4.1):
  - unspezifisches Frühzeichen (z. B. bei Inaktivität oder entzündlichen Prozessen) sog. subchondrales Femurband: Demineralisation eines schmalen subchondralen Streifens an beiden Femurkondylen
  - leicht fleckförmige Demineralisation der Patella
  - bandförmige metaphysäre Demineralisation des Femurs und der Tibia (bei Inaktivität oder entzündlichen Prozessen)
  - später deutlich unharmonisch fleckförmige Demineralisation (Abb. 4.2)
- Zeichen der Knorpeldestruktion (Gelenkspaltverschmächtigung)
- Knochendestruktion (Abb. 4.2):
  - unscharfe Zeichnung der subchondralen Grenzlamelle
  - Usuren beginnend marginal
  - häufig fokal akzentuierte, rasch fortschreitende, tief greifende Destruktion im Vergleich zu den rheumatischen Arthritiden von ungeordneter Morphologie und Ausbreitung
  - Sklerosen in den Destruktionen und in der Nachbarschaft
  - unter Therapie zunächst noch Fortschreiten der Destruktionen trotz klinischem Ansprechen möglich (Schutt abräumen)
- Subluxation (besonders dorsolaterale Rotationssubluxation)
- Befunde nach durchgemachter Infektarthritis:
  - Ankylosen
  - arthrotische Deformität bei Defektheilung

Schlüsselwörter
eitrige Arthritis, Infektarthritis, septische Arthritis, Gelenkempyem, Pyarthros

Keywords
septic arthritis, articular empyema, pyarthros

Anforderungen an die Bildgebung
- Feststellung einer Arthritis
- Abgrenzung von DD (Osteomyelitis, RA, infektallergische Arthritis, Kristallarthropathie, Trauma, Tumor, Arthrose)
- Erfassung der Ausdehnung
- Beurteilung von Heilungsvorgängen oder Progression
- Ausschluss von Komplikationen

4 Entzündliche Erkrankungen

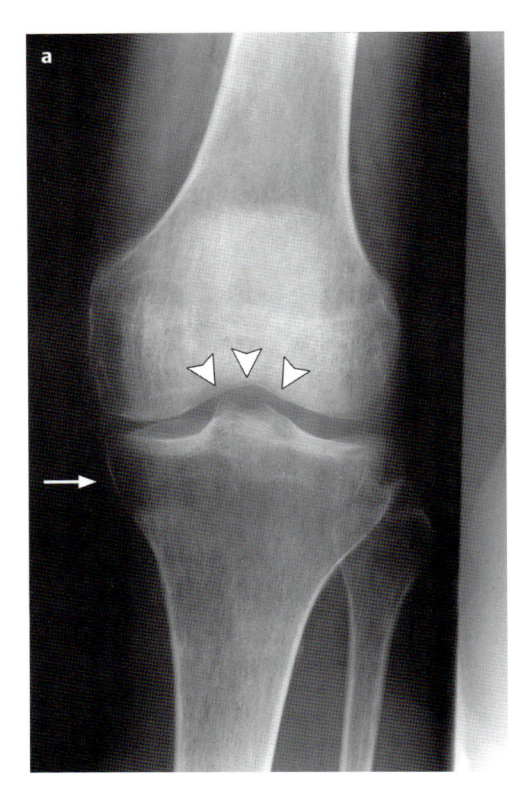

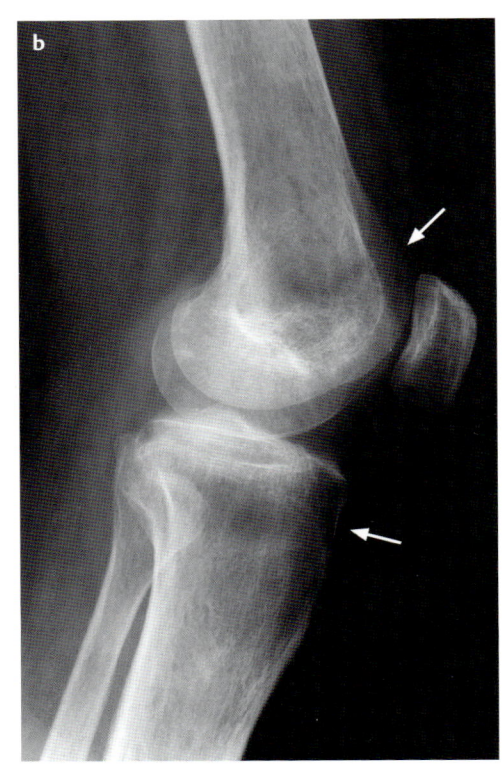

Abb. 4.1 a, b ▪ Gelenknahe Osteoporose.

Unspezifischer Befund einer gelenknahen Demineralisation, die durch Inaktivität oder entzündliche Affektionen des Gelenks hervorgerufen werden kann. Hier: Inaktivität.

a Als Frühzeichen besteht ein sog. subchondrales Femurband (Pfeilköpfe).
b Außerdem findet sich eine bandförmige metaphysäre Demineralisation der Tibia- und Femurmetaphysen (Pfeile).

Grundlagen der Therapie

Frühe, aggressive, interdisziplinäre Therapie erforderlich, um Gelenkdestruktion zu verhindern

Antibiose
- nach Synoviaanalyse (Zellzahl), Gram-Färbung, Kultur zunächst empirisch i. v.
- abhängig von Genese (ambulant, nosokomial), Gram-Färbung, Alter des Patienten, z. B. Cefuroxim oder Cefotaxim plus Flucloxacillin
- gezielte Weiterbehandlung nach Antibiogramm

Lokale Therapie
- begleitend Entlastungspunktionen mit Spülungen
- evtl. Anlage einer Saugspüldrainage
- lokale Kryotherapie
- nur kurzfristige Ruhigstellung, frühzeitige Bewegungstherapie

Sono (→ Methode der Wahl)
Empfohlene Ebenen
- Standardprojektionen:
  - suprapatellar quer, längs
  - parapatellar
  - infrapatellar längs
  - medial und lateral längs
  - dorsal quer und längs
- je nach Lokalbefund

Befund
- Gelenkerguss
- echoarme Verbreiterung der Synovialis
- Ödemdurchtränkung der Weichteile
- Gelenkspaltverschmächtigung
- ggf. marginale Usuren

CT
- speziellen Fragestellungen vorbehalten
- falls MRT kontraindiziert

MRT (→ ergänzende Methode)
Empfohlene Sequenzen
- STIR koronar
- T1w SE, T2w TSE sagittal
- T1w SE FS nach KM sagittal oder koronar, transversal

Befund (Abb. 4.2)
- Erguss (praktisch immer vorhanden):
  - Flüssigkeitssignal
  - bei hohem Eiweiß- oder Zellgehalt: T1 leichte Signalanhebung, ggf. Sedimentationseffekte
  - spät (> 10 min post injectionem) KM-Aufnahme durch Diffusion aus inflammatorisch veränderter Synovialis möglich
- Synovialitis (frühzeitig nachweisbar):
  - bandförmig diffus verbreiterte Synovialis
  - T1: intermediär, T2: leicht hyperintens
  - kräftige bandförmige KM-Aufnahme
- Knochenmarködemmuster:
  - zunächst marginal (Gelenkrand, Kapselansatz)
  - später epiphysär unregelmäßig, zur Diaphyse hin unscharf
- Gelenkflächendestruktion:
  - Knorpeldestruktion fokal und/oder diffus
- Knochendestruktionen zunächst marginal (T2: hyperintens, KM-Anreicherung)
- später grobe irreguläre Destruktionen mit ausgeprägtem, umgebendem sog. Knochenmarködemmuster und KM-Anreicherung
- periartikuläre Ausbreitung:
  - Abszesse
  - phlegmonöse Muskellogenbeteiligung
  - Bursitiden

Szinti
Empfohlener Untersuchungsmodus
- 3-Phasen-Skelettszintigraphie
- Leukozytenszintigraphie

Befund (Abb. 4.2)
- 3-Phasen-Skelettszintigraphie:
  - wesentlich früher positiv als Röntgen, Sensitivität ähnlich MRT
  - Mehrbelegung in der Perfusions- und Blutpoolphase, bei Vorliegen von Knochendestruktionen in allen 3 Phasen
- Leukozytenszintigraphie:
  - Mehrbelegung im Infektionsgebiet

Infektiöse Erkrankungen der Gelenke

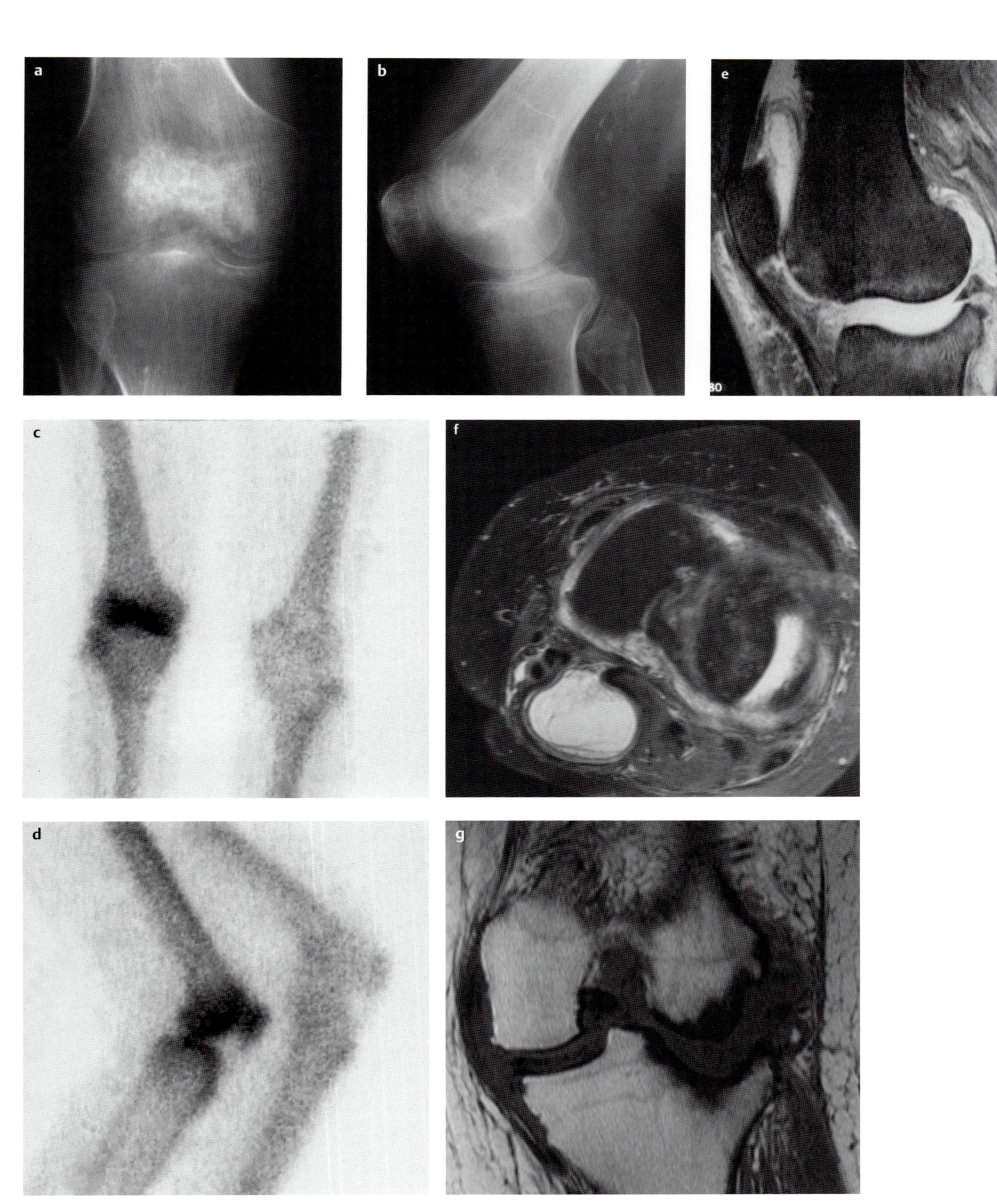

Abb. 4.2 a–g ▪ Infektarthritis (Staphylococcus aureus).

a, b Schwere gelenknahe, unharmonisch fleckförmige Demineralisation. Gelenkspaltverschmächtigung als Zeichen der Knorpelzerstörung. Grenzlamellenverlust und Knochendestruktionen, besonders am lateralen Tibiaplateau.

c, d Speicherphase der Skelettszintigraphie mit Mehrbelegung der Patella, des Tibiaplateaus und der Femurkondylen.

e–g T2w TSE FS sagittal (**e**) und transversal (**f**), T1w SE koronar (**g**) bei einem anderen Patienten mit Staphylokokkenarthritis: Gelenkerguss und Synovialisverdickung, Baker-Zyste, nur geringes Knochenmarködem in diesem Fall, tief greifende Zerstörung der Gelenkflächen betont im lateralen Kompartiment mit Zeichen der perifokalen Sklerose (mit freundlicher Genehmigung Prof. Dr. J. Mäurer, München).

Diagnostischer Leitfaden bei Infektarthritis

1. Röntgen (Basisdiagnostik)

Indikationen
- in der Frühphase oft noch kein spezifischer Befund, dennoch indiziert u. a. zum Ausschluss anderer pathologischer Befunde und als Basis für die Verlaufskontrolle
- später spezifische Diagnose möglich, dann Abschätzung des Ausmaßes der Knorpel- und Knochendestruktion
- Ausschluss von Komplikationen
- Dokumentation des Verlaufs

2. Sono

Indikationen
- Ergussdokumentation
- Abgrenzung einer intraartikulären Ergussbildung von Bursitis oder anderen Weichteilschwellungen
- Synovialzysten

3. CT

Indikationen
- speziellen Fragestellungen vorbehalten
- wenn Schnittbildung erforderlich, MRT aber kontraindiziert ist

4. MRT

Indikationen
- ergänzend, besonders bei schweren Verläufen
- beste Methode zur morphologischen Darstellung der Ausbreitung in Knochen und Weichteilen

5. Szintigraphie

Indikationen
- Suche nach septischen Infektherden
- Ausschluss eines polytopen Befalls

Schlüsselwörter
akute hämatogene Osteomyelitis

Keywords
acute/hematogenic osteomyelitis

Osteomyelitis

Einteilung nach Ätiologie und Verlauf
- akute hämatogene Osteomyelitis
- subakute Osteomyelitis
- chronische Osteomyelitis
- posttraumatische Osteomyelitis
- Sonderformen (Übergang zu Erkrankungen des rheumatischen Formenkreises):
  – sklerosierende Osteomyelitis Garré
  – chronisch rekurrierende multifokale Osteomyelitis

Akute hämatogene Osteomyelitis

Anforderungen an die Bildgebung
- Feststellung einer Osteomyelitis
- Abgrenzung von DD (Knochentumor, Leukämie, ggf. Gelenkaffektion)
- Bestimmung der Aktivität und der Ausdehnung in Knochen und Weichteilen
- Feststellung von Progression oder Heilungsvorgängen
- Erkennung von Komplikationen

Definition
Es handelt sich um eine akute eitrige Knochenmarkentzündung, die sich nach einer Allgemeininfektion mit Bakteriämie entwickelt und in Gelenke und Weichteile ausbreiten kann.

Klinik
- Kinder:
  – plötzlich hohes Fieber
  – lokale Entzündungssymptome
  – ggf. toxisches Krankheitsbild
  – bevorzugt Metaphysen langer Röhrenknochen
  – Keime: Staphylococcus aureus, Streptokokken, E. coli, Haemophilus influenzae
- Erwachsene:
  – weniger dramatisches Krankheitsbild, evtl. schleichend
  – lokale Entzündungssymptome
  – Fieber
  – bevorzugt Achsenskelett
  – gramnegative Organismen, Staphylococcus aureus

Diagnostik

Rö (→ *Methode der Wahl*)

Empfohlene Röntgenaufnahmen
- Standardprojektionen

Befund
- grundsätzlich der Klinik nachhinkend
- Kleinkind bis 1 Jahr:
  – metaphysäre Aufhellungszonen
  – unharmonische Demineralisation
  – Periostreaktionen
  – Gelenkerguss
  – Übergriff auf das benachbarte Gelenk relativ rasch
- Kind:
  – meist metaphysäre Lokalisation
  – Epiphysenfuge wirkt als Barriere für die Ausbreitung Richtung Epiphyse und Gelenk
  – Weichteilschwellung
  – unharmonische Demineralisation
  – lamelläre Periostreaktionen
  – nach Tagen bis Wochen Knochendestruktionen mit spongiöser Aufhellung
  – spät kortikale Defekte
- Erwachsene:
  – unharmonische, fleckige Demineralisation
  – lamelläre Periostreaktionen
  – spongiöse, unscharf begrenzte Aufhellungen
  – kortikale Destruktionen: Tunnelierung, endostale Kortikalisverdünnung, subperiostale Defekte
  – Sequester, Totenlade (nekrotischer Knochen in Demarkierungshöhle), Indikation zur OP

Sono (→ *bei Kindern*)

Empfohlene Ebenen
- Standardschnitte
- befundangepasst in 2 Ebenen

Befund
- Weichteilödem
- Periostabhebungen
- Flüssigkeitsansammlungen in den Weichteilen
- Erguss im benachbarten Gelenk

CT (→ *bei Sequesterverdacht*)

Empfohlener Untersuchungsmodus
- Knochenalgorithmus/ Weichteilalgorithmus
- Standard-CT:
  – Schichtdicke: 1–3 mm
  – Tischvorschub: 1–3 mm
- Spiral-CT:
  – Schichtdicke: 1–3 mm
  – Tischvorschub: 2–5 mm
  – Schichtabstand: 1–3 mm
- sagittale und koronare 2-D-Rekonstruktionen

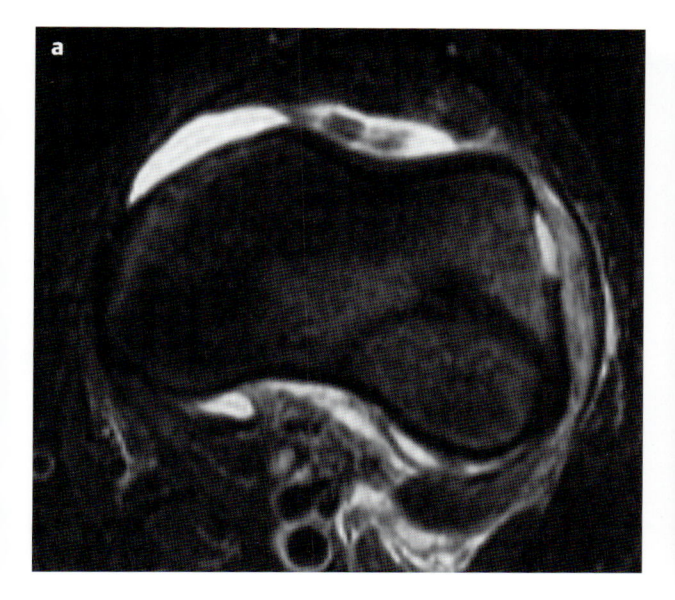

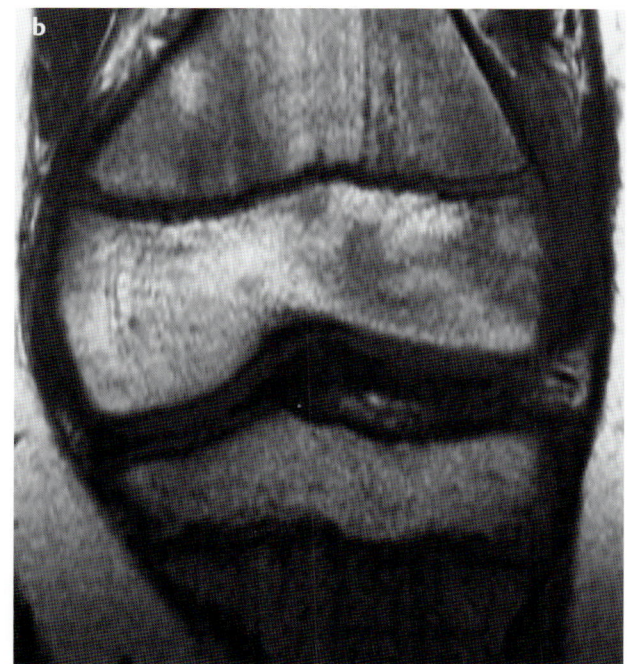

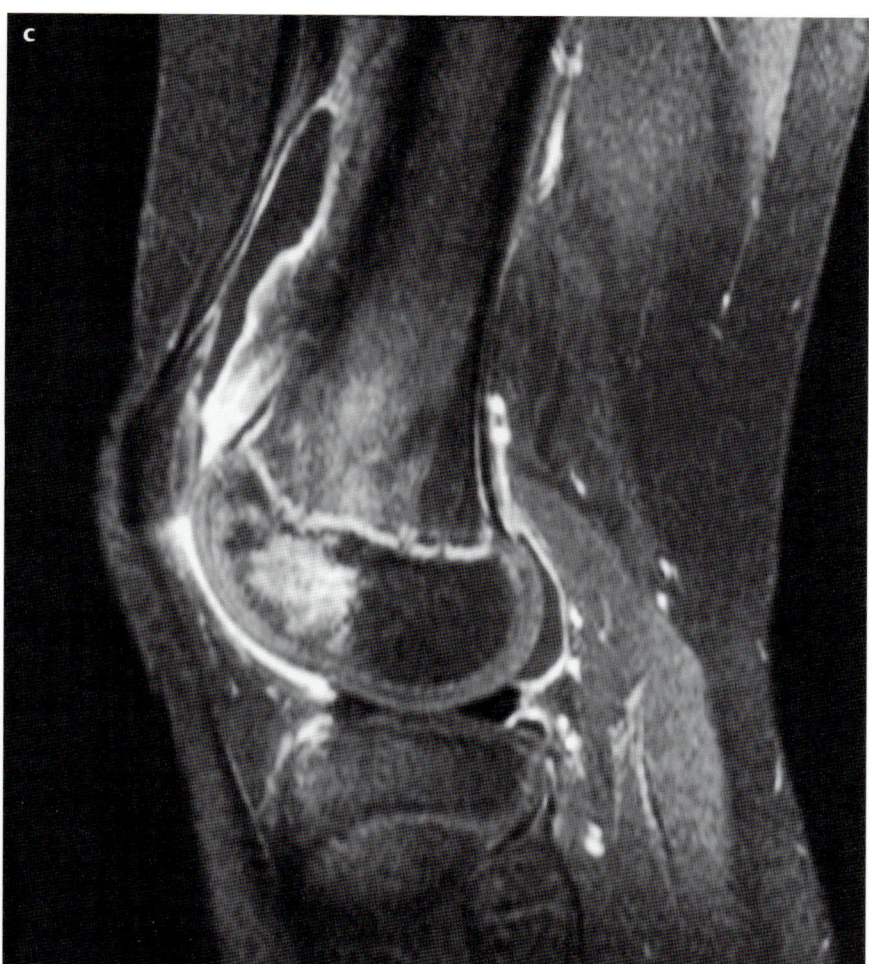

Abb. 4.3 a–e ▪ **Akute hämatogene Osteomyelitis.**

a–d Insgesamt monotones Bild. Geringes, umschriebenes epiphysäres sog. Knochenmarködem mit unvollständiger Auslöschung des Fettsignals und unscharfer Begrenzung. Kleine kortikale Defektbildung und periostale Abhebung mit Flüssigkeitsansammlung (Eiter) und umgebender bandförmiger KM-Anreicherung. Synovitis und Kniegelenkserguss.

- **a** STIR transversal.
- **b** T1w SE koronar.
- **c** T1w SE FS + KM sagittal.
- **d** T1w SE FS + KM transversal.
- **e** STIR. Nach antibiotischer Therapie Rückbildung des Knochenmarködems sowie des Ergusses (mit freundlicher Genehmigung Dr. J. Zander, Dr. St. Kessler, Bad Kreuznach).

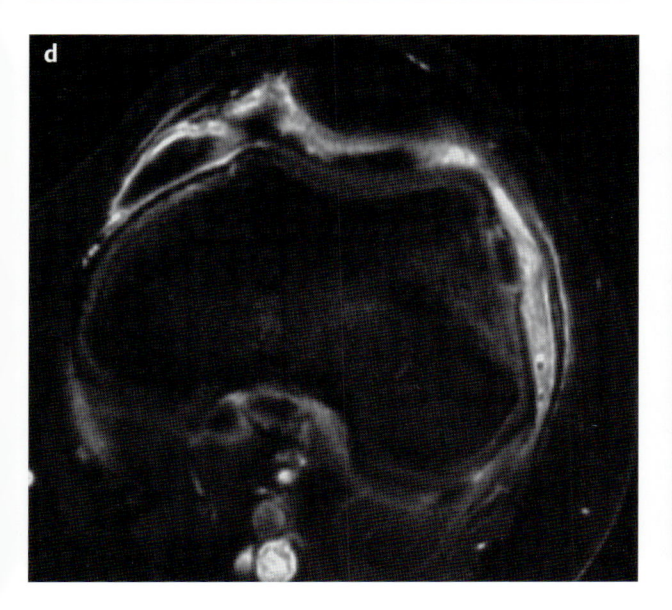

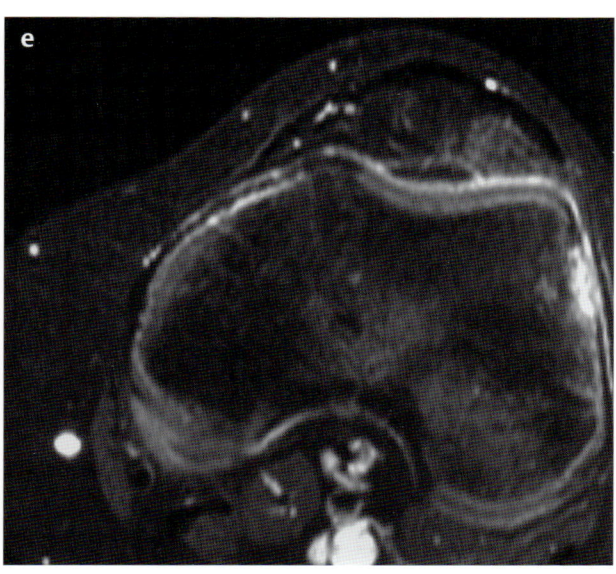

Grundlagen der Therapie

Antibiose
- frühzeitiger Erregernachweis (Blutkultur, subperiostale Flüssigkeit) und Resistenzbestimmung
- initial immer parenterale Therapie
- Wahl des Antibiotikums nach vermuteten Erregern

Befund
- Weichteilschwellung und Fettgewebsmaskierung
- Flüssigkeitskollektionen
- Fettmarkobliteration in der Markhöhle
- spongiöse und kortikale Destruktionen
- Sequester:
  - meist intraspongiöse Lage
  - sklerotischer Knochen innerhalb eines Knochendefekts

MRT

Empfohlene Sequenzen
- STIR koronar
- T1w SE koronar oder transversal
- T1w SE FS nach KM koronar und sagittal bzw. transversal

Befund (Abb. 4.3)
- entzündliche Knochenmarkveränderung:
  - unscharf begrenztes sog. Knochenmarködemmuster mit unvollständiger Auslöschung des Fettsignals
  - großflächig bei akutem Entzündungsgeschehen (i. Ggs. zum chronischen Prozess, dort relativ umschrieben)
- entzündliche Periost- und Weichteilveränderungen:
  - periostale Verbreiterung, T2: hyperintens, T1: hypointens, KM-Anreicherung
  - ödematöse und hypervaskularisierte Veränderung des benachbarten Fettgewebes, unscharf begrenzt
- Kortikalisunterbrechungen
- Knochennekrose:
  - früh: KM-Aussparung
  - spät: Demarkierungssaum
- Knochenabszess:
  - zentral Flüssigkeit, evtl. T1 leicht signalangehoben (Eiweißgehalt), keine KM-Aufnahme
  - umgebende Abszesskapsel mit kräftiger KM-Anreicherung
  - spät: periphere signalarme Zone entsprechend Fibrosierung und Sklerosierung (Übergang zur subakuten Osteomyelitis)
- Weichteilabszess oder Fistel:
  - flüssigkeitshaltiger Herd oder Gang
  - Rand-Enhancement
- Umgebungsreaktion des Fettgewebes mit Ödem und Hypervaskularisation
- Spätbefunde:
  - Sklerose (T1 und T2 signallos)
  - Fibrose (T1 und T2 signalarm)
  - intraossäre Zysten (Flüssigkeitssignal)

Szinti (→ zur Fokussuche)

Empfohlener Untersuchungsmodus
- 3-Phasen-Skelettszintigraphie
- Leukozytenszintigraphie

Befund
- 3-Phasen-Skelettszintigraphie (bei V. a. polytope Herde):
  - sehr sensitiv, der Röntgenmanifestation um Tage bis Wochen voraus
  - unspezifisch: Knochenstoffwechselsteigerung bei verschiedensten Erkrankungen
  - Hot-Spot in allen 3 Phasen
- Leukozytenszintigraphie:
  - bei Knocheninfektionen weniger sensitiv als bei Weichteilinfektionen
  - spezifischer als 3-Phasen-Skelettszintigraphie

Subakute Osteomyelitis, Brodie-Abszess

Schlüsselwörter
subakute Osteomyelitis, Brodie-Abszess

Keywords
subacute osteomyelitis, Brodie's abscess

Anforderungen an die Bildgebung
- Feststellung einer Osteomyelitis
- Darstellung der Lokalisation und Ausbreitung
- Abgrenzung von DD (Knochentumoren, Osteoidosteom, Ermüdungsfraktur)
- Erkennung von Komplikationen
- Feststellung von Progress oder Heilung

Definition
Eine subakute Osteomyelitis ist eine primär subakute Infektion des Knochens, bei Vorliegen eines Brodie-Abszesses mit intraossärer rundlicher Abszesshöhle und Neigung zu Fistelung.

Klinik
- im Vergleich zur akuten Osteomyelitis weniger heftige Symptome, umschriebenere morphologische Veränderungen
- typischer Vertreter: Brodie-Abszess:
  - Metaphysen der Tibia und des distalen Femurs bevorzugt
  - Inzidenzgipfel im Kindesalter

Diagnostik

Rö (→ *Methode der Wahl*)

Empfohlene Röntgenaufnahmen
- Standardprojektionen

Befund (Abb. 4.4)
- im Vergleich zur akuten Osteomyelitis bunteres Bild
- osteolytische, destruktive Veränderungen der Spongiosa und Kortikalis
- kortikale Verbreiterung (periostale Knochenneubildung)
- Sklerosierungen
- Sequester
- Architekturstörung der Spongiosa und Kortikalis
- Brodie-Abszess:
  - metaphysäre Lage benachbart der Epiphysenfuge
  - relativ scharf begrenzte Spongiosastrukturaufhellung zentral oder subkortikal
  - zarte umgebende Sklerose
  - gewundene Verbindungskanäle zur Epiphysenfuge (diagnostischer Beweis)
  - zarte Periostreaktion

MRT

Empfohlene Sequenzen
- STIR koronar
- T1w SE koronar
- T1w SE FS nach KM koronar und sagittal

Befund
- bunteres Bild als akute Osteomyelitis mit Zeichen der Fibrosierung und Sklerosierung
- kortikale Verbreiterung durch periostale Knochenneubildung
- ausgeprägte entzündliche Weichteilreaktionen möglich
- Brodie-Abszess:
  - metaphysär in Nachbarschaft der Epiphysenfuge Herd mit Flüssigkeitssignal
  - Begrenzung des Herds zweischichtig: innen KM-anreichernde Abszesskapsel, außen zarte Sklerosierung (T2: signalarm)
  - umgebendes sog. Knochenmarködem
  - milde perifokale Periost- und Weichteilreaktion mit unscharfer Kontur

Osteomyelitis 87

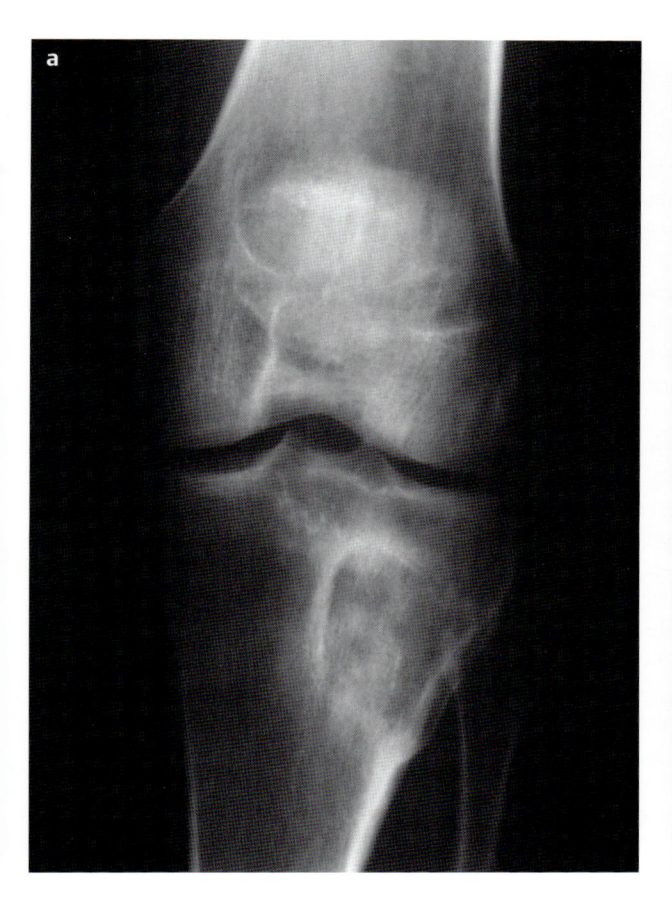

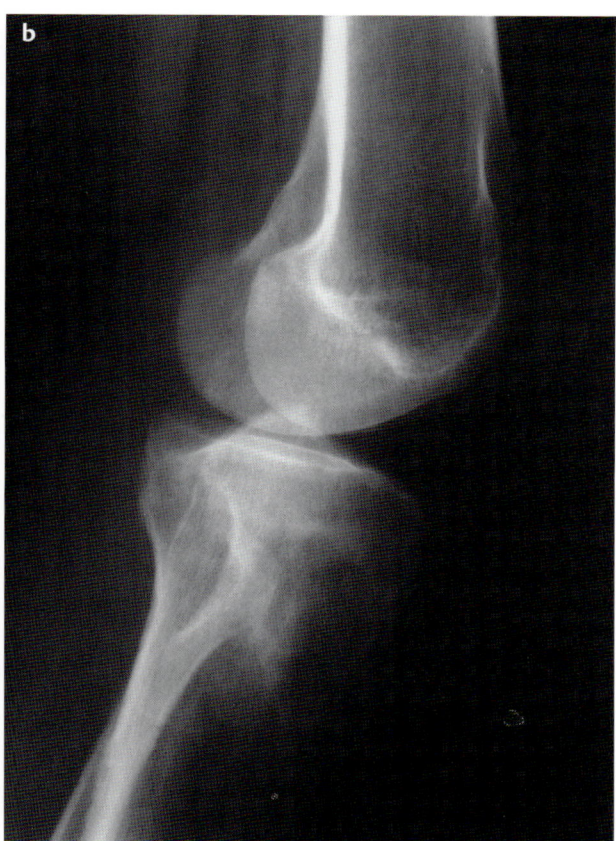

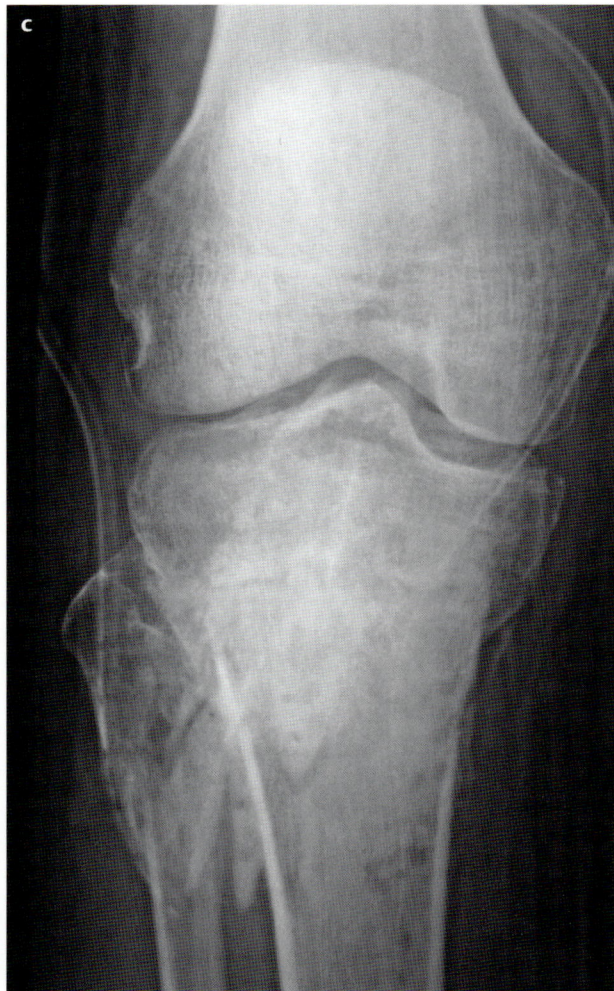

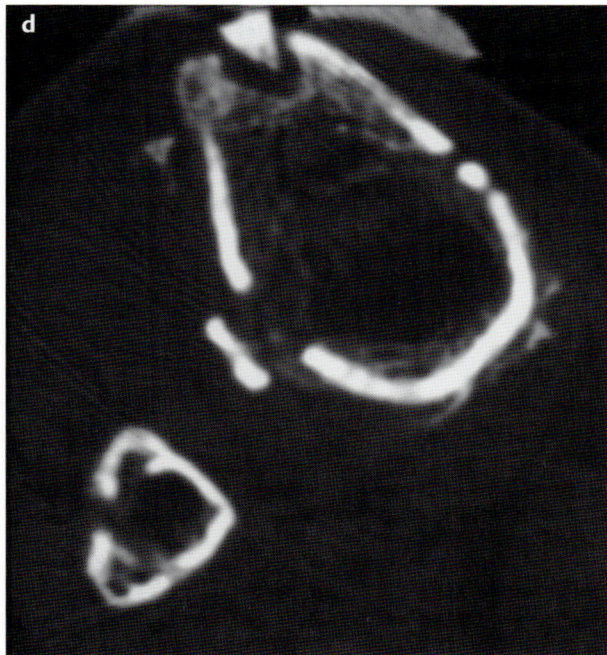

Abb. 4.4 a–d ▪ Zwei Formen der subakuten Osteomyelitis: Brodie-Abszess und Sequesterbildung bei offener Tibiakopffraktur.

- **a, b** Exzentrische osteolytische Läsion in der proximalen Tibiametaphyse mit Zerstörung der lateralen Kortikalis; Randsklerose und periostale Reaktion bei Brodie-Abszess.
- **c** In der konventionellen Aufnahme nach offener Tibiakopffraktur mit lokalen Infektzeichen undeutlich erkennbar sklerotischer Knochenspan in Projektion auf die Tuberositas tibiae.
- **d** CT: Bestätigung eines Sequesters mit osteolytischer Demarkation (mit freundlicher Genehmigung Prof. Dr. J. Mäurer, München).

Chronische und chronisch rezidivierende Osteomyelitis

Schlüsselwörter
chronische Osteomyelitis, Sequester

Keywords
chronic osteomyelitis, sequestration

Anforderungen an die Bildgebung

- Feststellung der chronischen Osteomyelitis
- Erkennung von Reaktivierungen (Voraufnahmen essenziell)
- Darstellung des Ausmaßes des Befalls intraossär und in den Weichteilen
- Abgrenzung von DD (Knochentumoren)
- Feststellung von Komplikationen

Definition
Von einer chronischen bzw. chronisch rezidivierenden Osteomyelitis spricht man bei einer chronischen Infektion des Knochens mit Neigung zu Therapieresistenz und Rezidivgefahr.

Klinik
- sekundäre Verlaufsform einer akuten endogenen oder exogenen Osteomyelitis
- im Verlauf häufig Remissionen und Rezidive mit akuten Entzündungszeichen
- rezidivierende Fistelungen
- Induration der Weichteile nach multiplen Entzündungsschüben

Diagnostik

Rö (→ *Methode der Wahl*)
Empfohlene Röntgenaufnahmen
- Standardprojektionen
- durchleuchtungsgesteuerte Fistelfüllungen

Befund
- Übersichtsaufnahmen:
  - Nebeneinander von sklerosierenden und osteolytischen Abschnitten
  - solide und lamelläre Periostreaktionen (Neuauftreten als Zeichen der Reaktivierung)
  - unregelmäßige kortikale Verdickung durch periostale und enostale Knochenneubildung
  - aufgehobene trabekuläre Architektur und strähniger Umbau des Markraums
  - osteolytische Defekte unterschiedlicher Größe (Neuauftreten als Zeichen der Reaktivierung)
  - Sequester: abgestorbener sklerotischer Knochenspan in einer Aufhellungszone (= Totenlade) (Zeichen einer Reaktivierung)
  - Knochendeformierung möglich
- Fistelfüllungen:
  - Darstellung fuchsbauartiger Fistelsysteme und Abszesshöhlen der Weichteile mit Anschluss an die osteolytischen Herde im Knochen

Sono (→ *zur Suche nach Flüssigkeitsverhalten in den Weichteilen*)
Empfohlene Ebenen
- je nach Lokalbefund in 2 Ebenen

Befund
- ggf. Flüssigkeitsverhalte in den Weichteilen
- Periostabhebungen (besonders bei Kindern)

MRT
Empfohlene Sequenzen
- STIR koronar
- T1w SE koronar
- T1w SE FS nach KM koronar und sagittal

Befund (Abb. 4.5)
- entzündliche Knochenmarkveränderung:
  - Knochenmarködemmuster mit unvollständiger Auslöschung des Fettsignals
  - irregulär verteilt, relativ umschrieben
- entzündliche Periost- und Weichteilveränderungen:
  - periostale Verbreiterung, z. T. hypointens in allen Sequenzen (Knochenneubildung) oder moderat hypointens (Fibrose), z. T. T2 hyperintens und T1 hypointens mit KM-Anreicherung (entzündliches Gewebe) oder mit Flüssigkeitssignal (subperiostale Eiteransammlung)
  - ödematöse und hypervaskularisierte Veränderung des benachbarten Fettgewebes, unscharf begrenzt und unregelmäßig angeordnet
- Kortikalisunterbrechungen und grobe Defekte
- Knochennekrosen
- Knochenabszesse:
  - zentral Flüssigkeit, evtl. T1 leicht signalangehoben (Eiweißgehalt), keine KM-Aufnahme
  - umgebende Abszesskapsel mit kräftiger KM-Anreicherung
  - ausgeprägte periphere signalarme Zone entsprechend Fibrosierung und Sklerosierung
- Sklerose (T1 und T2 signallos):
  - kortikale Verbreiterung
  - periostale Knochenneubildung
  - spongiöse Sklerose
- intraossäre Fibroseareale (T1 und T2 signalarm)
- intraossäre Zysten (Flüssigkeitssignal)
- Weichteilfisteln:
  - flüssigkeitshaltiger Herd oder Gang mit kräftiger KM-Anreicherung
  - Umgebungsreaktion des Fettgewebes mit Ödem und Hypervaskularisation

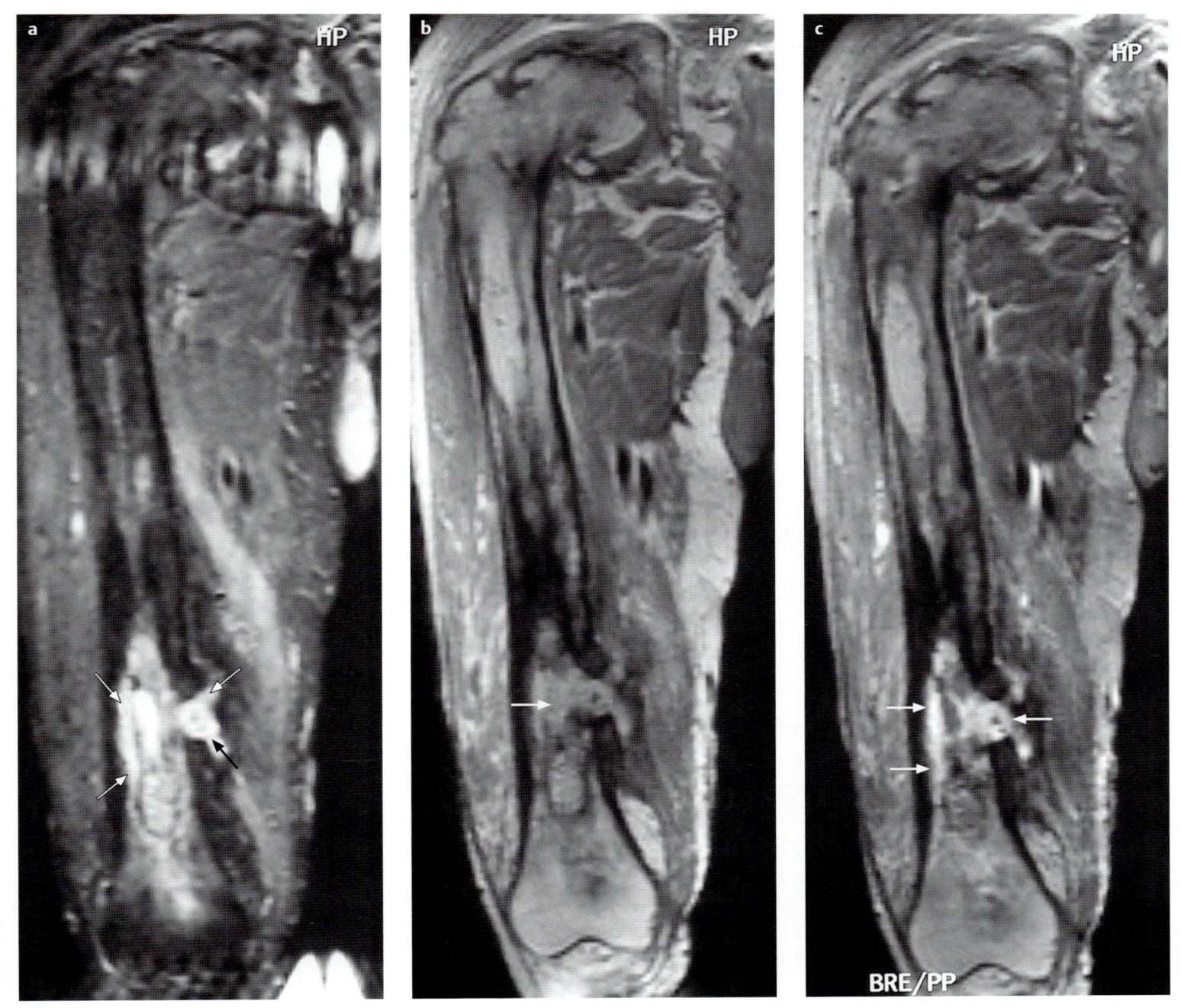

Abb. 4.5 a–c ▪ Chronische Osteomyelitis.

a–c STIR, T1w SE und T1w SE FS + KM zeigen ein heterogenes Bild mit Architekturstörung der Spongiosa, kortikaler Verdickung, Sklerosezeichen (Hypointensität in allen Sequenzen), im Nebeneinander mit fleckförmigen Ödemzonen, Flüssigkeitskollektionen und Kontrastmittel aufnehmenden Infektherden (Pfeile). An der medialen Seite Kortikalisdefekt mit Fistelgängen in die Weichteile (Pfeile) (aus: Breitenseher M. MR-Trainer der unteren Extremität, Thieme 2003).

Sklerosierende Osteomyelitis Garré

Schlüsselwörter
sklerosierende Osteomyelitis, Osteomyelitis sicca Garré

Keywords
Garré's osteomyelitis

Anforderungen an die Bildgebung

- Ausschluss von DD (Knochentumoren, chronische eitrige Osteomyelitis)
- Darstellung der Lokalisationen und der Ausdehnung

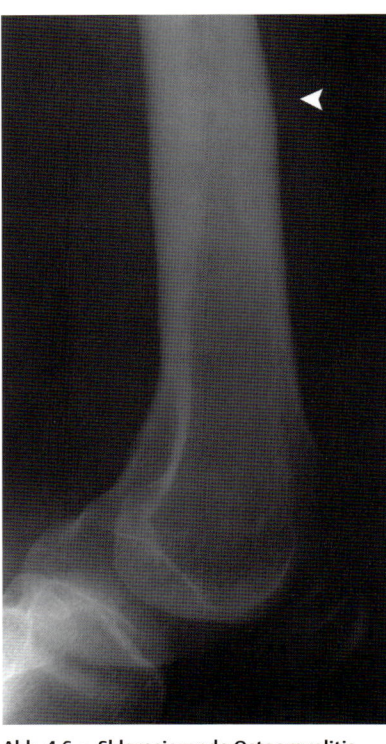

Definition
Bei der sklerosierenden Osteomyelitis Garré handelt es sich um eine chronische sterile plasmazelluläre entzündliche Reaktion des Knochens und Knochenmarks mit Übergang in eine entzündungsfreie hyperostosierende Osteosklerose mit oligofokalem Auftreten. Neuerdings wird sie als Spätstadium der chronisch rekurrierenden multifokalen Osteomyelitis eingeordnet (CRMO).

Klinik
- anamnestisch ggf. Z. n. Sepsis
- Prädilektionsstellen:
  - Clavicula, sternopelviner oder sternofemoraler Befallstyp
  - Metadiaphysen und Diaphysen der langen Röhrenknochen (i. Ggs. zum kindlichen metaphysären Typ der CRMO)
- ggf. pustulöse Psoriasis

Diagnostik

Rö *(→ Methode der Wahl)*

Empfohlene Röntgenaufnahmen
- Standardprojektionen

Befund (Abb. 4.6)
- metadiaphysäre oder diaphysäre enostale und kortikale Hyperostose
- Periostitis, subperiostale Knochenneubildungen, periostale Hyperostose
- keine Osteolysen, keine Sequester

Abb. 4.6 ▪ Sklerosierende Osteomyelitis Garré.
Enostale und periostale leichte Kortikalisverdickung und Sklerose der distalen Femurmetadiaphyse. Kein Nachweis von osteolytischen Aufhellungen oder Sequestern.

Chronisch rekurrierende multifokale Osteomyelitis (CRMO)

Die CRMO wird unter den Dachbegriff der SAPHO-Syndrome eingeordnet. Es handelt sich um eine sterile, nicht eitrige primär chronische Osteomyelitis, die polytop auftritt. Wahrscheinlich entsteht sie durch eine immunpathologische Reaktion auf Bakterien einer Hautpustulose, wofür spricht, dass sie bei Kindern in 25% und bei Erwachsenen in 50% mit Psoriasis, Akne oder Pustulosis palmoplantaris assoziiert ist. Eine Reizarthritis im benachbarten Gelenk ist möglich.

Pathologie
- aggressive lymphogranulozytäre Frühphase
- lang dauernde lymphoplasmazelluläre Mittelphase
- chronisch sklerosierende osteoblastäre Osteomyelitis (Garré)

Klinik
- das weibliche Geschlecht ist häufiger betroffen als das männliche
- Inzidenzgipfel 12 Jahre, Spanne: 2 Jahre bis Erwachsenenalter
- Schmerzen, Hinken, Schonen

Diagnostik

Rö
Empfohlene Röntgenaufnahmen
- Standardprojektionen

Befund (Abb. 4.7)
- manchmal anfangs stumm
- primär lytische Herde metaphysär den Epiphysenfugen benachbart
- später Entwicklung zarter, immer deutlicher werdender, unscharf begrenzter Sklerosierungen in der Umgebung der Lysen, die die Lysen schließlich maskieren
- bei Reizarthritis Erguss
- Komplikationen: Wachstumsstörungen möglich

MRT (→ Methode der Wahl)
Empfohlene Sequenzen
- STIR koronar
- T2w TSE sagittal
- T1w SE koronar vor und nach KM

Befund (Abb. 4.7)
- sog. Knochenmarködemzonen in den Metaphysen
- metaphysär in Nachbarschaft der Epiphysenfugen Herde T2 hyperintens, T1 hypointens, KM-Anreicherung
- periostale Reizung in der Nachbarschaft (T2 hyperintens, KM-Anreicherung)
- evtl. Reizarthritis des Nachbargelenks

Szinti (→ Methode der Wahl)
Empfohlener Untersuchungsmodus
- 3-Phasen Skelettszintigraphie

Befund
- multifokale Herde eines gesteigerten Knochenumbaus, oft auch an klinisch und radiologisch stummen Lokalisationen
- Prädilektionsstellen:
  - untere Extremität: Tibia > Femur
  - Metaphysen der langen Röhrenknochen
  - Beckentyp (sehr häufig): Hüfte, sakroiliakal
  - Wirbelkörper
  - Clavicula, vordere Thoraxwand

Schlüsselwörter
chronisch rekurrierende multifokale Osteomyelitis, CRMO, SAPHO-Syndrom

Keywords
chronic recurrent multifocal osteomyelitis, CRMO, SAPHO syndrome

Anforderungen an die Bildgebung
- Ausschluss von DD (Arthritiden, Knochentumoren, Leukämie, eitrige Osteomyelitis)
- Darstellung von Lokalisationen (Polytopie typisch) und Ausdehnung
- Feststellung von Heilungsvorgängen oder Progression

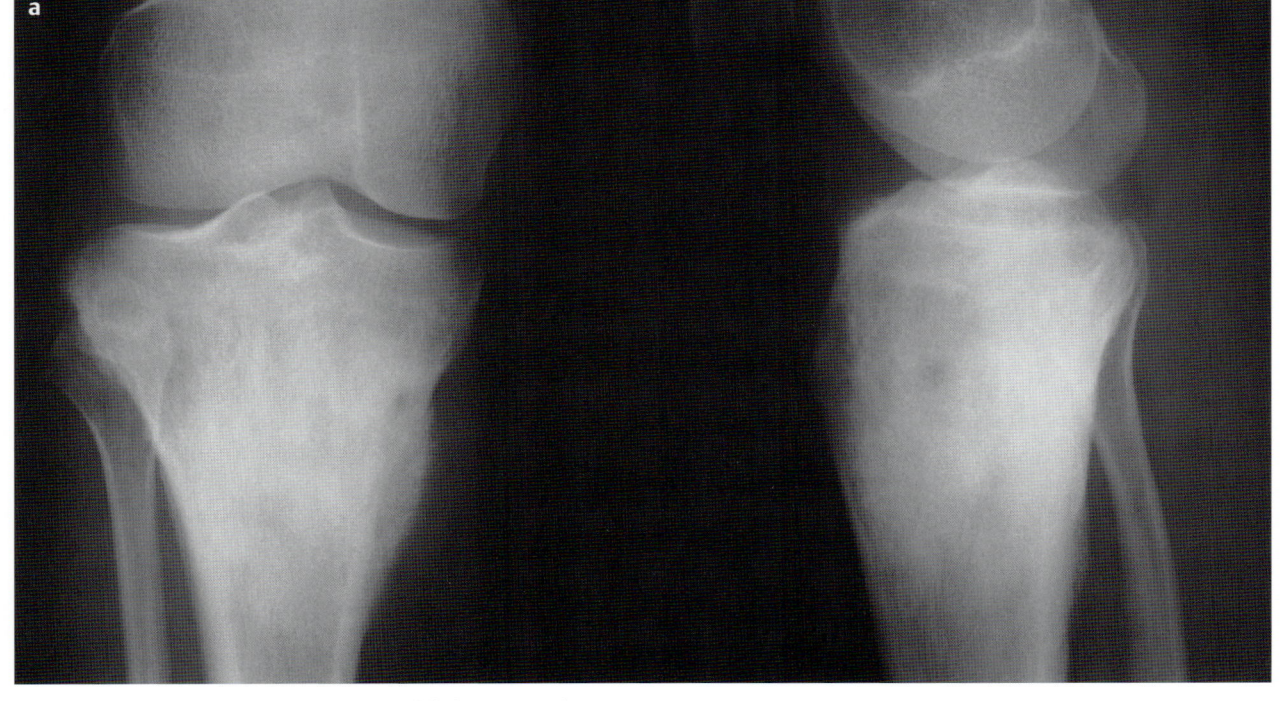

Grundlagen der Therapie
- gesicherte Therapie liegt nicht vor
- im akuten Stadium NSAR
- bei unzureichendem Effekt Versuch mit Steroiden
- Wirksamkeit von Immunsuppressiva ist nicht erwiesen
- neuerdings Therapieversuche mit Azithromycin als „Basistherapeutikum" in Kombination mit Calcitonin

---

Abb. 4.7 a–e ▪ Chronisch rekurrierende multifokale Osteomyelitis.
19-jährige Patientin mit 8-jährigem Krankheitsverlauf.

a Konventionelle Aufnahmen mit metaphysärem Skleroseareal in der Tibia. Periostale Knochenneubildung mit leicht unscharfer Kontur an der Tibiametaphyse vorwiegend mediodorsal und am lateralen Tibiakondylus.

Abb. 4.7 a–e ▪ **Chronisch rekurrierende multifokale Osteomyelitis.**

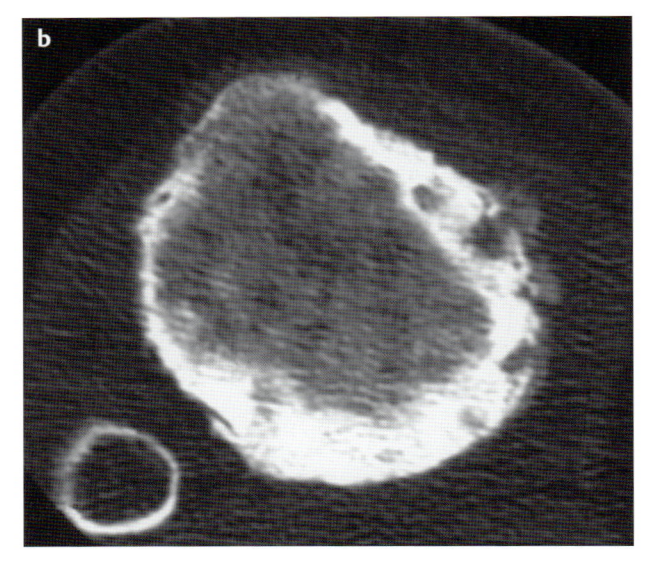

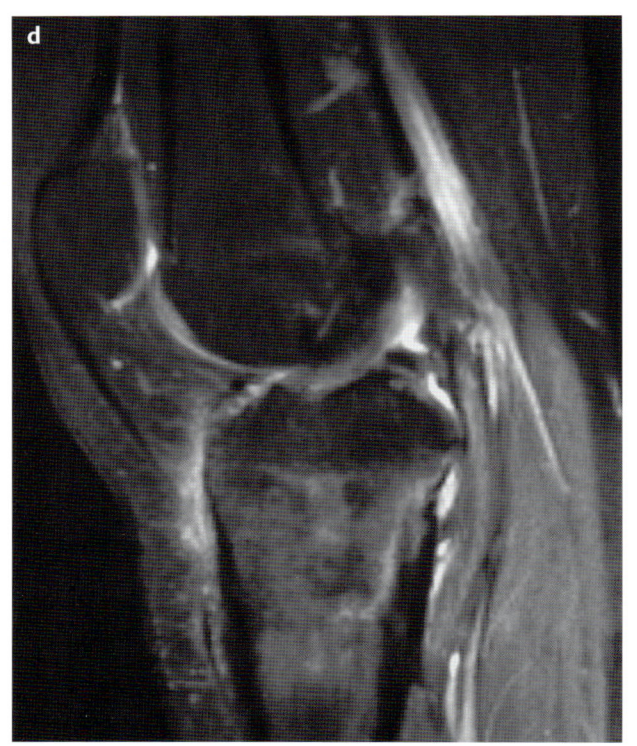

b CT-Schnitt in Höhe der proximalen Tibiametaphyse mit periostaler und kortikaler unregelmäßiger Sklerose und Knochenneubildung; leicht fleckige Spongiosastruktur ohne Höhlenbildung.

c In der proximalen Tibiaepimetaphyse ausgedehntes fleckiges Knochenmarködem ohne vollständige Auslöschung des Fettsignals (STIR koronar); stärkeres Ödem in der periostalen Reaktion an der lateralen Tibiaepiphysenkante.

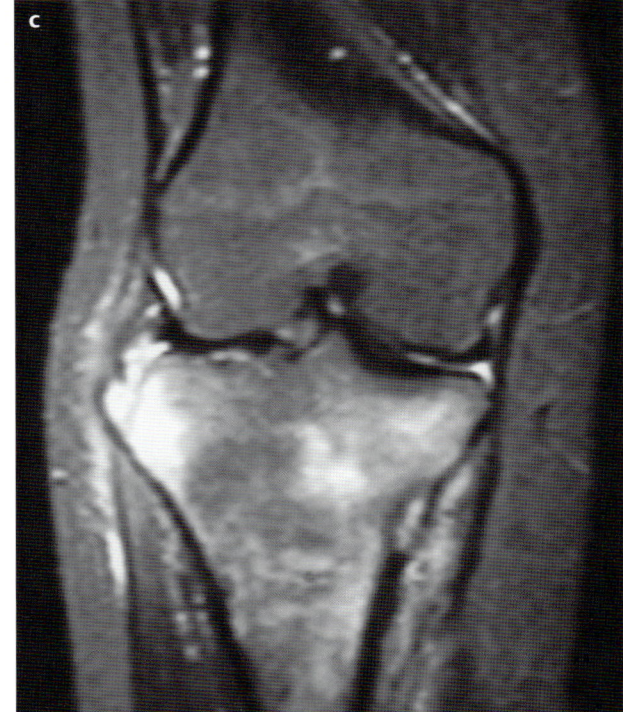

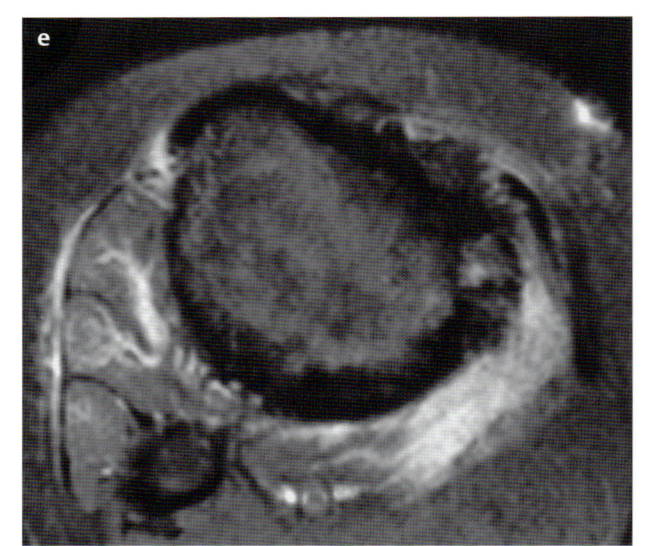

d, e Sagittale und transversale T1w TSE FS + KM. Nur geringe korrespondierende KM-Aufnahme intraossär, kräftige periostale Anreicherung. (mit freundlicher Genehmigung Dres. Müller, Jennerjahn, Darmstadt).

Diagnostischer Leitfaden bei Osteomyelitis

1. Röntgen (Basisdiagnostik)

Indikationen
- in der Frühphase oft noch kein spezifischer Befund, dennoch indiziert u. a. zum Ausschluss anderer pathologischer Befunde und als Basis für die Verlaufskontrolle
- später spezifische Diagnose möglich, dann zur Abschätzung der Ausdehnung und Aktivität des entzündlichen Prozesses
- Ausschluss von Komplikationen
- Dokumentation des Verlaufs
- Fistelfüllungen bei chronischen Osteomyelitiden zur Darstellung einer Verbindung zum Knochen

2. Sono

Indikationen
- Suche nach Weichteilabszessen
- bei Kindern auch Periostabhebungen
- Ergussdokumentation als möglicher Hinweis auf Beteiligung des benachbarten Gelenks

3. Skelettszintigraphie

Indikationen
- Suche nach septischen Infektherden
- zum Ausschluss eines polytopen Befalls

4. CT

Indikationen
- zur Sequesterdarstellung (als Ersatz für die früher durchgeführte konventionelle Tomographie)
- evtl. in Kombination mit einer konventionell radiologischen Fistelfüllung zur genauen anatomischen Zuordnung

5. MRT

Indikationen
- ergänzend besonders bei schweren Verläufen
- beste Methode zur morphologischen Darstellung der Ausbreitung in Knochen und Weichteilen

Erkrankungen des rheumatischen Formenkreises mit Leitsymptom Arthritis

Definition

Erkrankungen des rheumatischen Formenkreises sind durch autoaggressive Immunreaktionen vermittelte Erkrankungen mit Befall der Knochen und Gelenke bzw. des Bindegewebes (Tab. 4.1).

Tabelle 4.1 ▪ Auszug aus der ARA-Nomenklatur und Klassifikation der Arthritis und rheumatischen Erkrankungen

Leitsymptom Arthritis		
A	rheumatoide Arthritis	▪ IgM Rheumafaktor positiv ▪ IgM Rheumafaktor negativ
B	juvenile Arthritis	▪ systemischer Beginn ▪ polyarthritischer Beginn ▪ oligoarthritischer Beginn
C	Lupus erythematodes	▪ discoid ▪ systemisch ▪ medikamenteninduziert
D	Sklerodermie	▪ lokalisiert ▪ systemisch ▪ medikamenteninduziert
E	diffuse Fasciitis	
F	Polymyositis	▪ Polymyositis ▪ Dermatomyositis ▪ Poly- oder Dermatomyositis paraneoplastisch ▪ kindliche Form mit Vaskulopathie
I	Overlap-Syndrom	
Leitsymptom Arthritis mit Spondylitis		
A	Spondylitis ankylosans	
B	Reiter-Syndrom	
C	psoriatische Osteoarthropathie	
D	enteropathische Spondarthritis	
Rheumatische Syndrome mit infektiösem Agens		
A	direkt	▪ (z. B. Lyme-Erkrankung)
B	reaktiv	▪ (z. B. Jaccoud-Erkrankung)

Rheumatoide Arthritis

Schlüsselwörter
rheumatoide Arthritis,
Gonitis, Arthritiszeichen

Keywords
rheumatoid arthritis,
knee arthritis, arthritis signs

Anforderungen an die Bildgebung

- Feststellung einer Gonitis
- Abgrenzung von DD (z.B. aktivierte Arthrose, Gicht, Ermüdungsfraktur)
- Bestimmung der Aktivität und des Schweregrades
- Feststellung von Progression oder Heilungsvorgängen
- Feststellung von Komplikationen

Grundlagen der Therapie

Prinzipien und Ziele
- die RA ist eine chronische Erkrankung, die oft eine lebenslange Therapie erfordert
- die Therapie muss sich nach der Krankheitsaktivität richten („dynamische Therapie")
- kausale Therapie bisher nicht möglich
- Beeinflussung von Schmerz und Entzündung
- Erhalt der Gelenkfunktion
- Verbesserung der Lebensqualität

Therapieverfahren
- medikamentös
- Krankengymnastik
- physikalisch
- Ergotherapie
- Operationen
- Selbsthilfegruppen

Definition

Die rheumatoide Arthritis ist die häufigste Systemerkrankung des Bindegewebes (Prävalenz 1%). Sie ist eine chronische, remittierende und rezidivierende entzündliche Erkrankung mit polytopem proliferativem, pannösem entzündlichen Befall der Synovialis und Zerstörung der Gelenke. Extraartikuläre und Organmanifestationen sind möglich.

Pathologie

- vermutlich genetisch oder durch Virusinfekt induzierter Defekt im Steuerungssystem der Immunantwort
- Infiltration der Synovialis mit Granulozyten, Lymphozyten, Plasmazellen, Makrophagen, Proliferation der Synovialzellen
- Vermehrung der γ-Globuline und Verminderung des Komplementspiegels in der Synovia
- Ablagerung von Immunkomplexen in der Synovialis und im Knorpel
- Einschlüsse von Immunkomplexen in Granulozyten und Makrophagen
- Freisetzung von Hydrolasen, Kollagenasen, Aktivierung des Kininsystems und des fibrinolytischen Systems, Anstieg von Prostaglandinen
- Ausbildung eines destruktiven Pannus mit fortschreitender Knorpel- und Knochendestruktion

Klinik

- betroffen: weiblich : männlich = 3 : 1
- klassisches Verteilungsmuster (Hände, Vorfüße, HWS)
- Gonitis als Spätmanifestation oder ungewöhnlicher Verlauf
- 70% HLA DR4 positiv, evtl. DR2

ARA-Kriterien (1987, 4 von 7 Kriterien müssen erfüllt sein)
- Morgensteifigkeit $\geq$ 1 h über $\geq$ 6 Wochen
- arthritischer Befall von 3 oder mehr Gelenken gleichzeitig über $\geq$ 6 Wochen
- Arthritis an Handgelenken oder Fingergrundgelenken über $\geq$ 6 Wochen
- symmetrischer Befall über $\geq$ 6 Wochen
- Rheumafaktor i.S. positiv
- Rheumaknoten
- Röntgenzeichen der RA

Diagnostik

Rö ($\rightarrow$ *Methode der Wahl*)

Empfohlene Röntgenaufnahmen
- Standardprojektionen a.-p. und seitlich im Liegen
- ggf. a.-p. Aufnahme im Stehen (Beurteilung von Fehlstellungen und der Gelenkspaltbreite unter Belastung)
- fein zeichnende Filmfolienkombinationen der Empfindlichkeitsklasse 200

Befund (Abb. 4.8)
- Weichteilzeichen:
  - intraartikulärer Erguss bzw. davon nicht zu unterscheiden: Synovialproliferation
  - Erweiterung der Fossa intercondylaris bei chronischem Erguss
  - Baker-Zyste: bei Verbindung der Bursa des M. semimembranosus mit dem Kniegelenkkavum: inhomogene dorsale Weichteilverdichtung, die sich wadenwärts entwickelt
  - *cave:* weichteildichter Hoffa-Fettkörper: Hämarthros? Pyarthros? postoperativ?
  - muskuläre Atrophie
- arthritische Kollateralphänomene (unspezifisches Zeichen bei Inaktivität, entzündlichen Prozessen):
  - Frühzeichen: sog. subchondrales Femurband (s. auch unter „Infektiöse Arthritis")
  - leicht fleckförmige Demineralisation der Patella
  - bandförmige metaphysäre Demineralisation des Femurs und der Tibia
  - später: diffuse Demineralisation, häufig bei Patienten mit langjähriger RA aufgrund fortgesetzter Inaktivität, Cortisontherapie und lokal entzündlicher Veränderungen
  - *cave:* deutlich unharmonisch, fleckförmige Demineralisation: infektiöse Arthritis?
- arthritische Direktzeichen:
  - gleichmäßige (mediale und laterale), reaktionslose (ohne subchondrale Sklerose, Geröllzysten oder Osteophyten) Gelenkspaltverschmächtigung als Zeichen der Knorpeldestruktion
  - fokale Demineralisationen an den Prädilektionsstellen der frühen Erosionen sind bereits Knochendestruktionen
  - Grenzlamellenverluste und flache Erosionen
  - Prädilektionsstellen für frühe arthritische Veränderungen: marginal an den medialen, lateralen und dorsalen Kanten der Tibiagelenkfläche, femoral ventral ca. in Höhe des oberen und unteren Pols der Patella
  - grobe Destruktionen: in den Gelenkflächen besonders der Tibia und Patella bis hin zur Mutilation oder im Eminentiamassiv
- Heilungsprozesse:
  - Remodelierung und Glättung der Gelenkkonturen
  - Wiederauftreten einer kortikalen Grenzlamelle
- sekundäre Arthrose:
  - subchondrale Sklerosezonen
  - Osteophyten
  - Geröllzysten
  - Schliffflächen
- Fehlstellungen:
  - häufig Valgusstellungen bei mutilierendem Verlauf mit stärkeren Destruktionsprozessen des lateralen Kompartiments und Bandlockerungen
  - laterale Subluxation der Tibia durch Zerstörungen im Kapselbandapparat auch schon vor dem Mutilationsstadium
- reaktive Verkalkungen nach Injektionsbehandlungen
- bakterielle Superinfektion:
  - unharmonisch, fleckige Demineralisation
  - plötzlich rasche Progredienz der Destruktionen
  - weichteildichter Hoffa-Fettkörper
- posttherapeutische Befunde:
  - nach Radiosynoviorthese: Abnahme der Weichteilzeichen, ggf. Manifestation von Arthrosezeichen
  - nach alloplastischem Gelenkersatz: keine speziellen Befunde

Erkrankungen des rheumatischen Formenkreises mit Leitsymptom Arthritis

Medikamentös
NSAR
- 1. Wahl, Kontraindikationen beachten
- z. B. Ibuprofen, Diclofenac, Naproxen u. a.
- selektive COX-2-Inhibitoren bei Risikopatienten (Ulkusanamnese, Polymorbidität, Alter etc.)

Basistherapeutika
indiziert bei gesicherter Diagnose, progredientem Krankheitsverlauf mit anhaltender Entzündungsaktivität, destruierendem Verlauf, nicht ausreichendem Ansprechen auf NSAR und kontinuierlichem Steroidbedarf; Wahl je nach Krankheitsaktivität, Prognose und Substanzeigenschaft
- frühe RA „milder" Verlauf: Antimalariamittel, Sulfasalazin
- frühe RA „hohe" Aktivität: Methotrexat, evtl. kombiniert mit Sulfasalazin oder Hydroxychloroquin, Leflunomid
- „Reservepräparate": Azathioprin, Ciclosporin, Gold i. m., Cyclophosphamid
- „hochaktive Verläufe" und Versagen von Methotrexat: anti-TNF-α-Therapie (Etanercept, Infliximab, Adalimumab) oder Interleukin-1-Rezeptorantagonisten (Anakinra)

Steroide
- bei sehr hoher Aktivität, drohender Immobilität, Bettlägerigkeit
- niedrig dosierte Langzeittherapie (2,5 – 7,5 mg Prednisolon/d) bei unzureichender Wirksamkeit einer Basistherapie

Lokaltherapie
- Steroide intraartikulär (Triamcinolonacetonid 20 – 40 mg)
- Radiosynoviorthese: Yttrium 148 – 222 MBq

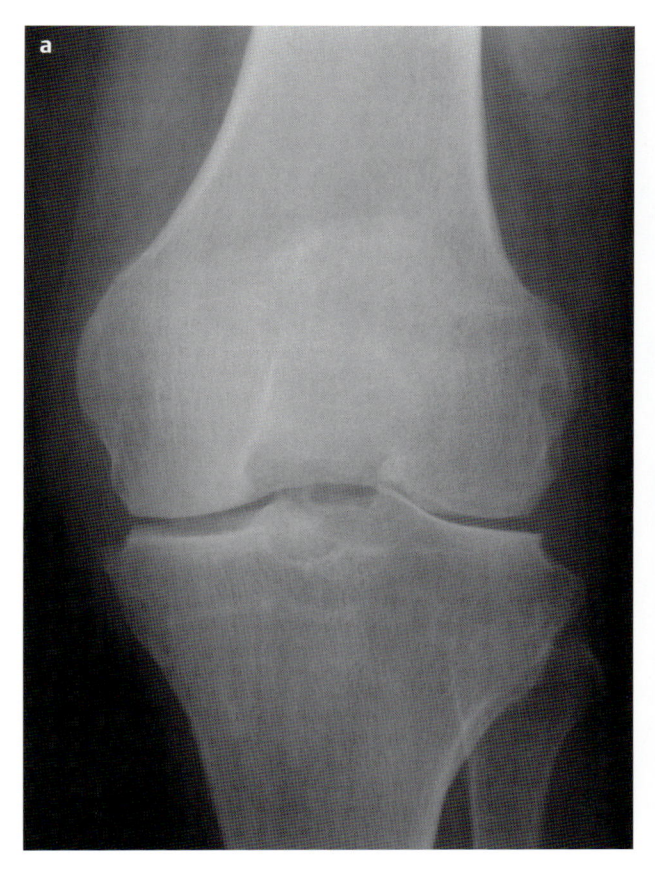

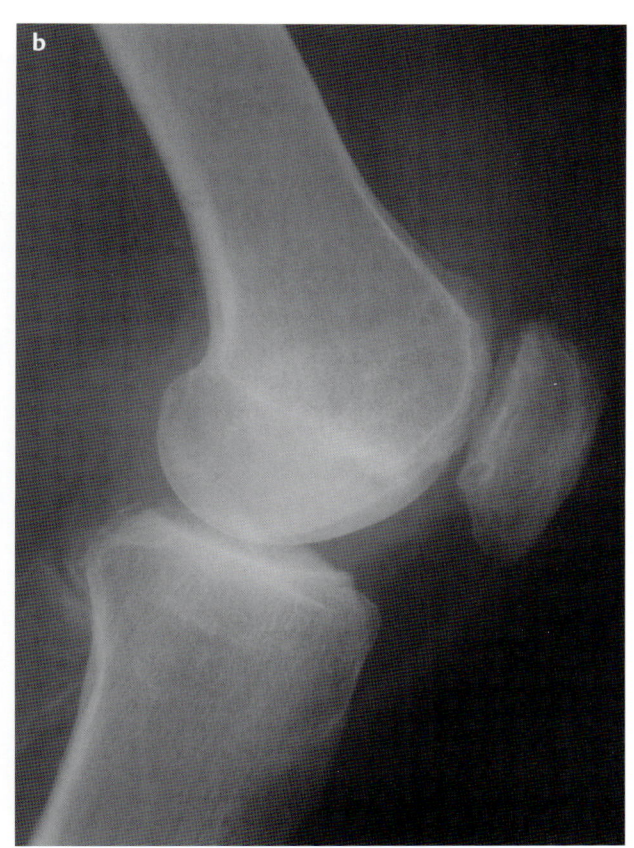

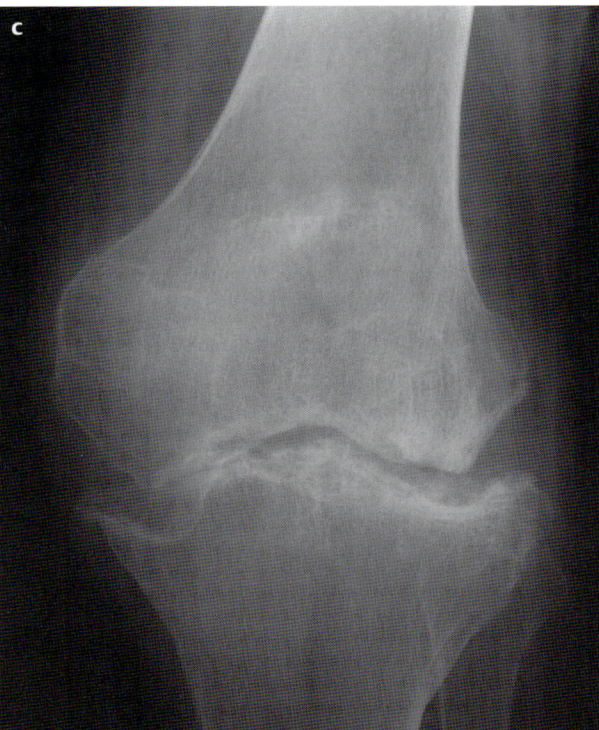

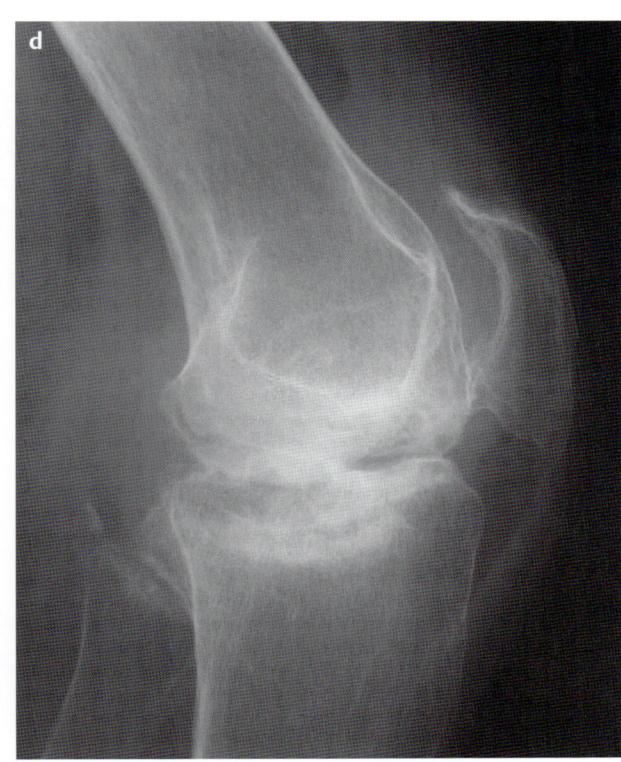

Abb. 4.8 a – g ▪ **Rheumatoide Arthritis mit mutilierendem Verlauf innerhalb von 8 Jahren.**

a, b Linkes Knie a.-p. und seitlich 1988: großer intraartikulärer Erguss, Erweiterung der Fossa intercondylaris als Zeichen eines chronischen Ergusses. Überwiegend gleichmäßige Gelenkspaltverschmächtigung als Zeichen einer Knorpeldestruktion, z. T. geglättete und osteophytär reparierte Erosionen medial und lateral tibial, ossäre Destruktionen retropatellar und dorsal tibial.

c, d Gleicher Patient 8 Jahre später: schwere diffuse Demineralisation, Muskelatrophie, Gelenkerguss, Mutilationen der femoralen, tibialen und patellaren Gelenkabschnitte, z. T. mit Wiederaufbau kortikaler Grenzlamellen als Ausdruck einer Defektheilung (Patella), z. T. mit Zeichen der einsetzenden Sekundärarthrose (subchondrale Sklerose).

Abb. 4.8 a–g ▪ **Rheumatoide Arthritis mit mutilierendem Verlauf innerhalb von 8 Jahren.**

e–g Sonographie des linken Knies. Schnittbilder von dorsal: Baker-Zyste im Längsschnitt (**e**) und Querschnitt (**f**) mit leicht inhomogener Echogenität und verbreiterter Wand. Nach Kontrastmittelgabe (Sonoval) (**g**) verbleiben im Vergleich zur identischen Einstellung im Bild **e** nur geringe Abschnitte echoarm, so dass die Synovitis gegen den Erguss abgegrenzt werden kann (mit freundlicher Genehmigung Prof. K. Bohndorf, Augsburg).

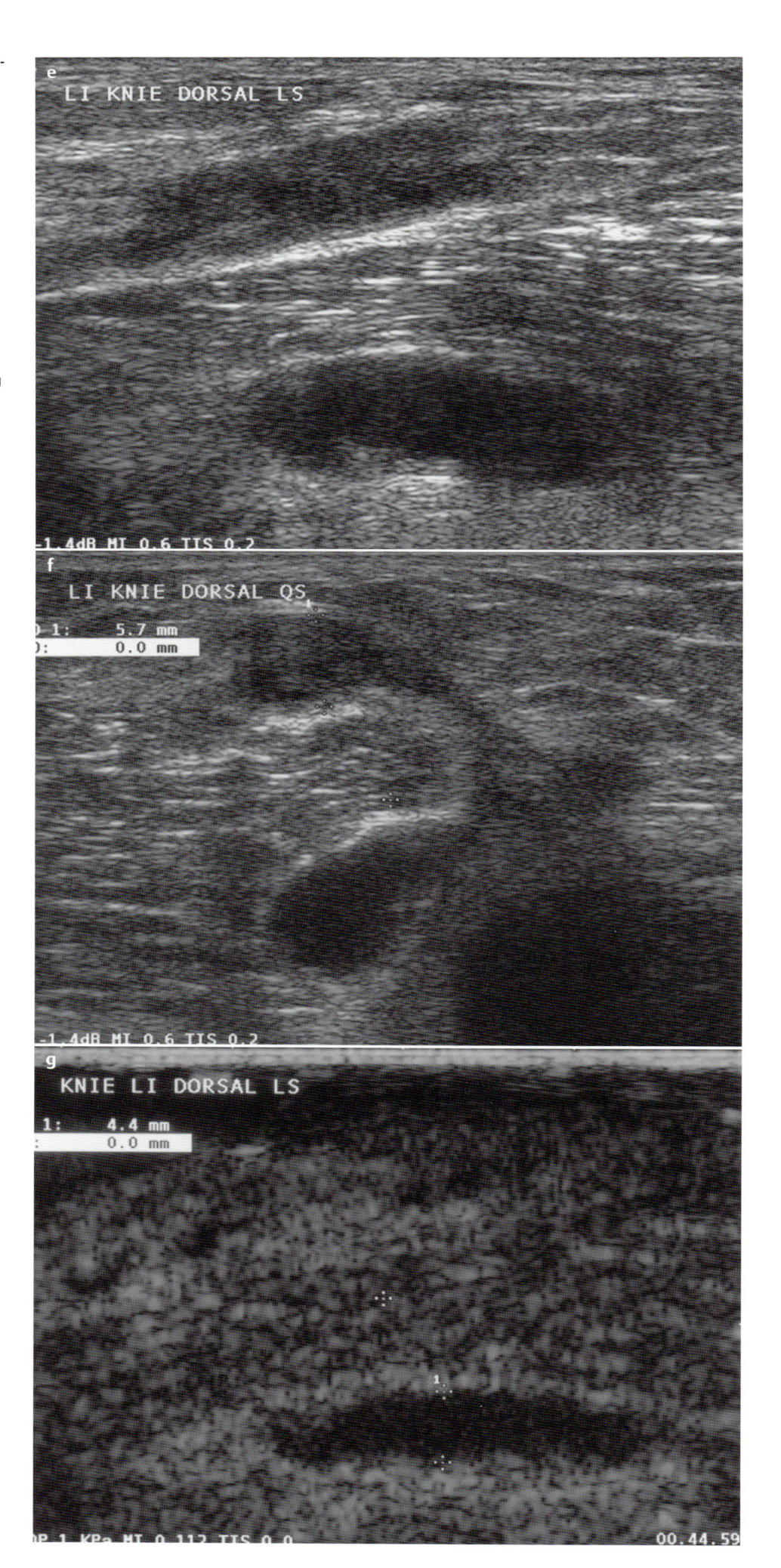

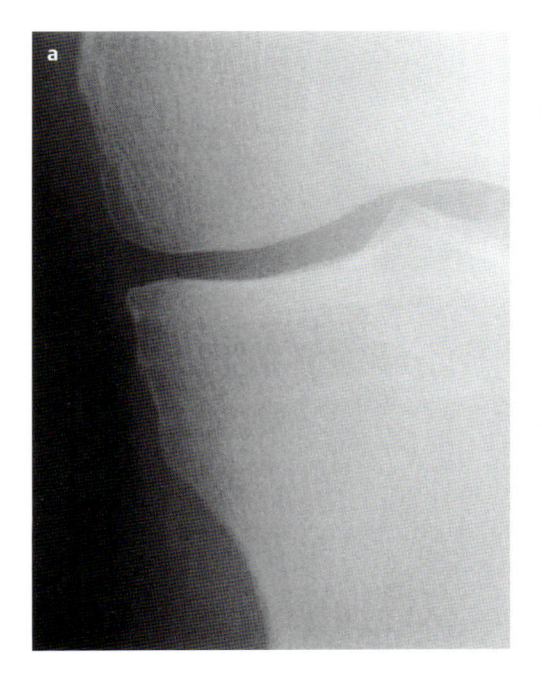

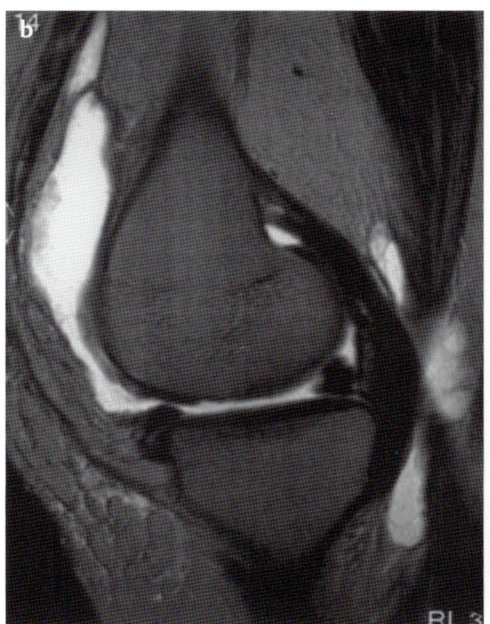

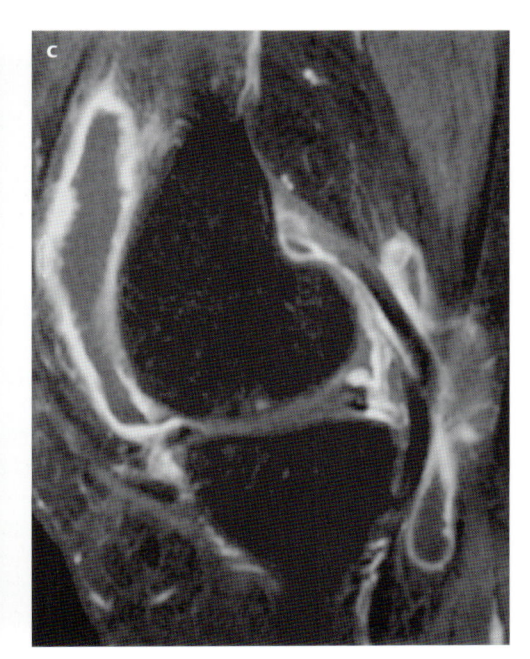

Erkrankungen des rheumatischen Formenkreises mit Leitsymptom Arthritis

Sono (→ *Methode der Wahl*)

Empfohlene Ebenen
- suprapatellar quer, längs
- parapatellar
- infrapatellar längs
- medial und lateral längs
- dorsal quer und längs
- je nach Lokalbefund
- Duplex/Power-Doppler

Befund (Abb. 4.8)
- Erguss intraartikulär
- echoarme Kapselverbreiterung
- Synovialisproliferationen, Pannus:
  - Vaskularisation und Ausdehnung als Hinweis auf Aktivität
- Baker-Zyste (Aufweitung der Bursa M. semimembranosi, die häufig mit dem Kniegelenk kommuniziert):
  - rabenschnabelartige Ausziehung mit Ursprung an der lateralen Hinterkante des medialen Femurkondylus
  - groteske Aufweitung mit Entwicklung bis in die Wade möglich
  - manchmal mit muskelisoechogenem Inhalt, dann schwierig zu sehen
  - als Komplikation Ruptur der Zyste möglich
- Bursitiden, Tenosynovialitiden
- Knochendestruktionen

CT

Empfohlener Untersuchungsmodus
- Knochenalgorithmus
- Standard-CT:
  - Schichtdicke: 1–3 mm
  - Tischvorschub: 1–3 mm
- Spiral-CT:
  - Schichtdicke: 1–3 mm
  - Tischvorschub: 2–5 mm
  - Schichtabstand: 1–3 mm
- sagittale und koronare 2-D-Rekonstruktionen

Befund
- Ausmaß ossärer Destruktionen besser zu erkennen als auf Übersichtsaufnahmen
- Ergüsse intraartikulär oder der Bursen, synoviale Zysten
- Komplikationen mit Einblutungen z. B. in Baker-Zysten

MRT

Empfohlene Sequenzen
- koronare STIR
- sagittale T2w/PDw TSE mit Fettunterdrückung, T1w SE
- ggf. sagittale DESS (zur Knorpeldarstellung)
- nach i. v. KM axiale und sagittale T1w SE mit Fettunterdrückung, Bildkontrastgebung 4 min post injectionem
- experimentell Therapiemonitoring: dynamische KM-Serie über die Zeit, Volumenmessung der Synovialis

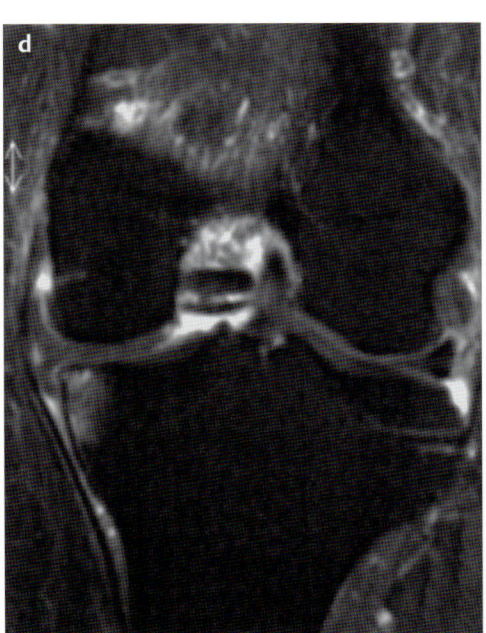

Abb. 4.9 a–d ▪ Frühveränderungen bei rheumatoider Arthritis.

a Konventionelle Röntgenaufnahmen a.-p.: mediales Kompartiment ohne marginale Erosionen.
b Sagittale T2w FS: Erguss mit Aufweitung des suprapatellaren Rezessus und Baker-Zyste. Abschnittsweise unregelmäßige synoviale Verdickung.
c Korrespondierende T1w SE FS + KM: teils bandförmig, teils knotig verbreiterte Synovialis mit erheblicher Kontrastmittelaufnahme.
d Koronare T1w SE FS mit KM: Ödem und kleine Konturunterbrechung an der medialen Tibiakante als unspezifischer Befund, im Zusammenhang mit der Synovitis jedoch hochgradig verdächtig auf Frühform einer Erosion (mit freundlicher Genehmigung Prof. K. Bohndorf, Augsburg).

Befund (Abb. 4.9)
- artikuläres und periartikuläres Ödem (Frühphase)
- Erguss intraartikulär und in den Bursae:
  - evtl. späte, diskrete KM-Anreicherung auch innerhalb der Ergussflüssigkeit
- Synovialitis:
  - unregelmäßige Verdickung der Synovialmembran
  - bandförmige oder knotige kräftige KM-Aufnahme
  - Prädilektionsstelle: interkondyläre Region (konsekutive Maskierung der Kreuzbänder), an den Hinterhörnern der Menisci (Abdrängung der Gelenkkapsel von der Meniskusbasis), parapatellar (Pannusformationen im Hoffa-Fettkörper)
- Synovialproliferationen und Pannus:
  - knötchenförmige Strukturen im Gelenkkavum und ossäre Destruktionen
  - aktiver Pannus: T1 intermediär, T2 hyperintens, kräftig KM-anreichernd
  - mäßig aktiver Pannus: T1 intermediär, T2 inhomogen, KM moderat unregelmäßig
  - inaktiver, fibröser Pannus: T1 intermediär, T2 intermediär, KM ohne Anreicherung
- Präerosionen (ohne radiologisches Korrelat), Erosionen, Destruktionen, Zysten:
  - zunächst kleine, dann größere marginale, subchondrale Signalanhebung T2 mit KM-Anreicherung
  - Knorpelzerstörung durch Pannus
  - Usurierung am Kapselansatz
  - schließlich grobe, rundlich konfigurierte, multilokuläre, konfluierende Höhlungen im Knochen mit Verbindung zum Gelenk, flüssigkeits- und pannusgefüllt, häufig randständig KM anreichernd
- sog. Knochenmarködem:
  - häufig (auch bei fortgeschrittenen Destruktionen) gering oder abwesend
  - in den Bandinsertionen, dann DD psoriatische Arthritis
- Kreuzbänder:
  - maskiert (durch synoviale Proliferation)
  - verschmälert, ausgespannt
- Kollateralbänder:
  - durch rezidivierende Ergussbildungen und Vermehrung des Gelenkvolumens verlängert

Juvenile idiopathische Arthritis

Schlüsselwörter
juvenile idiopathische Arthritis, Wachstumsstörungen

Keywords
juvenile idiopathic arthritis, growth disturbances

Definition
Die juvenile idiopathische Arthritis ist eine im Kindes- oder Jugendalter (≤ 16 Jahre) beginnende, ätiologisch ungeklärte Bindegewebserkrankung (Tab. 4.2).

Klinik
- rezidivierende oder persistierende Synovialitiden mit Destruktion der Gelenke
- extraartikuläre oder Organmanifestationen möglich

Diagnostik

Rö (→ *Methode der Wahl*)
Empfohlene Röntgenaufnahmen
- Standardprojektionen

Anforderungen an die Bildgebung
- Feststellung einer Gonitis
- Abgrenzung von DD (z. B. Tumor, Leukämie, Fraktur, Osteochondrosis dissecans)
- Bestimmung von Aktivität und Schweregrad
- Beurteilung von Wachstumsstörungen
- Feststellung von Progression oder Heilungsvorgängen
- Ausschluss von Komplikationen

Befund (Abb. 4.10)
- Weichteilschwellungen:
  - periartikulär
  - artikulär: Ergusszeichen, synoviale Proliferation (s. o.)
  - Erweiterung der Fossa intercondylaris bei chronischem Erguss
- Kollateralphänomene, gelenknahe Osteoporose
- arthritische Direktzeichen:
  - Gelenkspaltverschmächtigung (spät)
  - kortikale Erosionen
  - zystoide Destruktionen
  - bei schwerem Verlauf Knochenkernzerstörungen
- Wachstumsstörung und -beschleunigung:
  - Knochenkerne von Femur und Patella: im seitlichen Bild zirkumferrent bzw. a.-p. lateral und medial stachelig unscharf (Morgensternform der distalen Femurmetaphyse)
  - Patella: vermehrter Sagittaldurchmesser, Rechteckpatella
  - Tibia und Femur: Verbreiterung der Epimetaphysen und Apophysen, schmale Diaphysen
  - Verbiegungen, Varusstellung
- Tibiasubluxation nach dorsal
- Heilungsprozesse (schneller, ausgeprägter und häufiger als beim Erwachsenen):
  - Glättung der Destruktionen
  - Wiederauffüllung von Knochendefekten
  - Zunahme der Gelenkspaltbreite durch Bildung von Ersatzknorpel
  - (Teil-)Wiederaufbau von Knochenkernen mit Herstellung der Gelenkkongruenz
- postarthritische Ankylosen:
  - häufiger als bei Erwachsenen
  - besonders bei juveniler Spondylitis ankylosans
- *cave:* Periostreaktionen gehören an den Kniegelenken nicht zum Bild einer JIA, DD:
  - Ewing-Sarkom
  - Osteosarkom
  - Leukämie
  - eitrige Osteomyelitis
  - alte Fraktur!
- Befunde im Erwachsenenalter nach JIA (Abb. 4.10):
  - hypertrophe Atrophie der Knochenstruktur (remineralisierte Osteoporose mit Verbreiterung der zahlenmäßig reduzierten Trabekel)
  - Formstörung: verschmächtigte Diaphysen, verplumpte Epimeta- und Apophysen, Rechteckpatella
  - sekundäre Arthrose
  - fortbestehende Arthritiszeichen

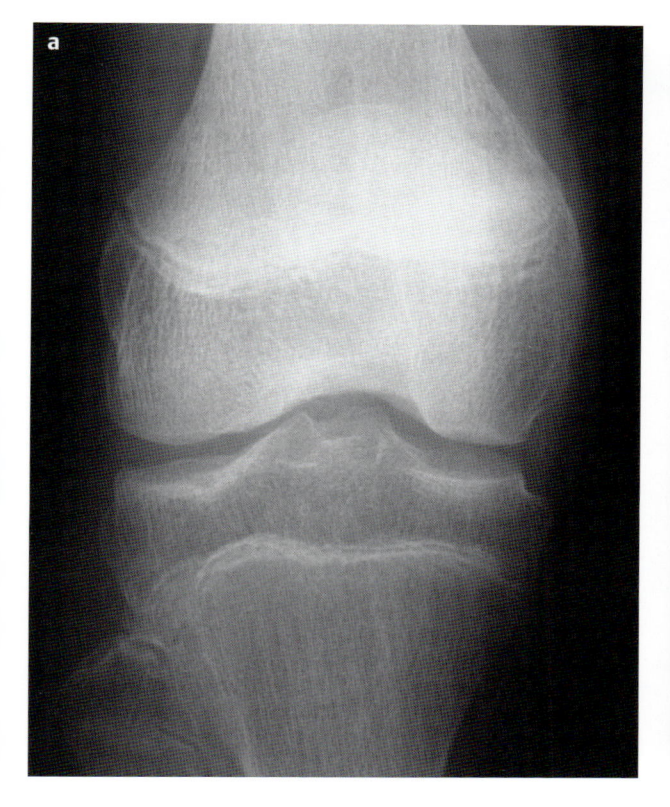

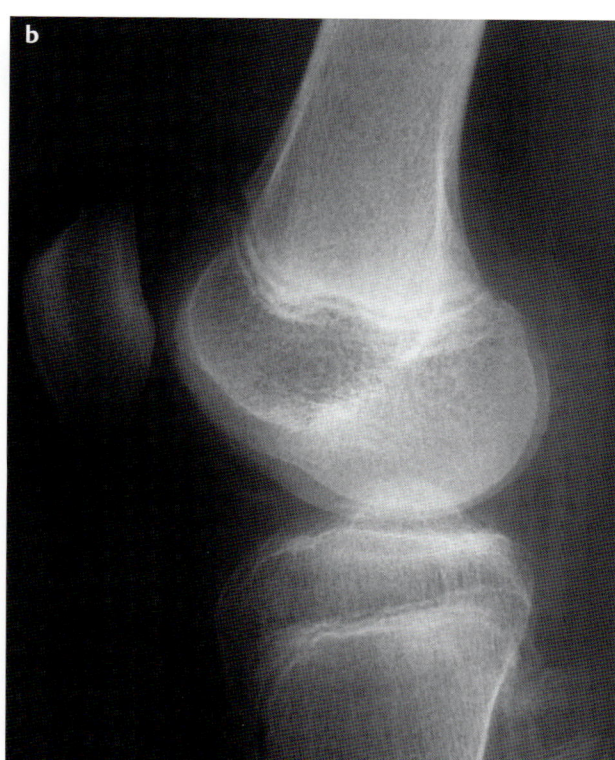

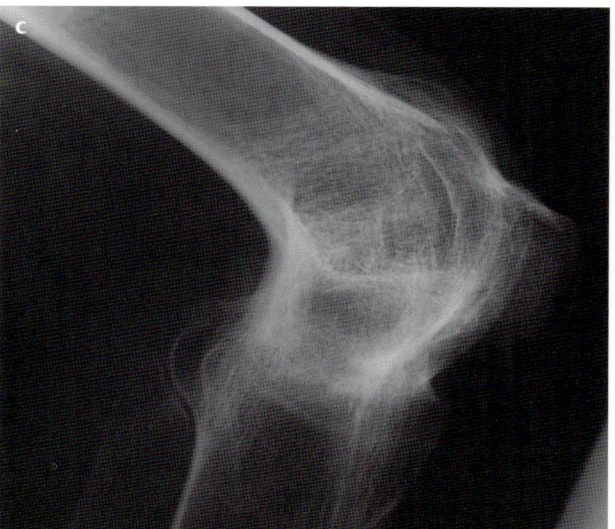

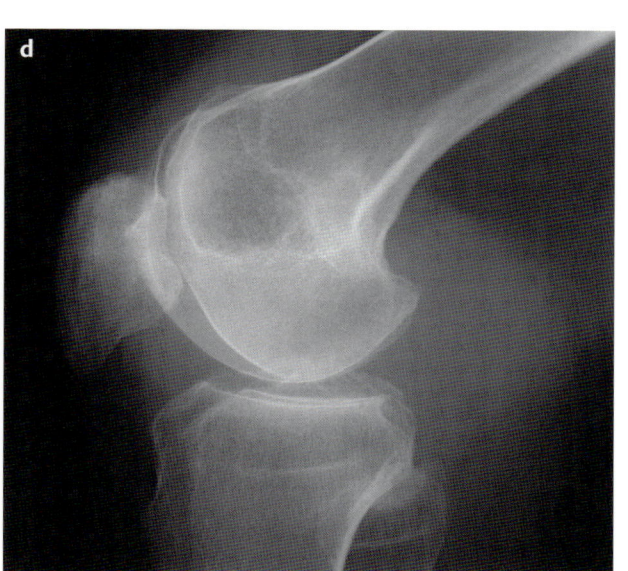

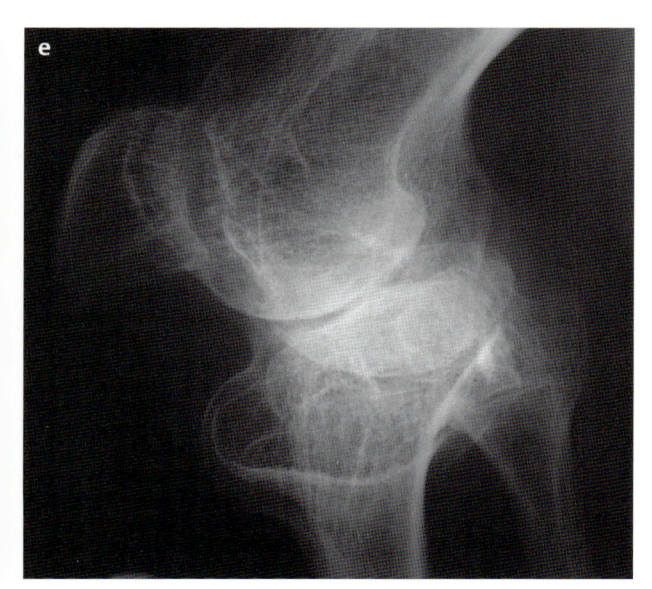

Erkrankungen des rheumatischen Formenkreises mit Leitsymptom Arthritis

Abb. 4.10 a–e ▪ **Juvenile idiopathische Arthritis und verschiedene Erscheinungsbilder der juvenil begonnenen Polyarthritis im Erwachsenenalter.**

a, b 14-Jährige mit Gonitis und Arthritis des proximalen Fibulotibialgelenks bei JIA. Gelenkerguss, nur milde Wachstumsstörung femorotibial, vereinzelte geglättete Knochendestruktionen marginal. Ausgeprägte Wachstumsstörung fibular. Bereits eingetretene Sekundärarthrose im Fibulotibialgelenk (mit freundlicher Genehmigung Dr. R. Häfner, Garmisch-Partenkirchen).

c 29-Jähriger mit polyartikulär ankylosierendem Verlauf, am Knie Ankylose in 100°-Beugestellung bei kindlich begonnener Spondylitis ankylosans.

d 40-Jährige mit nur leichter Wachstumsstörung: Verlängerung des Sagittaldurchmessers der Patella und Verbreiterung der femoralen und tibialen Epimetaphyse und schmaler Diaphyse. Persistierende Synovitis mit großem Erguss und Insertionstendinitiden am oberen Patellapol sowie Befall des proximalen Tibiofibulargelenkes bei juvenil begonnener Psoriasisarthritis.

e 46-Jähriger mit ausgeprägter Wachstumsstörung mit Rechteckpatella und Sekundärarthrose bei juveniler RF-positiver Oligoarthritis. Hypertrophe Atrophie der Spongiosa.

Grundlagen der Therapie

Therapie der juvenilen idiopathischen Arthritis (JIA)

Prinzipien und Ziele
- Behandlung zusammen mit Kinderrheumatologen
- medikamentöse Therapie nach Stufenkonzept ja nach Subgruppe und Verlaufsform („mild" bis „aggressiv")

Therapieverfahren
- medikamentös
- Physiotherapie
- physikalisch
- Ergotherapie

Medikamentös
NSAR
- 1. Wahl
- bewährte Substanzen im Kindesalter: ASS, Diclofenac, Naproxen, Indomethacin, Ibuprofen
- keine ausreichenden Erfahrungen und keine Zulassung für selektive COX-2-Inhibitoren

Corticosteroide
- systemisch bei hochaktiven Verläufen und Organbeteiligung (Auge, Herz)
- intraartikuläre Injektionen (Triamcinolonhexacetonid) bei „Problemgelenken" und mon- und oligoartikulären Verlaufsformen

Basistherapeutika
- je nach Subgruppe, Krankheitsaktivität, Alter des Kindes und Krankheitsverlauf
- eingesetzte Präparate: Antimalariamittel, Sulfasalazin, parenterales Gold, Azathioprin, Methotrexat, Ciclosporin, Chlorambucil, Endoxan und als anti-TNF-α-Hemmer Etanercept

> **Sono** (→ *Methode der Wahl*)

Empfohlene Ebenen
- Standardebenen
- befundangepasst

Befund
- Erguss, Synovitis
- Bursitiden
- synoviale Zysten (häufiger als beim Erwachsenen), manchmal muskelisoechogen, dann schwierig zu finden

Tabelle 4.2 ▪ Nomenklatur und Klassifikationen der juvenilen entzündlichen Arthritiden

Gesellschaft	Amerikanische Rheumaliga ARA	Europäische Rheumaliga EULAR	Internationale Liga gegen Rheumatismus ILAR
Bezeichnung	juvenile rheumatoide Arthritis	juvenile chronische Arthritis	juvenile idiopathische Arthritis
Untergruppen	systemischer Beginn	systemischer Beginn	systemischer Beginn
	polyartikulärer Beginn	polyartikulärer Beginn ▪ seronegative juvenile chronische Arthritis ▪ seropositive juvenile chronische Arthritis	Polyarthritis ▪ Rheumafaktor negativ ▪ Rheumafaktor positiv
	oligoartikulärer Beginn	oligoartikulärer Beginn ▪ juvenile Psoriasisarthritis ▪ juvenile ankylosierende Spondylitis	Oligoartithritis ▪ persistierend ▪ erweitert
			Enthesitis-assoziierte-Arthritis
			Psoriasisarthritis andere ▪ Kriterien 1–6 nicht erfüllt ▪ mehr als ein Kriterium erfüllt

Zur internationalen Vereinheitlichung wurde 1994 erstmals und in überarbeiteter Form 1997 durch das pädiatrische Komitee der internationalen Liga gegen Rheumatismus eine Klassifikation vorgeschlagen, auf deren Grundlage in Zukunft eine weitere Differenzierung vorgenommen werden soll.

Erkrankungen des rheumatischen Formenkreises mit Leitsymptom Spondylitis und Arthritis (seronegative Spondarthropathien)

Definition
Unter den Erkrankungen des rheumatischen Formenkreises mit Leitsymptom Spondylitis und Arthritis werden die folgenden Krankheitsbilder zusammengefasst: Spondarthritis ankylosans, Reiter-Syndrom, Arthritis psoriatica und enteropathische Arthritis (Tab. 4.1).

Pathologie
- Synovitis mit Ergussbildung
- proliferierender Pannus, häufig nicht so ausgedehnt wie bei der RA
- Besonderheiten:
  - Nebeneinander osteoproliferativer und -destruktiver entzündlicher Veränderungen
  - Beteiligung der Enthesen

Spondarthritis ankylosans

Klinik
- entzündlicher Rückenschmerz:
  - sakroiliakale Arthritis
  - entzündliche Wirbelsäulenveränderungen
- Kyphose und Bewegungseinschränkung der Wirbelsäule
- Kniegelenk im Rahmen eines Mitbefalls der großen Gelenke relativ häufig betroffen (nach Schulter- und Hüftgelenk)
- seltener Beteiligung der peripheren Gelenke
- extraartikuläre Manifestationen: Iritis
- HLA-B27-Assoziation

Diagnostik

Rö
Empfohlene Röntgenaufnahmen
- Standardprojektionen a.-p. und seitlich im Liegen
- ggf. a.-p. Aufnahme im Stehen (Beurteilung von Fehlstellungen und der Gelenkspaltbreite unter Belastung)
- fein zeichnende Filmfolienkombinationen der Empfindlichkeitsklasse 200

Befund (Abb. 4.11)
- Weichteilzeichen (ähnlich RA)
- Kollateralphänomene (gelenknahe Osteoporose) seltener
- Knorpel- und Knochendestruktionen häufig erst spät:
  - gleichmäßige, reaktionslose Gelenkspaltverschmächtigung
  - Prädilektionsstellen für Erosionen: laterale, mediale und dorsale Tibiakante, marginal femoral
  - typisch: Erosionen mit gleichzeitigen Proliferationen
- Fibroostitiden, extraartikuläre Osteoproliferationen:
  - an Band-, Sehnen- und Kapselinsertionen (oberer und unterer Patellapol, submarginal = neben dem Gelenkflächenrand an der Tibia, apophysär)
  - produktiv: mit Knochenneubildung: unscharf begrenzte, fokale Ausknospungen des Knochens
  - rarefizierend: mit Knochenresorption: ausgeprägt unscharf begrenzte Mulden
- postentzündliche Ankylosen möglich (besonders bei jugendlich erworbener Spondylitis ankylosans)
- Beteiligung des proximalen Tibiofibulargelenks möglich:
  - erosive Pseudodilatation des Gelenkspalts
  - kapsuläre Anbauten mit Sklerosierung
  - Ankylose

Sono
Empfohlene Ebenen
- Standardschnittebenen (s.o.)

Befund
- Erguss
- ggf. Baker-Zyste
- ggf. Erosionen

CT
Empfohlener Untersuchungsmodus
- Knochenalgorithmus
- Standard-CT:
  - Schichtdicke: 1–3 mm
  - Tischvorschub: 1–3 mm
- Spiral-CT:
  - Schichtdicke: 1–3 mm
  - Tischvorschub: 2–5 mm
  - Schichtabstand: 1–3 mm
- sagittale und koronare 2-D-Rekonstruktionen

Befund
- Ergüsse
- Knochendestruktionen, -proliferationen
- Fibroostitiden

Schlüsselwörter
Spondylitis ankylosans, Spondarthritis, Befall der großen Gelenke

Keywords
ankylising spondylitis, spondarthritis, involvement large joints

Anforderungen an die Bildgebung
- Erfassung der betroffenen Gelenke
- Feststellung einer Gonitis oder einer postarthritischen Arthrose
- Bestimmung der Aktivität und des Schweregrads
- Feststellung von Progress oder Heilungsvorgängen
- Abgrenzung von DD (aktivierte Arthrose, Morbus Ahlbäck, Calciumpyrophosphatablagerungserkrankung, Gicht, Ermüdungsfraktur)

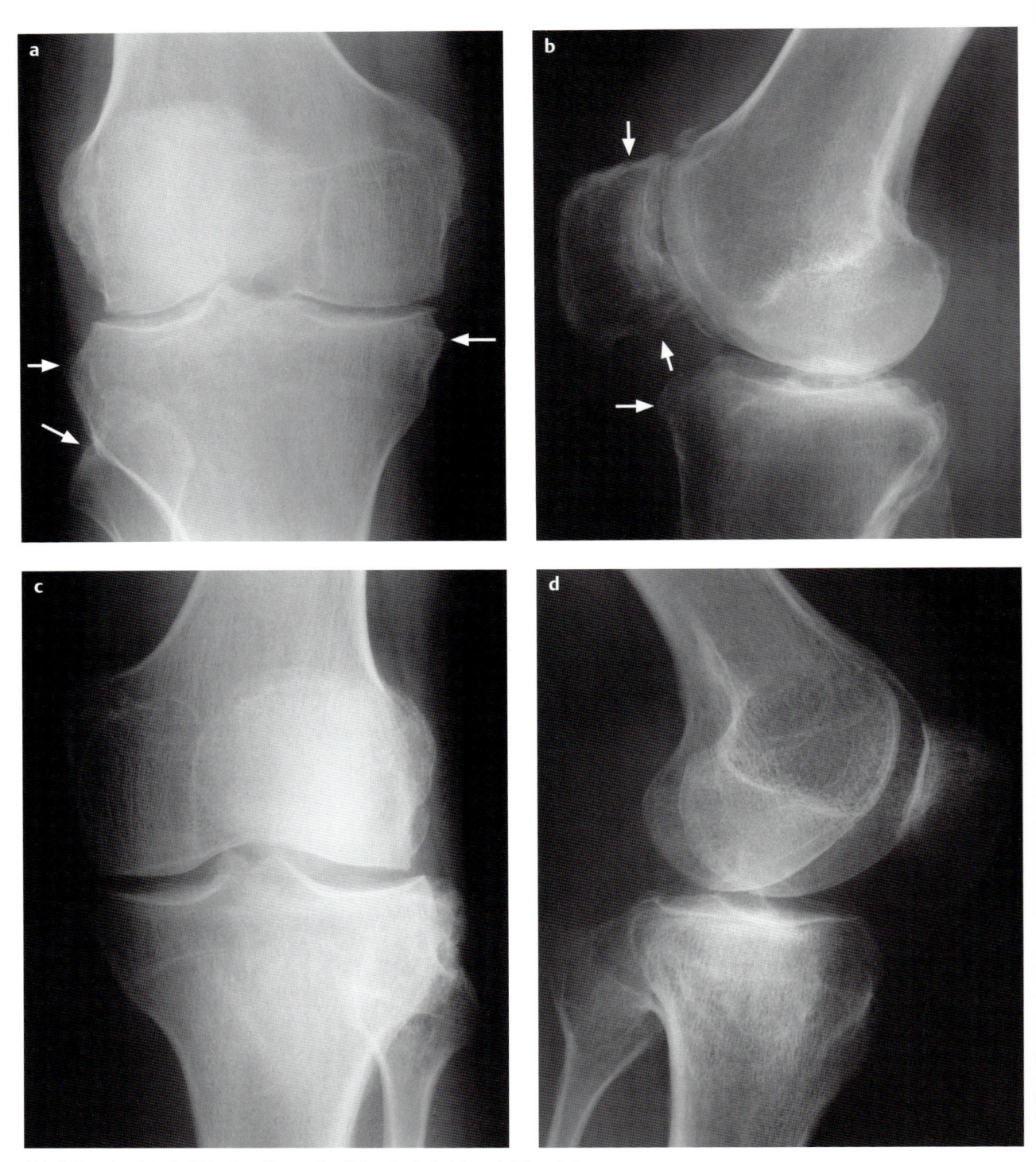

Abb. 4.11 a–d ▪ Entzündliche Beteiligung des Kniegelenks bei Spondylitis ankylosans.

a, b Erguss, gleichmäßige Gelenkspaltverschmächtigung als Zeichen einer Knorpeldestruktion; zarte erosive Veränderungen retropatellar, entzündliche Osteoproliferationen besonders an Patella und Tibia (Pfeile). Sekundäre Arthrose. Beginnende laterale Subluxation der Tibia.

c, d Bei einem anderen Patienten: tibiofibulare Ankylose, ausgeprägte osteoproliferative Veränderungen lateral am Tibiakopf und an der Tuberositas tibiae ohne aktuelle Zeichen einer Gonitis.

Morbus Reiter

Definition
Beim Morbus Reiter handelt es sich um eine infektreaktive Arthritis nach Urethritis oder Enteritis (chlamydien-assoziiert). Die klassische Symptom-Trias (die beim inkompletten Reiter-Syndrom fakultativ vorliegt) umfasst Urethritis, Arthritis und Konjunktivitis.

Klinik
- Urethritis
- Arthritis
- Konjunktivitis
- evtl. Balanitis
- evtl. Dermatitis (Keratoderma blennorhagicum)
- oft Diarrhö
- häufig junge Männer, oft venerische Übertragung der Erkrankung
- postenteritisch
- Befallsmuster:
  – untere Extremität bevorzugt
  – besonders MTP und Ferse
  – Kniegelenk seltener
  – asymmetrischer Befall üblich

Diagnostik

Rö
Empfohlene Röntgenaufnahmen
- Standardprojektionen a.-p. und seitlich im Liegen
- ggf. a.-p. Aufnahme im Stehen (Beurteilung von Fehlstellungen und der Gelenkspaltbreite unter Belastung)
- fein zeichnende Filmfolienkombinationen der Empfindlichkeitsklasse 200

Befund
- Weichteilzeichen:
  – periartikuläre Schwellungen
  – synoviale Weichteilschwellungen (Erguss, synoviale Proliferation)
- Kollateralphänomene (gelenknahe Osteoporose)
- arthritische Direktzeichen:
  – Gelenkspaltverschmächtigung (Knorpeldestruktion)
  – Erosionen, Destruktionen
  – entzündliche Osteoproliferationen
- Periostreaktionen:
  – lamellär
  – unregelmäßig fleckige periostale Knochenneubildungen

Sono
Empfohlene Ebenen
- Standardschnittebenen

Befund
- Erguss, ggf. Baker-Zyste
- ggf. Erosionen, Proliferationen

Schlüsselwörter
Morbus Reiter, posturethritische Arthritis, postenteritische Arthritis

Keywords
Morbus Reiter, reactive arthritis, posturethritic, postenteritic arthritis

Anforderungen an die Bildgebung
- Erfassung der betroffenen Gelenke
- Feststellung einer Gonitis oder einer postarthritischen Arthrose
- Bestimmung der Aktivität und des Schweregrads
- Feststellung von Progress oder Heilungsvorgängen
- Abgrenzung von DD (aktivierte Arthrose, Morbus Ahlbäck, Calciumpyrophosphatablagerungserkrankung, Gicht, Ermüdungsfraktur)

Psoriatische Osteoarthropathie

Schlüsselwörter
Arthritis psoriatica, Osteoarthropathie

Keywords
psoriatic arthritis

Klinik
- Psoriasisarthritis bei 6% der Psoriasispatienten:
  - häufig bei Nagelbefall („Ölflecken")
- bevorzugte Gelenke: Finger, Zehen:
  - Daktylitis (Schwellung, Rötung gesamter Finger)
  - rasch auftretende Verkürzung, Mutilation
  - asymmetrischer Strahlbefall
- Kniegelenk seltener betroffen, evtl. proximales Tibiofibulargelenk

Diagnostik

Rö (→ *Methode der Wahl*)

Empfohlene Röntgenaufnahmen
- Standardprojektionen a.-p. und seitlich im Liegen
- ggf. a.-p. Aufnahme im Stehen (Beurteilung von Fehlstellungen und der Gelenkspaltbreite unter Belastung)
- fein zeichnende Filmfolienkombinationen der Empfindlichkeitsklasse 200

Befund (Abb. 4.12)
- synoviale Weichteilschwellungen, Erguss (wie bei RA)
- Kollateralphänomene (gelenknahe Osteoporose häufig nicht vorhanden)
- Periostreaktionen:
  - gelenknah, lamellär (am Knie selten)
  - gelenkfern, knopfartig

Anforderungen an die Bildgebung
- Erfassung der betroffenen Gelenke
- Feststellung einer Gonitis oder einer postarthritischen Arthrose
- Bestimmung der Aktivität und des Schweregrads
- Feststellung von Progress oder Heilungsvorgängen
- Abgrenzung von DD (aktivierte Arthrose, Morbus Ahlbäck, Calciumpyrophosphatablagerungserkrankung, Gicht, Ermüdungsfraktur)

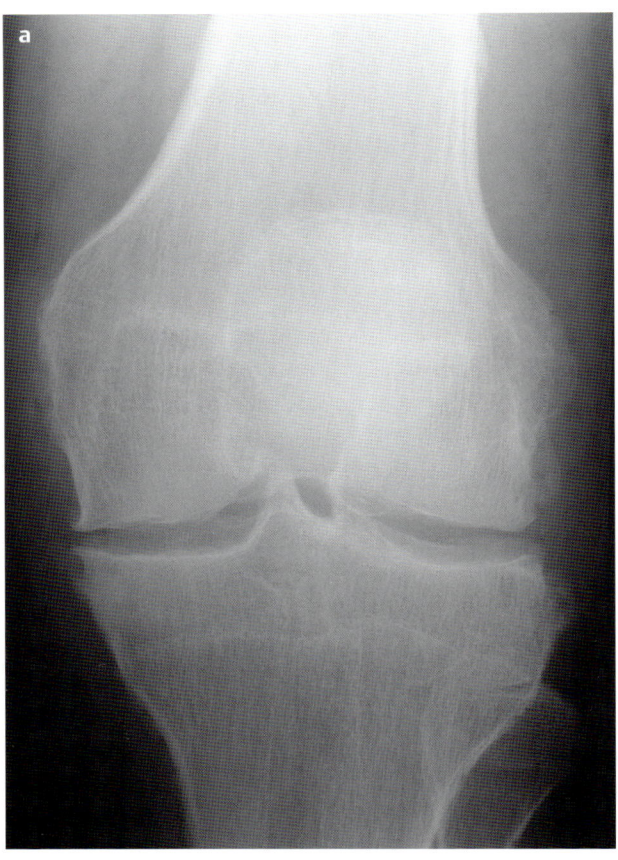

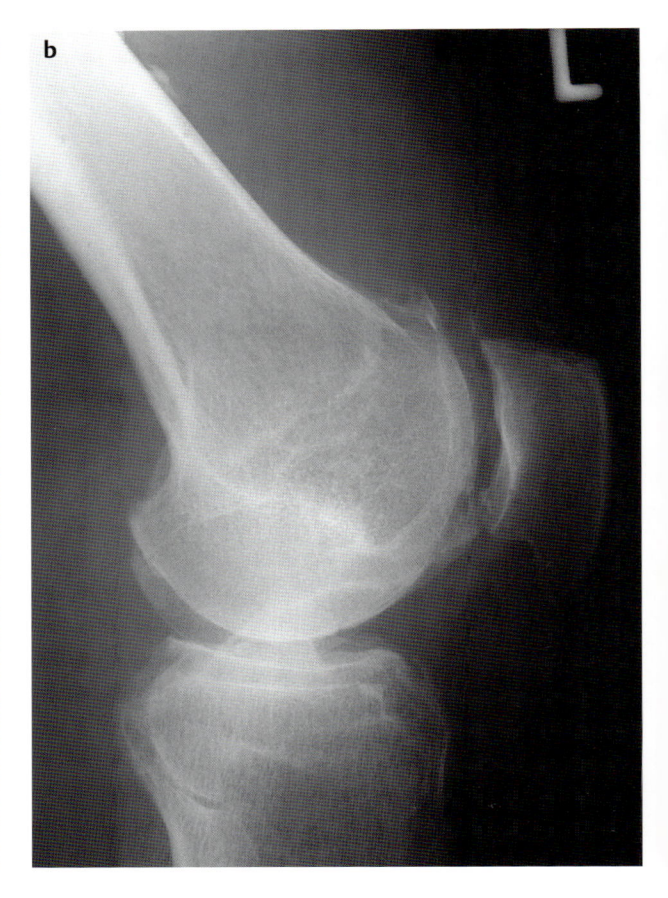

Abb. 4.12 a–j ▪ **Befunde bei Psoriasisosteoarthropathie.**
Extraartikuläre Osteoproliferationen, Arthritis des proximalen Tibiofibulargelenkes und Insertionstendinitiden.

a, b Ausgedehnter Kniegelenkserguss, kein Kollateralphänomen. Entzündliche osteoproliferative Veränderungen an der Tibia medial und lateral sowie femoral ventral. Kleine laterale femorale Erosion umgeben von Proliferationen. Gelenkferne periostale Knochenneubildungen. Postarthritische femorotibiale Arthrose mit Sklerosen und osteophytären Anbauten.

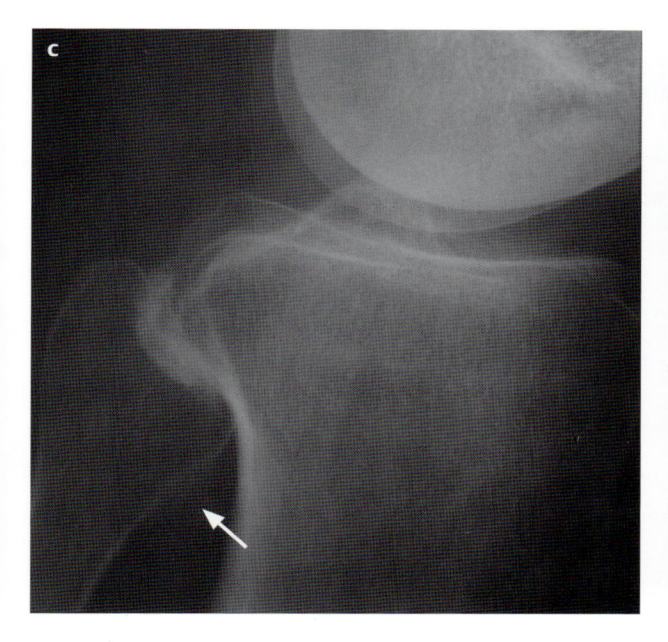

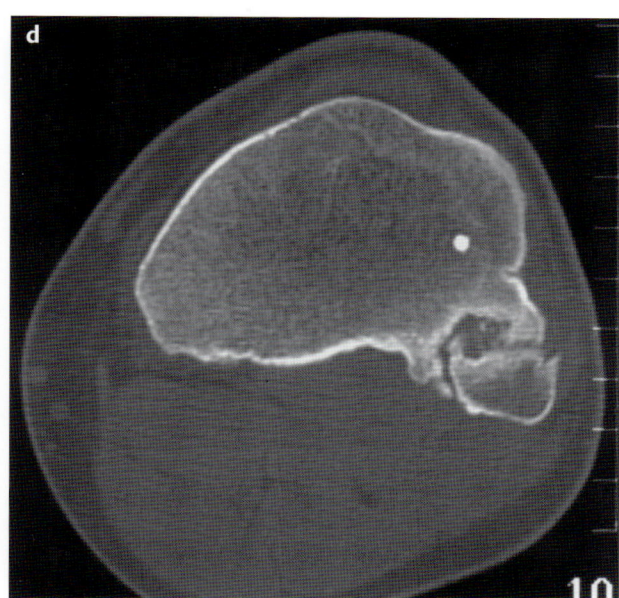

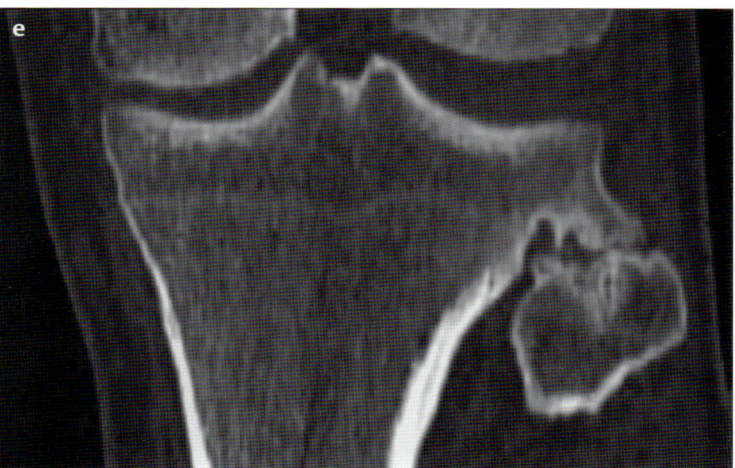

Erkrankungen des rheumatischen Formenkreises mit Leitsymptom Spondylitis und Arthritis

Abb. 4.12 a–j ■ Befunde bei Psoriasisosteoarthropathie.

c Bei einem anderen Patienten Befall des proximalen Tibiofibulargelenks bei Arthritis psoriatica. Vermehrte Sklerosierung in Höhe des Gelenkspalts. Extraartikuläre Osteoproliferationen an der ventralen Fibulakante (Pfeil).
d, e Bei einem dritten Patienten im CT Darstellung von Erosionen und bizarren intraartikulären Osteoproliferationen des proximalen Tibiofibulargelenks (mit freundlicher Genehmigung Prof. K. Bohndorf, Augsburg).

Grundlagen der Therapie

Prinzipien bei seronegativen Spondylarthropathien
- wie bei RA zunächst symptomatische Therapie mit NSAR bzw. COX-2-Inhibitoren, Lokaltherapie und niedrig dosierten Steroiden
- bei unzureichendem Ansprechen Versuch einer Basistherapie, Auswahl richtet sich nach der Erkrankung

Basistherapien
Morbus Bechterew mit peripherer Gelenkbeteiligung
- Sulfasalazin, Methotrexat
- bei hochaktiven Verläufen anti-TNF-α-Therapie mit Infliximab

Reaktive Arthritiden
- Sulfasalazin bei Persistenz über 6 Monate

Arthritis psoriatica
- Methotrexat, Sulfasalazin, Ciclosporin, Leflunomid
- Etanercept bei hochaktiven Verläufen und Versagen herkömmlicher Basistherapeutika

Enteropathische Arthropathien
- Sulfasalazin

- Beteiligung des proximalen Tibiofibulargelenks möglich (Abb. 4.12):
  - Erosionen mit Pseudodilatation des Gelenkspalts
  - periartikuläre Anbauten mit Sklerosierung
- artikuläre entzündliche Erosionen und Proliferationen
- Prädilektionsstellen marginal tibial und femoral
- extraartikuläre Proliferationen:
  - an Kapsel-, Sehnen- und Bandansätzen (z.B. oberer und unterer Patellapol, submarginal = neben dem Gelenkrand an der Tibia, apophysär)

Sono
Empfohlene Ebenen
- Standardschnittebenen (s.o.)

Befund (Abb. 4.12)
- Erguss, ggf. Baker-Zyste
- ggf. Erosionen, Proliferationen
- Insertionstendinitiden mit ansatznaher Sehnenverbreiterung, Strukturauflockerung, Hypoechogenität und Verkalkungen

MRT
Empfohlene Sequenzen
- wie bei RA

Befund (Abb. 4.12)
- Ergüsse intraartikulär und in Bursen
- Synovitis:
  - bandförmige oder knotige Verdickung der Synovialmembran
  - KM-Anreicherung in der Synovialmembran
  - Pannus wesentlich weniger ausgeprägt als bei RA
- Präerosionen, Erosionen, Destruktionen:
  - subchondrale Läsionen T2 hyperintens, KM-Aufnahme
  - Gelenkflächendefekte
- Knochenmarködemmuster:
  - ausgeprägter als bei RA in der Umgebung von Knochendestruktionen und bei Enthesitiden
- Enthesitiden:
  - sog. Knochenmarködemzonen in den ansatznahen Regionen der Patellarsehne, Lig. arcuatum, Adduktorenmuskulatur etc.
  - Signalanhebungen in den ansatznahen Abschnitten der Sehnen
  - Signalanhebungen in den Kapseln und Bändern ansatznah

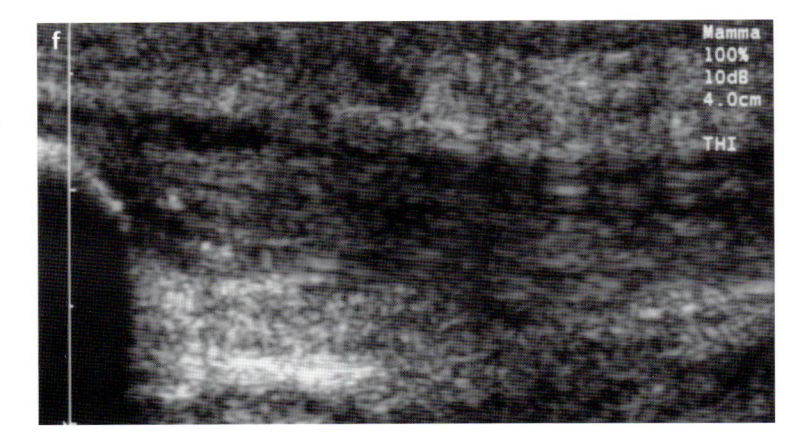

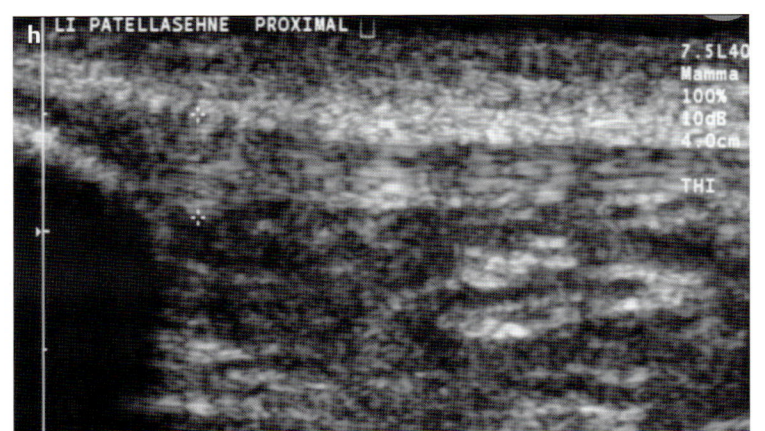

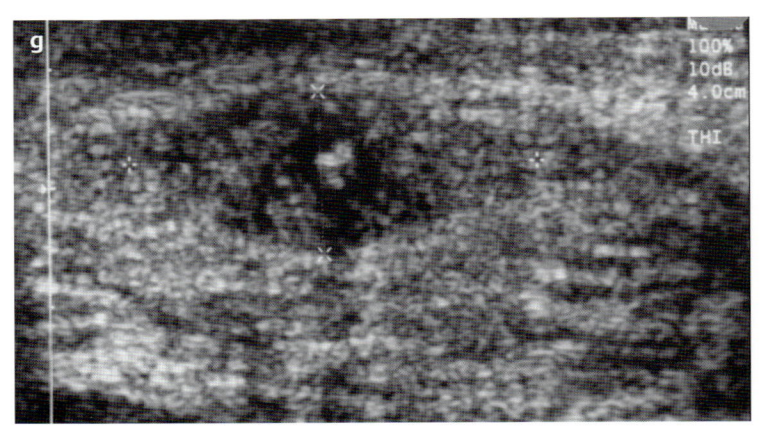

Abb. 4.12 a–j ▪ Befunde bei Psoriasisosteoarthropathie.

f, g Sonographisch infrapatellarer Längsschnitt (**f**) und Querschnitt (**g**). Verdickung des Lig. patellae insbesondere ansatznah, verminderte Echogenität und vereinzelte Verkalkungen.
h Normalbefund auf der Gegenseite zum Vergleich.
i Sagittale STIR: leichte ansatznahe Verdickung und peritendinöse Ödemzone.
j Transversale T1w SE FS mit KM: intratendinöse und peritendinöse KM-Anreicherung (mit freundlicher Genehmigung Prof. K. Bohndorf, Augsburg).

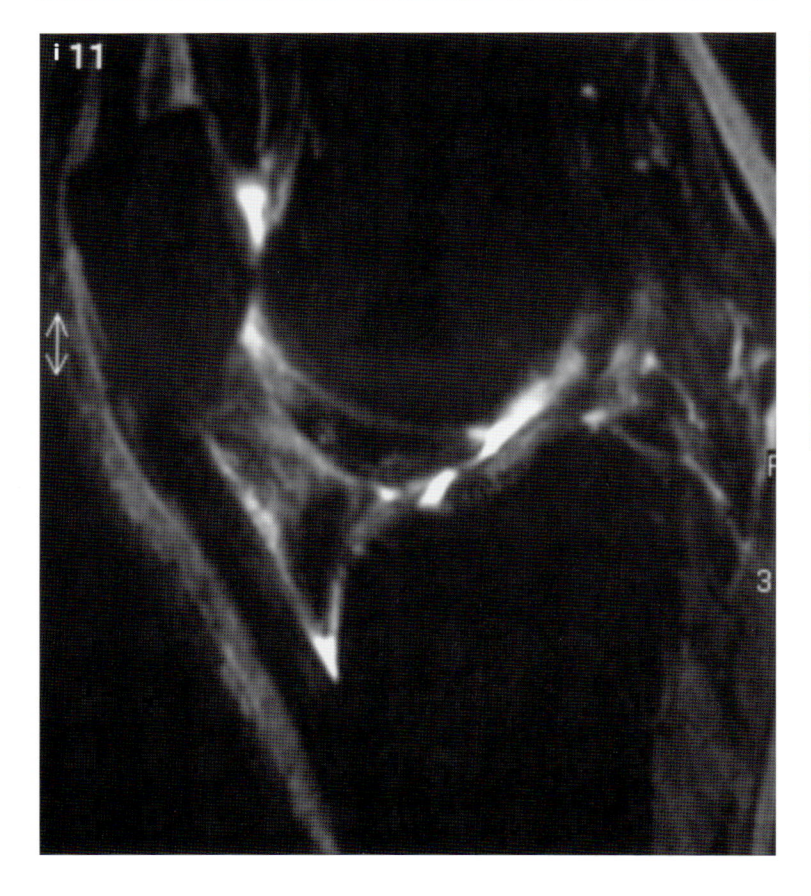

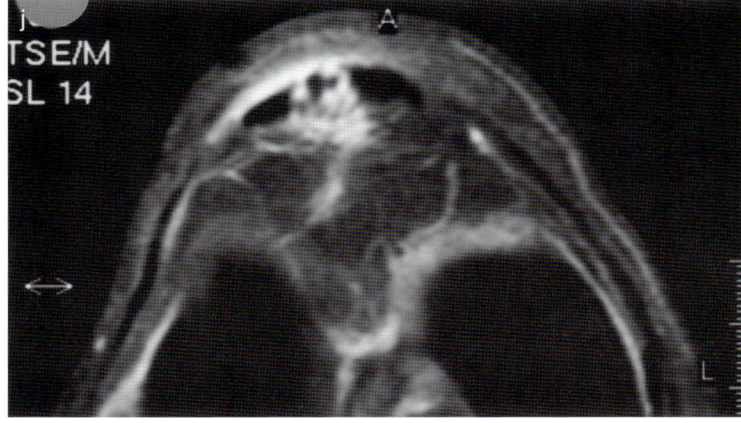

Rheumatische Syndrome assoziiert mit Infektionen

Definition
Hierzu gehören rheumatische Syndrome, die direkte Folge einer bakteriellen Infektion sind, z. B. mit Chlamydien oder Borrelien (Lyme-Erkrankung), und die reaktiven Arthritiden wie z. B. die Jaccoud-Arthritis.

Schlüsselwörter
Borreliose, Lyme-Arthritis

Keywords
Lyme arthritis

Lyme-Erkrankung

Klinik
- durch Zeckenbiss übertragene Infektion mit Borrelia burgdorferi
- 3 Stadien:
  - Erythema chronicum migrans
  - neurologische und kardiale Störungen
  - Monarthritis (spontan verlaufend über Jahre)
- Arthritisstadium Monate nach dem Biss
- rezidivierende Monarthritis oder Oligoarthritis
- Kniegelenk häufig betroffen mit plötzlicher Schwellung, Schmerz
- nach neusten Ergebnissen: 1/3 der primär „unklaren" Monarthritiden durch Borrelien oder Chlamydien verursacht
- Diagnose durch PCR-Test (Polymerasekettenreaktion)
- Nachweis aktueller Infektionen mit lebenden Erregern aus Synovia oder Synovialis

Diagnostik

Rö

Empfohlene Röntgenaufnahmen
- Standardprojektionen a.-p. und seitlich im Liegen
- ggf. a.-p. Aufnahme im Stehen (Beurteilung von Fehlstellungen und der Gelenkspaltbreite unter Belastung)
- fein zeichnende Filmfolienkombinationen der Empfindlichkeitsklasse 200

Befund
- unspezifisches Bild einer Gonitis
- Erguss
- Kollateralphänomen (gelenknahe Osteoporose)
- arthritische Direktzeichen:
  - Gelenkspaltverschmächtigung durch Knorpeldestruktion
  - Knochendestruktionen (nur selten bei Chronifizierung)

Sono

Empfohlene Ebenen
- Standardschnittebenen

Befund
- Erguss
- ggf. Baker-Zyste

Anforderungen an die Bildgebung
- Feststellung einer Gonitis
- Abgrenzung von DD: Kristallarthropathien (Gicht, Pseudogicht), septische Arthritis, Arthritiden des rheumatischen Formenkreises
- Bestimmung von Aktivität und Schweregrad
- Feststellung von Progression oder Heilungsprozessen
- Ausschluss von Komplikationen

Grundlagen der Therapie

Symptomatisch
- NSAR bzw. selektive COX-2-Inhibitoren
- *cave:* keine intraartikulären Steroidinjektionen

Antibiotisch
- Doxycyclin 2 × 100 mg tgl.
- alternativ Cefotaxim 3 × 2 g oder Ceftriaxon 1 × 2 g tgl. i. v.

Diagnostischer Leitfaden bei rheumatischen Gelenkerkrankungen

1. Röntgen (Basisdiagnostik)

Indikationen
- in der Frühphase oft noch kein spezifischer Befund, dennoch indiziert u. a. zum Ausschluss anderer pathologischer Befunde und als Basis für die Verlaufskontrolle
- später spezifische Diagnose möglich, dann zur Abschätzung des Ausmaßes der Knorpel- und Knochendestruktion
- zum Ausschluss von Komplikationen
- Dokumentation des Verlaufs

2. Sono

Indikationen
- Ergussdokumentation
- Abgrenzung einer intraartikulären Ergussbildung von Bursitis oder anderen Weichteilschwellungen
- Synovialzysten

3. CT

Indikationen
- speziellen Fragestellungen vorbehalten
- wenn Schnittbildung erforderlich, MRT aber kontraindiziert ist

4. MRT

Indikationen
- ergänzend, besonders bei schweren Verläufen
- beste Methode zur morphologischen Darstellung der Ausbreitung in Knochen und Weichteilen
- Ausschluss anderer pathologischer Befunde (z. B. Degeneration oder Verletzung von Kniebinnenstrukturen)

5. Szintigraphie

Indikationen
- Dokumentation des Befallsmusters bei typischerweise polytopen Manifestationen

Rheumatische Kniegelenkserkrankungen – operative Therapie

Synovektomie

Indikation
- bei fortbestehender Entzündungsaktivität unter medikamentöser Therapie
- Vermeidung von Destruktionen an Knorpel, Knochen, Kapseln, Bändern und Sehnen

Durchführung
- wichtig für einen langfristigen Therapieerfolg ist die Radikalität
- arthroskopische Synovektomie:
  - bringt als sog. Frühsynovektomie in LDE-Stadien 0–1 gute Ergebnisse
  - zeitaufwändiger als offene bei notwendigerweise mehreren, auch dorsalen Zugängen
  - 6 Wochen postoperativ zur Rezidivprophylaxe Radiosynoviorthese empfohlen
- ventrale offene Synovektomie:
  - sog. Spätsynovektomie in LDE-Stadien 2–3 insbesondere bei jungen Patienten zur zeitlichen Verzögerung endoprothetischer Versorgungen
  - bei Durchführung additiver Maßnahmen, z. B. Reizosteotomien und Denervierungen zur Schmerzreduktion, Pridie-Bohrungen zur Förderung einer Ersatzknorpelbildung
  - technisch einfacher und schneller durchführbar
  - bis auf einen geringen dorsalen Anteil ist das gesamte Kniegelenk erreichbar
  - ausgeprägte dorsale Synovitis erfordert zusätzliche dorsale Schnittführung

Exstirpation einer Baker-Zyste

Indikation
- nur zusammen mit ventraler Synovektomie indiziert, da ansonsten keine kausale Therapie

Durchführung
- im Rahmen der Synovektomie zusätzlicher dorsaler Zugang zur Exstirpation der Zyste mit anschließendem Kapselverschluss erforderlich
- kleinere Baker-Zysten bilden sich in der Regel nach Synovektomie spontan zurück

Arthrodese

Indikation
- primäre Arthrodesen des Kniegelenks heute nicht mehr indiziert
- Einsatz auf nicht anders beherrschbare septische Komplikationen beschränkt

Endoprothetische Versorgung

Grundlagen der Therapie

Operationsprinzipien
- Behandlungskonzept muss alle betroffenen Gelenke, Notwendigkeit und Reihenfolge der Operationen berücksichtigen
- Operationen immer in Verbindung mit angepasster Physiotherapie

Frühstadium
- Synovektomie
- Radiosynoviorthese bzw. chemische Synoviorthese

Spätstadium
- Synovektomie
- Endoprothetik
- Arthrodese (enge Indikationsstellung)

Indikation
- in LDE-Stadien 4 und 5 die vorherrschenden Operationsverfahren
- unikondyläre Schlittenprothese:
  - selten indiziert, Voraussetzung: intakte Bandführungen der Kreuz- und Kollateralbänder sowie intaktes kontralaterales Kniegelenkskompartiment
- ungekoppelter bikondylärer Oberflächenersatz:
  - häufiger indiziert, Voraussetzung: ausreichende Stabilität der Seitenbänder und des hinteren Kreuzbands
  - Berücksichtigung und ggf. Anpassung der Bandsituation sowie exakte Implantationstechnik erforderlich
- gekoppelte Prothesen:
  - indiziert bei instabilen Seitenbandverhältnissen und Achsabweichungen > 30°-Valgus- bzw. Varusstellung sowie extremen Beugekontrakturen
  - aufgrund der eingebauten Achsführung primär nicht mehr auf eine vorhandene Bandführung angewiesen
  - wegen der größeren Kräfte auf das Prothesen-Knochen-Interface mit entsprechenden tibialen und femoralen Stielen ausgestattet

Durchführung
- Wahl des Implantats abhängig vom Zerstörungsgrad des Gelenks, Knochenqualität, Fehlstellungen, Instabilitäten oder Kontrakturen
- endoprothetische Versorgung oft schon in frühen Lebensabschnitten erforderlich
- in der Folge zwangsläufig häufig Wechseloperationen
- überdurchschnittliche Anforderungen an die operative Versorgung durch:
  - Mehrfachwechsel mit ausgeprägtem Knochensubstanzverlust
  - septische Revisionen
  - periprothetische Frakturen bei gelenknaher Osteoporose
- Infekthäufigkeit sowohl im Rahmen der Grunderkrankung als auch der Medikation deutlich erhöht

Kollagenosen

Definition
Unter dem Begriff Kollagenosen werden zusammengefasst: systemischer Lupus erythematodes (SLE), progressive systemische Sklerodermie (PSS), Dermatomyositis, Mischkollagenosen (Sharp-Syndrom) (Tab. 4.3).

Tabelle 4.3 ▪ Übersicht über muskuloskelettale Befunde bei Kollagenosen (nach Bonél)

Systemischer Lupus erythematodes	Progressive systemische Sklerose	Progressive systemische Sklerose + RA	Dermatomyositis	Polymyositis
nichterosive Arthritis	nichterosive Arthritis	destruierende, pannöse Arthritis	Arthritis im Rahmen von Overlap-Syndromen	Arthritis im Rahmen von Overlap-Syndromen
epiphysäre Osteonekrosen	metaphysäre Osteonekrosen (antiinflammatorische Therapie)	metaphysäre Osteonekrosen (antiinflammatorische Therapie)	metaphysäre Osteonekrosen (antiinflammatorische Therapie)	metaphysäre Osteonekrosen (antiinflammatorische Therapie)
Myositis	(Myositis), Fasciitis, ggf. Epimyositis	(Myositis), Fasciitis, ggf. Epimyositis	Myositis (besonders Adduktoren)	symmetrische Myositis
	kutane Verdickung, subkutane Ödeme und KM-Aufnahme (früh), subkutane Fibrose (spät)	kutane Verdickung, subkutane Ödeme und KM-Aufnahme (früh), subkutane Fibrose (spät)	subkutane Ödeme und KM-Aufnahme	

KM Kontrastmittel
RA rheumatoide Arthritis

Systemischer Lupus erythematodes

Definition
Der systemische Lupus erythematodes ist eine Systemerkrankung der Haut und des Gefäßbindegewebes mit Vaskulitis und Perivaskulitis der kleinen Arterien und Arteriolen sowie Immunkomplexablagerung.

Klinik
- Allgemeinbeschwerden:
  - Fieber
  - Schwäche
  - Gewichtsverlust
- Muskel- und Gelenkbeschwerden (im Verlauf bei 90% der Patienten):
  - Polyarthritis
  - Arthralgien
  - Myositis
- hämatologische Veränderungen:
  - Leuko-, Lympho-, Thrombopenie
- neurologische Veränderungen:
  - Psychosen
  - Ictus
  - Hirnnervensymptome
  - extrapyramidale Störungen
  - Infarkte
- kardiopulmonale Veränderungen:
  - Pleuritis
  - Peri-, Endo-, Myokarditis
  - Pneumonitis

SLE-Kriterien der ARA (Diagnose wahrscheinlich bei 4 Kriterien)
- Schmetterlingserythem
- diskoider Lupus
- Photosensibilität
- orale Schleimhautulzera
- nicht deformierende Polyarthritis
- Serositis
- Nierenbeteiligung (nephrotisches Syndrom oder Nephritis)
- ZNS-Beteiligung
- hämatologische Befunde (Coombs-positive hämolytische Anämie, Thrombo-, Leukopenie)
- immunologische Befunde (Anti-ds-DNS, Anti-sm, positives LE-Zellphänomen, Phospholipidantikörper)
- antinukleäre Antikörper

Diagnostik

Rö
Empfohlene Röntgenaufnahmen
- Standardprojektionen a.-p. und seitlich im Liegen
- ggf. a.-p. Aufnahme im Stehen (Beurteilung von Fehlstellungen und der Gelenkspaltbreite unter Belastung)
- fein zeichnende Filmfolienkombinationen der Empfindlichkeitsklasse 200

Befund
- nicht erosive Arthritis:
  - Weichteilzeichen, intraartikulärer Erguss
  - Kollateralphänomen: gelenknahe Osteoporose
- epiphysäre Osteonekrosen:
  - subchondrale Frakturlinie
  - Sklerosierung
  - Kontureinbruch
  - Sekundärarthrose
- metaphysäre Osteonekrosen (steroidinduziert?):
  - landkartenartige Sklerosesäume
  - ggf. zentrale Verkalkungen
- Muskelatrophien

Sono
Empfohlene Ebenen
- Standardschnittebenen

Befund
- Aktivitätsbeurteilung einer Arthritis: Ergussnachweis und -menge
- ggf. Baker-Zyste

Schlüsselwörter
systemischer Lupus erythematodes, Kollagenosen, Polyarthritis

Keywords
systemic lupus erythematodes, connective tissue diseases, polyarthritis

Anforderungen an die Bildgebung
- Feststellung einer Arthritis
- Ausschluss von Komplikationen (epiphysäre Osteonekrosen, Fehlstellungen)
- Darstellung des Ausmaßes und Verlaufskontrolle sowie ggf. Empfehlung für die Biopsielokalisation bei Myositis
- Abgrenzung von DD (bakterielle Arthritis)

4 Entzündliche Erkrankungen

MRT

Empfohlene Sequenzen
- Osteonekrose-, Arthritisfragestellung:
  - STIR koronar
  - T2w GE FS transversal
  - T1w SE sagittal
  - T1w SE FS sagittal und transversal nach KM
- Myositisfragestellung:
  - STIR koronar und axial (grobschichtig)
  - T1w SE koronar und axial
  - KM nicht erforderlich

Befund
- nicht erosive Arthritis:
  - Erguss
  - Synovialitis
  - keine Destruktionen
- epiphysäre Osteonekrosen:
  - besonders zentraler Abschnitt des medialen Femurkondylus
  - Knochenmarködemzone epiphysär
  - zunächst intakter Gelenkknorpel
  - Demarkierung des subchondralen Knochens T1 und T2 hypointens ähnlich einer Osteochondrosis dissecans
  - zentral Signalgebung: früher Befund: Ödem; später: fetthaltig
- metaphysäre Osteonekrosen (Knocheninfarkt):
  - landkartenartige, girlandenartige Begrenzung, T1 hypointens, T2 Doppellinienzeichen mit signalarmer und -reicher Komponente, KM-Anreicherung
  - zentral normales Signal des Fettmarks
- Myositis (Abb. 4.**13**):
  - symmetrischer Befall
  - proximale Muskelgruppen der unteren Extremität u. a. (M. vastus medialis, Gluteusgruppe, ischiokrural, M. tibialis anterior, Unterschenkelbeuger)
  - fleckförmig oder diffuse Signalerhöhung T2 (Muskelödem)
  - Komplikationen: Nekrosen, Hämatome
  - fettige Degeneration (T1)

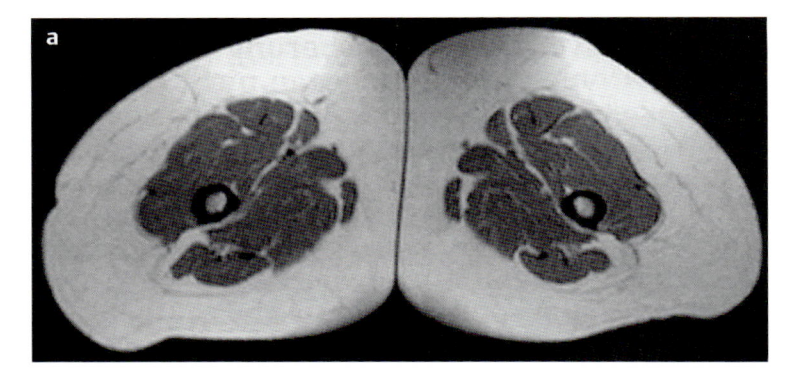

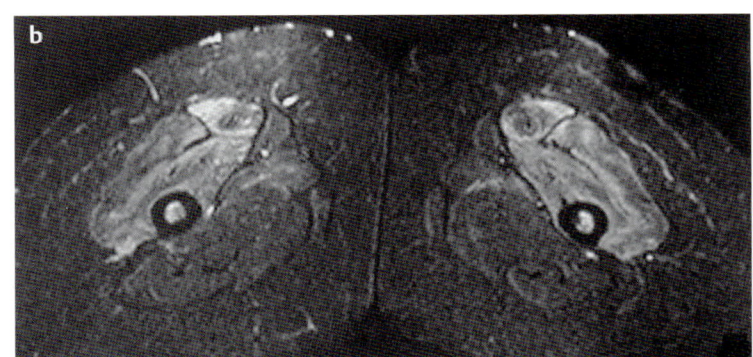

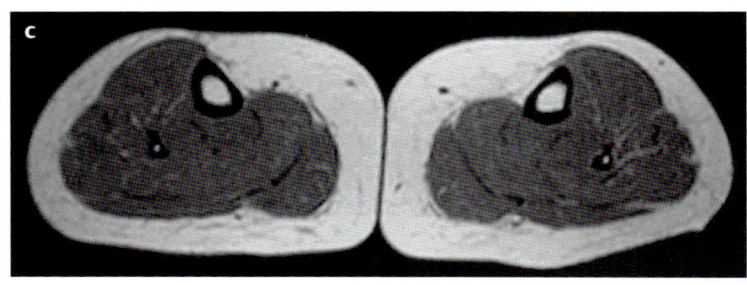

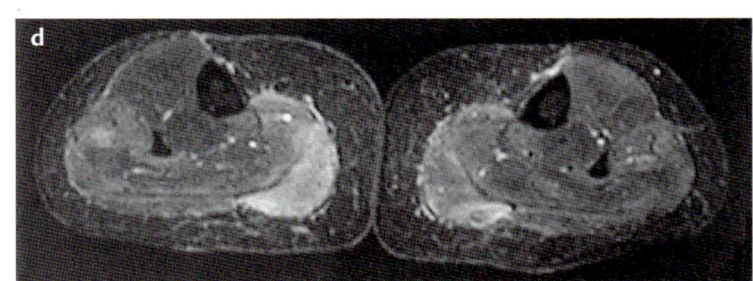

Abb. 4.13 a–d ▪ **MRT bei Polymyositis im Rahmen eines systemischen Lupus erythematodes.**

Kollagenoseassoziierte Polymyositis bei einer 46-jährigen Patientin mit vor 2 Jahren diagnostiziertem systemischen Lupus erythematodes.

a, c In der T1w SE leichte Wellung der Faszien als Ausdruck der Atrophie noch ohne fettige Degeneration.

b, d In der STIR-Sequenz in Höhe des Oberschenkels (**b**) und Unterschenkels (**d**) symmetrische ödematöse Signalanhebungen der Muskulatur, z. T. mit epimysialer Betonung (aus: Beese M, Winkler G. MRT der Muskulatur. Thieme 1997. In: Bonél HM et al.: Akt. Rheumatol. 27 [2002] 332–340).

Progressive systemische Sklerose (PSS)

Definition
Die progressive systemische Sklerose ist eine Systemerkrankung des Bindegewebes mit Fibrosklerose.

Klinik
- Hautveränderungen in 3 Stadien:
  - Ödem
  - Induration
  - Atrophie mit Schrumpfung, konsekutiv schmerzlose Kontrakturen
- Raynaud-Syndrom, Rattenbissnekrosen der Fingerspitzen
- Beginn an den Händen, zentripetal fortschreitend
- Teleangiektasien
- subkutane Kalzinose (bei CREST-Syndrom oder als Zusammentreffen einer PSS mit Kalzinose: Thieberge-Weissenbach-Syndrom)
- Lungenbeteiligung (Fibrose)
- Herz-, Nieren-, gastrointestinale Beteiligung
- Arthritis:
  - im Rahmen eines Overlap-Syndroms mit der RA
  - chronische Arthritiden ohne RA
- CREST-Syndrom (Calcinosis, Raynaud-Syndrom, Ösophagusdysfunktion, Sklerodaktylie, Teleangiektasie) als relativ gutartige Variante

Diagnostik

Rö
Empfohlene Röntgenaufnahmen
- Standardprojektionen a.-p. und seitlich im Liegen

Befund (Abb. 4.14)
- Calcinosis interstitialis localisata:
  - im Rahmen eines CREST-Syndroms oder eines Thieberge-Weissenbach-Syndroms
  - besonders über Knochenvorsprüngen, z. B. Tuberositas tibiae
- Arthritis:
  - Erguss, synoviale Weichteilschwellung
  - Kollateralphänomen (gelenknahe Demineralisation)
  - ggf. diffuse Demineralisation
  - bei Overlap-Syndrom mit RA: Destruktionen von Knorpel und Knochen morphologisch analog zur RA

MRT
Empfohlene Sequenzen (Arthritisdiagnostik)
- koronare STIR
- sagittale T2w/PDw TSE mit Fettunterdrückung, T1w SE
- nach i. v. KM axiale und sagittale T1w SE mit Fettunterdrückung

Befund
- Arthritis:
  - Erguss
  - Synovitis (Verdickung, bandförmige Anreicherung)
  - Pannus, Knorpel- und Knochendestruktion bei Overlap-Syndrom mit RA
- krankheitsassoziierte Nebenbefunde:
  - im Ödemstadium: KM-Anreicherung der Haut
  - Verdickung der Kutis und Ödemdurchtränkung der Subkutis (retikulär)
- selten Fasciitis und Perimyositis: epifasziale Flüssigkeitssäume

---

Schlüsselwörter
progressive systemische Sklerose, Kollagenose

Keywords
systemic sclerosis, connective tissue disease

Anforderungen an die Bildgebung
- Feststellung einer Gonitis
- Unterscheidung erosive – nicht erosive Verlaufsform
- Beurteilung von Aktivität und Schweregrad sowie Verlauf

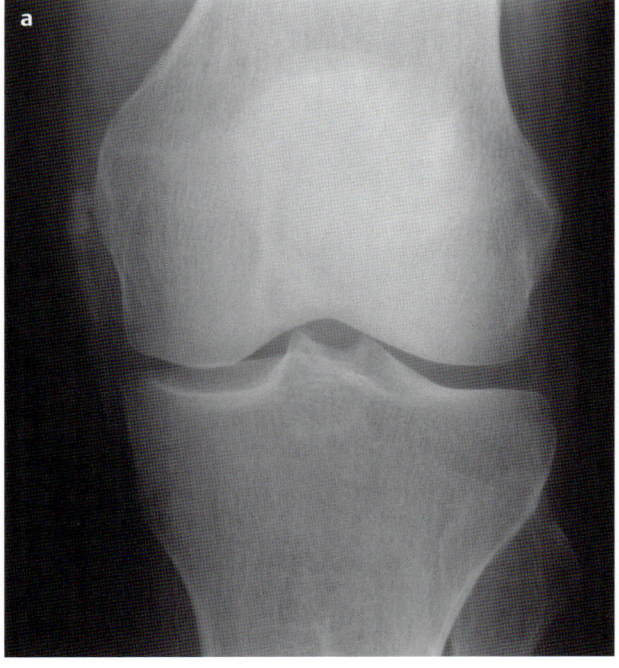

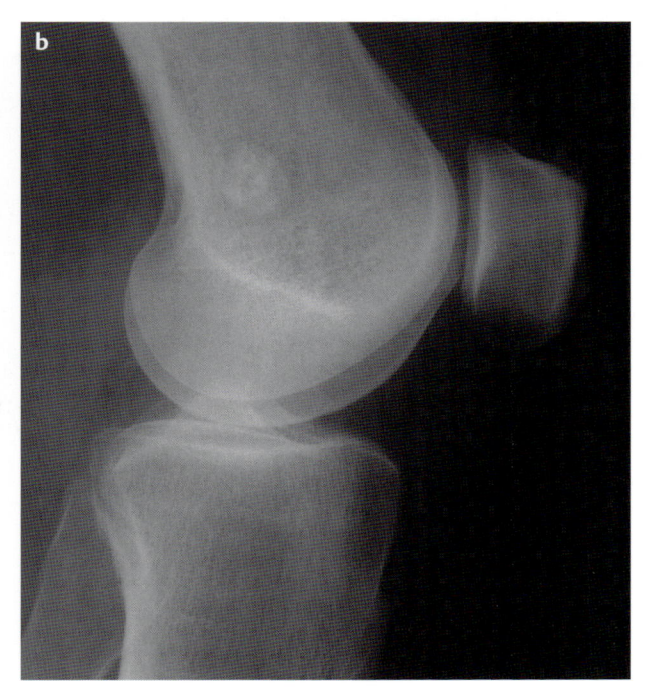

Grundlagen der Therapie

Therapieprinzipien bei Kollagenosen
- Lokaltherapie wie bei RA
- bei Beteiligung mehrerer Gelenke Basistherapie mit Antimalariamitteln, Azathioprin, Methotrexat, Ciclosporin und Leflunomid

---

Abb. 4.14 a, b ▪ Progressive systemische Sklerose.

a, b Langjährige Erkrankung mit bekannter polytoper Calcinosis interstitialis localisata (Thieberge-Weissenbach-Syndrom). Keine Begleitarthritis. Über dem medialen Kondylus in den lateralen Weichteilen gelegene Verkalkungen, von denen die eine den krümeligen Aspekt der Calcinosis interstitialis localisata aufweist. Die Lokalisation über einem Knochenvorsprung ist typisch.

4 Entzündliche Erkrankungen

Polymyositis, Dermatomyositis

Schlüsselwörter
Polymyositis, Dermatomyositis, Kollagenose

Keywords
polymyositis, dermatomyositis, connective tissue disease

Anforderungen an die Bildgebung
- Feststellung betroffener Muskelgruppen als Wegweiser für Muskelbiopsie
- Therapiemonitoring einer Myositis
- Verlaufskontrolle kutaner Manifestationen
- Unterscheidung amyopathischer und myopathischer Dermatomyositis

Definition
Polymyositis und Dermatomyositis betreffen v. a. quergestreifte Muskulatur und Bindegewebe. Bei Hautbefall liegt eine Dermatomyositis vor, ansonsten eine Polymyositis. Man unterscheidet: idiopathische Polymyositis (30%), idiopathische Dermatomyositis (25%), paraneoplastische Poly-/Dermatomyositis (10%), Poly-/Dermatomyositis mit Vaskulitis bei Kindern (5%), Poly-/Dermatomyositis mit Überlappung zu anderen Kollagenosen (Sharp-Syndrom) (20–30%).

Klinik
- Myositis der proximalen Extremitätenmuskulatur (Diagnose mittels Muskelbiopsie)
- Dermatomyositis: schmetterlingsförmiges, lilafarbenes Gesichtserythem mit weißen atrophischen Flecken
- Augenlidödeme
- Organbeteiligung: Ösophagus, Herz
- Fieber
- CK im Serum, Kreatinin im Serum und BSG erhöht
- Leukozytose, Eosinophilie, Lymphozytose

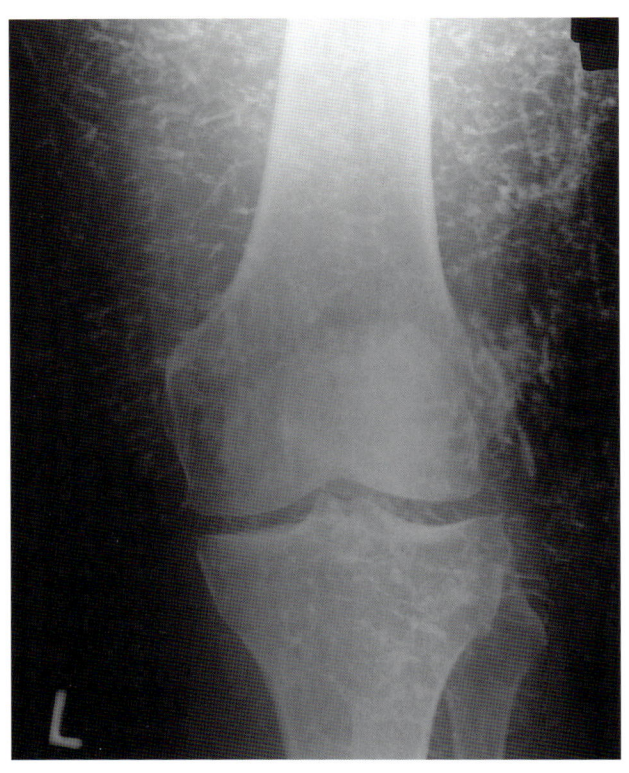

Diagnostik

Rö

Empfohlene Röntgenaufnahmen
- Standardprojektionen a.-p. und seitlich im Liegen

Befund (Abb. 4.15)
- subkutane Verkalkungen
- keine speziellen Gelenkbefunde

MRT

Empfohlene Sequenzen
- STIR koronar, axial (grobschichtig)
- T1w SE koronar, axial
- KM nicht erforderlich

Befund
- symmetrischer Befall
- proximale Muskelgruppen der unteren Extremität u. a. (M. vastus medialis, ischiokrural, Adduktoren)
- fleckförmige oder diffuse Signalerhöhung T2 (Muskelödem)
- Komplikationen: Nekrosen, Hämatome
- Muskelatrophie mit fettiger Degeneration (T1), Wellung der Faszien

Abb. 4.15 ▪ **Dermatomyositis.**
Krankheitsverlauf über wenige Jahre mit abschnittsweise sehr dichten, klinisch bereits durch Induration erkenntlichen Verkalkungsarealen. Über dem Kniegelenk (u. a.) typische strich- und netzförmige Verkalkungen in subkutaner Lokalisation.

Diagnostischer Leitfaden bei Kollagenosen

1. Röntgen (Basisdiagnostik)

Indikationen
- Ausschluss von Gelenkbeteiligungen
- Ausschluss von Knocheninfarkten oder Epiphysennekrosen
- Hinweise auf Weichteilbeteiligungen (z. B. Verkalkungen, Atrophien, Schwellungen)
- Dokumentation des Verlaufs

2. Sono

Indikationen
- Ergussdokumentation
- Abgrenzung einer intraartikulären Ergussbildung von Bursitis oder anderen Weichteilschwellungen
- Synovialzysten

3. CT

Indikationen
- speziellen Fragestellungen vorbehalten
- wenn Schnittbildung erforderlich, MRT aber kontraindiziert ist

4. MRT

Indikationen
- zur Muskeldiagnostik
- bei Arthritis oder Epiphysennekrosen evtl. ergänzend, besonders bei schweren Verläufen
- beste Methode zur morphologischen Darstellung der Ausbreitung in Knochen und Weichteilen

5. Szintigraphie

Indikationen
- Suche nach Knochen- oder Gelenkbeteiligung

M. Breitenseher und M. Dominkus

5 Tumoren und tumorähnliche Läsionen des Kniegelenks

Definition
Knochentumoren werden in primäre und sekundäre Knochentumoren eingeteilt. Primäre Knochentumoren sind am häufigsten im Kniegelenksbereich angesiedelt. Zu ihnen zählen maligne, potenziell maligne, benigne und tumorsimulierende („tumor like lesions") Knochentumoren. Möglicherweise hängt die Bevorzugung der Kniegelenksregion mit dem stärksten Knochenlängenwachstum in diesem Bereich zusammen. Sind vor der Verwendung moderner chirurgischer Methoden und Chemotherapie z. B. am Osteosarkom 75 % der Patienten verstorben, so überleben heute mehr als 75 % der Patienten.

Einteilung
- primäre Knochentumoren:
  - maligne Tumoren
  - potenziell maligne Tumoren
  - benigne Tumoren
  - tumorsimulierende Knochenerkrankungen
- sekundäre Knochentumoren

Klinik
- Schmerzen
- Schwellung
- pathologische Frakturen

Diagnostik

Rö (→ *Methode der Wahl*)

- primäre Methode für Nachweis und Diagnostik von Knochentumoren
- erlaubt DD zu anderen Knochenerkrankungen
- erlaubt das Abschätzen der Wachstumsgeschwindigkeit bzw. Aggressivität und damit der Dignität anhand folgender 3 Gruppen morphologischer Details (Tab. 5.1 u. Abb. 5.1):
  - Osteolyseform
  - Knochenreaktion
  - Mineralisation der Tumormatrix
- erlaubt zusammen mit der Tumorlokalisation und dem Patientenalter in den meisten Fällen eine spezifische Knochentumordiagnose (Tab. 5.2 u. 5.3)

Anforderungen an die Bildgebung
- Darstellung der osteolytischen oder osteoblastischen Läsion
- Nachweis von Matrixveränderungen
- Darstellung von Periostreaktionen
- Nachweis einer Kortikalisdestruktion
- Darstellung der Weichteilkomponente des Tumors
- Beziehung des Tumors zum Gelenk ggf. Nachweis einer Infiltration

Tabelle 5.1 ▪ Wichtige Röntgenzeichen eines Knochentumors zur Beurteilung der Wachstumsgeschwindigkeit (von IA nach III zunehmend) oder Dignität (IA = benigne bis III = maligne) nach Lodwick

Lodwick	Osteolyseform	Knochenreaktion
IA	geographische Osteolyse (A–C), Sklerosasaum, Kompakta intakt	solide mit scharfer, glatter Kontur (A–C)
IB	Kompaktaverschmälerung, schalenartige Ausbeulung	
IC	totale Kompaktapenetration	
II	geographische und mottenfraßartige Osteolyse	lamellär, zwiebelschalenartig
III	mottenfraßartige und permeative Osteolyse ohne geographischen Anteil	radiär, spikulär

Tabelle 5.2 ▪ Altersverteilung maligner Knochentumoren

Alter in Jahren	Entität
1	Neuroblastom
1–10	Ewing-Sarkom
10–30	Osteosarkom, Ewing-Sarkom
30–40	parossales Osteosarkom, Myelom, Fibrosarkom
> 40	Metastasen, Myelom, Chondrosarkom

Tabelle 5.3 ▪ Prädilektionsstellen primärer Knochentumoren

Lokalisation	Entität
Epiphyse	Riesenzelltumor, Chondroblastom
Metaphyse	chondrogene Tumoren (Chondrom, Chondromyxoidfibrom, Chondrosarkom) osteogene Tumoren (Osteoidosteom, Osteosarkom)
Diaphyse	medullogene Tumoren (Ewing-Sarkom, Retikulosarkom, Myelom)

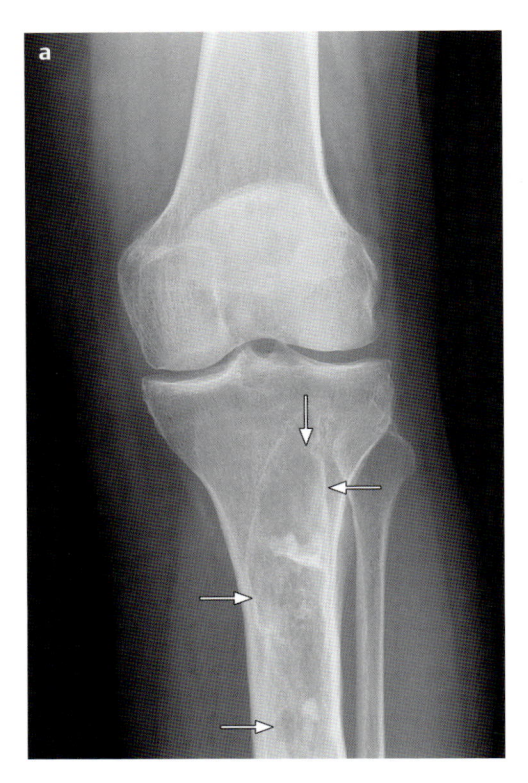

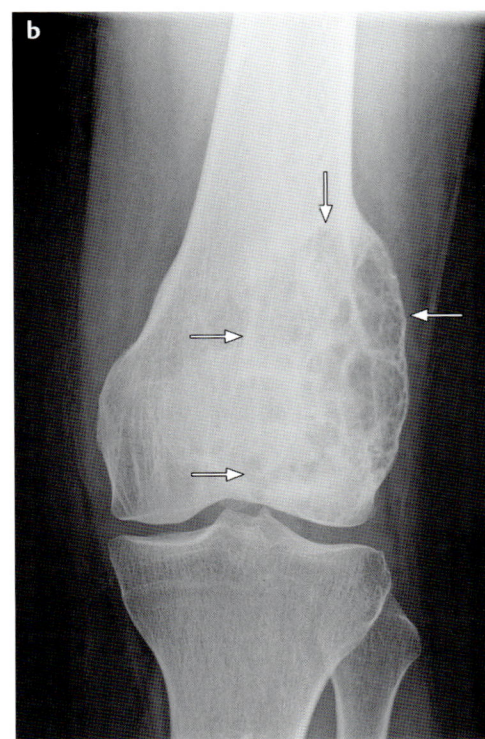

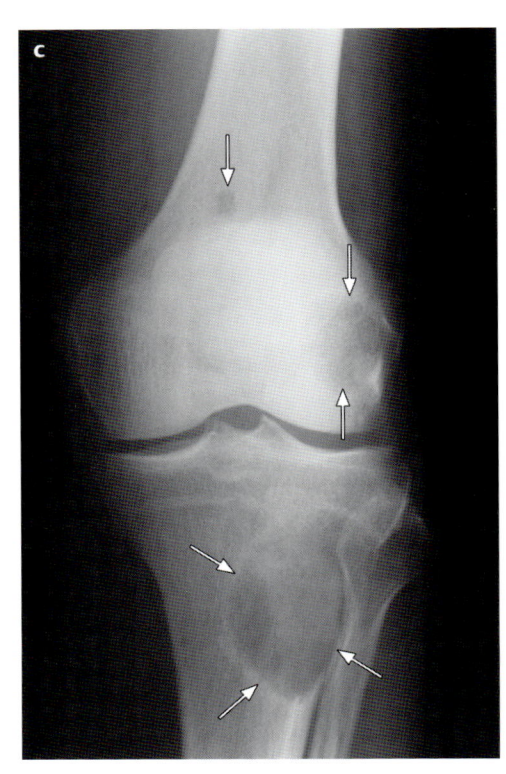

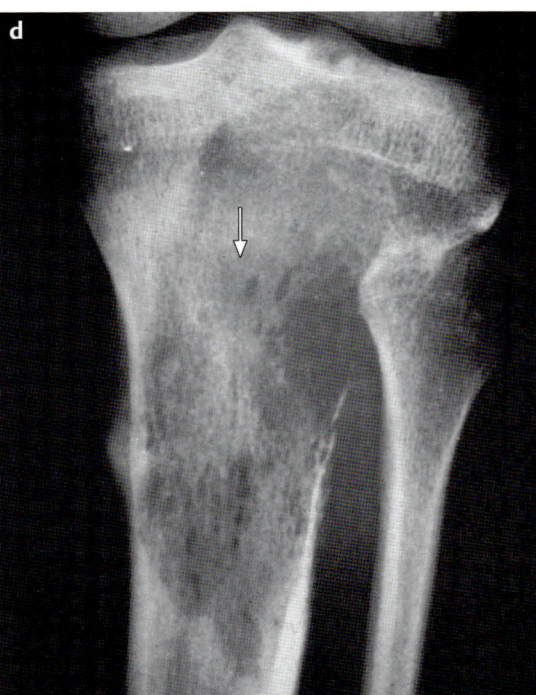

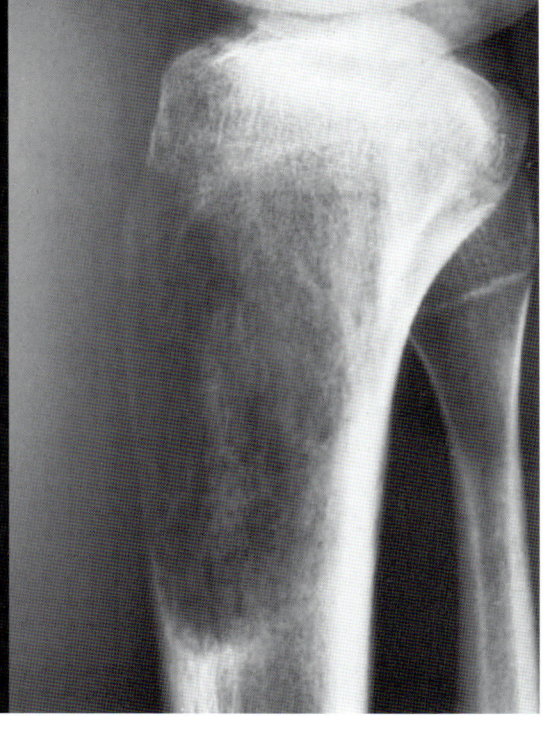

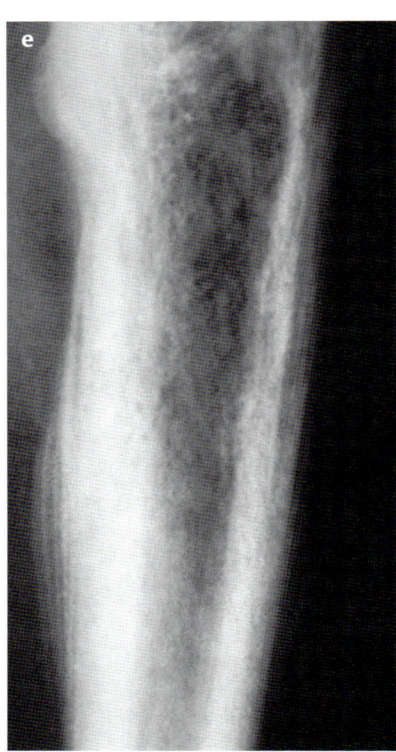

Abb. 5.1 a–e ▪ **Typische Knochenveränderungen bei Knochentumoren, klassifiziert nach Lodwick.**

Die Abbildungen zeigen die Stadien der Knochendestruktion, die wiederum die Wachstumsgeschwindigkeit und damit die Dignität eines Knochentumors repräsentieren.

a Beispiel für Lodwick IA: umschriebene scharf begrenzte Osteolyseform mit Sklerosesaum und unauffälliger Kortikalis als Zeichen eines fehlenden Wachstums und damit benigner Genese. Das Bildbeispiel zeigt eine fibröse Dysplasie der proximalen Tibia.
b Beispiel für Lodwick IB: geographische Osteolyse mit umschriebener Kompaktaverschmälerung und schalenartiger Ausbeulung als Zeichen eines langsamen Wachstums der Läsion, in erster Linie als Hinweis auf eine benigne Genese zu deuten. Das Bildbeispiel zeigt eine aneurysmatische Knochenzyste (AKZ) des distalen Femurs.
c Beispiel für Lodwick IC: geographische Osteolyse mit vollständiger Penetration der Kompakta als Hinweis auf ein mittelgradiges Tumorwachstum. Dies kann bei benignen und malignen Knochentumoren vorkommen. Das Bildbeispiel zeigt ein Plasmozytom der proximalen Tibia mit einem Herd und zwei im distalen Femur.
d Beispiel für Lodwick II: mottenfraßartige Osteolyse mit geographischer Osteolyse und lamellärer bzw. zwiebelschalenartiger Periostreaktion als Hinweis auf einen rasch wachsenden, aggressiven Prozess. Das Bildbeispiel zeigt ein Fibrosarkom der proximalen Tibia.
e Beispiel für Lodwick III: mottenfraßartige Osteolyse ohne geographischen Anteil mit radiärem und spikulärem Periostmuster als Ausdruck eines schnell wachsenden, höchst aggressiven und malignen Geschehens. Das Bildbeispiel zeigt ein Osteosarkom des distalen Femurs.

- gibt die Grundlage für das weitere praktische Vorgehen:
  - NOF (= don't touch me lesion): keine weitere Diagnostik und Therapie
  - Enchondrom oder fibröse Dysplasie: Röntgen- und klinische Kontrolle
  - sonstige Tumoren: weitere bildgebende und dann histologische Diagnostik
- Knochentumoren sind nur in seltenen Fällen durch Röntgen nicht nachweisbar

MRT (→ ergänzende Methode der Wahl)
- zweiter diagnostischer Schritt der bildgebenden Abklärung, ergänzende Diagnostik und Differenzialdiagnostik
- sichere diagnostische Abgrenzung von Stressfrakturen und Osteonekrosen bzw. Knocheninfarkten bei tumorverdächtigem oder uncharakteristischem Röntgenbefund
- Gewebedifferenzierung nach solide, zystisch und fettig möglich

- Methode der Wahl für das lokoregionäre Staging (entscheidend für die Art des chirurgischen Vorgehens und für die Planung einer Biopsie):
  - exakte Tumorausdehnung im Knochen bzw. Knochenmark
  - Gelenkinfiltration mit Beurteilung der Gelenkskapsel, Bänder, Knorpel und Erguss
  - Befall des Gefäß-Nerven-Bündels
  - Ausdehnung des Weichteiltumoranteils und Infiltration der angrenzenden Weichteile
- mit Einschränkungen zum Follow-up geeignet

CT
- speziellen Indikationen vorbehalten
- wichtig in der Diagnose eines Osteoidosteoms, da der Nidus mittels CT am besten dargestellt werden kann
- wertvolle Ergänzungsuntersuchung bei Tumoren in Becken, Skapula, Sternum (flache Knochen) und Wirbelsäule, Läsion u. U. besser und übersichtlicher nachweisbar
- Reservemethode, falls Rö und MRT nicht zur Diagnose führen

Szinti
- Nachweis von multifokalen Läsionen wie Metastasen, multiplem Myelom, Skip-Läsionen oder multiplem Erscheinungsbild eines primären Kochentumors (wie z. B. Ewing-Sarkom)
- Aktivität benigner Läsionen (z. B. Enchondrom)

Angiographie
- Operationsplanung, Erkennen von anatomischen Varianten und Nachweis von tumorbedingter Gefäßverlagerung, -kompression und -stenose
- früher wichtige Beurteilung der Tumorgefäße (malignes Gefäßbild mit Korkenziehergefäßen und Gefäßabbrüchen) ist durch Schnittbildmethoden verdrängt
- aktuell wird die konventionelle Katheterangiographie durch die katheterfreie MR-Angiographie ersetzt

Grundlagen der Therapie

Terminologie der chirurgischen Therapie (nach Enneking)
1. *intraläsional:* Biopsie, Kürettage
2. *marginal:* Ausschälen an der Tumorkapsel, ohne diese zu eröffnen
3. *weit:* der Tumor ist allseits von gesundem Gewebe bedeckt
4. *radikal:* Entfernung des tumortragenden Kompartments, meist Exartikulation

1 = nicht im Gesunden,
2–4 = im Gesunden

Maligne Knochentumoren

Osteosarkom

Definition
- häufigster primärer maligner Knochentumor des Kniegelenks
- das Kniegelenk (distaler Femur und proximale Tibia) ist die häufigste Lokalisation für das Osteosarkom
- typisches Manifestationsalter ist das 2. und 3. Lebensjahrzehnt; zweiter kleinerer Altersgipfel im höheren Alter

Pathologie
- charakteristische Produktion von Osteoid durch die Tumorzellen
- Tumorzellen sind pleomorph, ähneln zum Teil Osteoblasten und zeigen häufig Mitosen

Seltene Sonderformen
- teleangiektatisches Osteosarkom:
  - besonders aggressive Variante des Osteosarkoms
  - charakterisiert durch große blutgefüllte Höhlen mit Septierungen und nur minimaler Osteoidbildung

- parossales Osteosarkom (Abb. 5.**5** u. 5.**6**)
  - Oberflächenosteosarkom
  - 5% der Osteosarkome
  - osteoblastische Läsion, die der kortikalen Knochenoberfläche aufsitzt
  - histologisch hohes Maß an struktureller Differenzierung
  - bessere Prognose als die übrigen Osteosarkome
  - etwas höheres Patientenalter im Vergleich zu den sonstigen Osteosarkomen
- sekundäre Osteosarkome
  - auf dem Boden eines Morbus Paget
  - bei Z. n. Radiatio

Klinik
- über Wochen und Monate zunehmende Schmerzen
- Schmerzprojektion bzw. -fortleitung
- Weichteilschwellung
- selten pathologische Fraktur

Diagnostik (Abb. 5.**2** – 5.**6**)

Rö
Empfohlene Röntgenaufnahmen
- *cave:* langes Format bei Tumorverdacht, damit der Tumor nicht „abgeschnitten" wird

Befund
- Diagnose erfolgt meist anhand des Röntgenbilds, Staging mittels MRT
- typisches Röntgenbild mit teils osteoblastischen, teils osteolytischen Läsionen
- osteoblastische Anteile sind meist so charakteristisch, dass sie zur Diagnose führen
- Destruktion des Kortex
- Periostreaktionen mit lamellärem Muster oder häufiger radiäre Periostreaktionen, die als spikuläre oder „sun-burst"-Anbauten bezeichnet werden, als Zeichen eines aggressiven und raschen Tumorwachstums
- metaphysäre Lokalisation

Schlüsselwörter
maligne Knochentumoren, Osteosarkom, Chondrosarkom, Ewing-Sarkom

Keywords
malignant bone tumors, osteosarcoma, chondrosarcoma, Ewing sarcoma

5 Tumoren und tumorähnliche Läsionen des Kniegelenks

Abb. 5.2 a, b ▪ Osteosarkom in der konventionellen Röntgenaufnahme.

In der distalen Femurmetaphyse findet sich eine unscharf begrenzte Osteolyse mit teils lamellärem, teils spikulärem periostalem Reaktionsmuster.

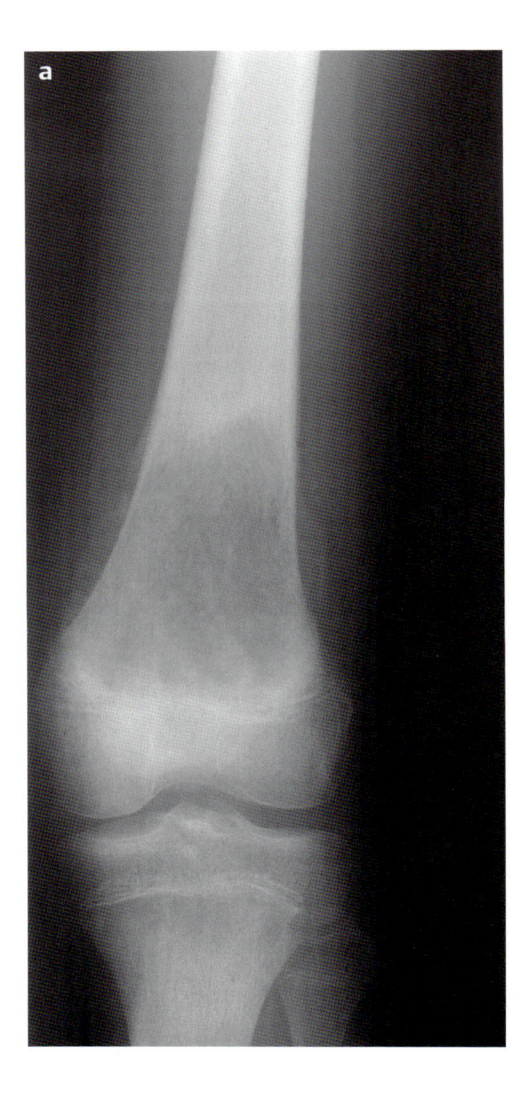

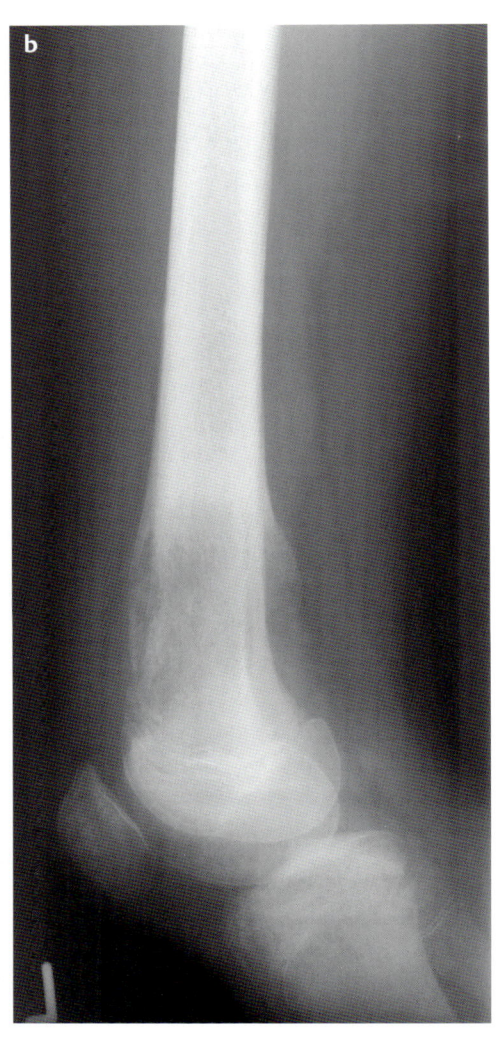

Grundlagen der Therapie

- prä- und postoperative Chemotherapie (= neoadjuvante Chemotherapie) mit dem Ziel einer möglichst vollständigen Tumornekrose
- weite oder radikale Resektion (En-bloc-Resektion im Gesunden) ggf. mit Gelenkresektion und -ersatz (Tumor muss ringsum von gesundem Gewebe bedeckt sein, intraossärer Sicherheitsabstand ca. 5 cm)
- Verwendung eines modularen Prothesensystems oder biologische Rekonstruktionen
- Amputation heute selten erforderlich und onkologisch nicht sicherer

MRT

Indikationen

- beste Methode für das Staging
- Beurteilung der intraossären Ausdehnung durch scharfe Linie zwischen Knochentumor und normalem Knochenmark
- Nachweis eines Weichteiltumoranteils, der die angrenzenden Weichteile verlagern, aber auch infiltrieren kann
- Infiltration des Gelenks:
  - Gelenkerguss ist ein unsicheres Zeichen, da er auch ohne Infiltration vorliegen kann
  - Gelenkinfiltration erfolgt typischerweise über den Kapsel- und Bandapparat
- präoperativ (für den Chirurgen besonders wichtig) Beurteilung einer Infiltration des Gefäß-Nerven-Bündels möglich:
  - Entscheidung über Erhalt oder Ersatz von Gefäßen und Nerv
  - *cave:* MRT neigt in dieser Frage potenziell zum Overstaging

Empfohlene Sequenzen

- axiale Untersuchungsebene ist am wichtigsten für Beurteilung des Gefäß-Nerven-Bündels, da damit eine senkrechte Ausrichtung auf die anatomischen Strukturen erfolgt
- T1w SE-Sequenz
- T2w SE-Sequenz
- KM-Serie
- STIR- oder T1w SE-Sequenzen

Befund

- T1w SE-Sequenz:
  - Beurteilung der Tumorgrenze zum gesunden Knochenmark
- T2w SE-Sequenz:
  - Tumorcharakterisierung
- KM-Serie:
  - Nachweis durchbluteter bzw. nekrotischer oder zystischer Tumoranteile
- STIR- oder T1w SE-Sequenzen:
  - Ausschluss von Skip-Läsionen (Tumormanifestationen in der Nachbarschaft des Tumors) im gesamten betroffenen Kompartment

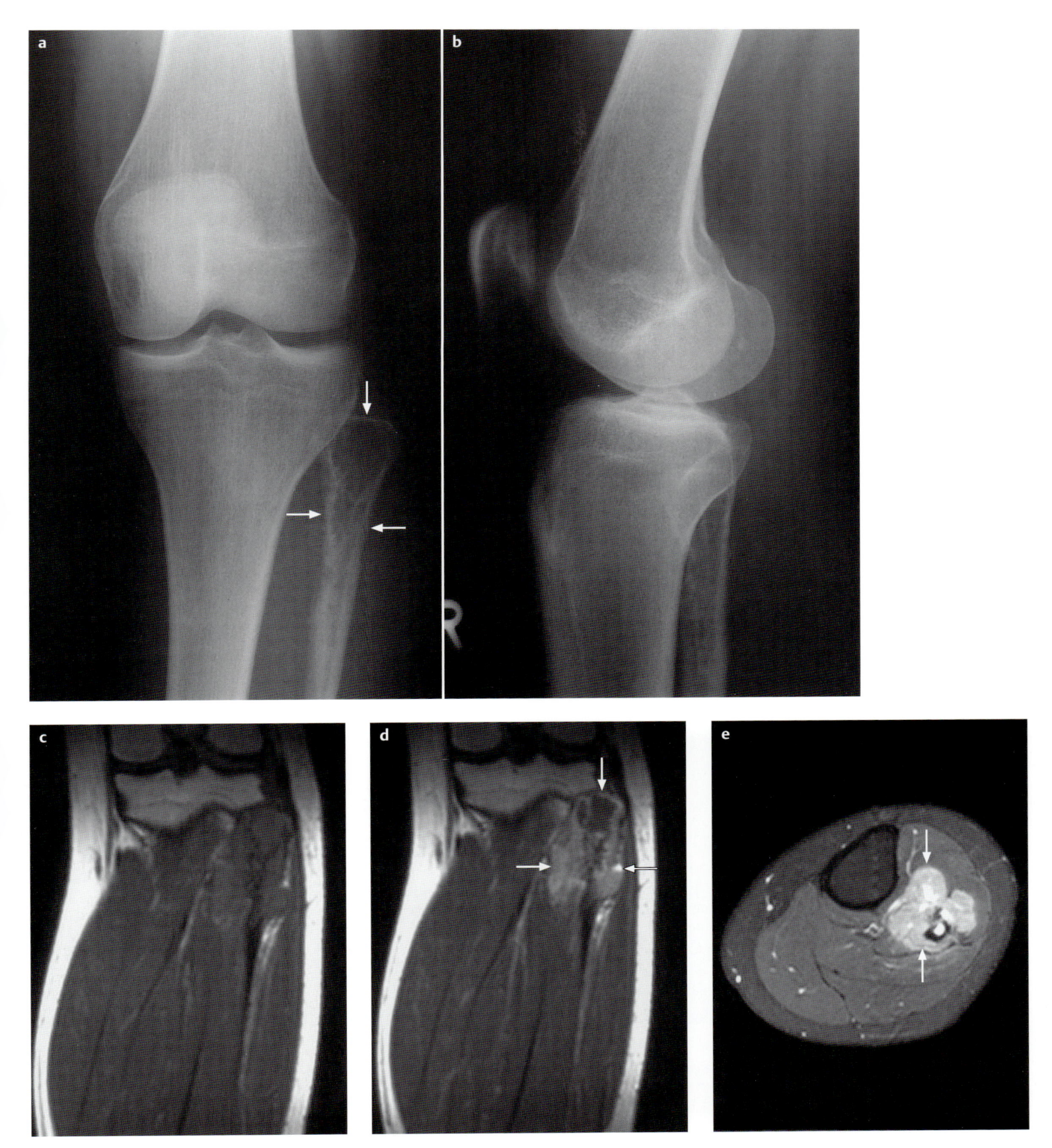

Abb. 5.3 a–e ▪ **Osteosarkom, Röntgen und MRT.**

a, b Das Röntgenbild a.-p. und seitlich zeigt im Bereich der proximalen Fibulametaphyse und -epiphyse eine diskrete Osteolyse und eine spikuläre Periostreaktion.

c–e Die MRT, T1w koronar (**c**), KM-Serie koronar (**d**) und axial mit Fettunterdrückung (**e**), zeigt zusätzlich zum Röntgenbild einen deutlichen Weichteiltumoranteil, scharf abgegrenzt von der normalen Unterschenkelmuskulatur.

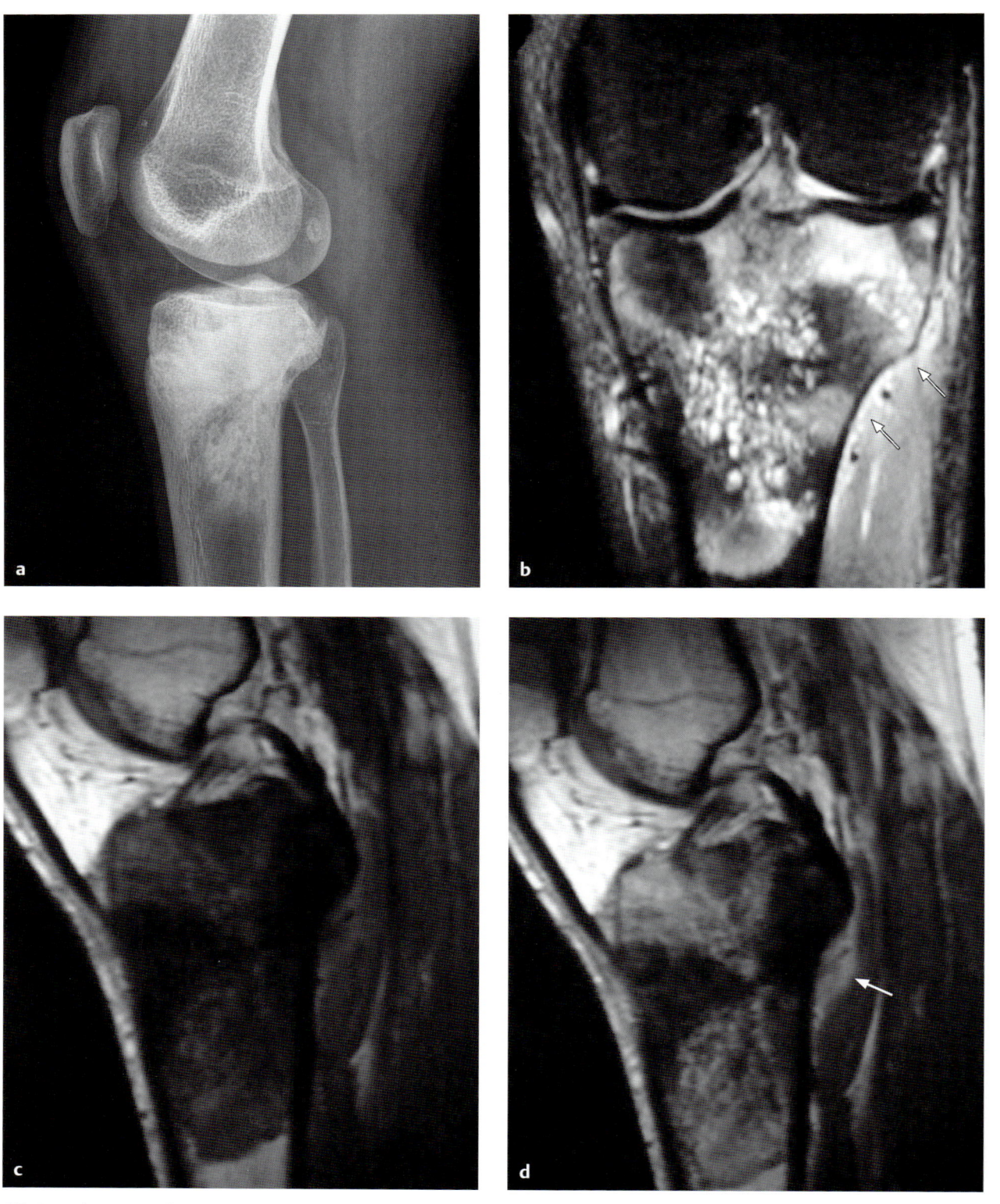

Abb. 5.4 a–d ▪ Osteosarkom, Röntgen und MRT.

a In der proximalen Tibiametaphyse und -epiphyse finden sich im seitlichen Röntgenbild deutliche Verknöcherungen, typisch für das Osteosarkom.

b–d Die MRT mit koronaler STIR-Sequenz (**b**), sagittaler T1w SE-Sequenz (**c**) und sagittaler KM-Serie (**d**) zeigt teils T1w und T2w signalarme Knochenmarkabschnitte, die der Sklerosierung entsprechen. Andererseits sind einzelne Abschnitte T1w signalarm, T2w signalreich und lassen in diesen Abschnitten eine KM-Anreicherung erkennen. Es besteht nur ein geringfügiger Weichteiltumoranteil, jedoch liegt eine intraartikuläre Tumorausdehnung im Bereich des vorderen Kreuzbands vor.

Maligne Knochentumoren

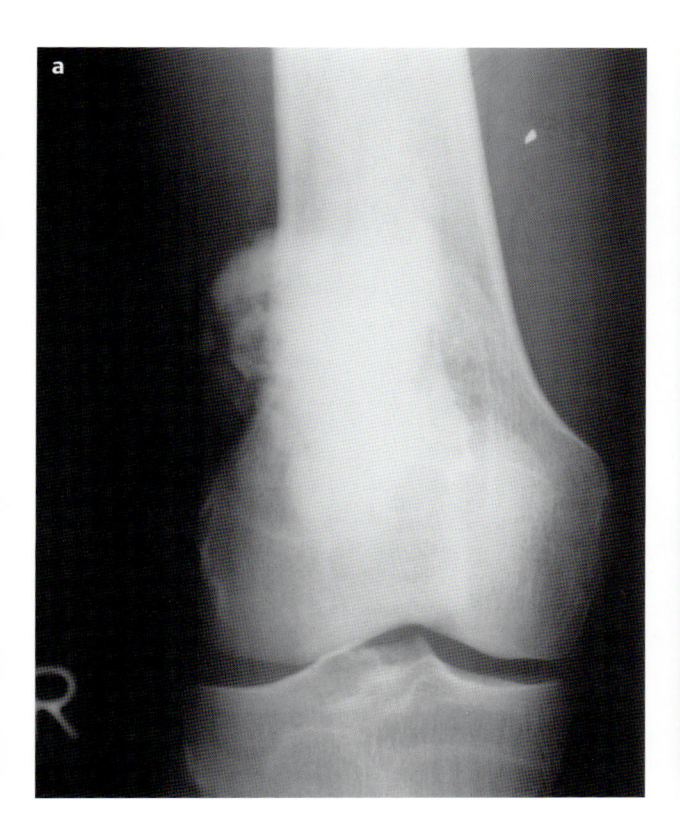

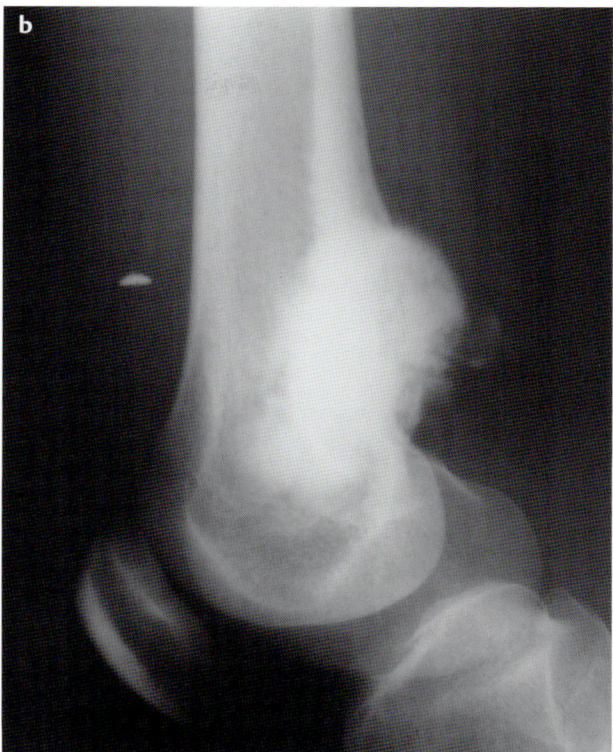

Abb. 5.5 a, b ▪ Parossales Osteosarkom.

Auf der Höhe der distalen Femurmetaphyse dorsalseitig findet sich eine deutliche extraossäre Sklerosierung mit guter Abgrenzbarkeit im a.-p. Bild (**a**) und seitlich (**b**) und breitem Kontakt zur Kortikalis. Eine Destruktion ist in diesem Fall am Röntgenbild kaum zu erkennen.

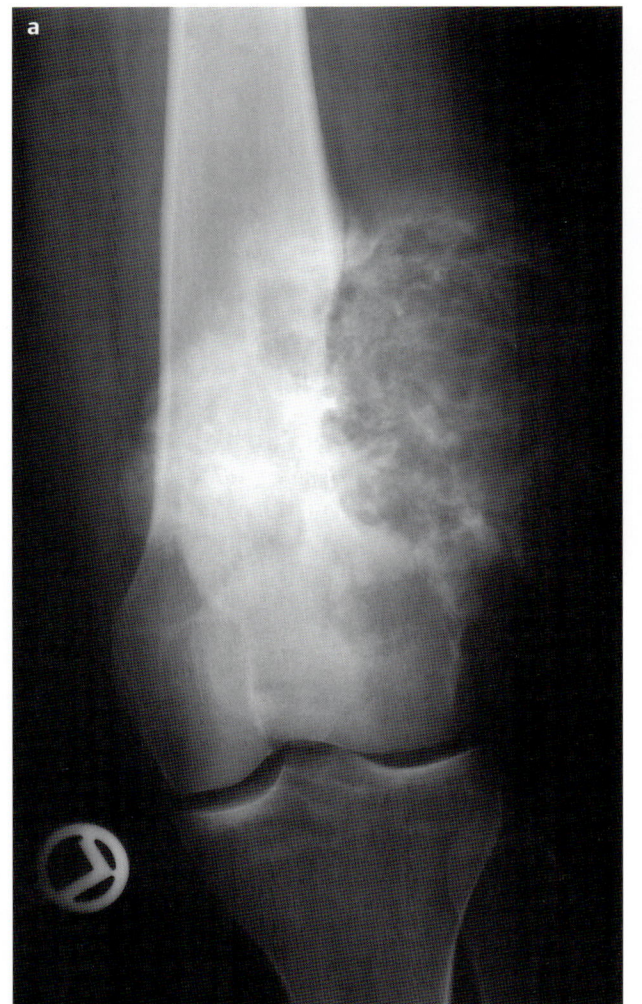

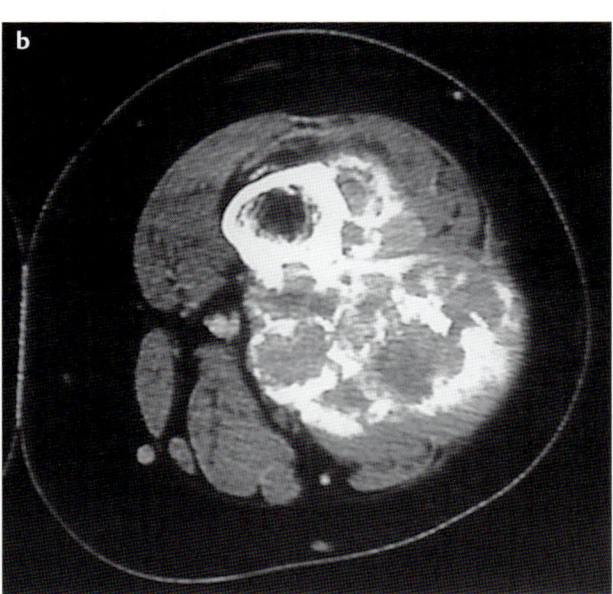

Abb. 5.6 a, b ▪ Parossales Osteosarkom.

Verkalkungen und Verknöcherungen, die dem distalen Femur aufsitzen, eine ungleichmäßige schalenförmige Struktur erkennen lassen und die Kortikalis ungleichmäßig verschmälern.
a Röntgenbild.
b CT.

Chondrosarkom

Grundlagen der Therapie

- nicht sensibel für Chemo- oder Strahlentherapie
- Therapie abhängig vom histologischen Grading
- bei Low-grade-Chondrosarkom intraläsionale Kürettage oder marginale Resektion im Gesunden
- bei höher malignen Tumoren weite Resektion im Gesunden ggf. mit Gelenkresektion und -ersatz
- in sehr ausgedehnten Fällen Amputation

Definition

- zweithäufigster primärer maligner Knochentumor
- häufigste Lokalisation ist das Becken, kommt aber auch im Kniegelenk vor
- Durchschnittsalter der Patienten liegt im mittleren oder höheren Lebensalter

Pathologie

- Aufbau aus hyalinem Knorpel mit einer myxoiden Matrix
- Anzahl der Zellen sowie Atypie der Zellkerne nimmt mit dem histologischen Grad I–III zu
- Grading ist aber histologisch problematisch, muss mit klinischen und radiologischen Kriterien korreliert werden
- Differenzierung von „Low-grade"-Chondrosarkomen (Grad I) und Enchondromen kann histologisch extrem schwierig bis unmöglich sein
- bei radiologisch nachgewiesener kortikaler Destruktion und klinischer Schmerzsymptomatik muss von maligner Transformation ausgegangen werden

Klinik

- meist schleichende Entwicklung der Schmerzen
- manchmal nur Weichteilschwellung ohne Schmerzen
- pathologische Frakturen selten
- im Becken oft enorme Tumorausdehnung

Diagnostik (Abb. 5.7)

Rö

Befund

- intramedulläre Chondrosarkome:
  - kortikale Destruktionen
  - in 60–70% Matrixverkalkungen, charakteristischerweise knoten- bzw. popkornartig (Abb. 5.14)
- DD Enchondrom:
  - intramedulläre Chondrosarkome können aus Enchondromen entstehen
  - Unterscheidung anhand der Größe: Enchondrome meist klein, Chondrosarkome dagegen groß

MRT

Indikationen

- exakte Darstellung der nicht verkalkten Tumorabschnitte und damit der genauen Tumorausdehnung
- präoperatives Staging:
  - Gelenkinfiltration
  - Infiltration der neurovaskulären Strukturen

Befund

- T2w Sequenzen:
  - nicht verkalkte Tumoranteile: charakteristisch signalreich, weiß
  - verkalkte Abschnitte signallos, schwarz
- KM-Serie:
  - weitgehende Aussparung, nur ein kleinerer Tumoranteil bietet eine KM-Anreicherung

Maligne Knochentumoren

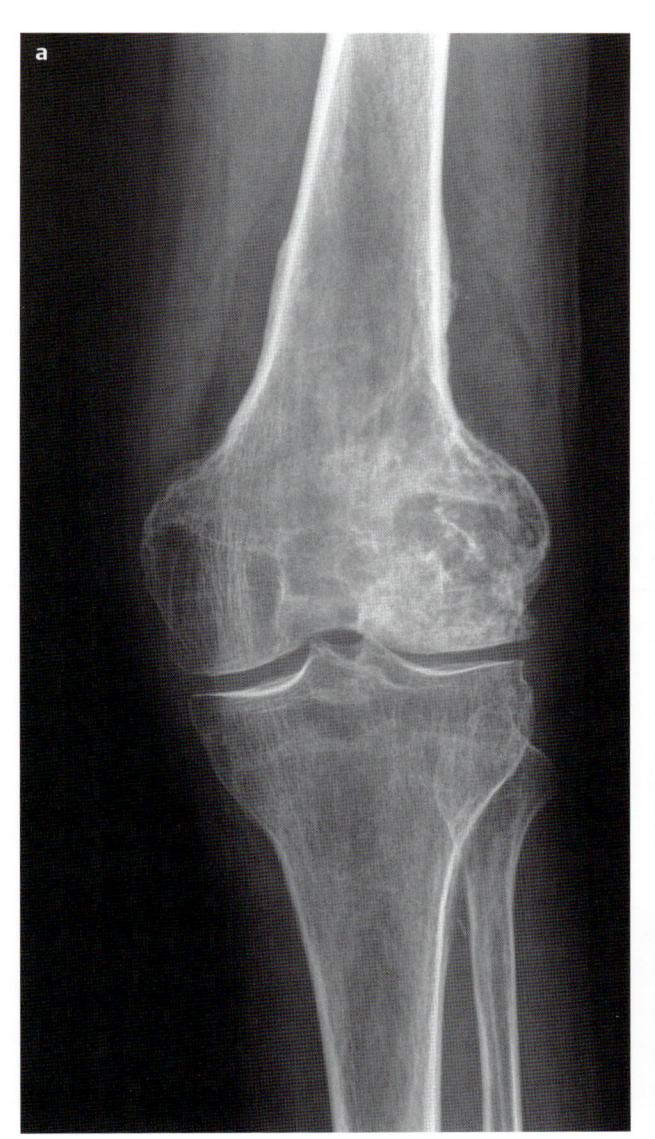

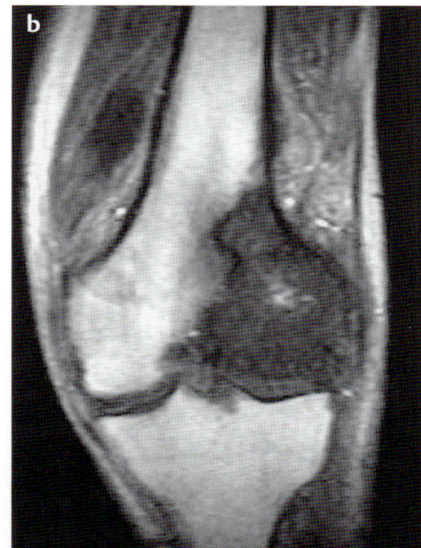

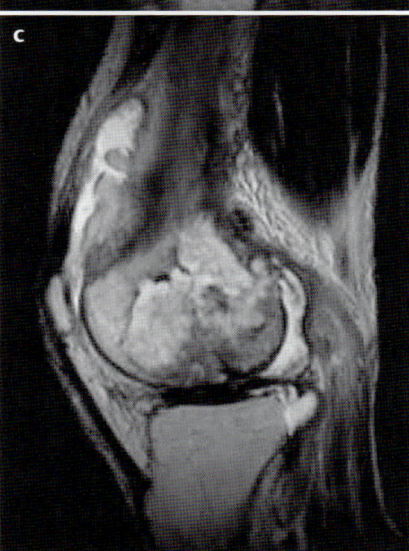

Abb. 5.7 a–f ▪ Chondrosarkom im distalen Femur.

a Das a.-p. Röntgenbild zeigt im Bereich des lateralen Femurkondylus sowohl ungleichmäßige Aufhellungen als auch Verdichtungen; die Kortikalis ist ungleichmäßig verschmälert.

b–f MRT mit koronarer T1w SE (**b**), sagittaler T2w SE (**c**), koronarer STIR (**d**), axialer (**e**) und koronarer KM-Serie (**f**). Es findet sich eine deutliche Signalveränderung des Knochenmarks – T1w signalarm und T2w signalreich – mit einer ungleichmäßigen und girlandenförmigen KM-Anreicherung. Es besteht eine geringfügige Weichteilreaktion, einerseits im Sinne eines schmalen Weichteiltumoranteils, andererseits im Sinne einer diffusen Ödemveränderung.

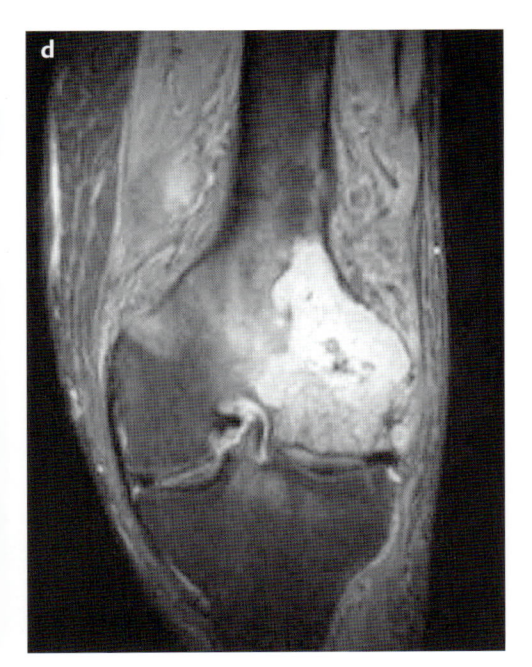

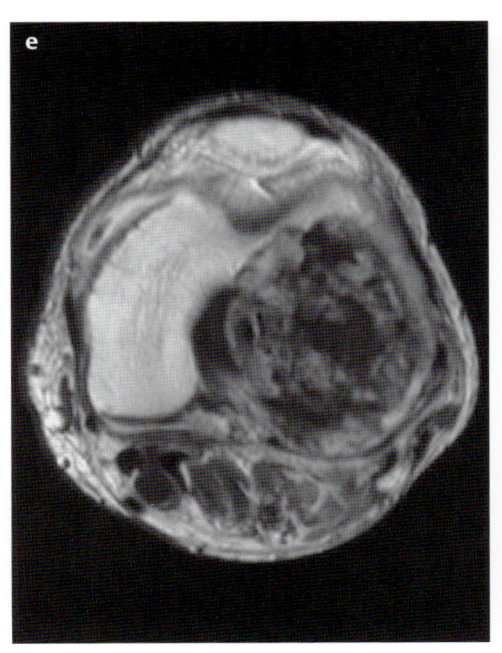

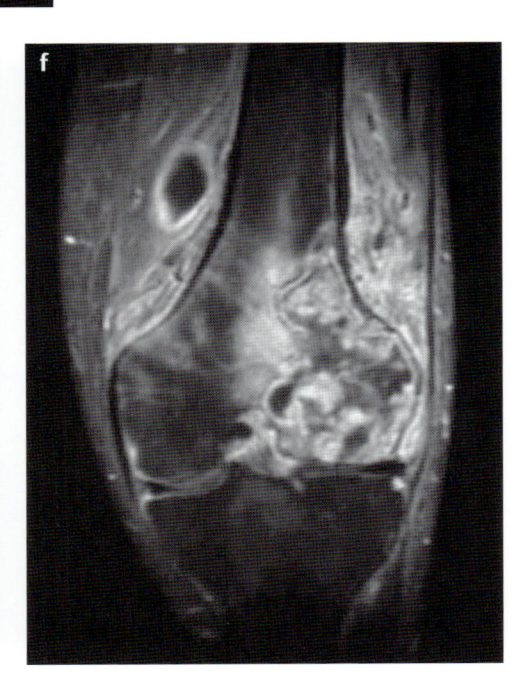

Ewing-Sarkom

Grundlagen der Therapie

- prä- und postoperative Chemotherapie (neoadjuvante Chemotherapie)
- Radiotherapie (40–50 Gy) bei inoperablen Tumoren möglich
- weite oder radikale Resektion ggf. mit Gelenkresektion und -ersatz
- biologische oder prothetische Rekonstruktion

Definition

- sechsthäufigster maligner Knochentumor
- Lokalisation diaphysär, häufig auch Becken und Stammskelett
- Durchschnittsalter der Patienten liegt im Kindesalter bei ca. 10 Jahren

Pathologie

- kleine blaue Zellen, dicht aneinander liegend mit nur wenig Zytoplasma
- Zellkern ovalär oder rund
- von anderen klein- und rundzelligen Tumoren immunzytochemisch zu differenzieren

Klinik

- häufig Symptome ähnlich wie bei einer Osteomyelitis mit Fieber, Leukozytose und erhöhter BSG
- Abgeschlagenheit und Gewichtsverlust
- schmerzhafte Schwellung und ausgedehnter Weichteiltumoranteil sind typisch
- selten pathologische Frakturen

Diagnostik

Rö

Befund

- aggressive, lytische Tumoren, die permeativ wachsen (Abb. 5.8)
- meist zwiebelschalenartige Periostreaktion
- in den langen Röhrenknochen typischerweise diaphysäre oder metadiaphysäre Lokalisation

MRT

Indikationen

- prätherapeutische Diagnose
- wichtige Rolle zum Monitoring des Ansprechens der präoperativen Chemotherapie (und Radiatio) sowie zur Operationsplanung

Empfohlene Sequenzen

- fettgesättigte, KM-unterstützte T1w Sequenzen am besten geeignet zur Beurteilung des Weichteilanteils des Tumors

Befund

- 10% der Ewing-Sarkome sind primär multipel angelegt
- uncharakteristischer Knochenmarkbefall möglich
- variabler Weichteiltumoranteil mit manchmal unscharfer Begrenzung bzw. perifokalem Ödem
- DD: kann wie eine Osteomyelitis imponieren, sichere Differenzierung nicht immer möglich

Abb. 5.8 a, b ▪ Ewing-Sarkom.

a Das Röntgenbild zeigt eine permeative Strukturalteration mit ungleichmäßiger Rarefizierung und Verdichtung im Bereich der proximalen Metaphyse der Tibia.

b In der MRT ist eine komplette Signalauslöschung des fetthaltigen Knochenmarks T1w nachweisbar.

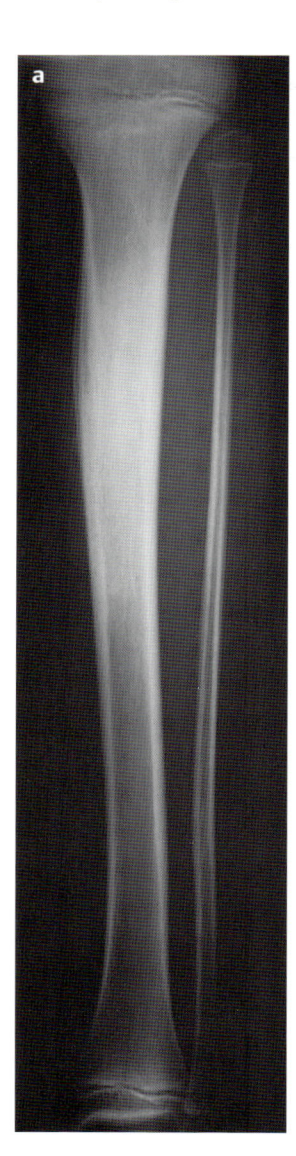

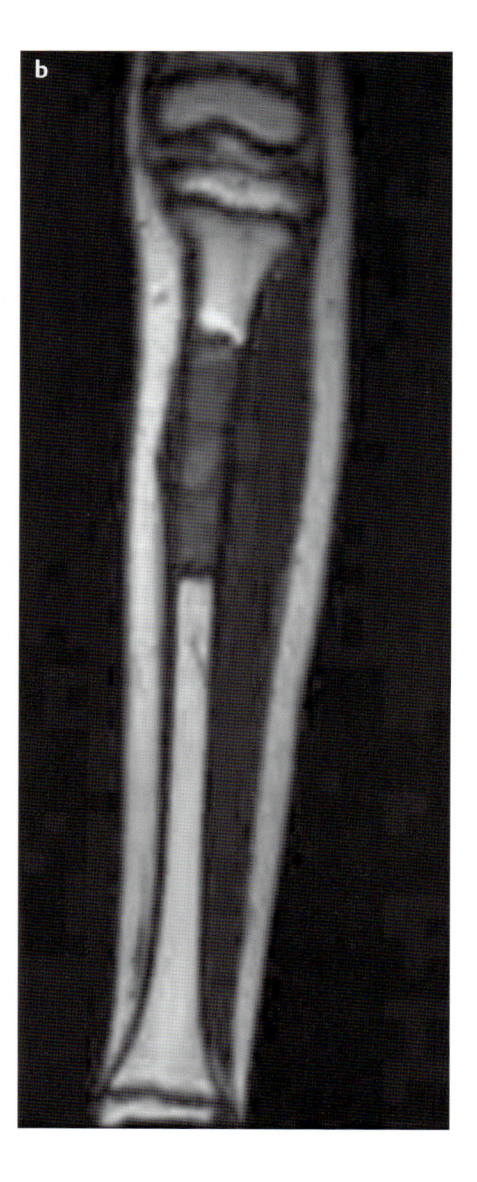

Potenziell maligne Knochentumoren

Schlüsselwörter
Riesenzelltumor

Keywords
giant cell tumor

Riesenzelltumor (RZT)

Definition
- in 90% benigner, in 10% maligner Tumor unklarer histologischer Herkunft
- das Prädilektionsalter liegt in der 3. Lebensdekade

Pathologie
- fibrohistiozytäre und hämatopoetische Genese werden diskutiert
- histologisch reich vaskularisiertes Gewebe, durchsetzt von vielkernigen Riesenzellen

Diagnostik (Abb. 5.9)
- epiphysäre Lage ist typisch
- meist ist die Knieregion betroffen, daneben auch Hand- und Sprunggelenk sowie Becken
- exzentrisch gelegene Osteolysen ohne Matrixverknöcherung im Röntgenbild sind typisch
- *cave:* ca. 10% der RZT zeigen Lungenmetastasen im CT

Abb. 5.9 a–d ▪ Riesenzelltumor.

a, b Im Röntgenbild des Kniegelenks a.-p. und seitlich findet sich in der proximalen Meta- und besonders Epiphyse des lateralen Tibiakopfs eine umschriebene Osteolyse mit scharfem Rand, jedoch ohne Sklerosierung sowie einer kortikalen Verdünnung mit kurzstreckigen Unterbrechungen (Lodwick IB und IC).
c, d Die CT zeigt die teils hochgradige Verdünnung der Kortikalis sowie die Osteolyse ohne Sklerosierungssaum.

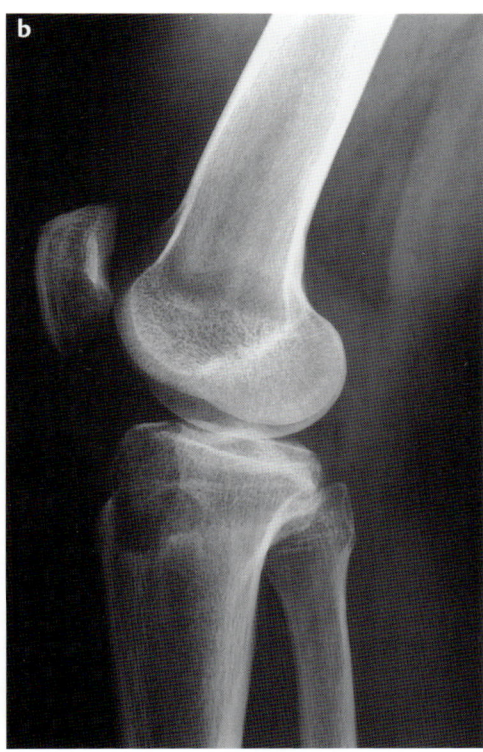

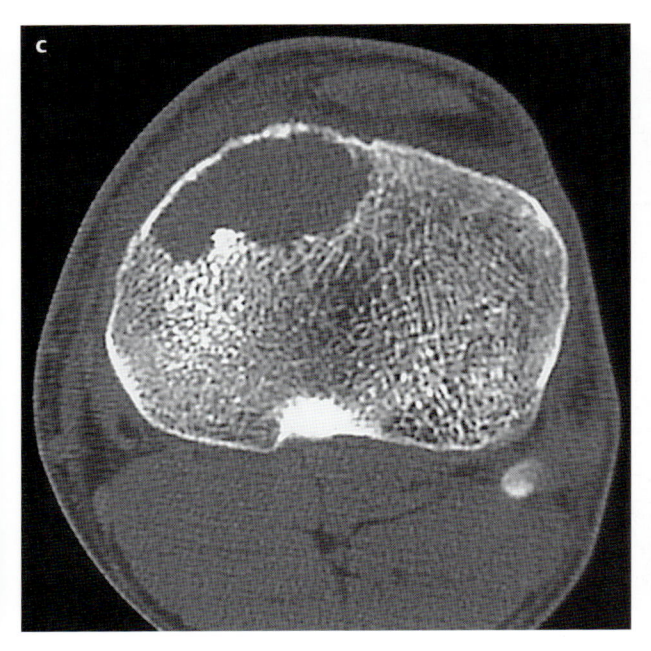

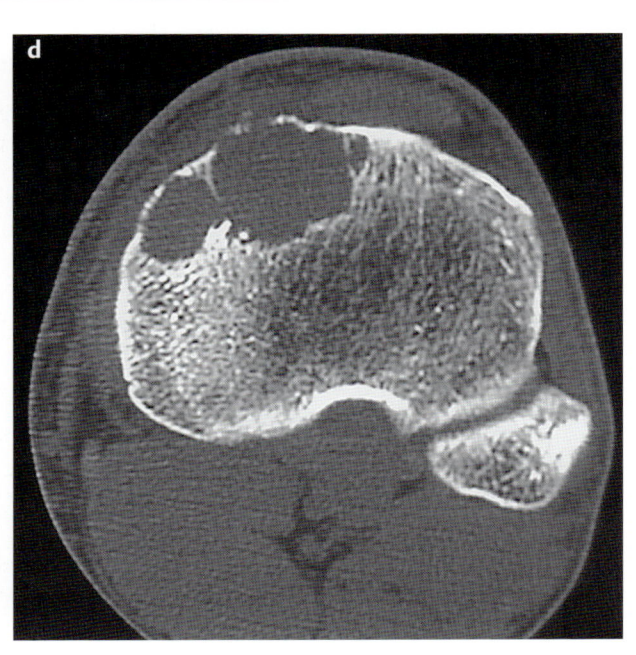

Grundlagen der Therapie

Benigne RZT
- subtile Kürettage mit adjuvanter Phenolisierung der Knochenhöhle
- Auffüllung mit homologer und autologer Spongiosa oder Knochenzement
- bei Rezidiv marginale oder weite Resektion

Maligne RZT
- weite Resektion und biologische oder endoprothetische Rekonstruktion

Schlüsselwörter
benigne Knochentumoren, "tumor like lesions", Osteoidosteom, Osteoblastom, Enchondrom, Chondroblastom

Keywords
bone tumors, tumor like lesions, osteoidosteoma, osteoblastoma, enchondroma, chondroblastoma

Grundlagen der Therapie

- operative En-bloc-Resektion des Nidus
- CT- oder MRT-gesteuerte Thermoablation des Nidus (cave: histologischer Nachweis)

Benigne primäre Knochentumoren

Osteoidosteom, Osteoblastom

Definition
- relativ häufige Knochenläsion (4% aller primären Knochentumoren)
- typische Lokalisation WS und proximaler Femur, um das Kniegelenk seltener
- typisches Alter der Patienten: Jugendalter und junge Erwachsene

Pathologie
- gut vaskularisierter Nidus aus Osteoidgewebe oder mineralisiertem unreifem Geflechtknochen
- beim Osteoidosteom in der Regel Nidus < 2 cm, beim Osteoblastom > 2 cm

Klinik
- meist nächtliche Schmerzsymptomatik (bei 70% der Patienten), gutes Ansprechen auf ASS charakteristisch
- örtliche Schwellung und punktförmige Druckschmerzhaftigkeit

Diagnostik (Abb. 5.10 u. 5.11)

Rö

Befund
- strahlentransparenter Nidus mit umgebender Sklerosezone bei kortikalem Nidus
- Periostreaktion
- intramedullärer Nidus hat geringer ausgeprägte Sklerosezone
- manchmal sklerotisches Zentrum des Nidus

CT

Indikation
- beste Methode zur Darstellung des Nidus

MRT

Befund
- Nidus: signalreich in T2w Sequenzen, signalarm in T1w Sequenzen
- deutliche KM-Anreicherung in T1w Sequenzen
- Sklerose: in T1w und T2w Sequenzen signalarm
- häufig umschriebenes und kräftiges Knochenmark- und Weichteilödem, das den Nidus umgibt:
  - bei dominantem Ödem und geringer perifokaler Sklerosierung kann der Nidus neben dem Knochenmarködem übersehen werden
  - daher bei uncharakteristischem, nicht weiter erklärbarem oder therapieresistentem Knochenmarködem an Osteoidosteom denken

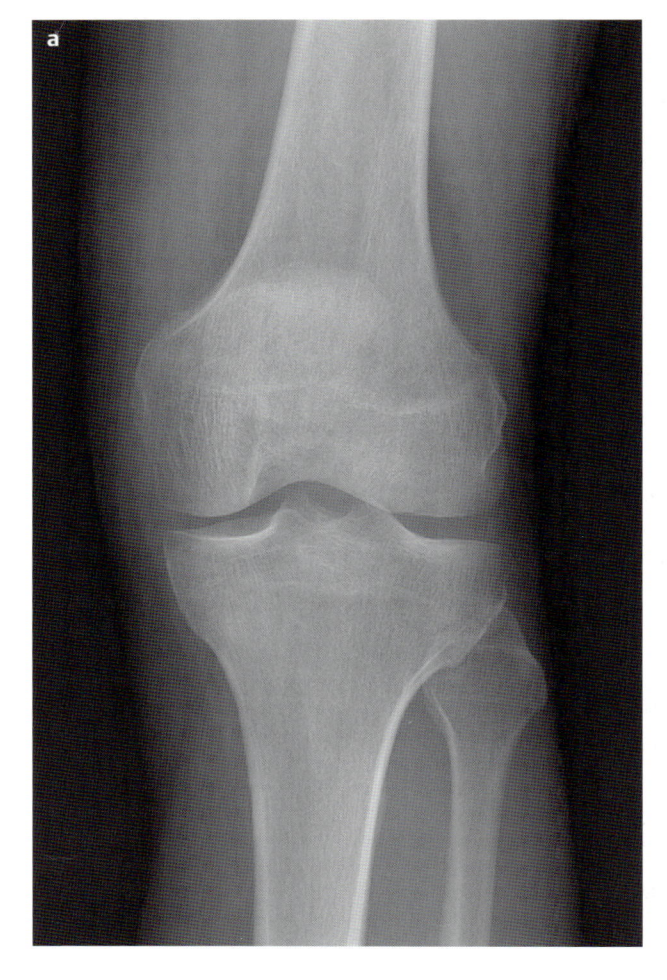

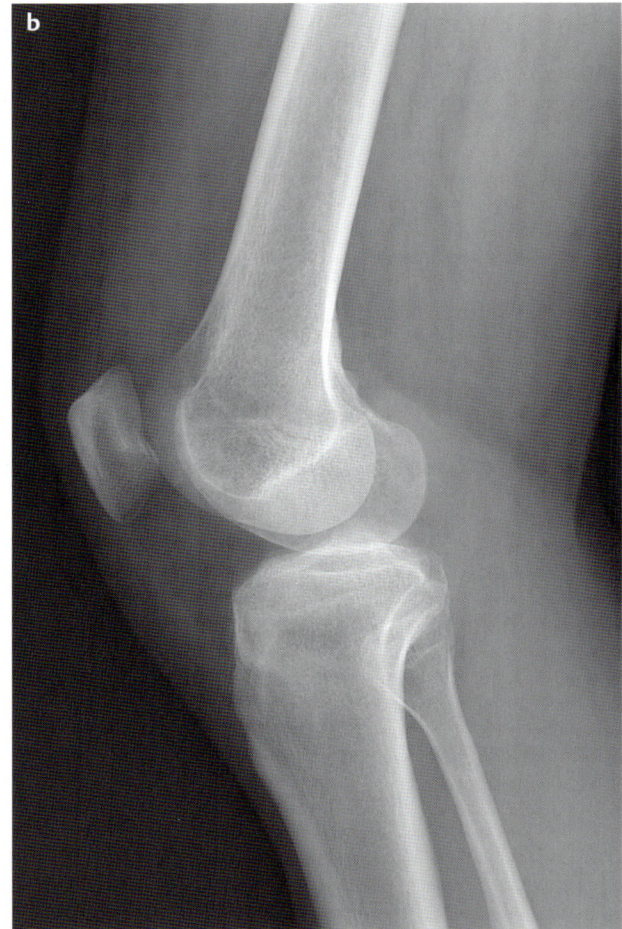

Abb. 5.10 a–g ▪ Osteoidosteom.

a, b Das Röntgenbild des Kniegelenks bietet keinen pathologischen Befund.

Benigne primäre Knochentumoren

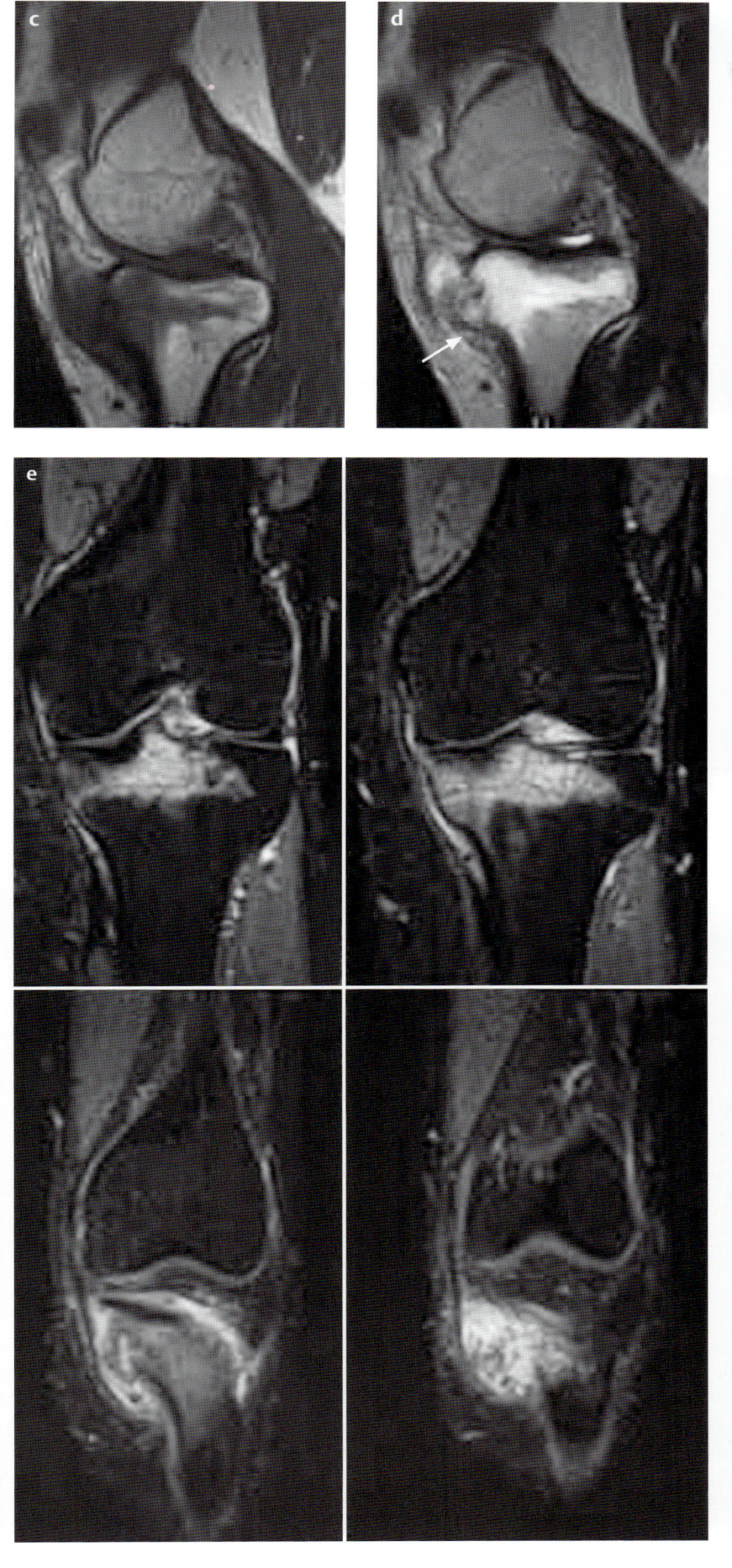

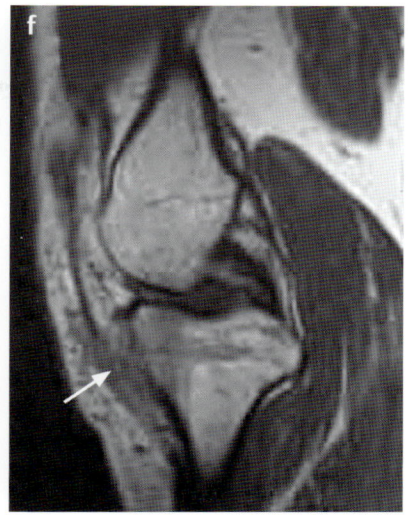

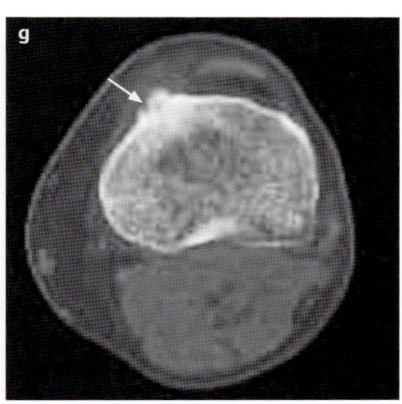

Abb. 5.10 a–g ■ **Osteoidosteom.**

c–f In der MRT findet sich ein ausgedehntes Knochenmarködem des Tibiakopfs. Das Knochenmarködem ist T1w signalarm (**c**), T2w (**d**) und in der STIR (**e**) signalreich und lässt eine KM-Anreicherung (**f**) erkennen. Auffällig ist das ungewöhnliche Verteilungsmuster des Knochenmarködems; der Nidus ist in der MRT nur andeutungsweise zu erkennen.

g Die CT zeigt den Nidus am deutlichsten am ventralen kortikalen Rand des Tibiakopfs als umschriebene Aufhellung der Kortikalis mit einer ungleichmäßigen Periostverbreiterung.

Abb. 5.11 ■ **Osteoidosteom.**

Im Bereich der Kortikalis bzw. der Periostverbreiterung findet sich eine umschriebene Aufhellung (Nidus). Sowohl die angrenzenden Periostabschnitte als auch die enostalen Knochenabschnitte sind deutlich verdichtet im Sinne der reaktiven Sklerose bei einem Osteoidosteom.

Enchondrom

Definition
- zweithäufigster benigner Knochentumor (10% aller benignen Knochentumoren)
- Knorpel bildender Tumor
- Sonderformen, die mit multiplen Enchondromen einhergehen:
  - Morbus Ollier und das Maffucci-Syndrom (multiple Enchondrome mit Hämangiomen)
  - bei beiden maligne Transformationen in bis zu 30%
- Durchschnittsalter der Patienten: mittleres Erwachsenenalter (40 Jahre)
- maligne Entartung bei Kindern oder Jugendlichen extrem selten

Sonderform: periostales oder juxtakortikales Chondrom
- innerhalb oder unterhalb des Periosts lokalisiert
- sehr seltener Tumor
- am häufigsten im 2. und 3. Lebensjahrzehnt
- arrodiert die Knochenoberfläche untertassenförmig und hat häufig einen sklerotischen Rand

Pathologie
- Läppchen hyalinen Knorpels, der in späteren Stadien verkalken kann
- Tumorgewebe ist wenig zellreich
- Tumorzellen sitzen in Lakunen

Klinik
- in der Regel keine klinische Symptomatik – Zufallsbefund
- bei der malignen Transformation neu auftretender Schmerz als wichtiges klinisches Symptom

Diagnostik (Abb. 5.12 u. 5.13)

Rö
Befund
- geographische lytische Läsionen, die expansiv wachsen können
- Verkalkungen der Tumormatrix in 50%, typischerweise ring-, bogen-, knoten- oder popkornförmig
- Kortikalis kann ausgedünnt sein, DD: Hinweis auf ein Low-grade-Chondrosarkom (Scalloping)

MRT
Indikation
- bei V. a. maligne Entartung, präoperativ oder bei unklaren Fällen

Befund
- signalreich in T2w (abhängig vom Ausmaß der Verkalkungen) mit läppchenartiger Morphologie

Szinti
Befund
- bei Aktivität Operationsindikation

Grundlagen der Therapie
- meist keine Therapie erforderlich, aber Verlaufskontrolle indiziert
- intraläsionale Kürettage bei > 5 cm, Frakturgefährdung, Proliferation, Aktivität in der Szinti oder bei Auftreten von Schmerzen bei bekanntem, bisher klinisch stummem Enchondrom
- aggressive Kürettage oder marginale En-bloc-Resektion, Auffüllung mit Spongiosachips

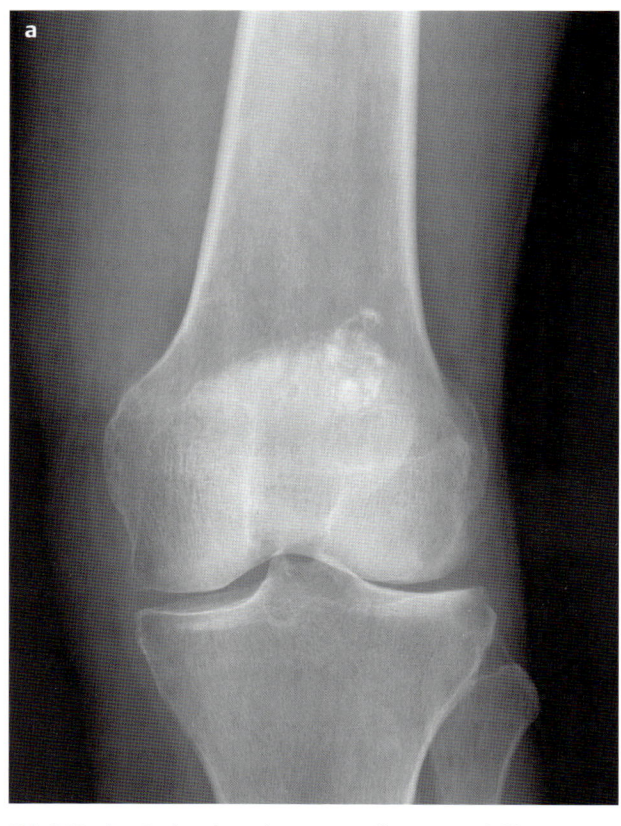

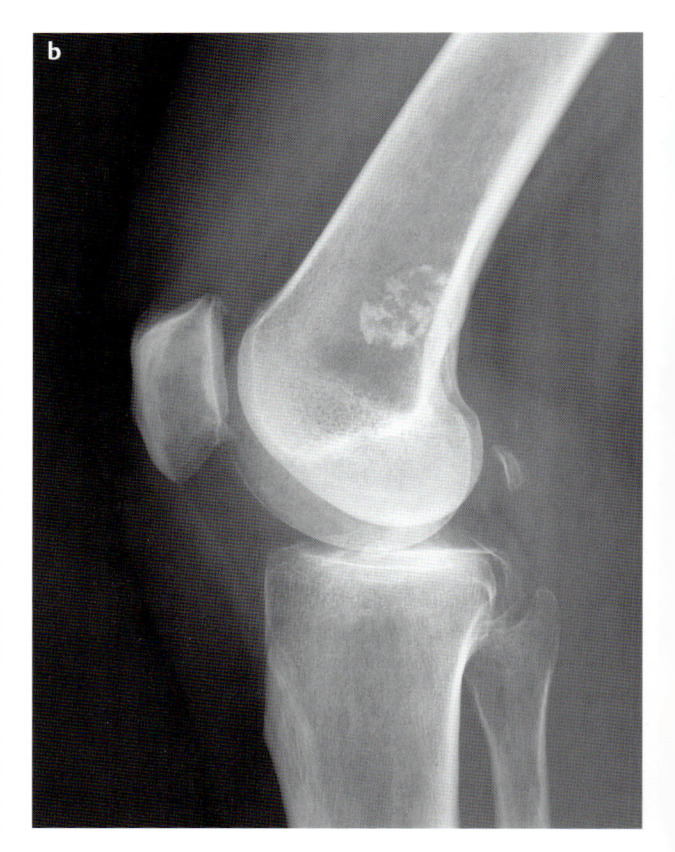

Abb. 5.12 a, b ▪ Enchondrom, konventionelles Röntgenbild.
Es zeigt sich a.-p. und seitlich ein knotig-popkornartig verkalktes Areal mit insgesamt ovaler Form im distalen Femur im Sinne eines Enchondroms.

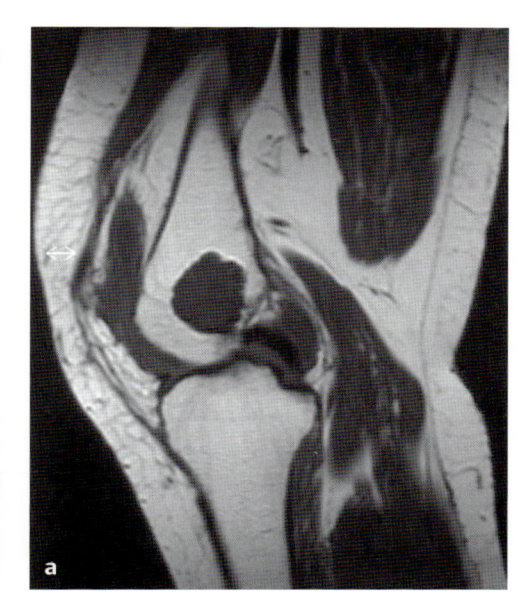

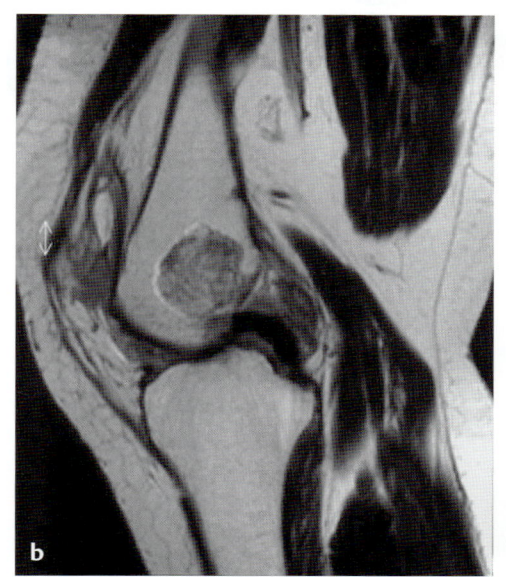

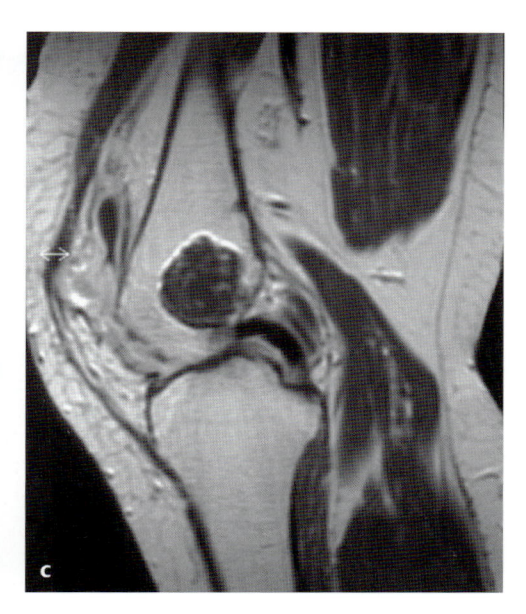

Abb. 5.13 a–c ■ **Enchondrom, MRT.**

In der distalen Femurmeta- und -epiphyse findet sich eine annähernd rundliche, scharf begrenzte, teils lobulierte Signalveränderung, welche T1w (**a**) sehr signalarm ist, T2w (**b**) von höherer Signalintensität, jedoch ohne Nachweis eines flüssigkeitsäquivalenten Signalverhaltens und in der KM-Serie (**c**) nur geringfügige und marginale Anreicherung zeigt.

Chondroblastom

Definition
- 1–6% der benignen Knochentumoren
- typisch ist die epiphysäre Lage (DD Riesenzelltumor, intraossäres Ganglion)
- das typische Alter liegt vor dem Schluss der Epiphysenfuge (im Gegensatz dazu beim RZT nach Schluss der Epiphysenfuge)

Pathologie
- typische epiphysäre (45%) oder epimetaphysäre Lokalisation (50%)
- polygonale Zellen mit einer netzartigen chondroiden Matrix

Klinik
- unspezifisch
- Schmerz und Schwellung

Diagnostik (Abb. 5.14)

Rö

Befund
- lytische geographische Läsionen mit zarten Sklerosesäumen
- meist epiphysär und exzentrisch
- Verkalkungen der Tumormatrix können vorkommen
- periostale Reaktionen möglich

MRT

Indikationen
- präoperativ

Befund
- signalreich in T2w, evtl. lobuliertes Muster
- nicht selten regionäres Knochenmark- und Weichteilödem

CT

Indikationen
- sensitiver für Nachweis von Matrixverkalkungen als Hinweis auf einen chondrogenen Tumor

Grundlagen der Therapie
- aggressive Kürettage und Auffüllung mit Spongiosachips, evtl. Knochenzement

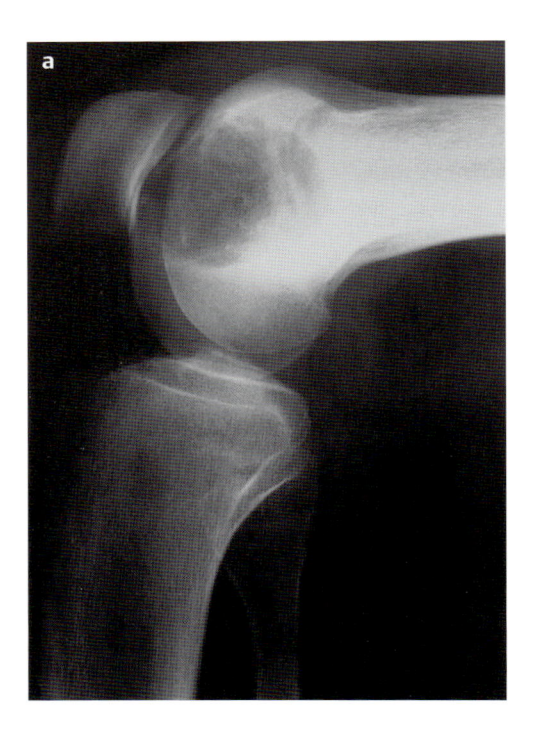

Abb. 5.14 a–d ▪ Chondroblastom.

a Im seitlichen Röntgenbild im Bereich der distalen Femurepiphyse gelegen, findet sich eine unscharf begrenzte Osteolyse mit Verschmälerung der subchondralen Kortikalis, jedoch ohne Perforation.

b–d Die MRT zeigt einen nur zu einem kleinen Teil soliden septierten Prozess, T2w (**b**) signalreich mit Spiegelbildung, in der T1w Sequenz (**c**) signalarm und in der KM-Serie (**d**) mit einer überwiegend marginalen ungleichmäßigen KM-Anreicherung.

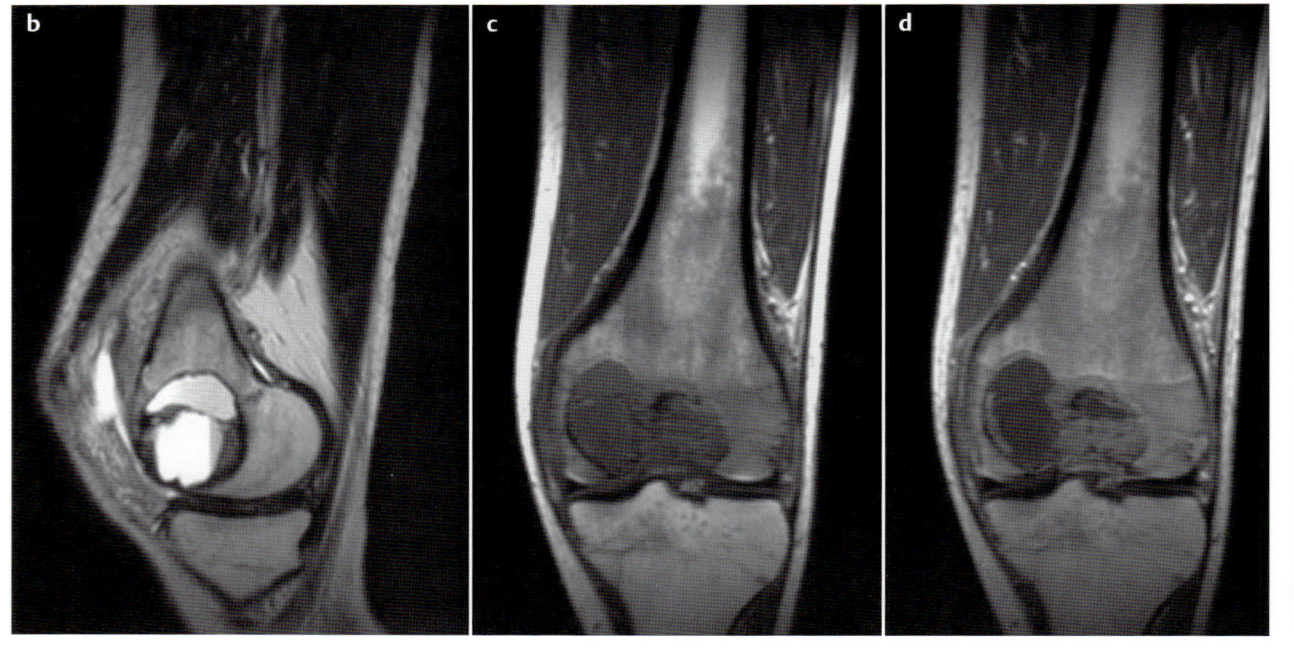

Tumorsimulierende Knochenerkrankungen

Osteochondrom

Definition
- häufigste benigne Knochenläsion
- Knorpel bildender Tumor
- knöcherner Vorsprung mit Knorpelkappe
- Durchschnittsalter der Patienten 20 Jahre

Pathologie
- kann dem Knochen breitbasig aufsitzen oder gestielt sein
- maligne Entartung bei gestielten Tumoren sehr selten, bei den sessilen Tumoren häufiger
- histopathologisch zusammengesetzt aus einer Knorpelkappe und einem knöchernen Anteil mit Verbindung zum darunter liegenden Knochen
- der knöcherne Anteil hat histologisch eine mit dem gesundem Knochen identische Struktur
- Dicke der Knorpelkappe gibt Aufschluss über die Gefahr einer möglichen malignen Entartung:
  – bei einer Breite > 2 cm muss mit maligner Transformation gerechnet werden
- auch unregelmäßige Kalzifizierungen, die von der Tumorbasis entfernt liegen, sind verdächtig auf eine maligne Entartung

Klinik
- in der Regel asymptomatisch
- selten symptomatisch durch Druck auf Muskeln, Knochen, Nerven oder Blutgefäße
- selten entzündliche Veränderung einer die Knorpelkappe überdeckenden Bursa exostotica (Bursitis)

Diagnostik (Abb. 5.15)

Rö
Befund
- typisches Bild mit breitbasigen oder gestielten Exostosen
- gelegentlich Verkalkungen in der Knorpelkappe
- angrenzender Knochen kann deformiert sein oder Wachstumsstörungen aufweisen
- in der Regel ist keine weitere bildgebende Diagnostik zur Diagnosesicherung erforderlich

MRT
Indikationen
- Verfahren der Wahl zur Bestimmung der Dicke der Knorpelkappe bei V. a. maligne Transformation

Schlüsselwörter
Osteochondrom, juvenile Knochenzyste, aneurysmatische Knochenzyste, fibröse Dysplasie

Keywords
osteochondroma, simple bone cyst, aneurysmal bone cyst, fibrous dysplasia

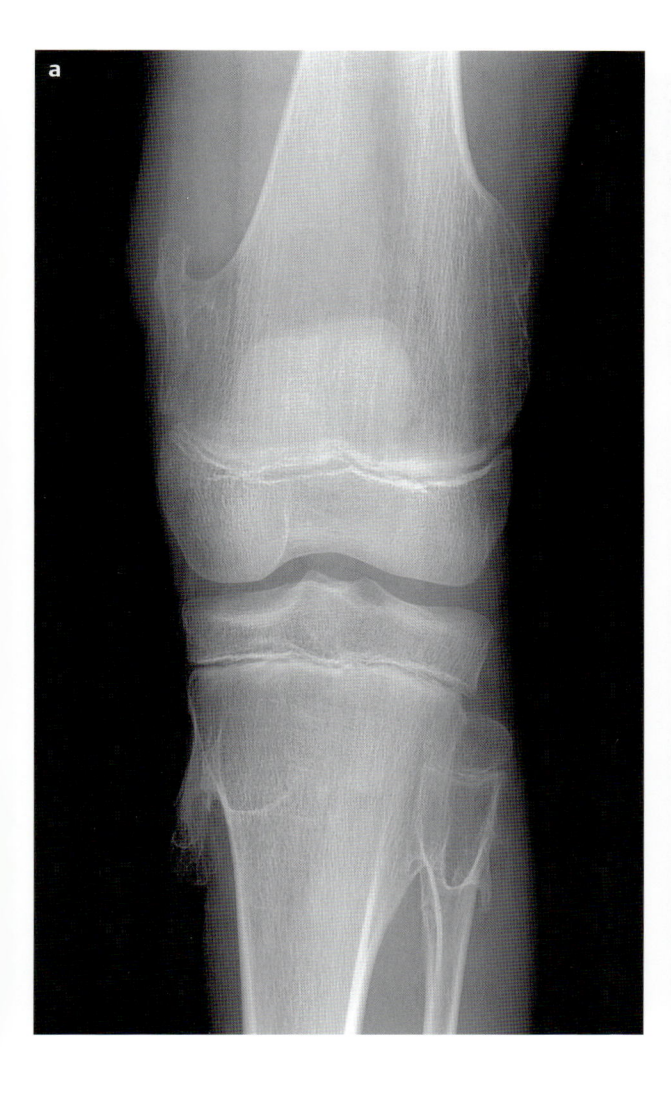

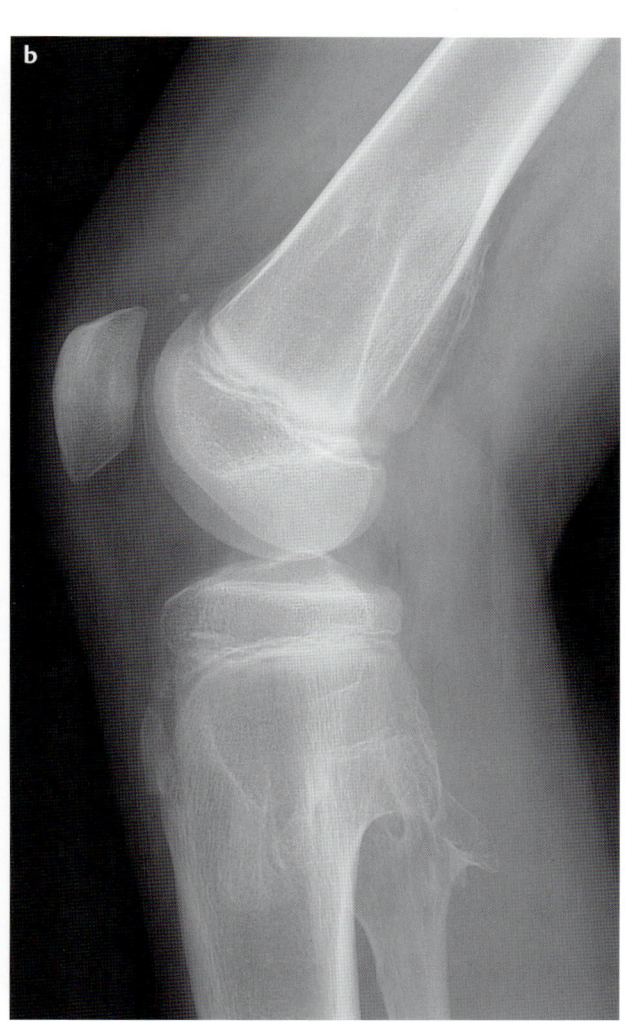

Abb. 5.15 a, b ▪ Multiple Osteochondrome.

Im a.-p. und seitlichen Röntgenbild zeigen sich multiple gestielte knöcherne Vorsprünge am distalen Femur und an der proximalen Tibia.

Grundlagen der Therapie
- Abtragung bei Beschwerdesymptomatik oder Komplikationen, z. B. Läsion von Gefäßen oder Nerven, Frakturen und Bursitiden
- Abtragung auch bei Proliferation oder bei stammnaher Lokalisation
- marginale Resektion meist mit der Basis
- Rezidive entstehen im Bereich des kartilaginären Anteils und treten meist nur bei Kindern auf, daher operativer Eingriff wenn möglich erst nach der Pubertät

Juvenile Knochenzyste

Definition
- einfache juvenile Knochenzysten sind relativ häufige Läsionen, typischerweise (50%) im Bereich der Schulter lokalisiert
- Prädilektionsstelle ist der proximale Humerus metadiaphysär, selten Ausdehnung der Knochenzysten auch in die Epiphyse
- Durchschnittsalter der Patienten 14 Jahre

Pathologie
- glatt begrenzte zystische Formation
- die Zysten sind mit einer wenige Zellen bis 1 cm dicken Membran ausgekleidet
- chirurgische Kürettage erbringt praktisch kein solides Gewebe
- erhöhte Konzentration von alkalischer Phosphatase in der Zystenflüssigkeit

Klinik
- pathologische Frakturen sind häufig, bei 70% der Fälle das erste Symptom dieser nicht neoplastischen Veränderungen
- nicht selten Schmerzen, Schwellung und Funktionseinschränkung

Diagnostik

Rö

Befund
- zentral im Knochen gelegen
- nicht selten Septierungen
- Läsionen sind randsklerosiert
- in der Regel nur mäßige Expansion des Knochens
- Periostreaktion nur nach Fraktur
- in 20% charakteristisches herabgefallenes Fragment (nach Fraktur)
- röntgenologischer Befund meist so eindeutig, dass eine weitere bildgebende Diagnostik nicht erforderlich ist

MRT

Indikationen
- zur Unterscheidung zystisch und solide

Befund
- typisches Signal einer Zyste: T1w signalarm, T2w signalreich weiß
- glatte Begrenzung

Grundlagen der Therapie
- Therapie nur bei Fraktur oder Frakturgefährdung
- keine Therapie bei erhaltener kräftiger Kortikalis oder postpubertär
- Kürettage, Auffüllung mit Spongiosachips, aber bis zu 30% Rezidive
- alternativ Aufbohren der Zyste mit kanülierter Schraube

Aneurysmatische Knochenzyste (AKZ)

Definition
- meist in der Metaphyse langer Röhrenknochen lokalisiert
- Auftreten typischerweise in der 2. Lebensdekade
- ein Drittel sind primäre Formen, zwei Drittel sind sekundäre aneurysmatische Knochenzysten, hinter denen sich ein Knochentumor unterschiedlicher Histologie verbirgt (RZT, Osteosarkom!)

Pathologie
- Läsionen mit multiplen Zysten, die ältere und frischere Blutprodukte enthalten
- die Ränder bestehen aus einer Schale periostalen Knochens oder unkalzifiziertem Periost
- kleinere Läsionen können aus solidem Gewebe bestehen

Klinik
- Schmerz
- lokale Schwellung

Diagnostik (Abb. 5.16 u. 5.17)

Rö

Befund
- geographische Herde mit Randsklerose und trabekuliertem Erscheinungsbild
- typischerweise exzentrisch lokalisiert (sog. „Blow-out"-Läsionen)
- hochgradige Verdünnung und Ausbeulung der Kortikalis bzw. Neokortikalis, die dadurch blasig erscheint

MRT

Befund
- häufig Flüssigkeitsspiegel, sind aber nicht pathognomonisch (u. a. auch bei RZT und teleangiektatischen Osteosarkomen)
- nach Gd-DTPA-Applikation deutliche Signalanreicherung der Zystenwände

Grundlagen der Therapie
- wegen hoher destruktiver Potenz und Neigung zu Rezidiven operative Therapie erforderlich
- Resektion des Weichteilanteils, aggressive Kürettage und Auffüllung mit Spongiosachips (ggf. Auffüllung mit Palakos und in einem zweiten Schritt Entfernung von Palakos und Auffüllung mit Spongiosachips)
- ggf. marginale En-bloc-Resektion
- bei inoperablen Fällen (Sakrum) Radiatio und selektive Embolisation oder Sklerosierung möglich

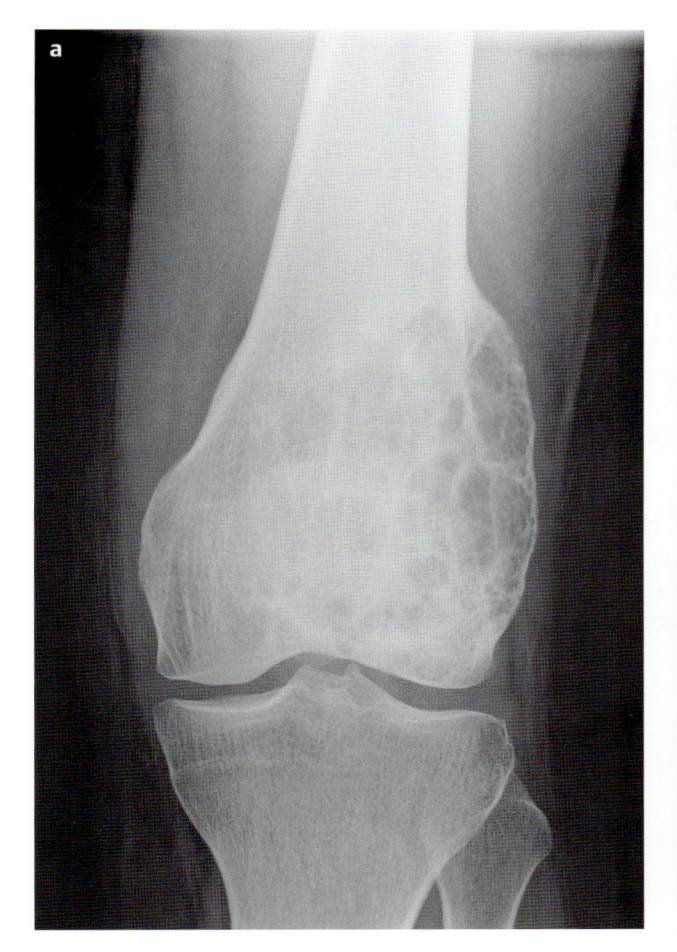

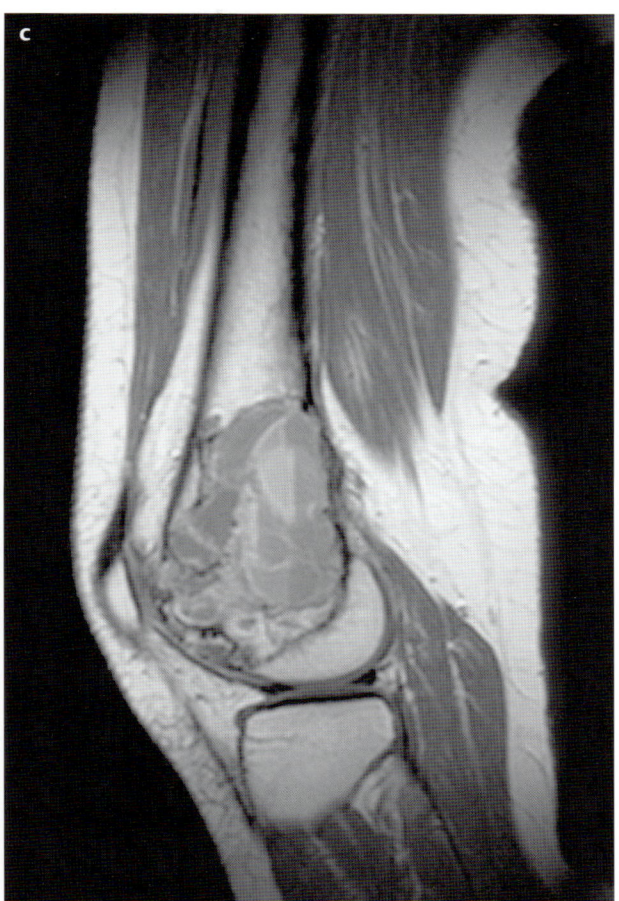

Abb. 5.16 a–c ▪ **Aneurysmatische Knochenzyste.**

a Im Bereich des distalen Femurs findet sich eine exzentrische Osteolyse mit blasiger und dünnwandiger Vorwölbung der Kortikalis im Röntgenbild.

b, c In der MRT zeigen sich in der axialen T2w Sequenz multiple Spiegelbildungen (**b**) und marginale KM-Anreicherungen in der sagittalen KM-Serie (**c**).

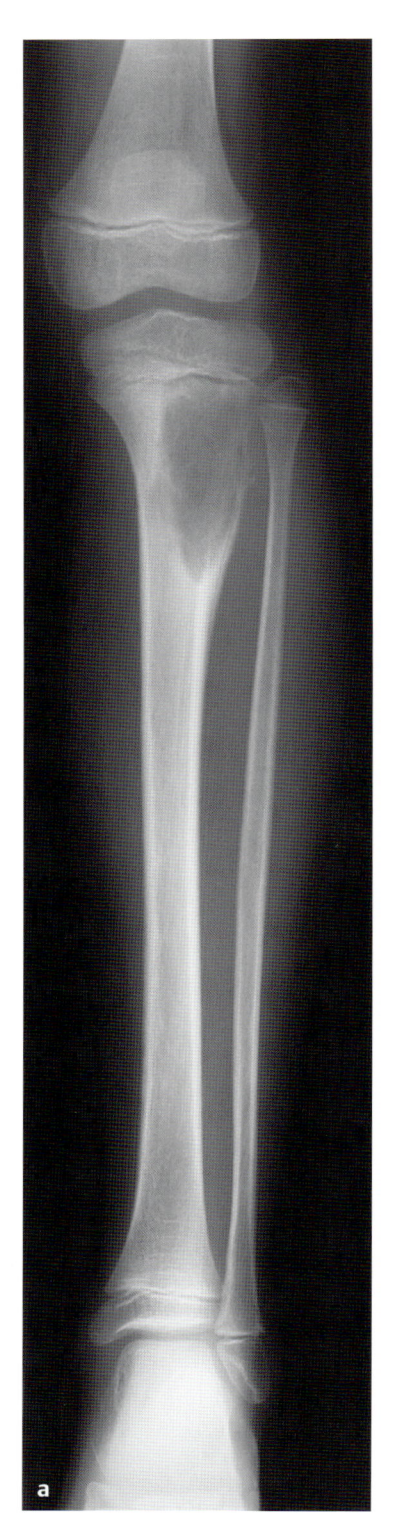

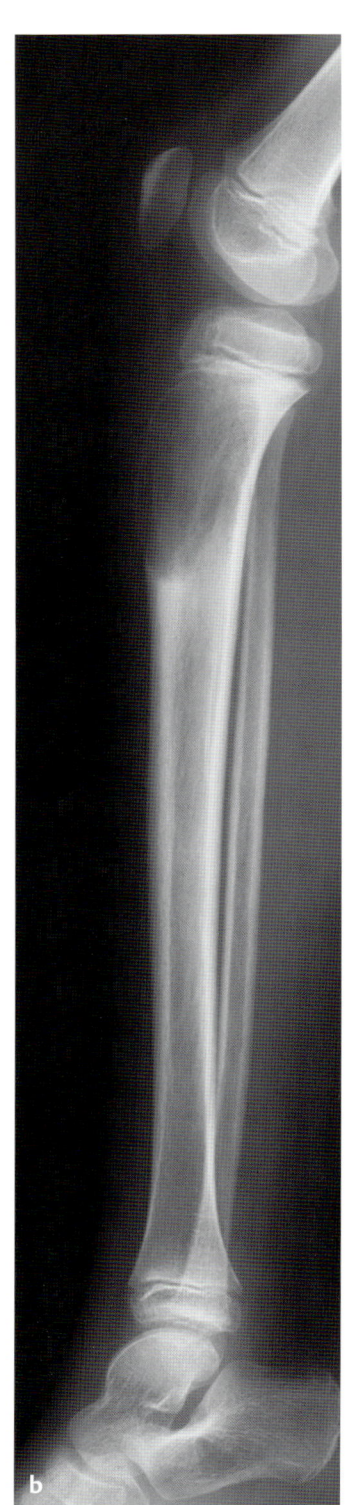

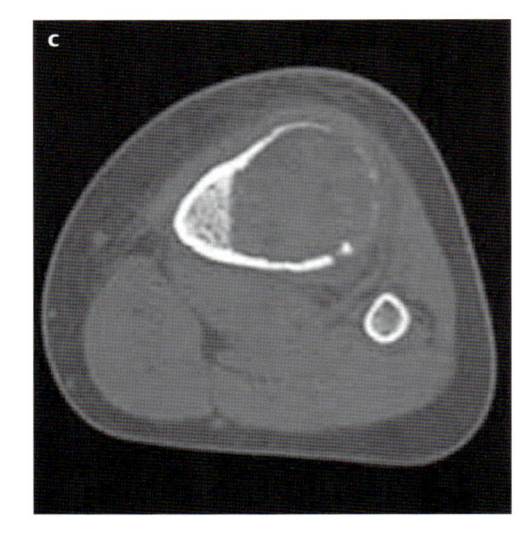

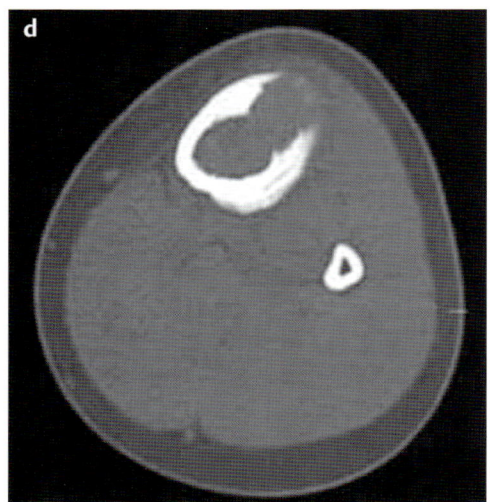

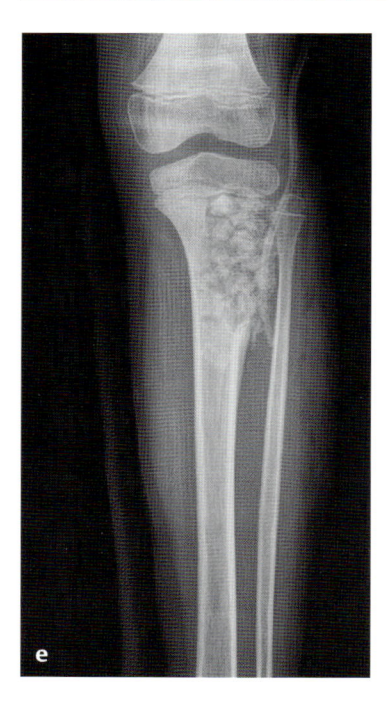

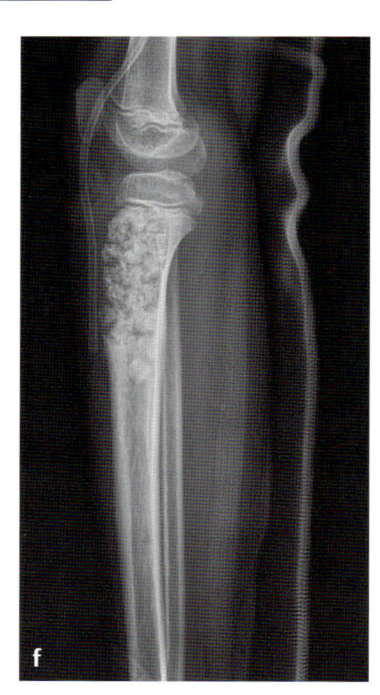

Abb. 5.17 a–f ▪ **Aneurysmatische Knochenzyste.**

a, b Im Bereich der proximalen Tibiaepiphyse findet sich eine exzentrische Osteolyse mit teils sklerosiertem Randsaum, jedoch blasiger und dünnwandiger Vorwölbung der Kortikalis.
c, d Die CT zeigt die hochgradige Verdünnung der Kortikalis.
e, f Die postoperativen Röntgenbilder lassen die Auffüllung mit Knochenchips erkennen.

Fibröse Dysplasie

Definition
- relativ häufige benigne Knochenläsion
- monostotische und polyostotische Formen
- Durchschnittsalter der Patienten 30 Jahre

Pathologie
- mäßig dichtes fibröses Bindegewebe bestehend aus Spindelzellen in der Anordnung verflochtener, wirbelartiger Bündel mit zufällig darin eingestreuten Knochenbälkchen

Klinik
- monostotische Form:
  - meist asymptomatisch und Zufallsbefund bei Röntgenaufnahmen
  - selten pathologische Frakturen und Deformierung
- polyostotische Form:
  - meist symptomatisch
  - Wachstumsstörungen und Deformierungen
  - pathologische Frakturen

Diagnostik (Abb. 5.18)

Rö
Befund
- typischer „Milchglas-Aspekt" der Läsionen
- z. T. auch zystisch konfiguriert oder sklerotisch erscheinend
- keine Kortikalisdestruktion, jedoch durch Expansionstendenz geringe Verformung und Verdünnung der Kortikalis
- polyostotische Form führt zu stärker ausgeprägten Veränderungen mit Auftreibung des Knochens und Ausdünnung der Kortikalis

MRT
Befund
- meist nicht erforderlich
- bei typischem Erscheinungsbild T2w signalärmer

Grundlagen der Therapie
- bei monostotischer Form meist keine Therapie erforderlich
- bei symptomatischen Fällen Kürettage und Auffüllung mit Streetgrafts, aber nur nach der Pubertät, wenn die Läsion nicht mehr aktiv ist; *cave:* hohe Rezidivrate

5 Tumoren und tumorähnliche Läsionen des Kniegelenks

Abb. 5.18 a–d ▪ Fibröse Dysplasie.

a, b Das Röntgenbild zeigt eine geographische längliche Läsion der proximalen Tibiadiametaphyse mit sklerosiertem Randsaum und teilweise typischer milchglasartiger Veränderung des spongiösen Knochens sowie zarter Vorwölbung und Verschmälerung der Kortikalis.

c, d Postoperative Zementplombe mit Osteosynthesematerial.

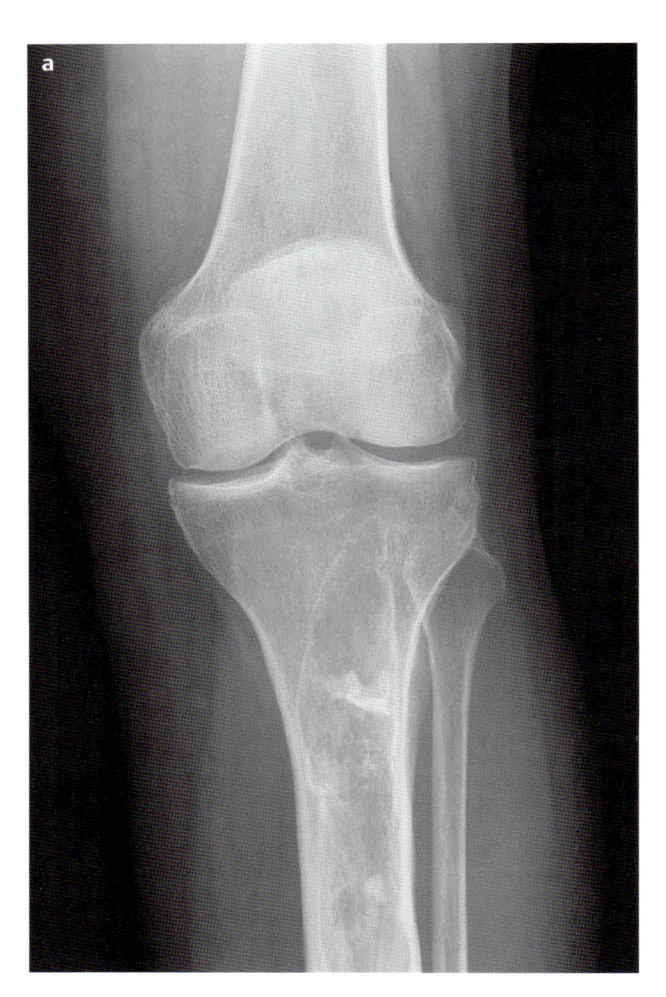

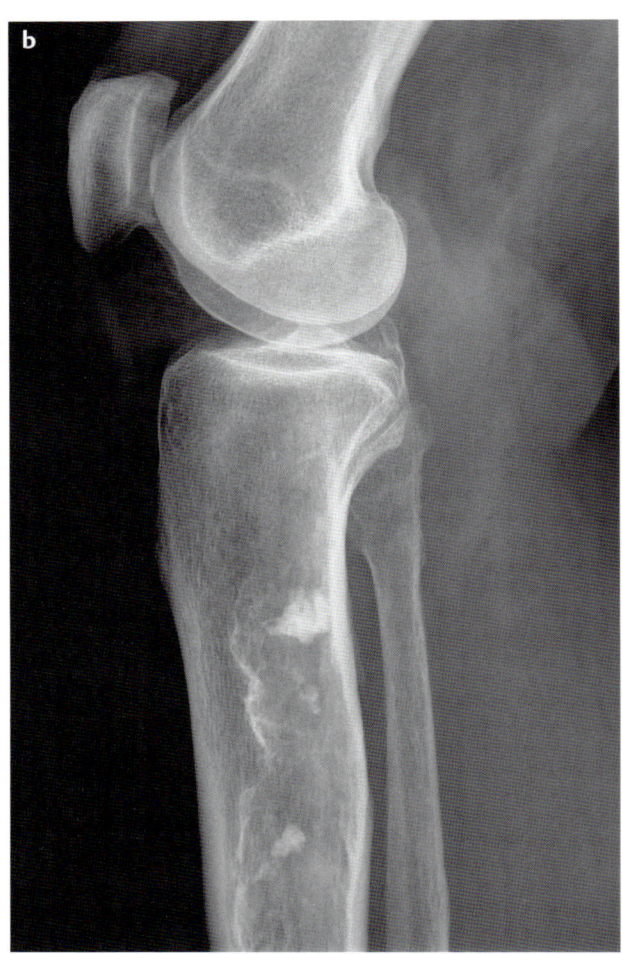

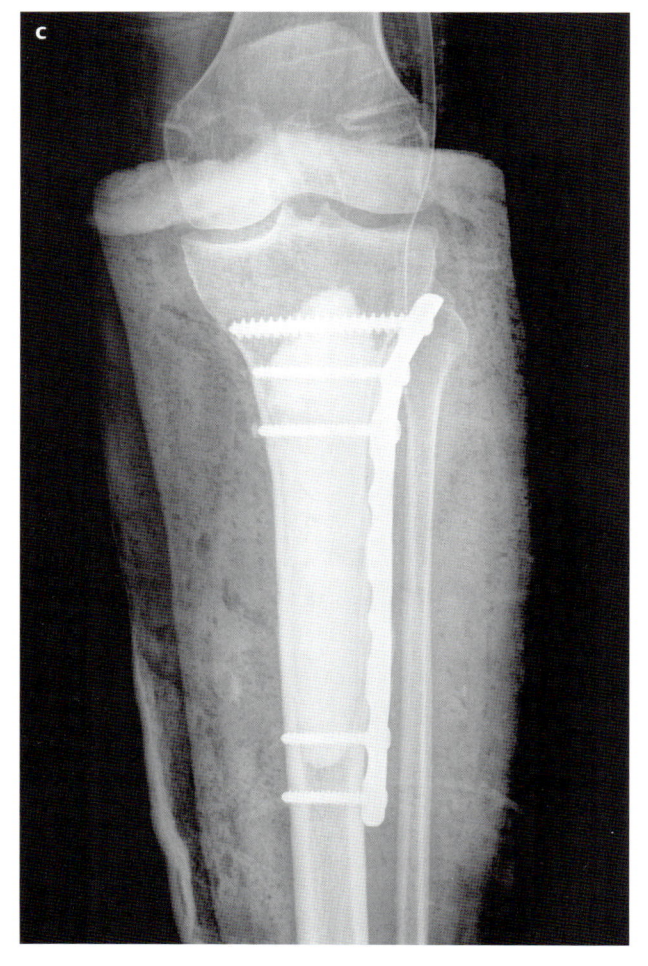

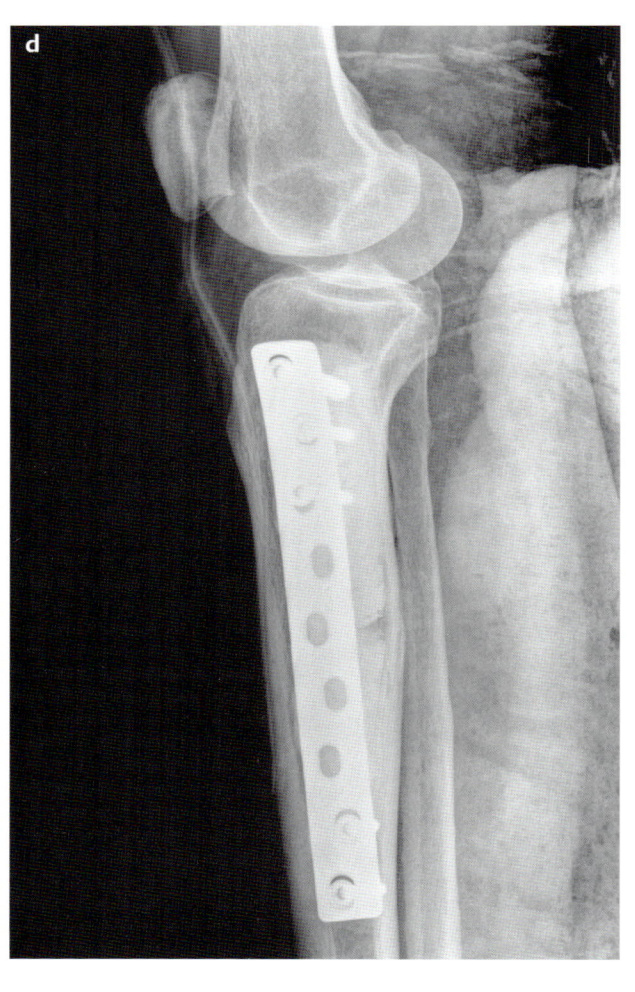

Fibröser Kortikalisdefekt

Definition
- häufigste benigne bzw. tumorsimulierende Knochenerkrankung
- tritt typischerweise im Kindes- und Jugendalter auf
- Lokalisation: distaler Femur und beide Tibia- und Fibulametaphysen

Diagnostik (Abb. 5.19)

Rö
- Verschmälerung der Kortikalis endostal mit einer angrenzenden Aufhellung, die von einem sklerosierten Randsaum begrenzt ist
- Halbkugelform, Tränenform und bei ausgedehnteren Läsionen bizarre Formen möglich
- keine Periostreaktion, keine Weichteilveränderung
- definitive Diagnose anhand des Röntgenbilds möglich

Grundlagen der Therapie
- Behandlung nicht notwendig („don't touch me lesion") außer bei Frakturgefahr (sehr selten: nur bei großen fibrösen Kortikalisdefekten, nicht ossifizierenden Knochenfibromen)

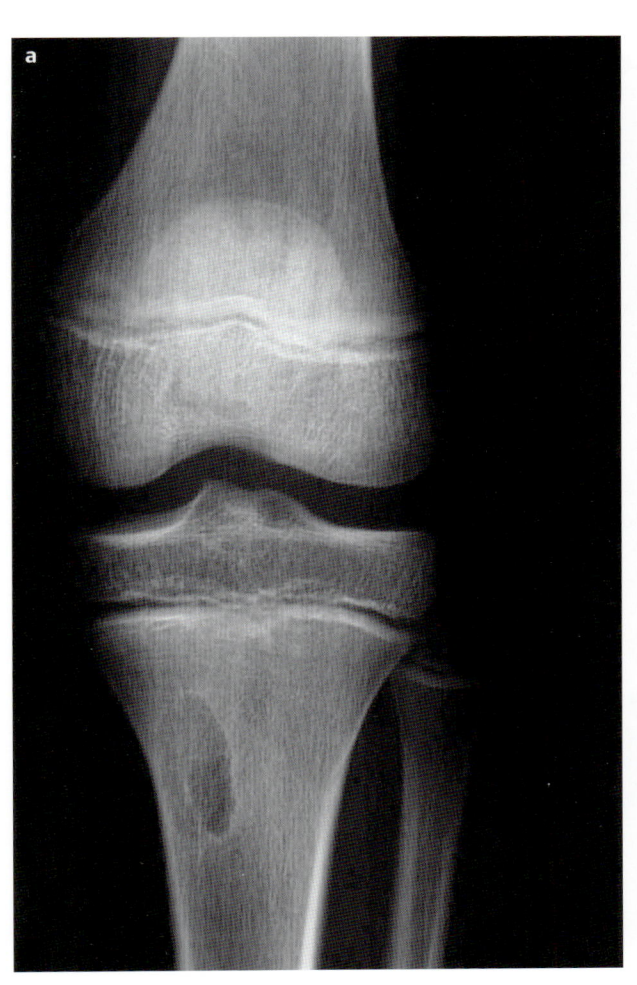

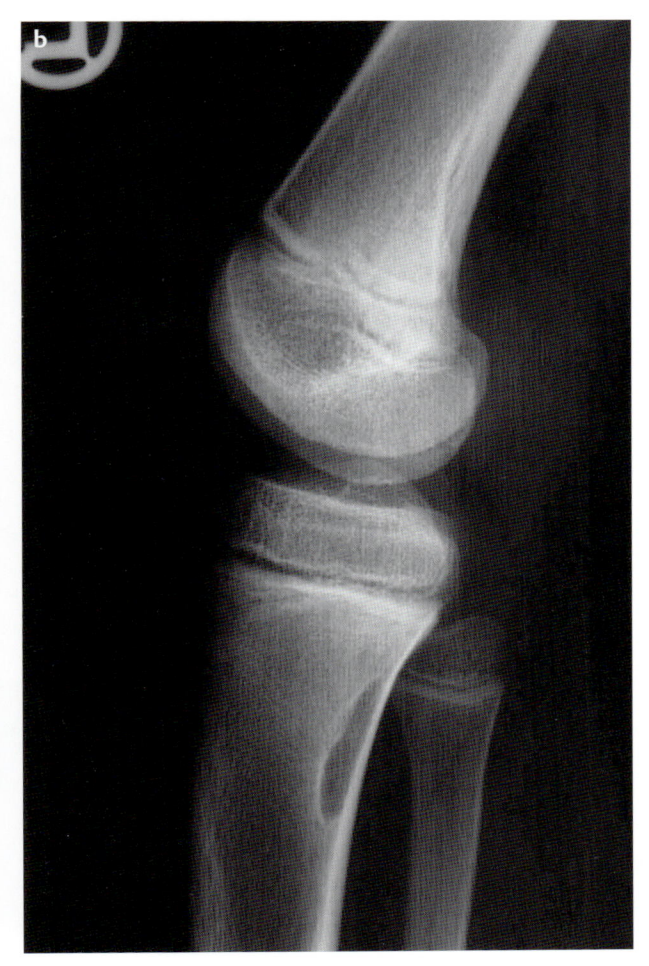

Abb. 5.19 a, b ▪ Fibröser Kortikalisdefekt.
Im Bereich der proximalen Tibiaepiphyse findet sich entlang der Kortikalis eine schmale längliche Aufhellung, die durch einen sklerosierten Randsaum scharf begrenzt ist. Die Kortikalis ist etwas verschmälert, ihre Außenkontur jedoch vollständig und reaktionslos intakt.

Sonstige maligne Knochentumoren

Schlüsselwörter
Plasmozytom, Lymphom des Knochens, Knochenmetastasen

Keywords
plasmocytoma, lymphoma, metastasis

Plasmozytom

Definition
- kein typischer primärer Knochentumor, aber gerade bei älteren Patienten eine sehr wichtige Tumorentität
- nach Dahlin sind 47% aller primären malignen Knochenläsionen Plasmozytome (Durchschnittsalter der untersuchten Patienten liegt bei über 60 Jahren)
- Auftreten solitär oder multipel

Pathologie
- dehnen sich entweder diffus im Knochenmark aus oder weisen ein fokales, tumorartiges Wachstumsmuster auf
- histologisch Nachweis von atypischen Plamazellen, die den trabekulären Markraum des Knochens ausfüllen und das normale Fett oder das Blut bildende Mark ersetzen

Grundlagen der Therapie
- Chemotherapie
- symptomatische Radiotherapie bei Schmerzen und Frakturgefährdung
- bei Frakturen, Frakturgefährdung und ausgedehnten Knochendestruktionen Verbundosteosynthese oder Gelenkersatz (Tumorprothese)
- Resektion bei solitärem Befall!

Klinik
- typisch langsam zunehmende Knochenschmerzen mit diffusem Charakter, die unter Gewichtsbelastung und Aktivität zunehmen
- manchmal klinisches Bild von Ischias oder Interkostalneuralgie
- Allgemeinsymptome wie Abgeschlagenheit, leichte Ermüdbarkeit, Gewichtsverlust und Fieber
- Anämie durch Infiltration des hämatopoetischen Knochenmarks
- Hyperkalzämie durch ausgedehnte ossäre Destruktionen
- Niereninsuffizienz
- Paraproteinämie
- pathologische Frakturen

Diagnostik (Abb. 5.20)

Rö
Befund
- fokale Osteolysen ohne Randsklerose oder Matrixverkalkungen
- diffuse Entkalkung, die sich häufig nicht von einer Osteoporose unterscheiden lässt

MRT
Indikationen
- am besten geeignete Untersuchungsmodalität zur Beurteilung der Knochenmarkinfiltration

Szinti
- Knochenszintigraphie mit ^{99m}Tc ist zur Plasmozytomdiagnostik ungeeignet

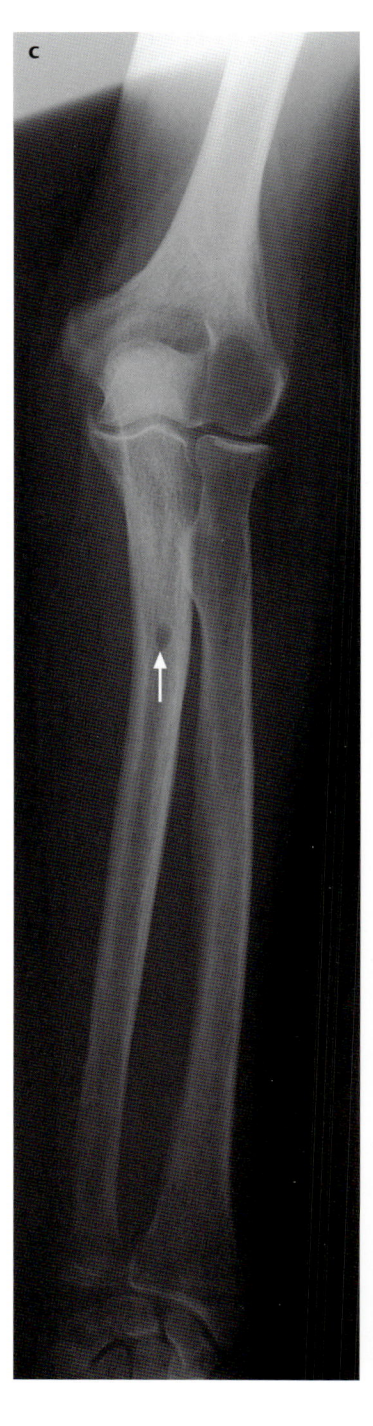

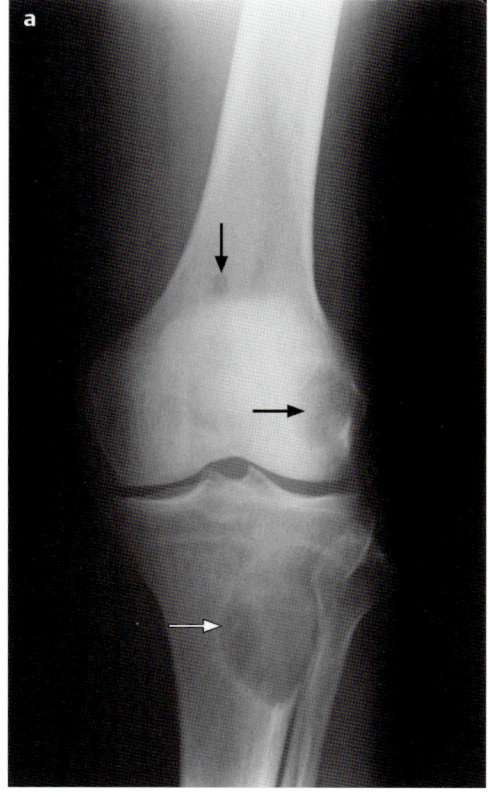

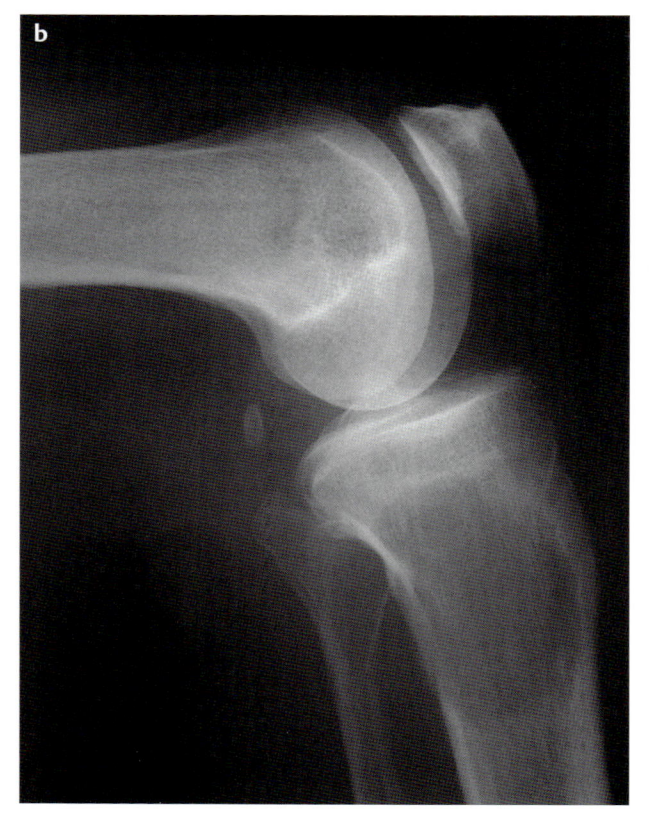

Abb. 5.20 a–c ▪ Plasmozytom.
Es finden sich multiple Osteolysen mit ungleichmäßig sklerosiertem Randsaum, teilweise auch fehlendem Randsaum sowie mit Verschmälerung und Unterbrechung des kortikalen Knochens im Bereich des linken Kniegelenks (**a, b**) und der linken Ulna (**c**).

Primäres Lymphom des Knochens

Definition
- seltene Knochentumoren
- Non-Hodgkin-Lymphom
- Patienten im Alter von 50–70 Jahren

Pathologie
- histopathologisch fokale Ansammlungen maligner lymphoider Zellen, die den Knochenmarkraum ausfüllen
- diffuses Wachstumsmuster

Klinik
- Lokalsymptome: Schmerz und Schwellung
- Allgemeinsymptome: Fieber und Gewichtsverlust

Diagnostik (Abb. 5.21)

Rö
Befund
- aggressive Läsionen mit mottenfraßartigem oder permeativem Muster
- weisen manchmal Sklerosezonen auf
- Röntgenaufnahmen unterschätzen in der Regel die Ausdehnung des Tumors

MRT
Indikationen
- Erfassung der genauen Ausdehnung des Tumors

Befund
- Morphologie unspezifisch
- relativ typisch ist ein permeatives Wachstum durch die Kortikalis mit einem größeren Weichteilanteil ohne nennenswerte Kortikalisdestruktionen

Grundlagen der Therapie
- Chemotherapie
- Radiotherapie (40–50 Gy)
- operativ meist nur Biopsie
- bei Frakturen, Frakturgefährdung und ausgedehnten Knochendestruktionen Verbundosteosynthese oder Gelenkersatz (Tumorprothese)

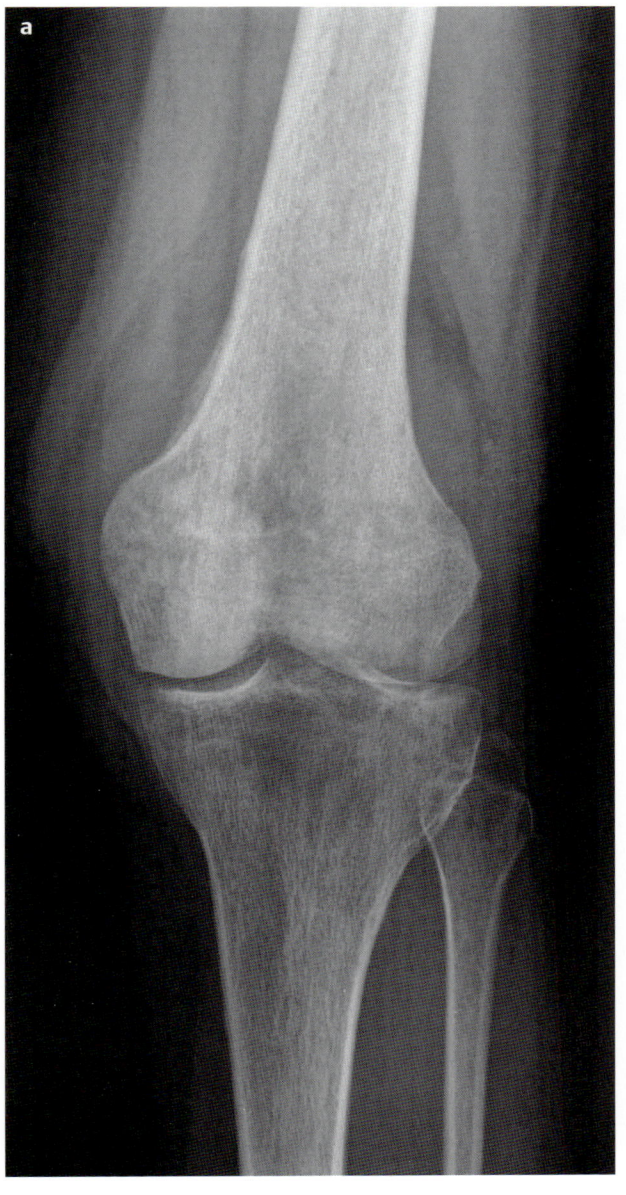

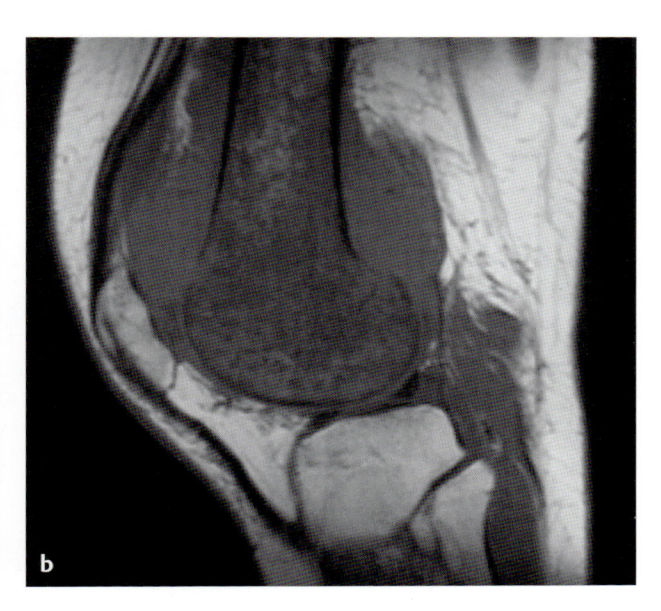

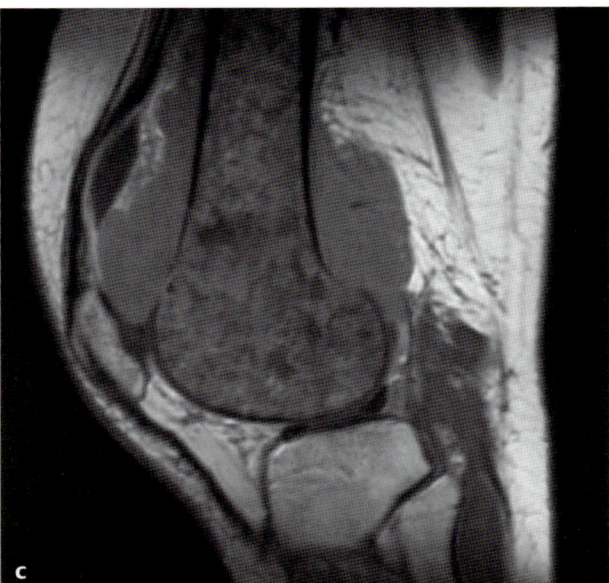

Abb. 5.21 a–c ■ Primäres ossäres Lymphom des distalen Femurs.

a Das Röntgenbild zeigt im Bereich des distalen Femurs minimale, nur andeutungsweise erkennbare Dichteunterschiede im Sinne eines permeativen Musters. Im Röntgenbild ist bereits der Weichteiltumoranteil zu erkennen.

b, c In der MRT besteht eine ausgeprägte Signalveränderung des fetthaltigen Knochenmarks mit großem Weichteiltumoranteil in der T1w SE-Sequenz (**b**), wobei in der KM-Serie (**c**) eine inhomogene Anreicherung des Knochenmarks und eine kräftige Anreicherung des Weichteiltumors vorliegen.

Knochenmetastasen

Grundlagen der Therapie

- Radiatio
- Chemotherapie des Primärtumors
- bei solitärem Knochenbefall Resektion möglich
- meist palliative Frakturprävention
- Erhalt der Mobilität
- bei Wirbelsäulenmetastasen Verhinderung des malignen Querschnitts meist durch Platten-Zement-Verbundosteosynthese

Definition

- maligne Neoplasien, die bevorzugt in Knochen metastasieren, sind v. a.: Mamma-, Prostata-, Bronchial-, Nierenzell- und Schilddrüsenkarzinom
- meist im Bereich des roten Blut bildenden Knochenmarks und daher im Bereich des Stammskeletts lokalisiert
- die Skelettperipherie ist seltener betroffen, so auch das Kniegelenk (am ehesten durch Bronchus- und Nierenzellkarzinom)
- die Knochenmetastase ist generell der häufigste Knochentumor, ab dem 40. Lebensjahr ist sie die wichtigste DD einer knöchernen Destruktion

Klinik

- evtl. Schmerzen
- in 10–20% wird eine Knochenmetastase als pathologische Fraktur symptomatisch

Diagnostik (Abb. 5.22)

Rö

Befund

- osteolytische Knochenmetastase:
  - umschriebene Destruktion der knöchernen Struktur
  - bei malignen Tumoren der Schilddrüse, Niere, Nebenniere, des Uterus, des Gastrointestinaltrakts, der Leber und beim Melanom
- osteoblastische Knochenmetastase:
  - vermehrte Dichte und Sklerosierung des Knochens
  - v. a. beim Prostatakarzinom
- gemischte Metastasen:
  - osteolytische und osteoblastische Anteile
  - bei Mamma-, Bronchus-, Zervix-, Ovar- und Hodenkarzinom
- auch diffuse Infiltration des Knochenmarks möglich

Szinti

Indikation

- Knochenszintigraphie mit ^{99m}Tc dient dazu festzustellen, ob solitäre oder multiple Metastasen vorliegen

MRT

Indikationen

- bei solitärer Knochenmetastase zum lokoregionären Staging, prätherapeutisch bzw. präoperativ
- bei einzelnen Tumoren, wie Nierenzell- oder Schilddrüsenkarzinom, deren Metastasen zu keiner Anreicherung in der Knochenszinti führen, ist das Ganzkörper-MRT eine Alternative zur Beurteilung des multiplen Befalls
- bei uncharakteristischem oder falsch negativem Röntgenbild führt die MRT zur Diagnose aufgrund der besseren Ortsauflösung im Vergleich zur Szintigraphie

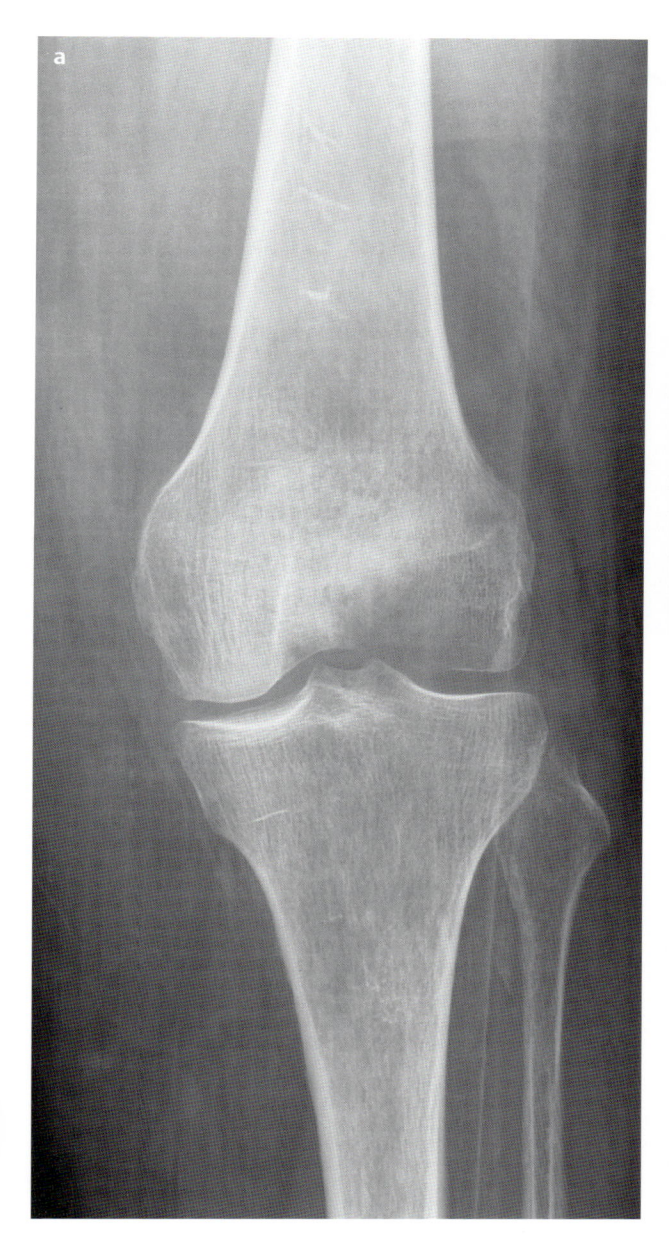

Abb. 5.22 a–d ▪ **Knochenmetastase eines Nierenzellkarzinoms des distalen Femurs.**

a Das Röntgenbild zeigt im Bereich des lateralen Femurkondylus eine hauptsächlich epiphysär gelegene Osteolyse.
b–d In der MRT zeigt sich eine Raumforderung mit ausgeprägter Signalveränderung des fetthaltigen Knochenmarks, PDw häufig signalarm (**b**), T2w signalreich (**c, d**).

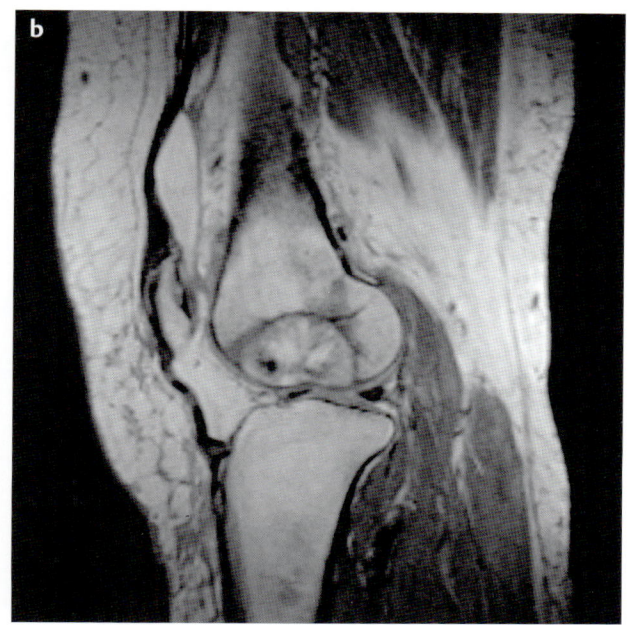

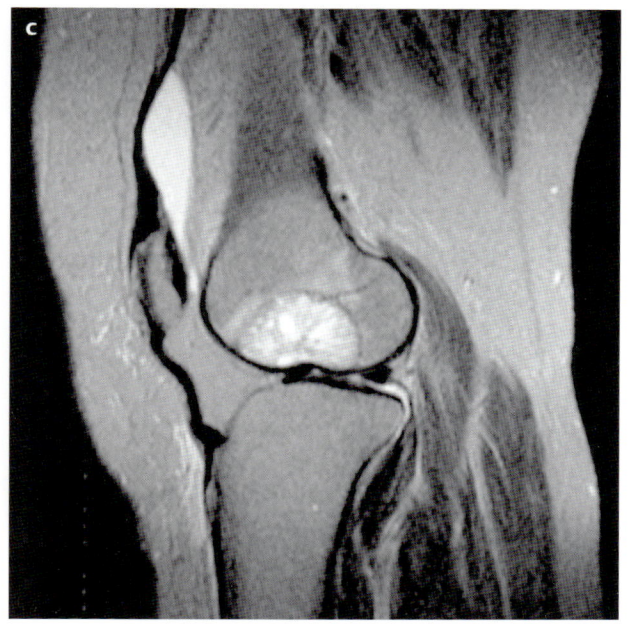

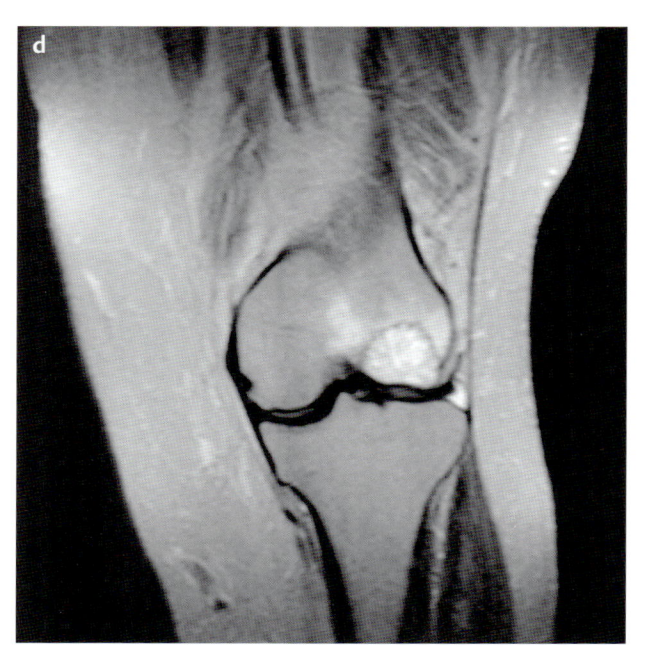

Diagnostischer Leitfaden für Knochentumoren

1. Röntgen (Methode der Wahl)

Indikationen
- Nachweis und Diagnostik von Knochentumoren
- DD zu anderen Knochenerkrankungen
- Abschätzen der Wachstumsgeschwindigkeit bzw. Aggressivität und damit der Dignität anhand von Osteolyseform, Knochenreaktion und Mineralisation der Tumormatrix
- in den meisten Fällen spezifische Knochentumordiagnose
- Grundlage für das weitere praktische Vorgehen (keine weitere Diagnostik und Therapie, Röntgen- und klinische Kontrollen, weitere bildgebende und dann histologische Diagnostik)

2. MRT (ergänzende Methode der Wahl)

Indikationen
- sichere diagnostische Abgrenzung von Stressfrakturen und Osteonekrosen bzw. Knocheninfarkten
- Gewebedifferenzierung nach solide, zystisch und fettig
- Methode der Wahl für das lokoregionäre Staging (exakte Tumorausdehnung, Gelenkinfiltration mit Beurteilung der Kapsel, Bänder, Knorpel und Erguss, Befall des Gefäß-Nerven-Bündels)
- Ausdehnung des Weichteiltumoranteils und Infiltration der angrenzenden Weichteile
- Follow-up (mit Einschränkungen)

3. CT

Indikationen
- speziellen Indikationen vorbehalten
- Diagnose eines Osteoidosteoms (Nidus mittels CT am besten darstellbar)
- wertvolle Ergänzungsuntersuchung bei Tumoren in flachen Knochen (Becken, Skapula, Sternum) und Wirbelsäule
- Reservemethode

4. Szinti

Indikationen
- Nachweis von multifokalen Läsionen wie Metastasen, Skip-Läsionen oder multiplem Erscheinungsbild eines primären Knochentumors (z. B. Ewing-Sarkom)
- Aktivität benigner Läsionen (z. B. Enchondrom)

5. Angiographie

Indikationen
- Operationsplanung
- Erkennen anatomischer Varianten und Nachweis tumorbedingter Gefäßverlagerung, -kompression und -stenose
- aktuell wird die konventionelle Katheterangiographie durch die katheterfreie MR-Angiographie ersetzt

A. Scheurecker und J. Kramer

6 Hormonell/metabolisch bedingte und kristallinduzierte Erkrankungen

Osteomalazie und Rachitis

Schlüsselwörter
Osteomalazie, Rachitis

Keywords
osteomalacia, rickets

Definition
Beiden Erkrankungen liegt eine Verkalkungshemmung der neu gebildeten Knochenmatrix mit Akkumulation von Osteoid zugrunde. Bei Rachitis ist zusätzlich die Wachstumsfuge betroffen.

Pathologie
- Ursachen:
  - Mangel an aktivem Vitamin D
  - Vitamin-D-Stoffwechselstörungen
  - Calciummangelzustände
  - Phosphatstoffwechselstörungen
  - gastrointestinale Malabsorption
- inadäquate oder verzögerte Mineralisation des Osteoids im kompakten und spongiösen Knochen
- bei Rachitis Desorganisation der Wachstumsfuge und der angrenzenden Metaphyse

Klinik
- Knochenschmerzen
- Muskelschwäche und Adynamie
- Skelettdeformierungen (Glockenthorax, Fischwirbel, rachitischer Rosenkranz, Genu valgum oder varum)

Diagnostik

Rö (→ *primär Methode der Wahl*)

Empfohlene Röntgenaufnahmen
- Standardaufnahme des Kniegelenks in 2 Ebenen

Befund
- Rachitis:
  - Aufweitung der Wachstumsfuge
  - Dichteminderung an der metaphysären Seite der Wachstumsfuge
  - Aufweitung und Becherform der Metaphyse
  - Desorganisation und Auffaserung des spongiösen Knochens in der Metaphyse
  - Deossifikation und Unschärfe der Ränder der epiphysären Knochenkerne
  - Verbiegungen (Säbelscheidentibia)
- Osteomalazie:
  - Dichteminderung des Knochens und verwaschene Knochenfeinstruktur bis zur Strukturlosigkeit (Mattglasphänomen), Verdünnung der Kompakta
  - Verdickung der langen Röhrenknochen infolge subperiostaler Osteoiddeposition
  - Looser-Umbauzonen

Szinti (→ *ergänzende Methode bei Osteomalazie*)
- ^{99m}Tc-Ganzkörper-Scan ist positiv bei den für die Osteomalazie typischen Looser-Umbauzonen

Anforderungen an die Bildgebung
- Feststellung abnormer Knochendichte und -struktur
- Erkennung von Looser-Umbauzonen
- Darstellung rachitistypischer Veränderungen an Wachstumsfuge, Metaphyse und Knochenkernen

Grundlagen der Therapie
- Vitamin-D-Substitution
- UV-Bestrahlung der Haut
- Normalisierung des Serum-Phosphat- und Serum-Calcium-Spiegels

Osteoporose

Definition
Von Osteoporose spricht man bei einer mit einem erhöhten Frakturrisiko einhergehenden Verminderung der Masse, Veränderung der Struktur und Verschlechterung der Funktion des Knochens.

Pathologie
- Atrophie des Knochens, vorwiegend durch pathologisch gesteigerten Knochenabbau bei normaler Knochenneubildung (Ausnahme Altersosteoporose)
- Trabekelverdünnung und -rarefizierung
- Kortikalisverdünnung

Anforderungen an die Bildgebung
- Feststellung der abnormen Knochendichte und -struktur
- Feststellung pathologischer Frakturen

Generalisierte Osteoporose

Pathologie
- primäre Osteoporose:
  - Typ-I-Osteoporose: postmenopausale Osteoporose
  - Typ-II-Osteoporose: senile Osteoporose
  - idiopathische Osteoporose: juvenil, präsenil
- sekundäre Osteoporose:
  - endokrin
  - Calciummangel bei Malabsorption
  - Inaktivitätsatrophie
  - Erbkrankheiten (z. B. Osteogenesis imperfecta)
  - rheumatische Erkrankungen
  - medikamentös (Cortison, Antazida)

Klinik
- Schmerzen nur bei Auftreten von Frakturen (Trauma oft nicht adäquat)

Diagnostik

Rö

Empfohlene Röntgenaufnahmen
- Standardprojektionen

Befund
- deutlichere Trabekelzeichnung infolge Spongiosararefizierung
- Kortikalisverdünnung
- deutliches Hervortreten von Muskel- und Bandinsertionen
- *cave:* Quantifizierung der Osteoporose ist nicht möglich!

CT/MRT
- nur Zusatzdiagnostik bei komplizierten Frakturen bzw. okkulten Traumen

Grundlagen der Therapie
- medikamentös je nach Ursache der Osteoporose
- Traumavermeidung
- Minimierung von Risikofaktoren (falsche Ernährung, Nikotin, Bewegungsmangel)

Schlüsselwörter
Osteoporose, generalisierte Osteoporose, regionale Osteoporose, aggressive regionale Osteoporose, Inaktivitätsosteoporose, Sudeck-Syndrom

Keywords
osteoporosis, generalized osteoporosis, regional osteoporosis, aggressive regional osteoporosis, inactivity-related osteoporosis, Sudeck's atrophy

Regionale Osteoporose

Inaktivitätsosteoporose

Pathologie
- venöse Stase durch Entfall der Muskelpumpe
- aktive Hyperämie bei Nervenverletzungen

Diagnostik (Abb. 6.1 u. 6.2)

Rö (→ *Methode der Wahl*)

Befund
- homogene oder bandförmige metaphysäre oder fleckige Dichteminderung

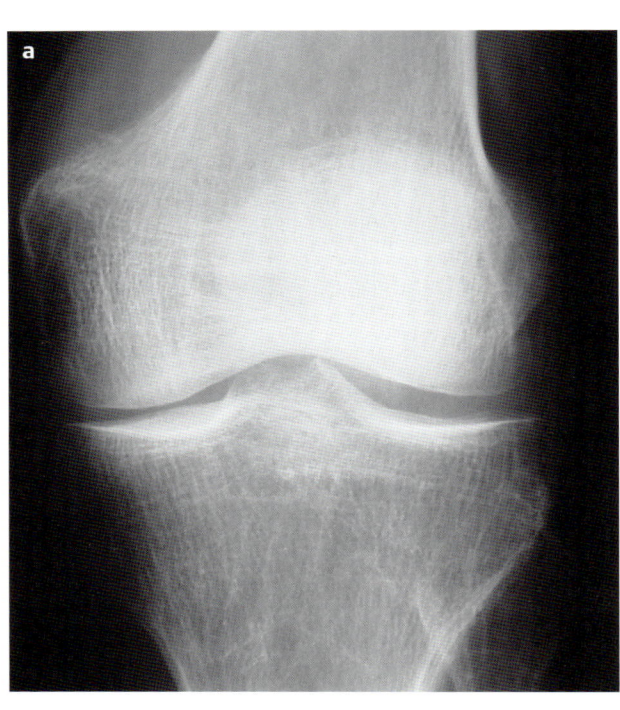

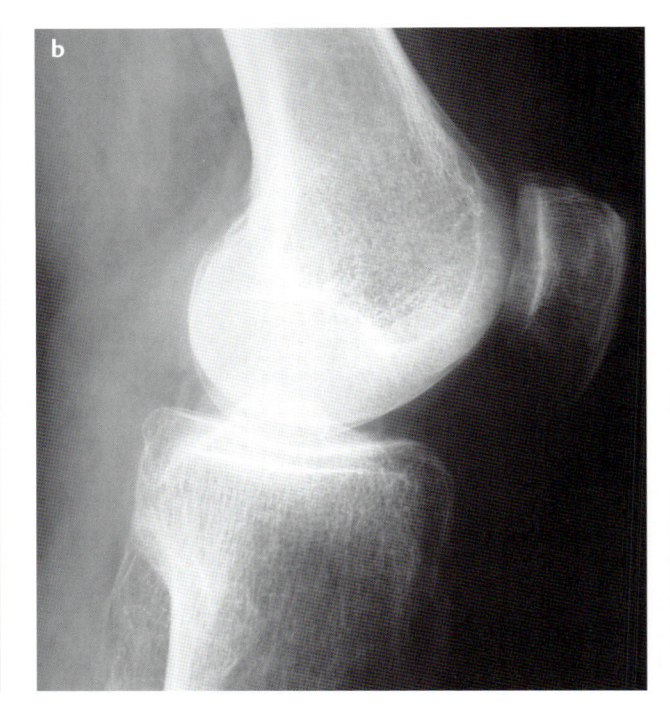

Abb. 6.1 a, b ▪ Inaktivitätsosteoporose.
Konventionelles Röntgen a.-p. und seitlich: teils homogene, teils fleckige Dichteminderung mit deutlicher Trabekelzeichnung und Kortikalisverdünnung infolge Inaktivität nach Trauma.

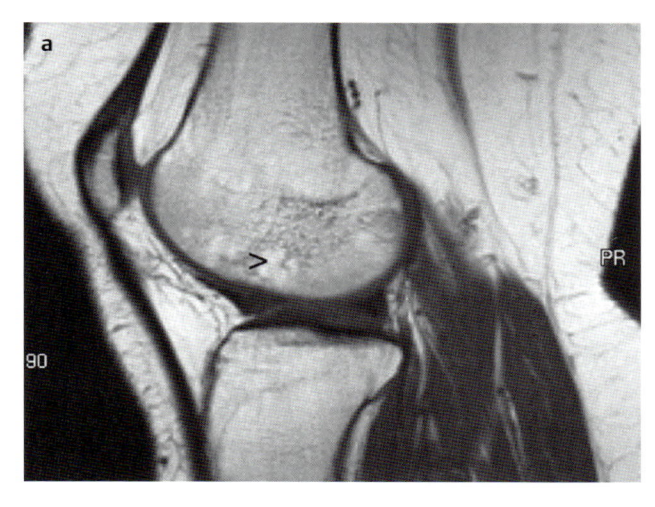

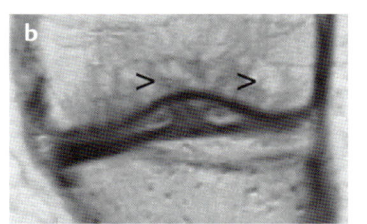

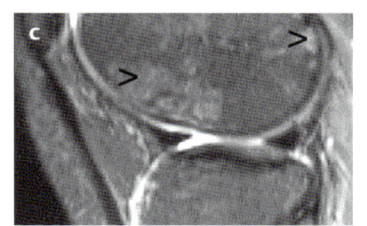

Abb. 6.2 a–c ▪ Inaktivitätsosteoporose.
Subchondral grobsträhnige Knochenstruktur und fleckige signalreichere Areale.
a MRT sagittale Schicht, T1w.
b MRT koronare Schicht, T1w.
c MRT sagittale Schicht, STIR.

Transiente regionale migratorische Osteoporose

Pathologie
- sich schnell entwickelnde Osteoporose des Gelenkknochens
- selbstlimitierend und reversibel
- migratorischer Charakter: nach Abheilung Befall weiterer Gelenke, üblicherweise der nächstgelegenen
- keine Traumaanamnese oder Immobilisierung

Klinik
- lokaler Schmerz und Schwellung

Diagnostik

Rö

Befund
- moderate Osteopenie
- bestimmte Abschnitte können stärker betroffen sein (z. B. medialer Femurkondylus)

MRT

Empfohlene Sequenzen
- STIR

Befund
- hohe Signalintensität durch Knochenmarködem (Abb. 6.3)

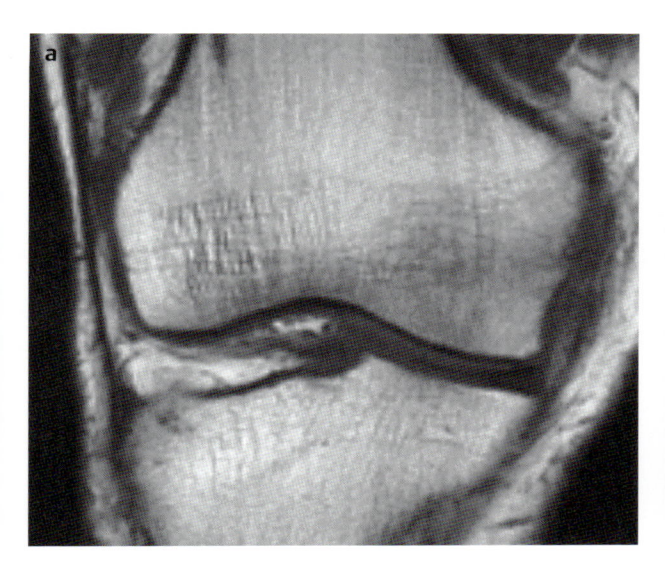

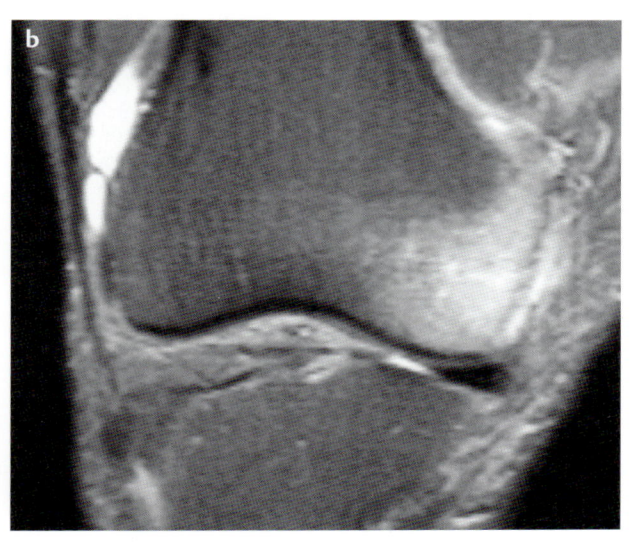

Abb. 6.3 a, b ▪ Transiente regionale Osteoporose.

a MRT koronare Schicht, T1w SE: diffuse Hypointensität im medialen Femurkondylus.
b MRT koronare Schicht, STIR-Sequenz: signalreiches diffuses Knochenmarködem im medialen Femurkondylus.

Aggressive regionale Osteoporose

Pathologie
- rasch verlaufende grobfleckige Osteoporose
- osteoklastärer Knochenabbau infolge aktiver oder passiver Hyperämie

Klinik
- unspezifische Schmerzen
- posttraumatisch oder bei trophischen Störungen (z. B. Lymphödem)

Diagnostik

Rö (→ Methode der Wahl)

Empfohlene Röntgenaufnahmen
- Kniegelenk in 2 Ebenen mit angrenzendem Ober- und Unterschenkel

Befund
- aufgefaserte Kortikalis mit subperiostalen und endostalseitigen Osteolysen (metastasenähnliches Bild)

CT/MRT
- nur Ergänzungsverfahren zum Blastomausschluss

Sudeck-Syndrom

Anforderung an die Bildgebung

- Feststellung abnormer Dichte und Struktur von Kortikalis und Spongiosa
- Differenzierung von Arthritis anhand fehlender intraartikulärer Erosionen
- bei Sudeck-Atrophie stadiengerechte Beurteilung der Weichteilveränderungen

Pathologie

- Mikrozirkulationsstörungen infolge Dysfunktion sympathischer Vasokonstriktorneurone
- trophische Störung des Knochens und der periartikulären Weichteile
- Krankheitsverlauf in Stadien:
  - Stadium I – Frühstadium: Weichteilödem
  - Stadium II – Akutstadium: Knochendichteminderung, Knochenresorption in Kompakta und Spongiosa, ausgeprägte entzündlich-dystrophische Weichteilschwellung
  - Stadium III – Heilungsstadium: Rückbildung der Weichteilschwellung, Knochendichteminderung mit grobsträhniger Spongiosastruktur
  - Stadium IV – Defektstadium: Weichteilatrophie und mäßige Knochendichteminderung mit vergröberter Spongiosastruktur

Klinik

- schmerzhafte Schwellung und Hypersensibilität
- livide Hautverfärbung
- Funktionseinschränkung

Diagnostik

Rö (→ *Methode der Wahl*)

Empfohlene Röntgenaufnahmen
- Standardaufnahmen

Befund
- stadienabhängig:
  - Weichteilschwellung
  - erhöhte Strahlentransparenz, periartikulär betont
  - Spongiosastruktur verwaschen bis grobmaschig
  - Kompakta lamelliert bis tunneliert, endostale Lysen

MRT (→ *ergänzende Methode*)

Empfohlene Sequenzen
- T1w SE nativ und nach i. v. KM-Applikation
- STIR

Befund
- stadienabhängig:
  - Weichteilödem signalreich in STIR, signalarm in T1w
  - entzündlich-dystrophische Weichteilveränderungen zeigen Anfärbung nach KM
  - Fettmarksignalveränderungen mit fleckiger oder diffuser Signalminderung in T1w

Hyperparathyreoidismus

Definition
Hyperparathyreoidismus ist eine endokrine Erkrankung mit Überproduktion von Parathormon durch die Nebenschilddrüse.

Pathologie
- primärer Hyperparathyreoidismus: vermehrte Parathormonproduktion infolge Hyperplasie oder Adenom der Nebenschilddrüse
- sekundärer Hyperparathyreoidismus: gestörte Calciumhomöostase, v. a. bei Niereninsuffizienz, Osteomalazie
- tertiärer Hyperparathyreoidismus: autonome Parathormoninkretion im Gefolge des sekundären Hyperparathyreoidismus

Klinik
- uncharakteristische Knochenschmerzen

Diagnostik

Rö (→ *Methode der Wahl*)

Empfohlene Röntgenaufnahmen
- Kniegelenk in 2 Ebenen mit angrenzendem Ober- und Unterschenkel

Befund (Abb. 6.4 u. 6.5)
- subperiostale Knochenresorptionen am medialen Aspekt der proximalen Tibia
- intrakortikale Knochenresorption mit Lamellierung der Kortikalis
- subchondrale Knochenresorptionen mit Erosionen und Einbrüchen
- subphyseale Knochenresorption bei Kindern mit irregulären metaphysären Aufhellungen
- trabekuläre Knochenresorption mit netz- und wabenförmiger Spongiosa
- braune Tumoren oder Osteoklastome: großteils scharf begrenzte Osteolysen mit grobwabiger Binnenstruktur, exzentrisch oder zentral, einzeln oder multipel
- subligamentäre und subtendinöse Knochenresorption
- häufige Kombination mit CPPD-Kristallarthropathie

Schlüsselwörter
hormonelle Erkrankungen, Hyperparathyreoidismus, brauner Tumor

Keywords
endocrine diseases, hyperparathyreoidism, brown tumor

Anforderungen an die Bildgebung
- Darstellung der verschiedenen resorptiven Knochenveränderungen
- Darstellung der typischen Verkalkungen der CPPD-Kristallarthropathie
- Darstellung brauner Tumoren

Grundlagen der Therapie
- Resektion der Nebenschilddrüsen
- Hyperkalzämiebehandlung
- hohe Flüssigkeits- und NaCl-Zufuhr

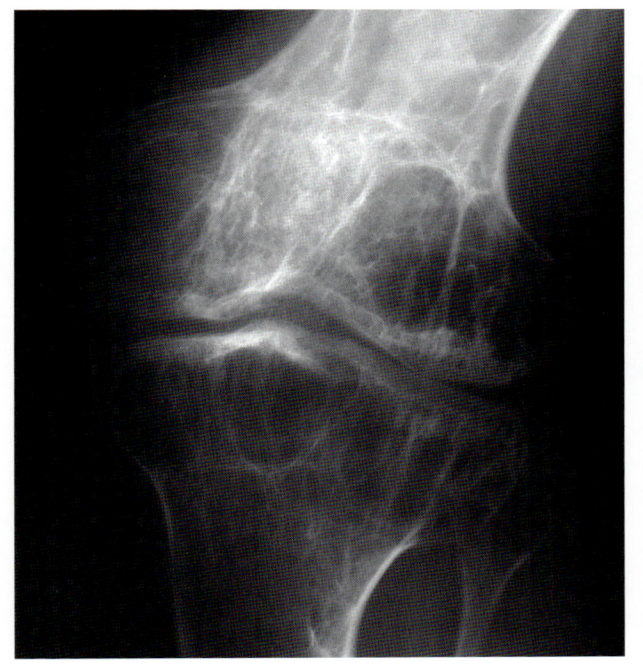

Abb. 6.4 ▪ **Hyperparathyreoidismus.**
Röntgen Kniegelenk a.-p.: ausgeprägte Knochenresorptionen mit netz- und wabenförmiger Spongiosa.

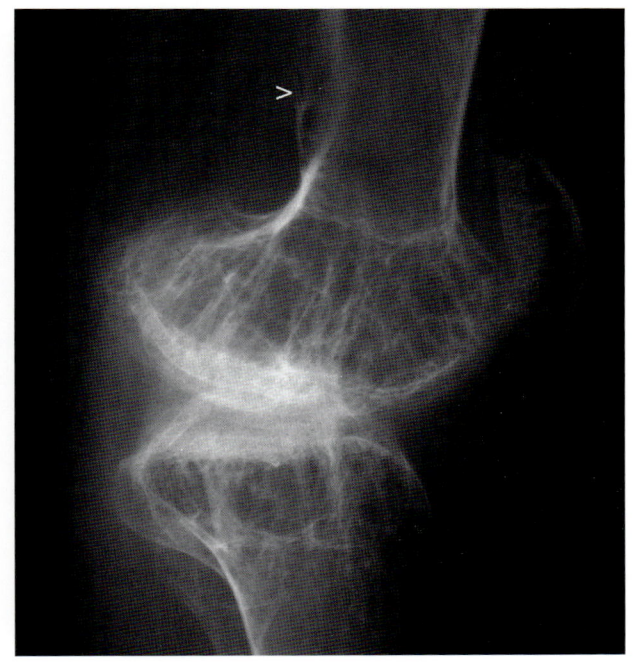

Abb. 6.5 ▪ **Hyperparathyreoidismus.**
Röntgen Kniegelenk seitlich: intrakortikale und subperiostale Knochenresorptionen, trabekuläre Knochenresorption.

Schlüsselwörter
renale Osteodystrophie,
sekundärer Hyperparathyreoidismus, gewöhnliche
renale Osteopathie,
Dialyseosteomalazie

Keywords
renal osteodystrophy,
renal osteopathy, secondary
hyperparathyreoidism,
aluminium-induced
osteomalacia

**Anforderungen
an die Bildgebung**

- Darstellung der Knochenstruktur- und Dichteveränderungen
- Darstellung der Weichteilverkalkungen und periostalen Knochenneubildung
- Ausschluss pathologischer Frakturen
- Feststellung osteomyelitischer und arthritischer Veränderungen (Abwehrschwäche als Folge der Grundkrankheit)
- Darstellung von Osteolysen als Folge von Amyloidakkumulationen

**Grundlagen
der Therapie**

- Behandlung der Niereninsuffizienz
- Normalisierung des Serum-Phosphatspiegels

Renale Osteodystrophie

Gewöhnliche renale Osteopathie

Definition
Bei der gewöhnlichen renalen Osteopathie handelt es sich um einen sekundären Hyperparathyreoidismus und abnormen Vitamin-D-Metabolismus infolge chronischer Niereninsuffizienz.

Pathologie
- sekundärer Hyperparathyreoidismus mit subperiostaler, intrakortikaler, endostaler, trabekulärer, subchondraler, subtendinöser und subligamentärer Knochenresorption
- selten braune Tumoren
- häufig metaphysäre Sklerose und periostale Neostose

- Osteomalazie infolge Calciummalabsorption und abnormem Vitamin-D-Metabolismus bei chronischer Niereninsuffizienz

Klinik
- meist symptomlos
- Schmerzen bei ausgeprägtem Hyperparathyreoidismus
- Rachitiszeichen bei Erkrankung im Kindesalter

Diagnostik

Rö (→ *alleinige Methode der Wahl*)

Empfohlene Röntgenaufnahmen
- Standardprojektionen mit angrenzendem Ober- und Unterschenkel

Dialyseosteomalazie

Definition
Es besteht eine Osteomalazie infolge Aluminiumeinlagerung in die Mineralisationsfront der osteoiden Säume mit Blockierung der Mineralisation von neu gebildetem Osteoid.

Pathologie
- Amyloiddeposition in Weichteilen, Gelenkkapsel, Synovia
- Amyloidome im periartikulären Knochen

Klinik
- Knochen- und Gelenkschmerzen
- Myopathien

Diagnostik

Rö (→ *Methode der Wahl*)

Empfohlene Röntgenaufnahmen
- Standardprojektionen

Befund
- schwere Osteoporose mit dünner Kortikalis und Verarmung der Spongiosastruktur
- Weichteilverkalkungen
- osteolytische Destruktionen durch Amyloidakkumulation
- Spontanfrakturen

Befund
- subperiostale und subchondrale erosive Veränderungen
- Tunnelierung und Auffaserung der Kortikalis
- lamellierte periostale Knochenneubildung im Schaftbereich
- Osteopenie mit verwaschener Spongiosastruktur
- metaphysäre Sklerosen
- periartikuläre Weichteilverkalkungen und vaskuläre Verkalkungen
- subligamentäre und subtendinöse Resorptionszonen
- pathologische Frakturen
- selten braune Tumoren

MRT
- nur ergänzende Methode zur Feststellung des Ausmaßes der intraartikulären Amyloiddeposition

Akromegalie

Definition
Die Akromegalie ist eine selektive Vergrößerung der Akren nach dem Wachstumsalter infolge von Somatotropinübersekretion

Pathologie
- gesteigerte Chondrozytenaktivität mit Proliferation des hyalinen und des Faserknorpels
- Stimulation der periostalen und subligamentären Knochenneubildung
- Stimulation der Knochenresorption mit intrakortikalen Auffaserungen und Erweiterung des Markraums
- kartilaginäre Degeneration und Regeneration
- periartikuläre Verkalkungen und Ossifikationen

Klinik
- Schwäche und Müdigkeit
- rheumaähnliche Beschwerden

Diagnostik

Rö (→ *Methode der Wahl*)

Empfohlene Röntgenaufnahmen
- Standardaufnahmen in 2 Ebenen

Befund (Abb. 6.6)
- Gelenkspalterweiterung infolge Knorpelhypertrophie
- Vergrößerung der Knochenoberfläche
- prominente Osteophyten
- in späteren Stadien Gelenkspaltverschmälerung, subchondrale Zysten, Sklerose, artikuläre und periartikuläre Verkalkungen

MRT (→ *ergänzende Methode*)

Empfohlene Sequenzen
- T1w SE nativ und nach i. v. KM-Applikation
- 3-D-GE-Sequenz

Befund
- Gelenkknorpelveränderungen (Verdickung, Fissurierung, Degeneration) in 3-D-GE
- selten synoviale Verdickung und Anfärbung als Zeichen villonodulärer Synovitis

Schlüsselwörter
hormonelle Erkrankungen, Akromegalie

Keywords
endocrine diseases, acromegaly

Anforderungen an die Bildgebung
- Feststellung der abnormen Knochenform
- Differenzierung von degenerativer Osteoarthropathie
- Feststellung des Ausmaßes der Knorpelschäden
- Feststellung synovitischer Veränderungen

Grundlagen der Therapie

Operativ
- Resektion des Hypophysenadenoms

Konservativ
- Somatostatinanaloga, Bromocriptin

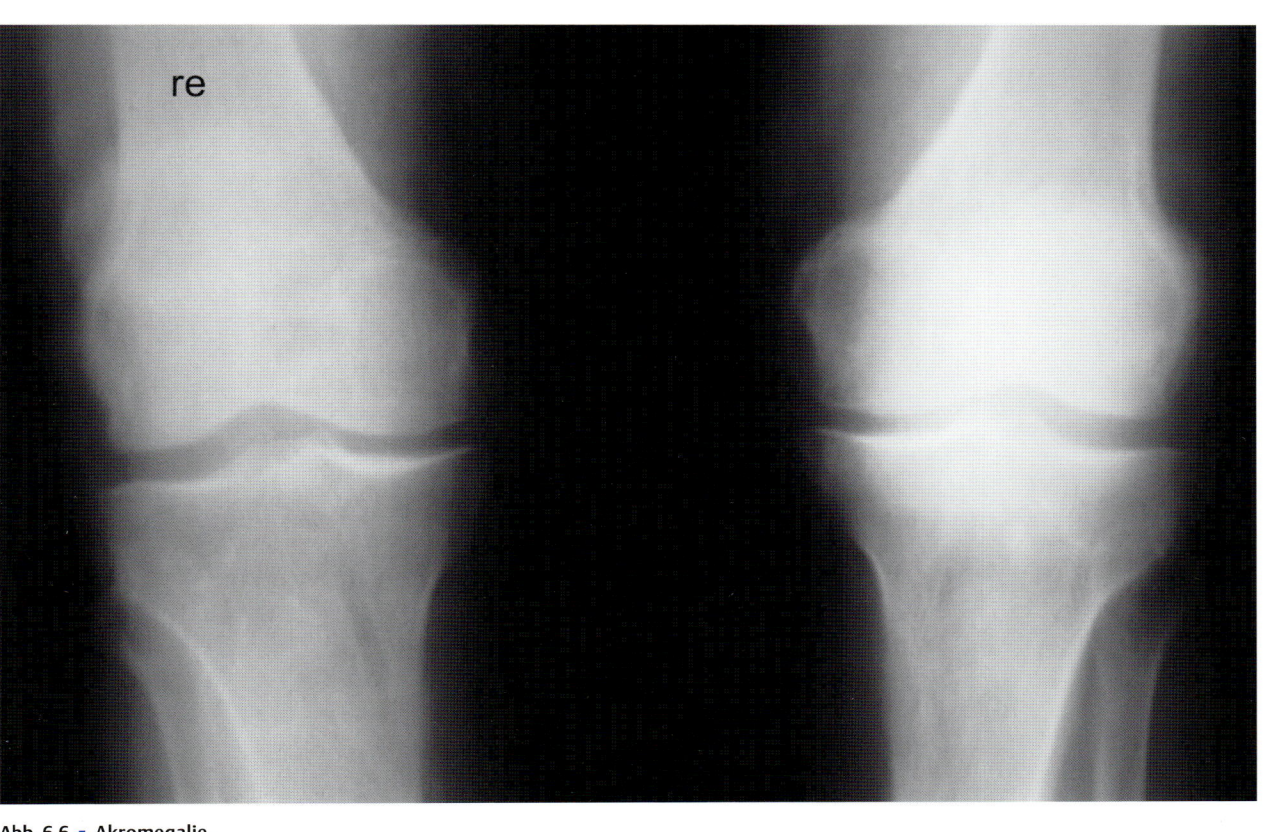

Abb. 6.6 ▪ **Akromegalie.**
Röntgen Knievergleich rechts/links a.-p. im Stehen: Gelenkspalterweiterung lateral, kleine Osteophyten, rechts lateral kleine Kapselverkalkungen.

Calciumpyrophosphatdihydrat-Kristallarthropathie

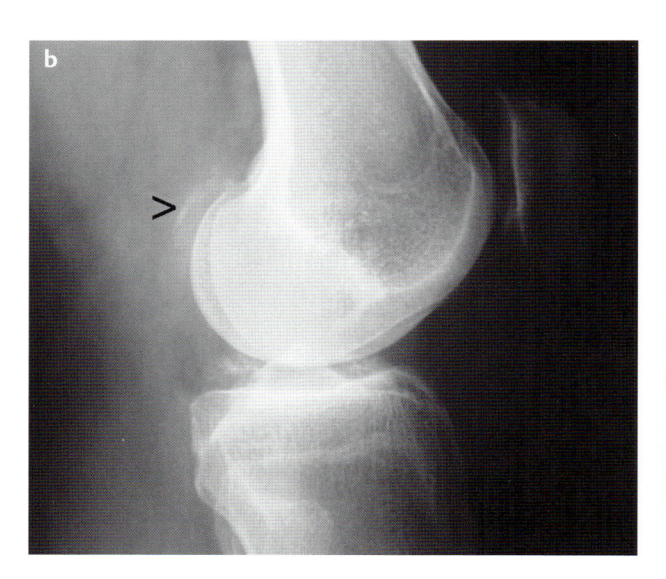

Schlüsselwörter
CPPD-Kristallarthropathie, Chondrokalzinose, Pyrophosphatarthropathie, Pseudogicht

Keywords
calcium pyrophosphate dihydrate crystal deposition disease, chondrocalcinosis, pyrophosphate arthropathy, pseudogout syndrome

Anforderungen an die Bildgebung

- Darstellung der CPPD-arthropathietypischen Verkalkungen
- Darstellung der subchondralen Zysten und aufgrund deren Größe und Verteilung Differenzierung CPPD-/degenerative Arthropathie
- Darstellung freier Gelenkkörper
- Ergussfeststellung und Darstellung poplitealer Zysten
- Darstellung des Ausmaßes der Knorpel-/Knochendestruktion
- Dokumentation des Synovitisausmaßes und des Therapieansprechens in der MRT

Definition
Es handelt sich um eine Gelenkerkrankung, bei der sich Calciumpyrophosphatkristalle im hyalinen und im Faserknorpel ablagern und ein arthrotisches und/oder arthritisches Krankheitsbild verursachen.

Pathologie
- CPPD-Kristallablagerung in:
  - hyalinem Knorpel mit destruktiven Knorpelveränderungen
  - Faserknorpel (Menisci) mit fokaler hyaliner und myxoider Degeneration
  - Synovia mit akuten und chronisch entzündlichen Veränderungen
  - Synovialflüssigkeit
  - Sehnen und Ligamenten, v. a. Quadrizepssehne
- strukturelle Gelenkveränderungen:
  - Knorpelfibrillation, Knorpeldestruktion
  - zahlreiche, auch größere subchondrale Zysten und Verdickung der subchondralen Trabekel
  - Knocheneinbrüche durch Zysteneinbruch

Klinik
- von asymptomatisch bis zu Symptomen einer akuten Arthritis bzw. chronisch progressiv mit akuten Schmerzattacken

Diagnostik

Rö (→ primäre Methode der Wahl)

Empfohlene Röntgenaufnahmen
- Standardkniegelenk in 2 Ebenen
- evtl. Tunnelaufnahme
- fein zeichnender Film

Befund (Abb. 6.7–6.9)
- Chondrokalzinose, synoviale Verkalkungen, ligamentäre Verkalkungen, Sehnenverkalkungen, freie knöcherne und verkalkte Gelenkkörper, Gelenkerguss, Weichteilschwellung
- mediales femorotibiales Kompartment am häufigsten betroffen, am zweithäufigsten femoropatellares Kompartment
- zahlreiche, auch größere Zysten bis zu schwerer destruktiver Arthropathie mit Abflachung der Tibiakondylen und Varus-/Valgusdeformierung, extensiver Verschmälerung des femoropatellaren Gelenkspalts mit anteriorer femoraler Erosion

Sono (→ ergänzende Methode)

Indikationen
- Verifizierung von Popliteazysten
- Feststellung des Gelenkergussausmaßes

MRT (→ ergänzende Methode)

Empfohlene Sequenzen
- T1w SE nativ und nach i. v. KM-Applikation
- STIR
- 3-D-GE-Sequenz

Befund
- Synoviaverdickung mit deutlicher Anfärbung nach KM-Gabe
- Knorpeldestruktionen (Knorpelverkalkungen meist nicht darstellbar)
- subchondrale Zysten (signalarm in T1w, signalreich in T2w und STIR)
- Gelenkerguss, Bursitiszeichen und Popliteazysten
- freie Gelenkkörper
- Weichteilverkalkungen signalarm in allen Sequenzen

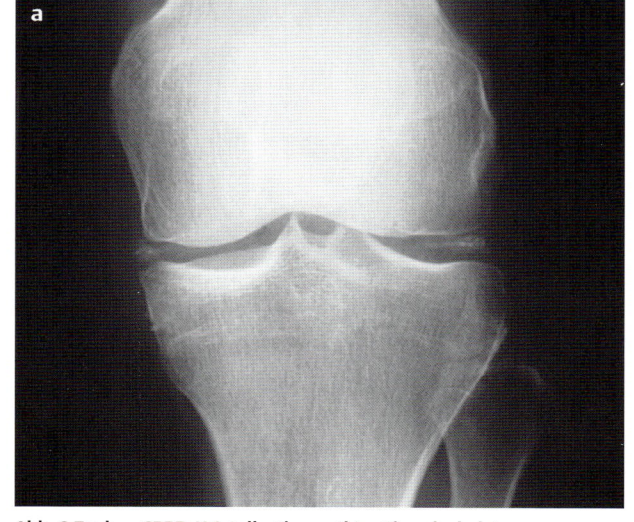

Abb. 6.7 a, b ▪ CPPD-Kristallarthropathie, Chondrokalzinose.
a Röntgen Kniegelenk a.-p.: ausgeprägte Meniskusverkalkungen.
b Röntgen Kniegelenk seitlich: Meniskusverkalkungen und Kapselverkalkung.

Calciumpyrophosphatdihydrat-Kristallarthropathie

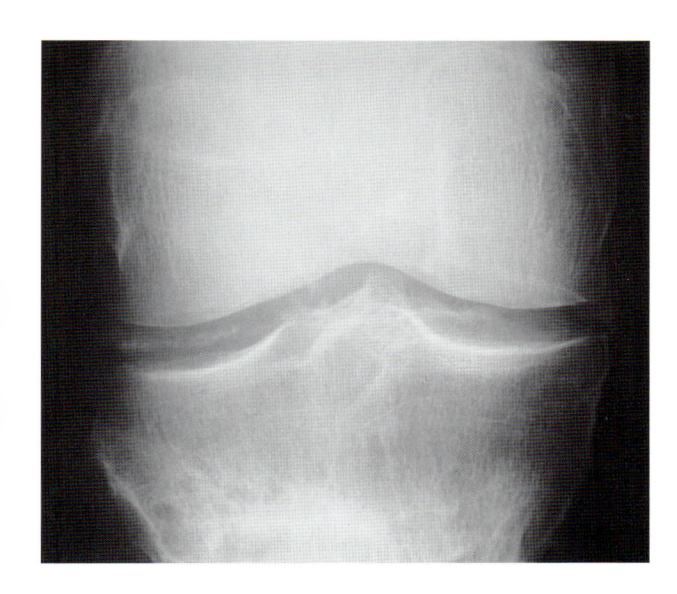

Abb. 6.8 ■ **CPPD-Kristallarthropathie, Chondrokalzinose.**

Röntgen Kniegelenk a.-p.: Verkalkungen im Gelenkknorpel und Meniskus sowie ligamentäre Verkalkungen (Kreuzband).

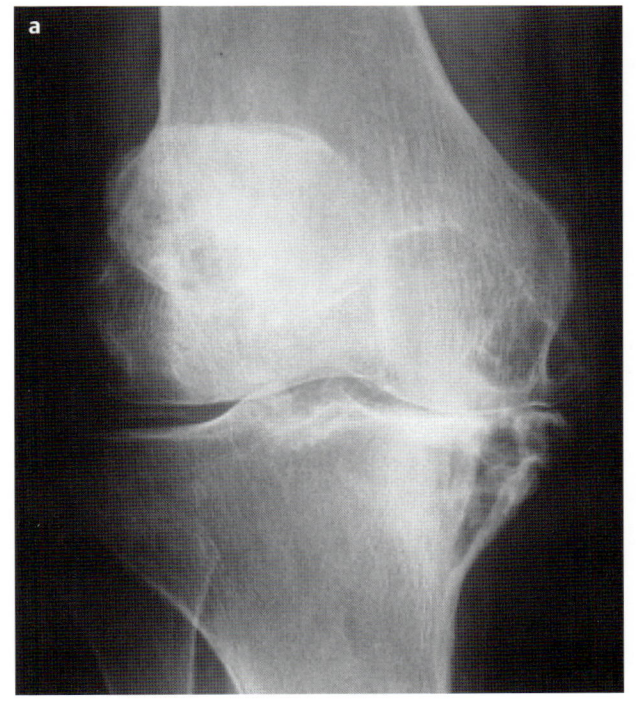

Abb. 6.9 a, b ■ **CPPD-Kristallarthropathie.**

Röntgen Kniegelenk a.-p. und seitlich: schwere destruktive Arthropathie mit multiplen Zysten und Chondrokalzinose.

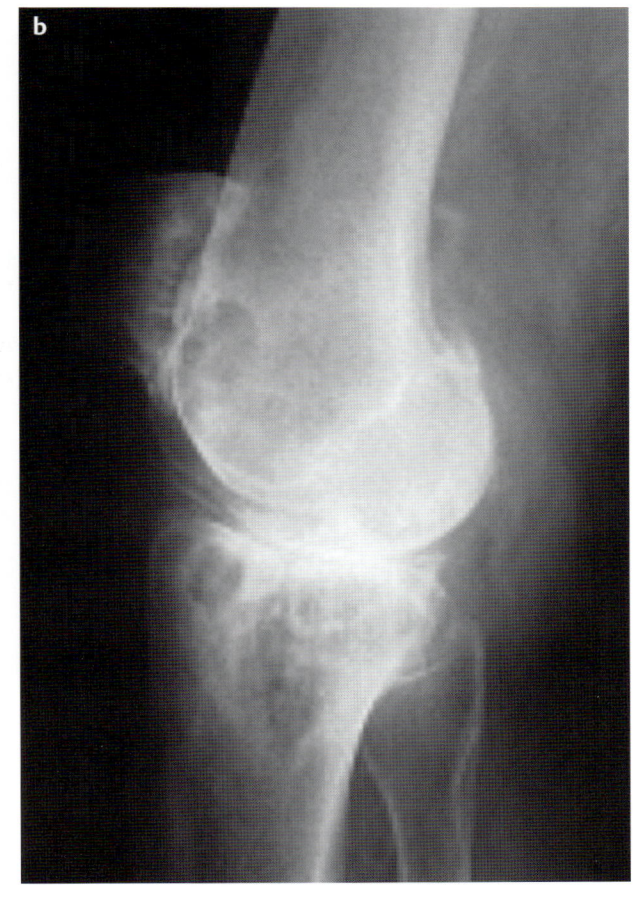

Grundlagen der Therapie

Konservativ
- Schmerzbehandlung mit nichtsteroidalen Antirheumatika
- intraartikuläre Corticoide

Operativ
- arthroskopische Meniskus-/Knorpeltherapie und Entfernung freier Gelenkkörper
- Arthroplastie bei schweren destruktiven Veränderungen

Arthritis urica

Schlüsselwörter
Gichtarthritis, Tophus

Keywords
gouty arthritis, tophus

Anforderungen an die Bildgebung
- Feststellung von Arthritis, Synovitis, Gelenkerguss
- Darstellung erosiver Veränderungen
- Tophusdiagnostik

Grundlagen der Therapie
- diätetische Maßnahmen
- urikosurische und nichtsteroidale antiinflammatorische Medikation
- Xanthinoxidasehemmer
- Colchicin
- operative Exzision großer Tophi
- Arthroplastie bei schweren destruktiven Gelenkveränderungen

Definition
Die Arthritis urica ist eine entzündliche Gelenkerkrankung infolge einer Hyperurikämie mit Präzipitation von Natriumuratkristallen.

Pathologie
- primäre Hyperurikämie:
  - in über 95% angeborene verminderte renale Harnsäuresekretion
  - Überproduktion von Harnsäure bei Lesch-Nyhan-Syndrom, Kelley-Seegmiller-Syndrom oder angeborenem Defekt der Xanthinoxidase
- sekundäre Hyperurikämie bei:
  - vermehrtem Zelluntergang, z. B. Leukämien, Polycythaemia vera, Zytostatikatherapie
  - Verminderung der Harnsäureausscheidung, z. B. durch Diuretika, Tuberkulostatika
  - Zunahme der Harnsäureproduktion, z. B. durch Nikotinsäure, Fruktoseinfusionen
  - vermehrter Zufuhr von Nukleoproteinen mit der Nahrung, z. B. Innereien
  - Alkoholabusus, Abmagerungskuren

Klinik
- asymptomatische Hyperurikämie
- akute Gichtarthritis mit Ablagerung von Natriumuratkristallen in der Synovia und Synovialflüssigkeit:
  - heftiger Schmerz, Rötung, Schwellung, Überwärmung
- interkritisches Stadium:
  - symptomloses Intervall zwischen Gichtanfällen
- chronische Gicht mit großen Ablagerungen von Natriumuratkristallen (Tophus) an Gelenkknorpel und angrenzender Synovia, Bursen und periartikulär:
  - chronisch granulomatöse Entzündungsreaktion mit Schmerzen, Schwellung und Funktionseinschränkung

Diagnostik

Rö (→ *Methode der Wahl*)

Empfohlene Röntgenaufnahmen
- Standardaufnahmen in 2 Ebenen

Befund (Abb. 6.10)
- bei akuter Gichtarthritis:
  - nur unspezifische entzündliche Veränderungen
- bei chronischer Gicht:
  - subchondrale Osteolysen mit Ausdehnung bis in die Diaphyse
  - Gelenkspaltverschmälerung mit arthroseartigem Bild
  - Marktophus mit sklerotischem Randsaum (Pseudotumor)
  - bürsten- oder spikulaartige Periostreaktionen durch Uratdepots in periartikulären Weichteilen

MRT (→ *ergänzende Methode*)

Empfohlene Sequenzen
- T1w SE, bei akuter Gichtarthritis auch KM-Gabe
- T2w SE oder STIR

Befund (Abb. 6.11)
- verstärkte Anfärbung der Synovia bei Synovitis
- Gelenkerguss und Weichteilödem signalreich in T2w und STIR
- intraossäre, intraartikuläre und periartikuläre Tophi signalarm in T1w, signalreich mit einzelnen signalärmeren Anteilen in T2w und STIR

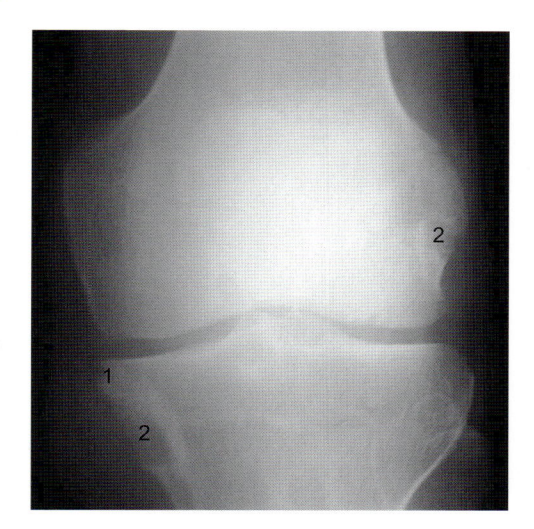

Abb. 6.10 ▪ Arthritis urica.
Röntgen Kniegelenk a.-p.: Randusur (1), Tophus (2) mit sklerotischem Randsaum.

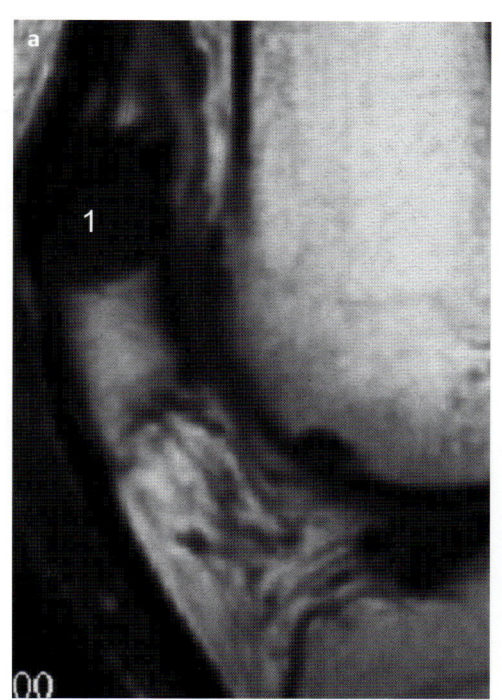

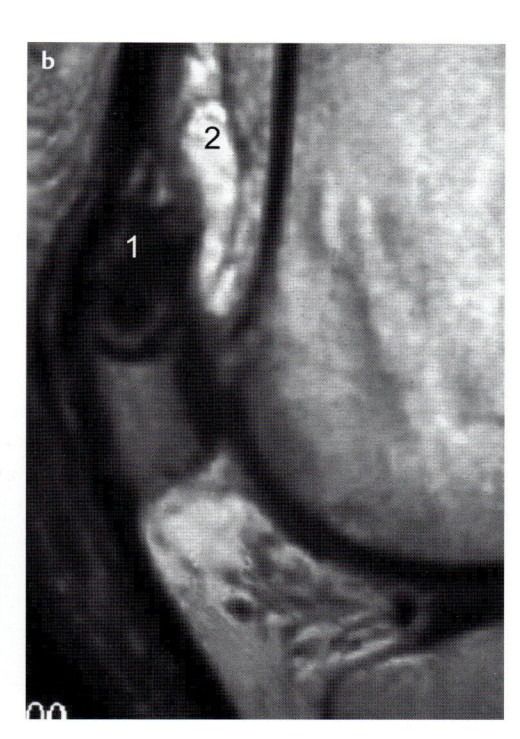

Abb. 6.11 a, b ▪ Arthritis urica.
a MRT sagittale Schicht, T1w SE: signalarmer Tophus (1) in der Patella.
b MRT sagittale Schicht, T1w SE nach i. v.KM: Tophus (1) zeigt KM-Anfärbung im Randbereich, Synovitis (2) mit deutlichem Enhancement der Synovia.

Diagnostischer Leitfaden bei hormonell/metabolisch bedingten und kristallinduzierten Arthropathien

1. Röntgen (primär Methode der Wahl)

Empfohlene Standardprojektionen
- a.-p. im Stehen
- seitlich im Stehen oder Liegen
- evtl. Einsichtsaufnahme

2. Sonographie (Zusatzdiagnostik)

Indikationen
- Feststellung von Popliteazysten
- Ergussdiagnostik

3. CT (Zusatzdiagnostik)

Indikationen
- nur wenn MRT nicht möglich

4. MRT (Zusatzdiagnostik)

Indikationen
- Diagnosesicherung
- Feststellung von Begleitveränderungen

J. Kramer und A. Scheurecker

7 Ischämisch bedingte Erkrankungen

Schlüsselwörter
Knie, ischämische Veränderungen, Osteonekrose, Infarkt, Osteochondrosis dissecans, Stadieneinteilung

Keywords
knee, ischemic diseases, osteonecrosis, infarct, osteochondrosis dissecans, staging

Osteonekrose

Definition
Unter Osteonekrose versteht man das Absterben knöcherner Strukturen (Trabekel, Knochenmark, Kortikalis) in den Epiphysen konvexer Gelenkflächen.

Pathologie
- pathophysiologisch primär schon kritische Blutversorgung der subchondralen Region
- zusätzliche Störungen der Vaskularisation (Behinderung von Blutzu- und abstrom) verursachen verminderte Sauerstoffversorgung und münden in irreversiblem Zelltod

Primäre (spontane) Osteonekrose des Kniegelenks (SONK)
- Auftreten beim älteren Patienten (> 55 Jahre)
- keine Risikofaktoren bekannt
- Lokalisation: Belastungszone des Femurkondylus (medial > lateral), Tibiakondylen selten betroffen
- stadienhafter Verlauf unterschiedlich zu sekundärer Osteonekrose
- Stadieneinteilung:
  – *Frühstadium* (reversibel): Knochenmarködem an typischer Stelle, belastungstragender Gelenkteil
  – *Spätstadium:* Kondylenabflachung, Gelenkflächeneinbruch, sekundäre Arthrose

Sekundäre Osteonekrose
- Auftreten beim jüngeren Patienten (20–55 Jahre)
- Lokalisation: nicht unbedingt auf belastungstragenden Teil begrenzt
- stadienhafter Verlauf

- Stadieneinteilung/ARCO-Klassifikation (association research circulation osseous):
  – *Stadium 0:* Plasmostase
  – *Stadium I:* reversibles Initialstadium, suffizienter Reparationsprozess, fibrovaskuläre Gewebebildung
  – *Stadium II:* irreversibles Frühstadium, Repair-Mechanismus insuffizient, sklerotische Läsionsgrenze
  – *Stadium III:* subchondrale Fraktur, osteochondrale Fraktur, Kondylenabflachung
  – *Stadium IV:* arthrotische Veränderungen, Gelenkdestruktion

Ätiologie
- SONK:
  – unklar
  – Traumagenese?
  – vorgeschädigtes Gelenk (Meniskusläsion)
  – Osteoporose
- sekundäre Osteonekrose:
  – Risikofaktoren: Alkoholabusus, Hypercholesterinämie, Hyperurikämie
  – Krankheiten: Hyperkortisolismus (Cortisontherapie), Hämoglobinopathien (Sichelzellanämie), Morbus Gaucher, Caisson-Krankheit

Klinik
- SONK:
  – plötzliches Einsetzen von Schmerzen
  – Patient kann sich meist relativ genau an den Beginn erinnern
  – belastungsabhängiger Schmerz
- sekundäre Osteonekrose:
  – uncharakteristische Schmerzen
  – schleichender Beginn
  – Nachtschmerz

Diagnostik

Rö

Empfohlene Röntgenaufnahmen
- a.-p.
- seitlich
- Tunnelaufnahme

Befund
- SONK:
  – Stadium I: normal
  – Stadium II: Abflachung in der Kondylenbelastungszone
  – Stadium III: Aufhellungsareal mit unscharfer Randsklerose
  – Stadium IV: Läsion imponiert verdichtet, osteochondrale Fraktur, Separation mit Sklerose im Knochenlager
  – Stadium V: Osteoarthrosezeichen, Deformation
- sekundäre Osteonekrose:
  – Stadium 0/I: negativ
  – Stadium II: Sklerosesaum
  – Stadium III: Konturabflachung, Crescent-Zeichen
  – Stadium IV: Kollaps, Gelenkdestruktion

Sono (→ *ergänzende Methode*)

Befund
- Ausschluss von Begleitveränderungen
- Erguss
- Zysten

CT (→ *ergänzende Methode*)

Empfohlener Untersuchungsmodus
- axiale Schichten
- kein KM (nativ)
- Knochenfenster
- Multislice-CT: dünne Schichten, sagittale/koronare Rekonstruktionen

Befund
- Stadium 0/I: negativ
- Stadium II: sklerotische Läsionsgrenze, irreguläre Knochenstruktur
- Stadium III: subchondrale Grenzlamelle frakturiert
- Stadium IV: Deformation

Anforderungen an die Bildgebung
- Differenzierung SONK – sekundäre Osteonekrose
- Nekroseausmaßbestimmung
- Aufschluss über subchondrale Frakturen, Begleitödem, weitere Gelenkstrukturveränderungen

7 Ischämisch bedingte Erkrankungen

Grundlagen der Therapie

SONK
- Frühstadium: konservativ (mechanische Entlastung)
- spätere Stadien: Umstellungsosteotomie
- fortgeschrittenes Stadium: unikondyläre Prothese

Sekundäre Osteonekrose
- Frühstadium: Entlastung
- Spätstadien: Knieendoprothese

MRT

Indikationen
- Diagnosesicherung
- Differenzialdiagnosen
- Lokalisation, Ausdehnung
- Staging
- Prognose

Empfohlene Schichtebenen
- sagittal
- koronar
- evtl. axial

Empfohlene Sequenzen
- T1w SE
- TIRM (oder FS TT2w)
- TPD SE (osteochondrale Fraktur)
- evtl. i. v. KM

Befund
- SONK:
  – Stadium I: fokales Areal, subchondrale Lokalisation, Signalintensität: niedrig auf T1w/T2w
  – Stadium II: zusätzlich umgebendes Knochenmarködem (Abb. 7.**1**)
  – Stadium III: Knorpel intakt, Läsion von Sklerosesaum begrenzt, Begleitödem
  – Stadium IV: osteochondrale Fraktur (Abb. 7.**2**)
  – Stadium V: sekundäre Degeneration
- sekundäre Osteonekrose:
  – Nekrosen Typ A: fettisointens
  – Nekrosen Typ B: Einblutungen (T1w/T2w hyperintens)
  – Nekrosen Typ C: flüssigkeitsäquivalentes Signal
  – Nekrosen Typ D: Fibrosierung, Sklerosierung
  – Stadium 0: negativ
  – Stadium I: Knochenmarködem und/oder zarter Sklerosesaum
  – Stadium II: Doppellinienzeichen, Granulationsgewebe/Sklerose, evtl. Begleitödem, evtl. periphere zystische Veränderungen (Abb. 7.**3**)
  – Stadium III: subchondrale Fraktur, osteochondrale Fraktur, Kondylenabflachung
  – Stadium IV: sekundäre Arthrose, destruktive Veränderungen

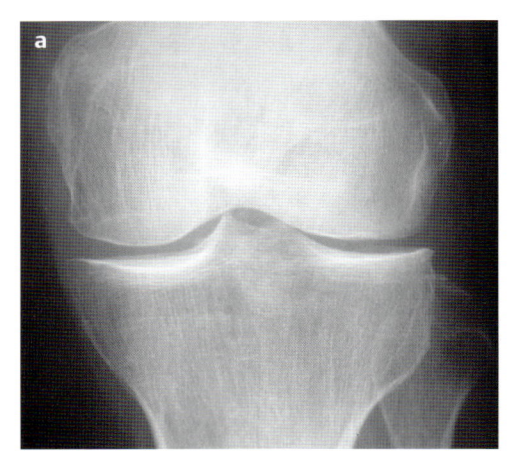

Abb. 7.1 a–e ▪ SONK-Stadium II.

a, b Nativröntgen a.-p. und seitlich. Es zeigt sich lediglich im belastungstragenden Teil des lateralen Femurkondylus eine minimale Abflachung der subchondralen Kontur.

c–e Sagittales T1w Bild (**c**) und fettunterdrücktes TIRM-Bild (**d**), koronare TIRM (**e**). Korrespondierend zum Nativröntgen gelangt subchondral am lateralen Femurkondylus eine schmale signallose Zone und daran angrenzend ein beträchtliches Knochenmarködem zur Darstellung.

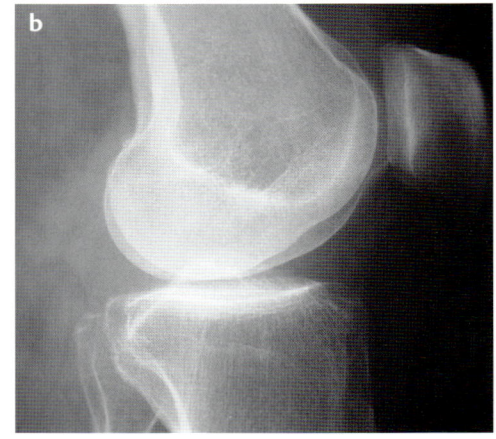

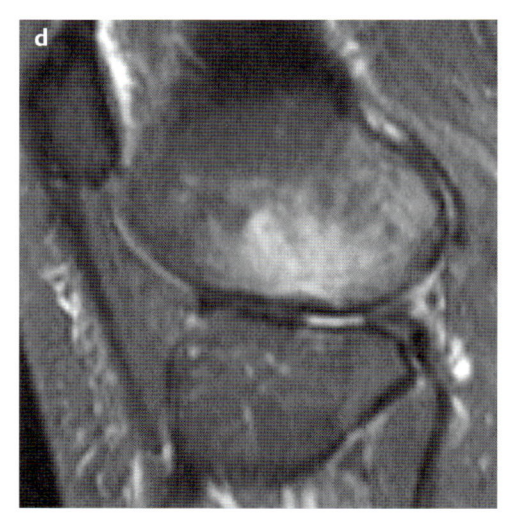

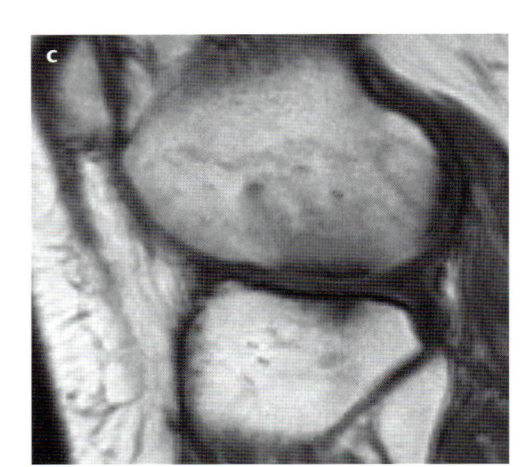

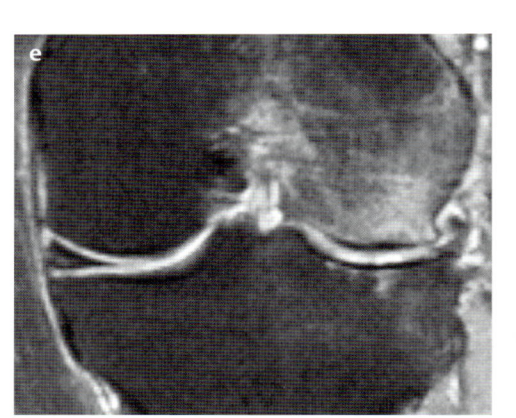

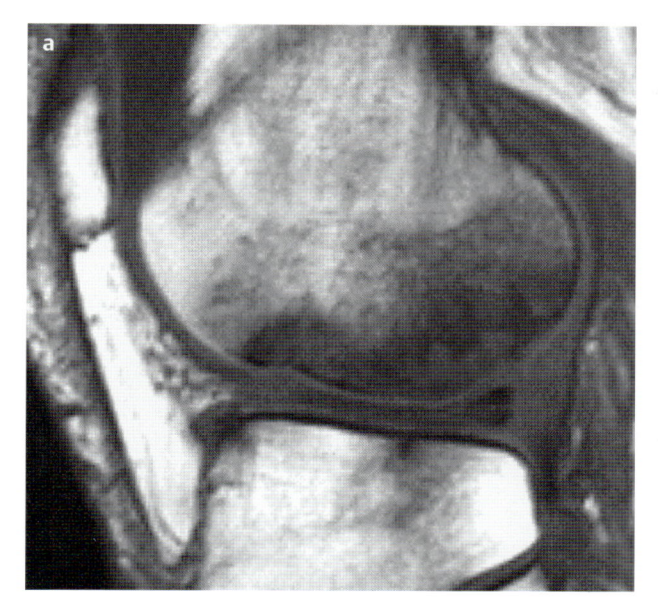

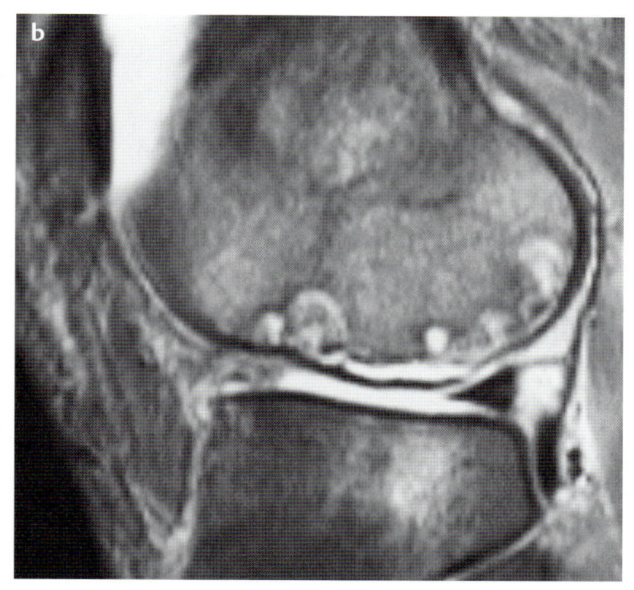

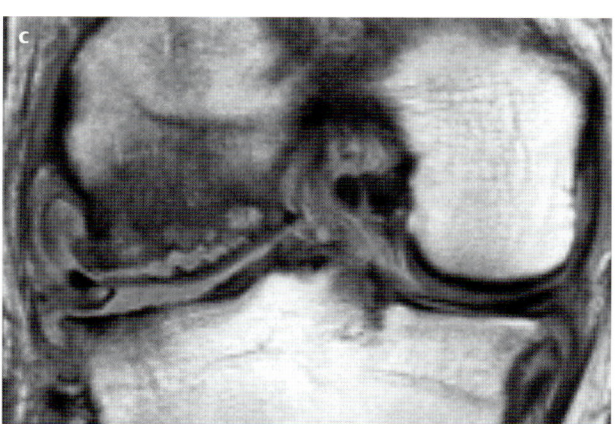

Abb. 7.2 a – c ▪ SONK-Stadium IV.

Am lateralen Femurkondylus findet sich eine osteonekrotische Läsion mit Fraktur der osteochondralen Grenzlamelle und Unterspülung des Fragments sowie verstärkten Sklerosezeichen und subchondraler Geröllzyste im angrenzenden Knochenlager. Beträchtlicher Gelenkerguss.

a Sagittale T1w SE-Sequenz.
b Sagittale fettunterdrückte T2w Sequenz.
c TPD SE-Sequenz in koronarer Schichtung.

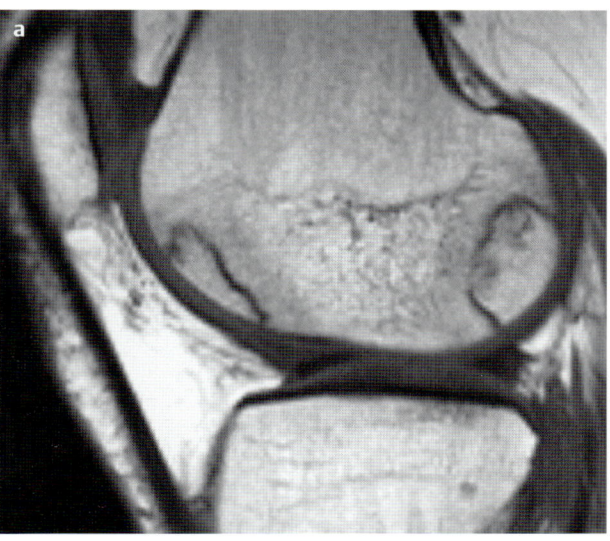

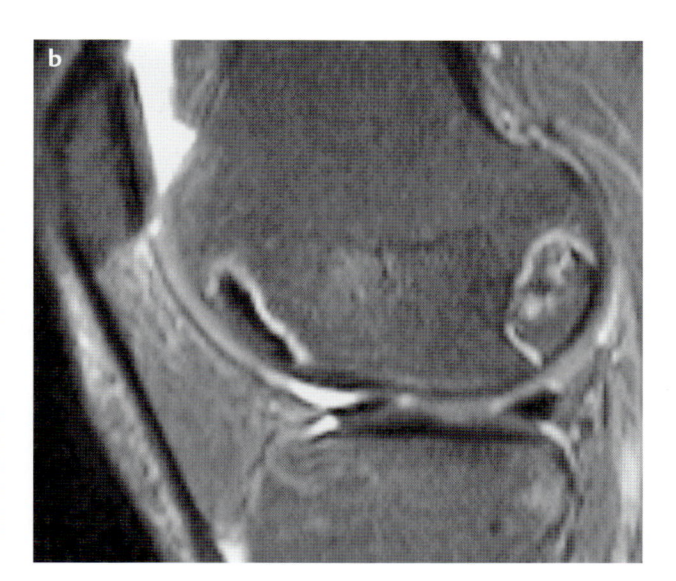

Abb. 7.3 a, b ▪ Sekundäre Osteonekrose Stadium II.

Am lateralen Femurkondylus sind ventral und dorsal (im Bereich der Epiphyse gelegen) Osteonekroseareale erkennbar, wobei die osteochondrale Grenzlamelle erhalten ist. Gelenkerguss.

a Sagittale T1w SE-Sequenz.
b Sagittale fettunterdrückte T2w Sequenz.

Knocheninfarkt

Anforderungen an die Bildgebung

- Lokalisation und Größenbestimmung
- Abgrenzung gegenüber Enchondrom

Grundlagen der Therapie

- bei fehlender Symptomatik keine

Definition
Der Begriff Knocheninfarkt (Knochenmark, Spongiosa) bezeichnet einen Zelltod im Bereich der Meta-/Diaphyse.

Pathologie
- primär Absterben von Knochenmarkzellen
- Reihenfolge: hämatopoetisches Gewebe, Fettmark, Knochenzellen

Klinik
- Zufallsbefund
- asymptomatisch
- möglicherweise geringe kurzfristige Schmerzsymptomatik zum Zeitpunkt des Infarkts

Diagnostik

Rö (→ *Methode der Wahl*)

Empfohlene Röntgenaufnahmen
- a.-p.
- lateral

Befund
- unauffällige Kortikalis
- traubenförmige Markraumverkalkung

CT (→ *ergänzende Methode*)

Befund
- Markraumverdichtungen (knochendicht) traubenförmig, stippchenförmig
- Sklerosesaum
- Kortikalis unauffällig

MRT (→ *ergänzende Methode*)

Indikationen
- bei unklarem Befund Tumorausschluss

Empfohlene Schichtebenen
- sagittal/koronar
- axial

Empfohlene Sequenzen
- T1w SE
- FS TT2w SE (TIRM)

Befund (Abb. 7.4)
- im Markraum gelegene Läsion
- nahezu nie Kontakt zur Kortikalis
- Signalintensität:
  - T1w: signalarm, kleine Fettspots
  - FS TT2w SE: inhomogen, vorwiegend signalarm
- DD: Enchondrom

Abb. 7.4 a, b ▪ Knocheninfarkte.

Im Bereich der distalen Femurdia-/-metaphyse bzw. proximalen Tibiameta-/-diaphyse finden sich länglich konfigurierte Knocheninfarkte, wobei das umgebende Knochenmark reaktionslos ist (gleicher Patient wie in Abb. 8.**2**).

a Sagittale T1w SE-Sequenz.
b TIRM-Sequenz.

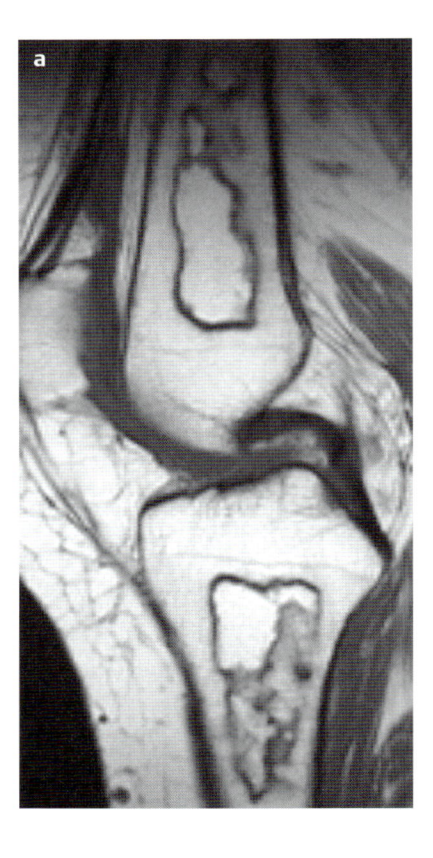

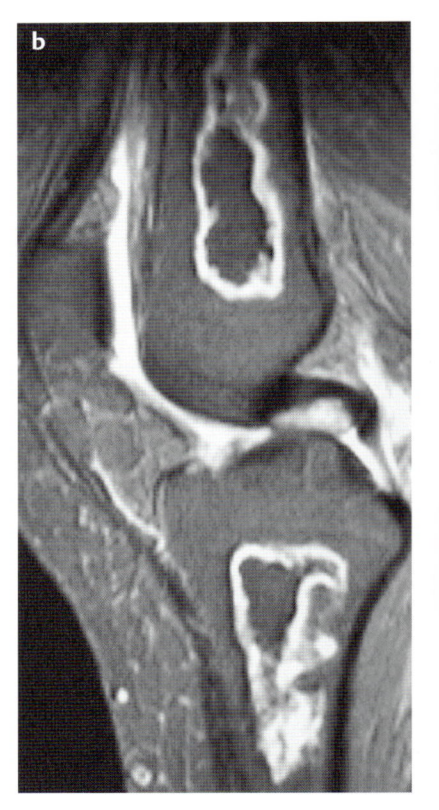

Osteochondrosis dissecans

Definition
Bei der Osteochondrosis dissecans handelt es sich um eine osteochondrale Läsion am Femurkondylus bei jüngeren Individuen (< 50 Jahre) mit Separationstendenz und Bildung eines freien Gelenkkörpers.

Pathologie
- Osteonekrose mit Revitalisierungspotenzial
- Ätiologie wahrscheinlich multifaktoriell:
  - Trauma
  - abnorme Ossifikation (möglicherweise anlagebedingte Knochenkerne finden keinen kompletten Anschluss an den Kondylus)
  - Ischämie

Stadieneinteilung (Abb. 7.5)
- Stadium I: unspezifisches subchondrales/osteochondrales Ödem
- Stadium II: Demarkation
- Stadium III: partielle Separation
- Stadium IV: komplette Separation, Fragment nicht disloziert
- Stadium V: dislozierter freier Gelenkkörper

Klinik
- Frühstadium: meist asymptomatisch, Zufallsbefund
- Spätstadien: unspezifische Gelenkschmerzen, Bewegungsblockade

Diagnostik

Rö (→ Methode der Wahl)

Empfohlene Röntgenaufnahmen
- a.-p.
- lateral
- Tunnelaufnahmen

Befund
- Stadium I: negativ
- Stadium II: meist negativ, evtl. diskrete sklerotische Randverdichtung
- Stadium III – V: subchondraler Aufhellungssaum (zwischen Dissekat und Mausbett), Unterbrechung der subchondralen Lamelle, sklerosiertes Dissekat, Zysten im Mausbett

CT-Arthrographie (→ ergänzende Methode, falls MRT nicht möglich)

Befund
- Stadium I: negativ
- Stadium II: diskreter Sklerosesaum
- Stadium III: osteochondrale Fraktur
- Stadium IV: freier Gelenkkörper im Mausbett
- Stadium V: dislozierter freier Gelenkkörper

MRT (→ ergänzende Methode der Wahl)

Indikationen
- Staging
- Evaluierung des Mausbetts:
  - Sklerosierungsausmaß
  - Vorhandensein von Zysten
  - Vitalität des Dissekats

Empfohlene Schichtebenen
- sagittal
- koronar
- evtl. axial

Empfohlene Sequenzen
- T1w SE
- FS TPD (T2w) oder TIRM
- 3-D-GE (Knorpelsequenz)
- evtl. MR-Arthrographie

Befund
- Stadium I: subchondrales Knochenmarködem (unspezifisch)
- Stadium II: diskrete sklerotische Demarkation, evtl. angrenzendes Knochenmarködem (Abb. 7.6)
- Stadium III: osteochondrale Fraktur: Flüssigkeit beginnt zwischen Dissekat und Mausbett einzudringen (Abb. 7.7)
- Stadium IV: freier Gelenkkörper in situ (Abb. 7.8)
- Stadium V: disloziertes Dissekat (Abb. 7.9)
- Signalintensität des Dissekats:
  - T1w/T2w: hypointens – verstärkte Sklerosierung
  - T1w hyperintens/T2w leichter Signalabfall – Fettmark
  - T1w hypointens/T2w hyperintens – Ödem
  - Zysten im Mausbett

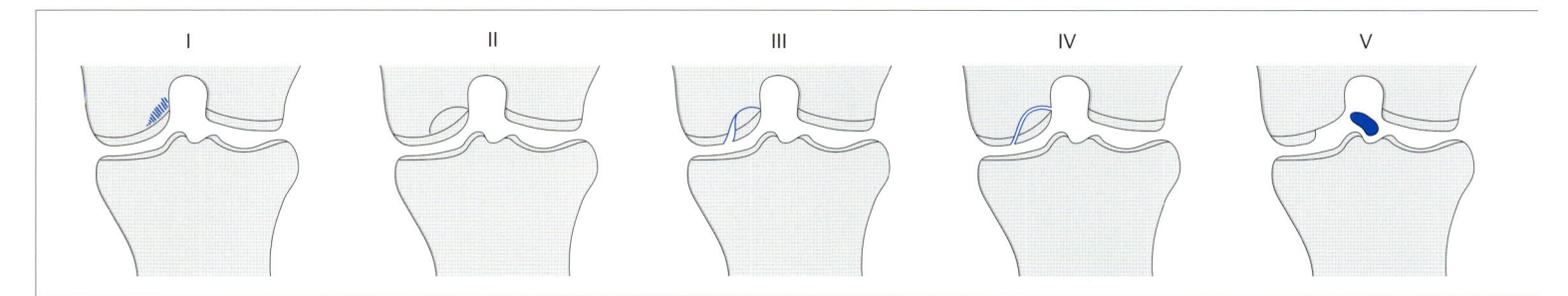

Abb. 7.5 ■ Stadieneinteilung der Osteochondrosis dissecans.

7 Ischämisch bedingte Erkrankungen

Grundlagen der Therapie

Konservativ
- Stadium I/II: Ruhigstellung, Entlastung

Chrurgische Maßnahmen
- Stadium II: Pridie-Bohrung
- Stadium III: Bohrung, Stabilisierung mittels Pins (Abb. 7.**10**)
- Stadium IV: Bohrung, Kürettage, Dissekatentfernung, osteochondrale Transplantation (OT)
- Stadium V: Dissekatentfernung, OT

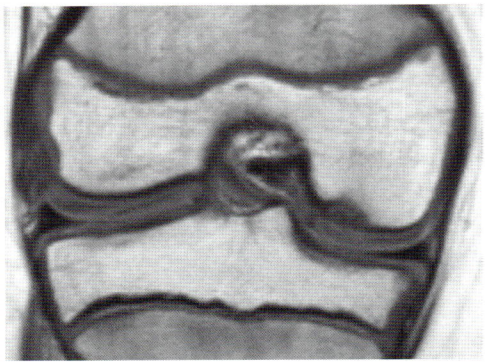

Abb. 7.6 ▪ **Osteochondrosis dissecans Stadium II.**

Koronares PDw SE-Bild: am medialen Femurkondylus zeigt sich eine demarkierte Läsion, wobei das Knorpellager noch intakt ist. Der angrenzende Knochen ist reaktionslos.

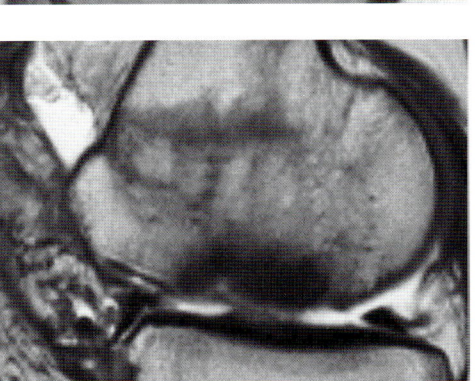

Abb. 7.7 ▪ **Osteochondrosis dissecans Stadium III.**

Sagittales T1w SE-Bild nach intraartikulärer KM-Applikation (MR-Arthrographie). Im Bereich des medialen Femurkondylus gelangt eine osteochondrale Läsion zur Darstellung. Die osteochondrale Grenzlamelle ist unterbrochen und KM dringt im ventralen Abschnitt zwischen Dissekat und Knochenlager ein.

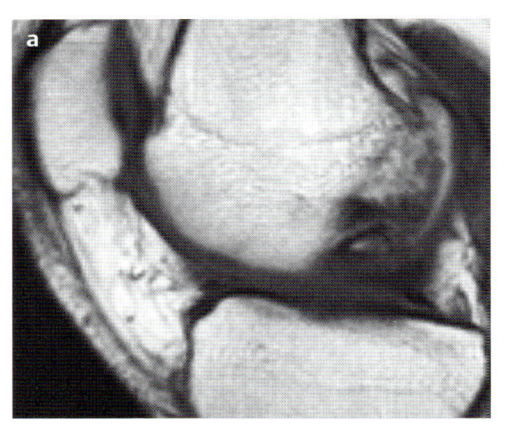

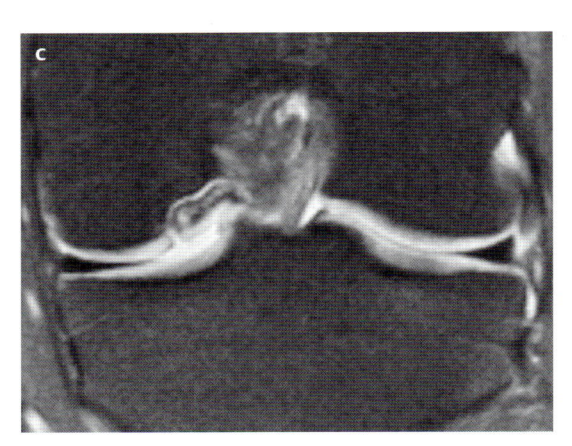

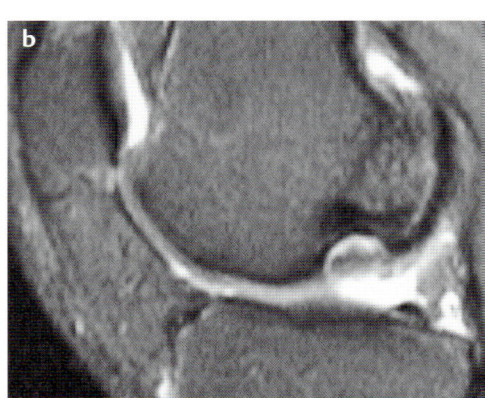

Abb. 7.8 a–c ▪ **Osteochondrosis dissecans Stadium IV.**

Am medialen Femurkondylus kommt mediozentral eine osteochondrale Läsion zur Darstellung, welche vom Knochenlager völlig separiert ist. Das Dissekat befindet sich allerdings noch in situ, es ist von Flüssigkeit umspült. Geringer Gelenkerguss.

a Sagittale T1w SE-Sequenz.
b Sagittale fettunterdrückte T2w Aufnahme.
c Koronares TPD SE-Bild mit Fettunterdrückung.

Osteochondrosis dissecans

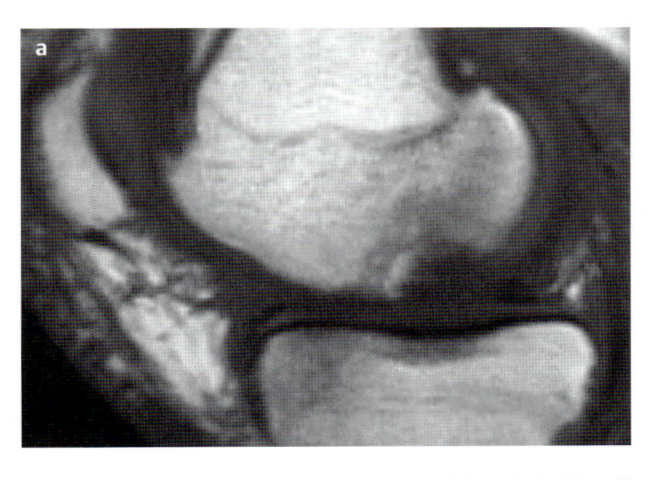

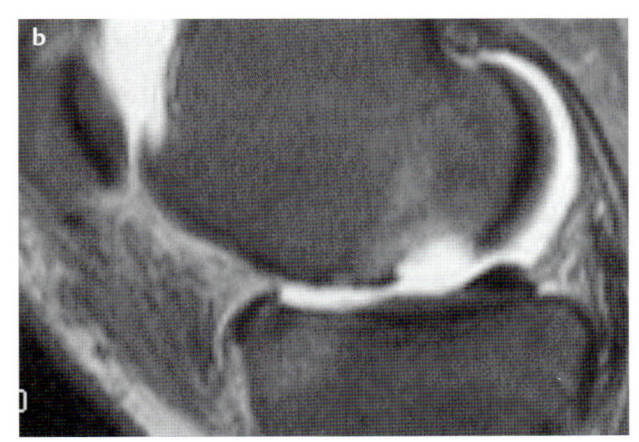

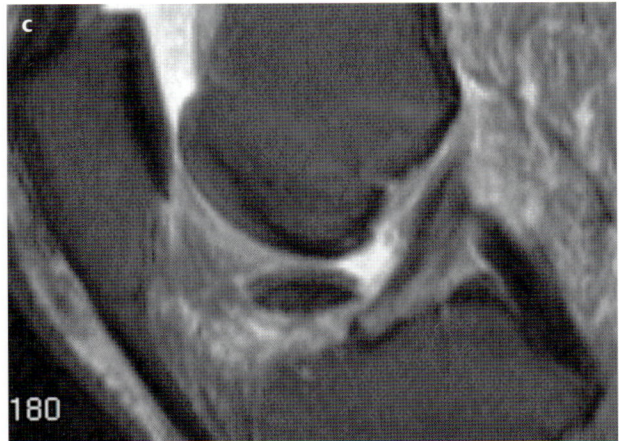

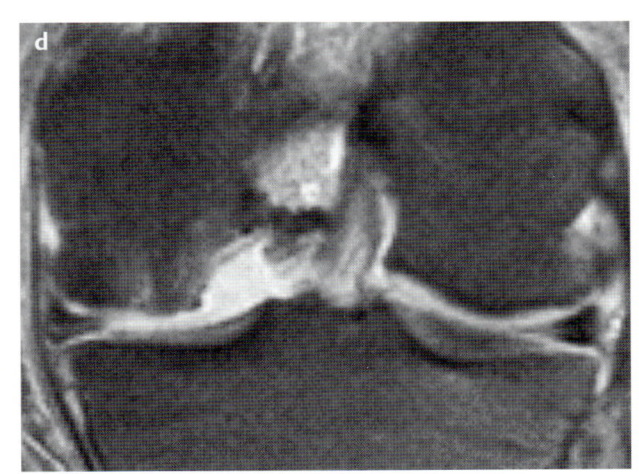

Abb. 7.9 a–d ▪ Osteochondrosis dissecans Stadium V.

Am medialen Femurkondylus kommt mediozentral ein osteochondraler Defekt zur Darstellung. Zusätzlich ist dorsal der Spitze des Hoffa-Fettkörpers bzw. ventral des vorderen Kreuzbands das leicht dislozierte Dissekat zu erkennen.

a Sagittales T1w SE-Bild.
b Sagittales fettunterdrücktes T2w Bild im Bereich der Läsion.
c TIRM-Bild median sagittal.
d TIRM-Bild koronar.

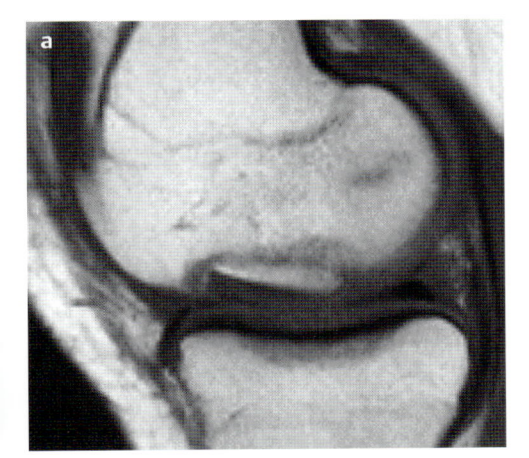

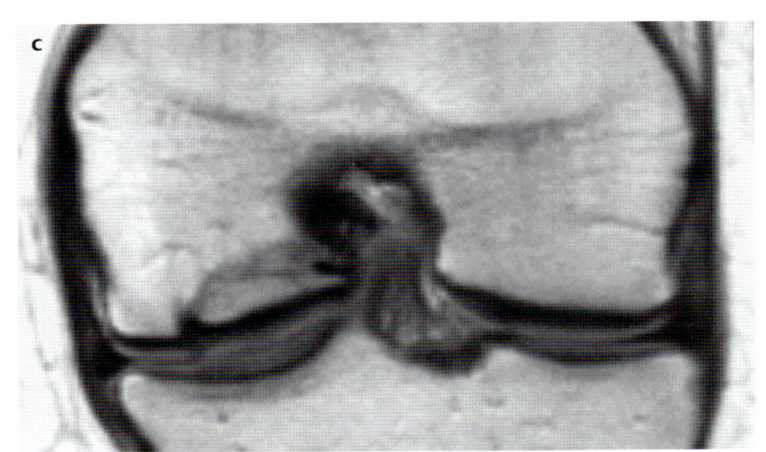

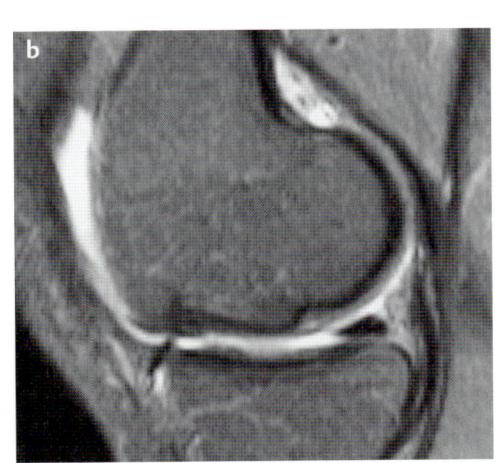

Abb. 7.10 a–c ▪ Zustand nach Refixation eines Dissekats (Einheilung).

Nach Refixation ist das Sekat wieder völlig eingeheilt. Es finden sich allerdings noch diskrete Signalalterationen im Randbereich sowie geringfügige Knorpelveränderungen.

a Sagittale T1w SE-Sequenz.
b Sagittale TIRM-Sequenz.
c TPD SE-Sequenz.

Diagnostischer Leitfaden bei ischämischen Veränderungen

1. Nativröntgen (Primärmethode)

Empfohlene Standardprojektionen
- a.-p.
- lateral
- evtl. Tunnelaufnahme

2. Sonographie (sehr selten indiziert)

Indikationen
- Gelenkerguss

3. CT (Multislice-Technik, Zusatzdiagnostik)

Indikationen
- osteochondrale Fraktur
- wenn MRT nicht möglich (z. B. Herzschrittmacher)

4. CT-Arthrographie (Zusatzdiagnostik)

Indikationen
- nur in Ausnahmefällen, wenn Staging mittels Nativ-CT nicht ausreicht

5. MRT (Zusatzdiagnostik)

Indikationen
- Diagnosesicherung
- Staging
- Begleitveränderungen

A. Scheurecker und J. Kramer

8 Hämatologische Systemerkrankungen

Anämien

Sichelzellanämie

Schlüsselwörter
Hämoglobinopathie, Sichelzellanämie

Keywords
hemoglobinopathy, sickle cell anemia

Definition
Bei der Sichelzellanämie handelt es sich um eine chronisch hämolytische Anämie mit Sichelzelldeformierung der Erythrozyten.

Pathologie
- nur bei Schwarzen vorkommende hereditäre Hämoglobinopathie (HbS)
- Erythrozyten haben Sichelform,
- infolge mangelhafter Verformbarkeit verstopfen die Erythrozyten periphere Gefäße und verursachen Mikrozirkulationsstörungen mit Organinfarkten
- Knochenmarkhyperplasie infolge lang dauernder Anämie

Klinik
- Anämie
- starke Schmerzattacken bei Infarzierungen und Knochenmarknekrosen als Folge von Gefäßverschlüssen
- Infektabwehrschwäche durch funktionelle Asplenie infolge vielfacher Milzinfarkte
- Osteomyelitis, Arthritis (Erreger in über 50% Salmonellen)
- chronische Synovitis
- chronische Beinulzera

Diagnostik

Rö (→ *primäre Methode der Wahl*)

Empfohlene Röntgenaufnahmen
- Standardprojektionen

Befund (Abb. 8.1)
- grobsträhnige Osteoporose und Kompaktaverdünnung
- unregelmäßige Markraumaufweitungen
- kortikale Destruktionen und periostale Knochenneubildungen
- fleckige Aufhellungen und Sklerosen als Folge von Knocheninfarkten
- epi-/metaphysäre Wachstumsstörungen

Anforderungen an die Bildgebung

- Feststellung knöcherner Deformierungen und abnormer Knochendichte
- Feststellung entzündlicher Knochen- und Gelenkveränderungen
- in der MRT Feststellung abnormen Signalverhaltens des Knochenmarks

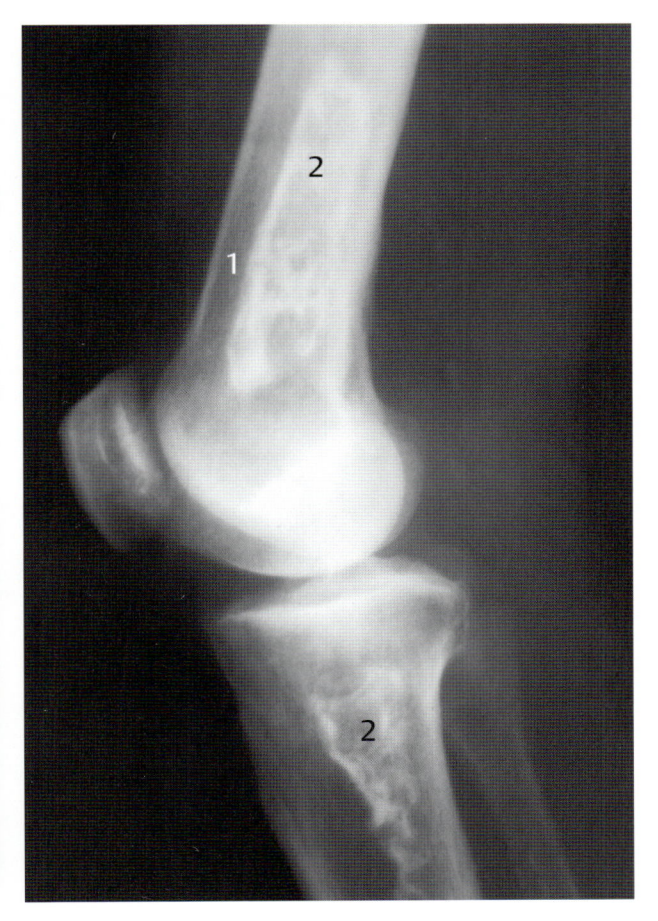

Abb. 8.1 ▪ **Sichelzellanämie.**
Röntgenbild: Osteoporose und Kortikalisverdünnung (1), Infarkte mit Aufhellungen und Sklerosierungen (2).

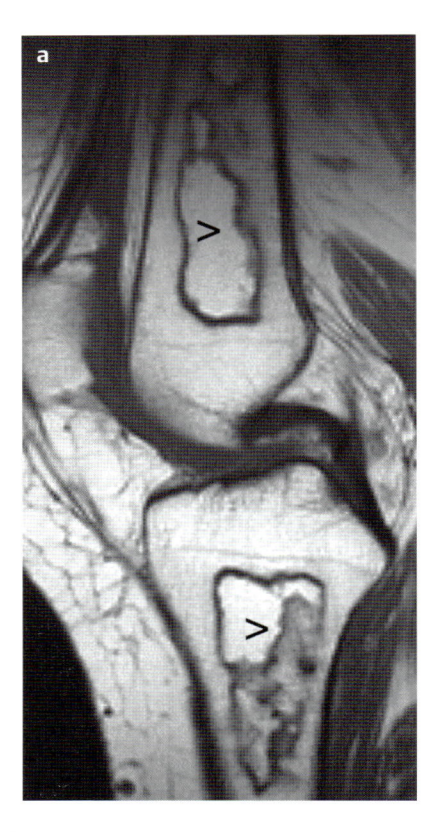

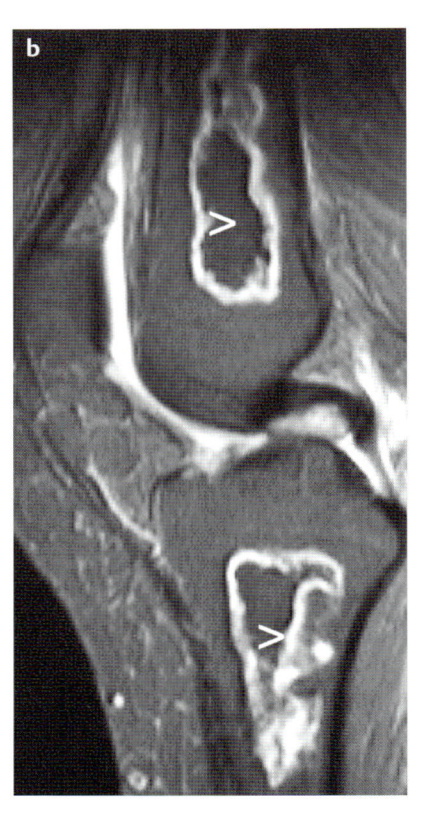

Abb. 8.2 a, b ▪ Infarkte.

MRT, Infarktareale im Knochenmark (>) durch girlandenförmige, in T1w signalarme, in STIR signalreiche Zonen demarkiert (gleicher Patient wie in Abb. 7.4).

a Sagittale Schicht T1w SE.
b Sagittale Schicht STIR-Sequenz.

Grundlagen der Therapie

- symptomatische Therapie
- ggf. Knochenmarktransplantation

CT (→ ergänzende Methode)

Empfohlener Untersuchungsmodus
- Standardparameter Kniegelenk nativ und mit Kontrastmittel

Befund
- bei V. a. entzündliche Veränderungen sehr frühe Darstellbarkeit von subperiostalen Abszessen

Szinti (→ ergänzende Methode)

Befund
- erhöhte Radionuklidspeicherung infolge des verstärkten Blutflusses im expandierten Blutmark
- Knocheninfarkt:
  – verminderte oder fehlende Speicherung bei akutem Knocheninfarkt
  – gesteigerte Aktivität 1–2 Wochen nach Infarzierung aufgrund reaktiver Knochenbildung um das infarzierte Areal
- Scans mit knochen- und knochenmarkspezifischen Radionukliden ermöglichen Differenzierung zwischen Osteomyelitis und Osteonekrose

MRT (→ ergänzende Methode)

Empfohlene Sequenzen
- T1w SE nativ
- STIR-Sequenz

Befund (Abb. 8.2)
- Knochenmarkrekonversion:
  – diffus oder herdförmig verminderte Signalintensität in T1w SE infolge Umwandlung von Fettmark in Blut bildendes Knochenmark aufgrund gesteigerter Hämatopoese

- Knochenmarkischämie und -infarkt:
  – Signalminderung im Fettmark in T1w SE (s. Kap. 7)
- Osteomyelitis:
  – bakterielle Infekte bewirken rasche Zunahme des Wassergehalts, daher Signalminderung in T1w SE und erhöhte Signalintensität in STIR-Sequenz

Thalassämie

Definition
Bei der Thalassämie liegt eine Synthesestörung des Hämoglobins vor mit leichter hypochromer Anämie bei Thalassaemia minor (Heterozygote) und schwerer hämolytischer Anämie bei Thalassaemia major (Homozygote).

Pathologie
- autosomal dominante Hämoglobinopathie mit typischen Target-Zellen (Schießscheibenzellen)
- Knochenmarkhyperplasie und Hämochromatose mit Sideroblasten im Knochenmark
- Vorkommen in Mittelmeerländern, Südostasien, Iran

Klinik
- Anämie, Müdigkeit, Ikterus
- Bürstenschädel
- Zahnstellungsstörungen
- Minderwuchs durch vorzeitigen Epiphysenfugenschluss

Diagnostik

Rö (→ *Methode der Wahl*)

Empfohlene Röntgenaufnahmen
- Standardaufnahmen

Befund (Abb. 8.3)
- schwere Osteoporose mit kleinzystischen Läsionen und Kortikalisverdünnung
- erlenmayerkolbenartige Deformität mit Verlust der Konkavität und Auftreibung der Knochenkontur v. a. am medialen Aspekt der Diaphysen
- prämaturer Wachstumsfugenschluss am distalen Femurende
- Frakturen mit prolongierter Frakturheilung und Deformitäten

MRT (→ *ergänzende Methode*)

Empfohlene Sequenzen
- T1w SE

Befund
- Rekonversion des Fettmarks in Blut bildendes Knochenmark mit verminderter Signalintensität in T1w SE
- Verlaufskontrollen zur Dokumentation der Knochenmarkreaktion auf Therapie

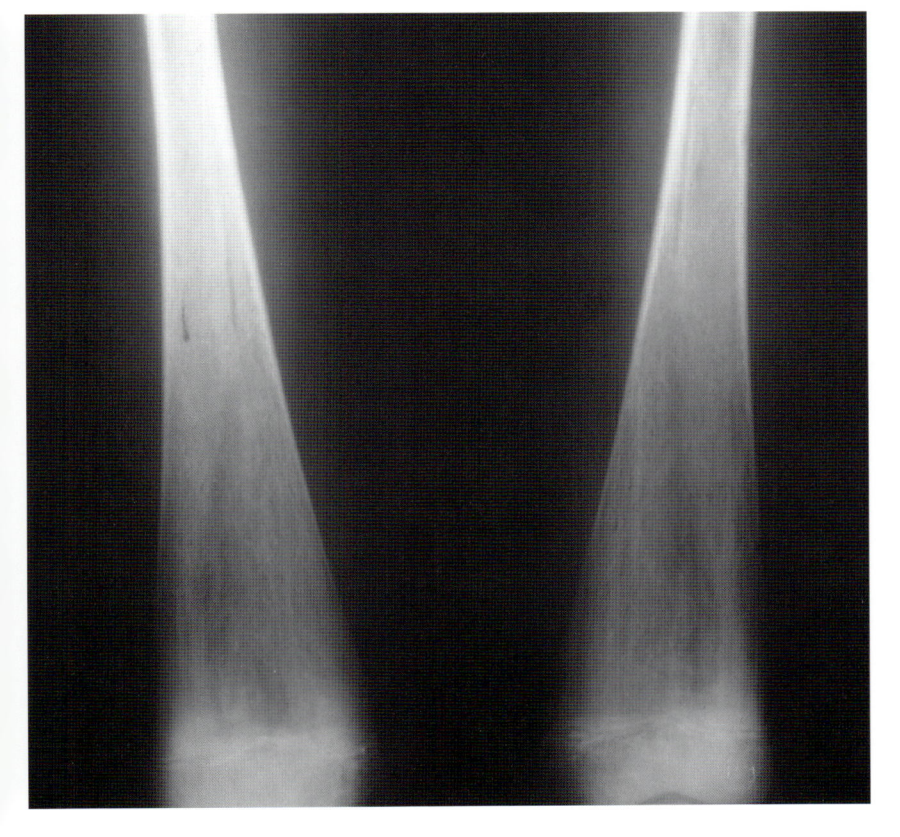

Abb. 8.3 ▪ **Thalassämie.**
Kolbenartige Auftreibung der Knochenkontur und Konkavitätsverlust, schwere Osteoporose mit Kortikalisverdünnung.

Schlüsselwörter
Hämoglobinopathie, Thalassämie

Keywords
hemoglobinopathy, thalassemia

Anforderungen an die Bildgebung
- Darstellung abnormer Knochendichte und Knochenform
- in der MRT Feststellung eines abnormen Knochenmarksignals

Grundlagen der Therapie
- Knochenmarktransplantation bei der Major-Form
- Erythrozytenkonzentrate
- Chelattherapie mit Desferoxamin bei Eisenüberladung

Leukämien

Schlüsselwörter
Leukämie, Leukämie im Kindesalter, Leukämie bei Erwachsenen

Keywords
leukemia, childhood leukemia, leukemia of adults

Anforderungen an die Bildgebung

- Feststellung von abnormer Knochendichteminderung und Osteolysen
- Darstellung periostaler und metaphysärer Veränderungen
- Darstellung von Arthritiszeichen
- Diagnose von Therapiekomplikationen, z. B. Osteonekrosen

Grundlagen der Therapie

- leukämietypspezifische Chemotherapie
- Steroide
- Knochenmarktransplantation

Definition
Leukämien sind maligne Neoplasien der hämatopoetischen Stammzellen, myeloblastisch oder lymphoblastisch.

Pathologie
- akute oder chronische Verlaufsformen
- Skelettmanifestationen bei Kindern unterscheiden sich von denen der Erwachsenen, bei Kindern häufiger

Klinik
- Anämie, Neutropenie, Thrombozytopenie
- Müdigkeit, Fieber, Blutungen
- Knochenschmerzen
- leukämische Arthritis

Diagnostik

Rö *(→ primär Methode der Wahl)*

Empfohlene Röntgenaufnahmen
- Kniegelenk in 2 Ebenen

Befund
- bei Kindern:
  - periostale Verknöcherungen
  - horizontale metaphysäre Aufhellungsbänder
  - diffuse Osteoporose
  - kleine, scharf begrenzte Spongiosadefekte
  - manchmal Arthritiszeichen
- bei Erwachsenen:
  - diffuse Osteoporose
  - feinste Osteolysen
  - manchmal Arthritiszeichen
  - sehr selten metaphysäre Aufhellungen

MRT *(→ ergänzende Methode)*
- T1w SE-Sequenz:
  - diffuse oder fokale Signalminderung des Knochenmarks
- STIR-Sequenz:
  - bei Hinweis auf Arthritis (Erguss, Synovitis) oder Therapiekomplikationen (z. B. steroidinduzierte Osteonekrosen)

Differenzialdiagnose
- bei Kindern:
  - Morbus Gaucher
  - Sichelzellanämie
  - Osteomyelitis
  - Neuroblastom
  - juvenile chronische Polyarthritis
- bei Erwachsenen:
  - Plasmozytom
  - Metastasen
  - rheumatoide Arthritis

Hämophilieosteoarthropathie

Definition
Die Hämophilieosteoarthropathie ist eine Gelenkerkrankung infolge einer Blutgerinnungsstörung mit intraartikulären und intraossären Blutungen. Sie kommt nur bei Männern vor, und am häufigsten ist das Kniegelenk betroffen; Frauen sind Konduktorinnen.

Pathologie
- Stadium I:
  - akute Blutung mit Hämarthros und periartikulärem Weichteilhämatom
- Stadium II:
  - wiederholte Blutungen führen zu synovialen Verdickungen und Pannusbildung an den Rändern des Gelenkknorpels
- Stadium III:
  - periartikuläre Osteoporose
  - fokale Knorpel- und subchondrale Knochendestruktionen
  - mit dem Gelenkraum kommunizierende Zystenbildungen
  - deutliche synoviale Verdickung
- Stadium IV:
  - fortschreitende Knorpel- und Knochendestruktion
  - zunehmender Pannus
  - Gelenkerguss mit hämorrhagischen Bestandteilen unterschiedlichen Alters
  - größere Zysten
  - mäßig verdickte Synovialmembran
- Stadium V:
  - weitgehende Knorpeldestruktion
  - durch größere Zysten hochgradig unregelmäßige Knochenoberfläche
  - erheblicher Pannus am Gelenkrand und der Synovia
  - fibröse Adhäsionen im Gelenkraum bis zur Ankylosierung

Klinik
- schmerzhafte Gelenkschwellung
- Bewegungseinschränkung bis Versteifung

Diagnostik

Rö (→ primär Methode der Wahl)

Empfohlene Röntgenaufnahmen
- Standardkniegelenk

Befund (Abb. 8.4)
- dichte Gelenkergüsse
- periartikuläre Osteoporose mit luzenten Epiphysen
- Irregularitäten der Gelenkflächen und multiple subchondrale Zysten
- Erweiterung der Fossa intercondylaris und Abflachung der Femurkondylen
- periartikuläre Hämatomverkalkungen

CT (→ ergänzende Methode)

Empfohlener Untersuchungsmodus
- Standard axial
- Knochen- und Weichteilfenster

Indikation
- Pseudotumor in periossären Weichteilen

Befund
- extraossäre Blutung
- Weichteilverkalkungen und Kompression neurovaskulärer Strukturen

MRT (ergänzende Methode)

Empfohlene Sequenzen
- T1w SE
- T2w SE
- GE

Befund
- Gelenkerguss
- synoviale Fibrose und Hämosiderinablagerung (niedrige Signalintensität in allen Sequenzen)
- Synovitis (hohe Signalintensität in T2w)
- kartilaginäre und ossäre Destruktionen

Differenzialdiagnose
- juvenile chronische Arthritis
- pigmentierte villonoduläre Synovitis (meist monoartikulär)

Schlüsselwörter
Hämophilie, Hämophilieosteoarthropathie

Keywords
hemophilia, hemophilic arthropathy

Anforderungen an die Bildgebung
- Feststellung der stadienabhängigen destruktiven Veränderungen
- Feststellung von Weichteilveränderungen
- Feststellung des sog. hämophilen Pseudotumors infolge massiver Blutung

Grundlagen der Therapie
- spezifische Therapie der Grunderkrankung
- Analgetika bzw. symptomatische Therapie
- Traumavermeidung

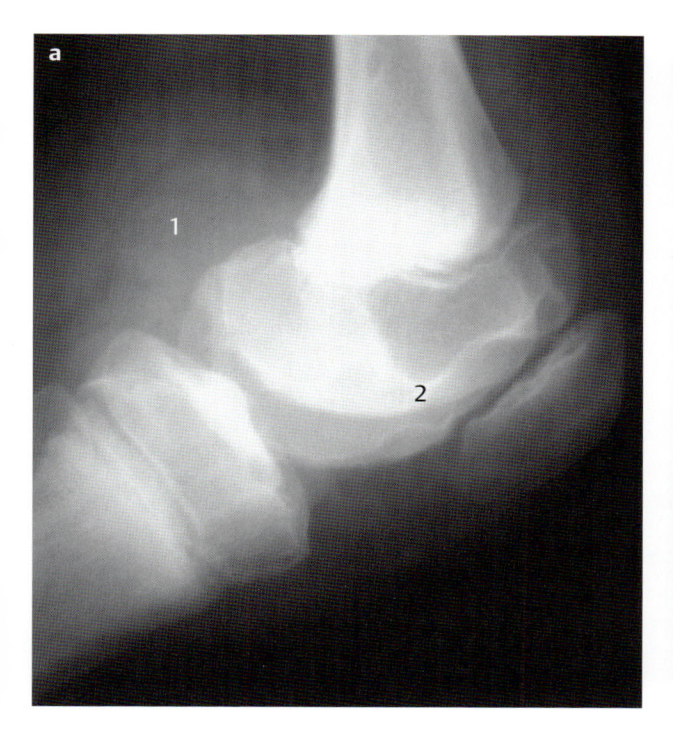

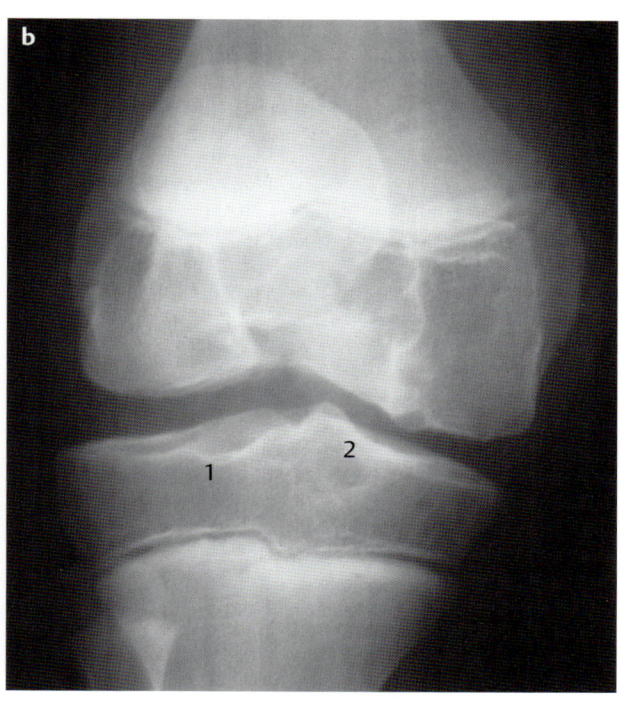

Abb. 8.4 a, b • Hämophilie.
a Radiodenser Gelenkerguss (1), Irregularitäten der Gelenkflächen (2).
b Gelenkflächenirregularität (1), subchondrale Zysten (2).

Plasmozytom

Definition
Das Plasmozytom ist ein maligner Tumor mit solitärem Herd (s. Kap. 5) oder multiplem/diffusem Skelettbefall. Charakteristisch sind runde, atypisch geformte, mit der Plasmazelle verwandte Zellen und die häufige Assoziation mit Paraproteinen im Plasma und Urin.

Schlüsselwörter
Plasmozytom, multiples Myelom, Morbus Kahler

Keywords
plasmocytoma, multiple myeloma, Kahler's disease

Anforderungen an die Bildgebung
- Feststellung abnormer Knochendichteminderung
- Darstellung von Osteolysen bzw. Destruktionen

Grundlagen der Therapie
- plasmozytomspezifische Chemotherapie
- evtl. Osteoklastenhemmer

Generalisiertes Plasmozytom (multiples Myelom, Morbus Kahler)

Pathologie
- diffuser Knochenmarkbefall mit grobsträhniger Osteoporose
- bei weiterem Fortschreiten lytische Herde und Kompaktadestruktionen von innen her
- ausgeprägte Osteoklastenstimulation und wenig oder fehlende osteoblastische Reaktion
- gelegentlich Amyloidablagerungen
- Durchschnittsalter 60–70 Jahre, sehr selten vor dem 40. Lebensjahr
- Männer sind häufiger betroffen als Frauen

Klinik
- Anämie, Paraproteinämie, stark beschleunigte BSG
- Skelettschmerzen, Müdigkeit, Gewichtsverlust

Diagnostik

Rö (→ primär Methode der Wahl)
Empfohlene Röntgenaufnahmen
- Kniegelenk in 2 Ebenen
- KV-Reduktion zur Erzeugung kontrastreicherer Aufnahmen

Befund (Abb. 8.5)
- generalisierte Osteoporose, häufig grobsträhnig
- Osteolysen, meist scharf begrenzt und annähernd gleich groß
- Erosionen der inneren Kortikalisränder mit welliger endostaler Kontur
- scharf begrenzte Osteolysen in der Kortikalis ohne Periostreaktion

CT (→ ergänzende Methode)
Empfohlener Untersuchungsmodus
- axial, Schichtdicke: 2 mm
- hoch auflösende Technik

Befund
- grobsträhnige Knochenstruktur
- Darstellung auch kleiner, im Röntgen noch nicht sichtbarer Osteolysen

MRT (keine diagnostische Bedeutung)
- in T1w SE fleckige Signalreduzierung
- kleine Osteolysen nicht darstellbar

Differenzialdiagnose
- grobsträhnige Knochenstruktur: Hyperparathyreoidismus
- Osteolysen: Metastasen

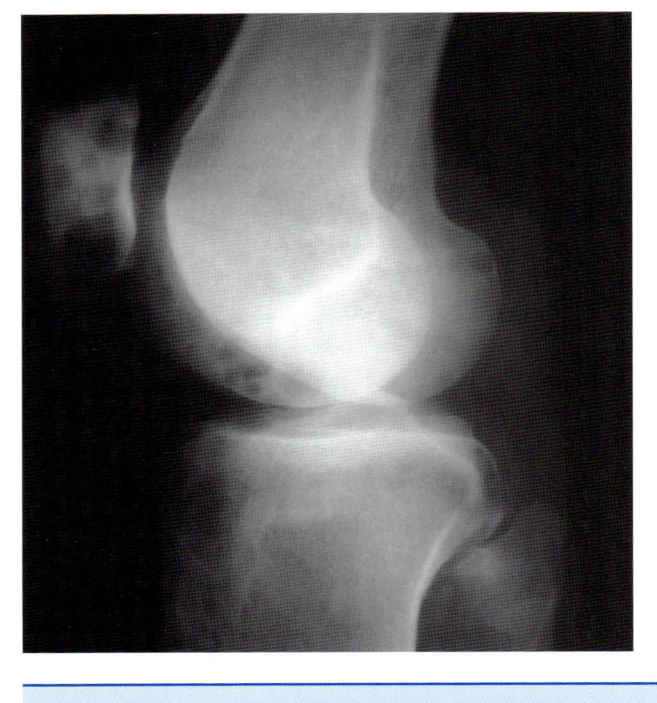

Abb. 8.5 ▪ **Multiples Myelom.**
Zahlreiche, scharf begrenzte Osteolysen.

Diagnostischer Leitfaden bei hämatologischen Erkrankungen

1. Nativröntgen (primäre Methode der Wahl)

Empfohlene Standardprojektionen
- a.-p. im Stehen
- seitlich im Stehen oder Liegen

2. CT (Zusatzdiagnostik)

Indikationen
- Darstellung kleinster Osteolysen bei klinischem Hinweis auf Plasmozytom und negativem Röntgen
- wenn MRT nicht möglich

3. MRT (Zusatzdiagnostik)

Indikationen
- Diagnosesicherung
- Nachweis extraossärer Tumoranteile
- Feststellung von Begleitveränderungen

J. Kramer und A. Scheurecker

9 Neuropathische Osteoarthropathie

Definition
Als neuropathische Osteoarthropathie bezeichnet man eine massive destruktive atrophische/hypertrophische Gelenkerkrankung mit neurogener Ursache.

Pathologie
- exakte Ursache ist unklar (Propriozeptorenbeeinträchtigung?)
- mechanische und vaskuläre Faktoren tragen gleichermaßen zu nachfolgender Desintegration des Kniegelenks bei
- neurotraumatisch bedingte vaskuläre Alterationen führen zu produktiven und resorptiven Gelenkveränderungen
- erhöhte Vulnerabilität des Knochens gegenüber normalen und verstärkten mechanischen Belastungen

Ätiologie
- Tabes dorsalis
- Amyloidose
- kongenitale Form
- Kniegelenk äußerst selten betroffen bei:
  - Syringomyelie
  - Diabetes mellitus
  - Alkoholismus
  - Meningomyelozele
  - idiopathischer Form

Klinik
- Gelenkschwellung
- Gelenküberbeweglichkeit
- uncharakteristische Schmerzsymptomatik reicht von schmerzlos bis massive Beschwerden
- Abhängigkeit von Grundleiden

Diagnostik

Rö (→ Methode der Wahl)
Empfohlene Röntgenaufnahmen
- a.-p.
- seitlich

Befund (Abb. 9.1)
- verstärkte Sklerosierung
- Gelenkdestruktion
- Fragmentierung
- Erguss
- Sub-/Luxation
- keine gelenknahe Osteoporose!

Sono
- keine rationale Indikation

CT (→ ergänzende Methode)
Indikationen
- selten indiziert (wenn MRT nicht möglich)
- Abklärung der Grundkrankheit
- Fragmentzuordnung

MRT (→ ergänzende Methode)
Indikationen
- Differenzialdiagnose
- Abklärung der Grundkrankheit
- Ausmaß der Gelenkzerstörung

Empfohlene Schichtebenen
- sagittal
- koronar
- axial

Empfohlene Sequenzen
- T1w SE
- FS TT2w SE (TIRM)
- i.v. KM (synoviale Veränderungen)

Befund
- synoviale Hypertrophien (KM-Enhancement)
- Amyloidablagerungen (knotig) (Abb. 9.2)
- destruktive Gelenkveränderungen (Fragmentierung)
- Knorpelschädigungen
- begleitendes Knochenmarködem

Schlüsselwörter
Kniegelenk, neuropathische Osteoarthropathie, atrophe Arthropathie, hypertrophe Arthropathie

Keywords
knee, neuropathic osteoarthropathy, neuropathic none and joint disease

Anforderungen an die Bildgebung
- Differenzialdiagnose
- Ausmaß der Gelenkzerstörung
- extraartikuläre Beteiligung im Rahmen der Grundkrankheit

Grundlagen der Therapie
- Behandlung der Grundkrankheit
- limitierte Behandlungsmöglichkeiten am Kniegelenk per se

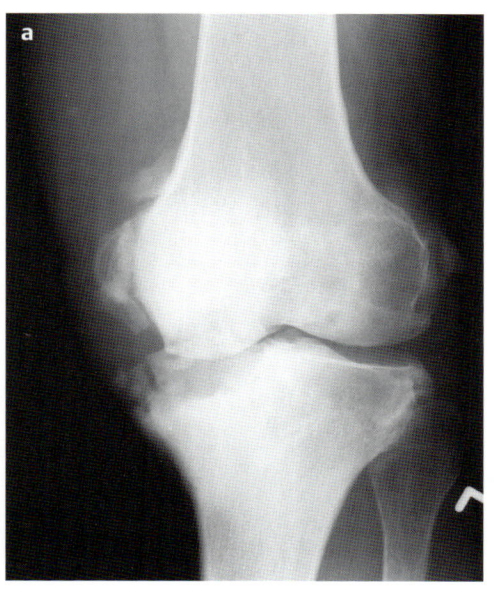

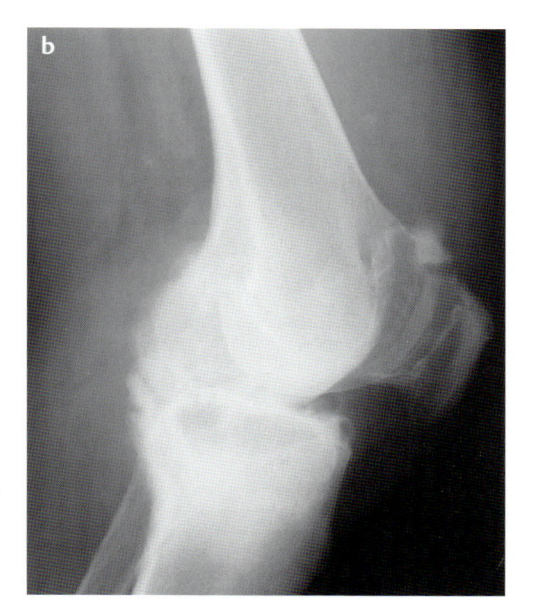

Abb. 9.1 a, b ▪ Neuropathische Osteoarthropathie.
Es zeigt sich insbesondere im Bereich des medialen Gelenkkompartments eine beträchtliche Gelenkdestruktion mit verstärkten Sklerosierungszeichen und Knochenfragmenten (mit freundlicher Genehmigung von L. White, Toronto, Kanada).

9 Neuropathische Osteoarthropathie

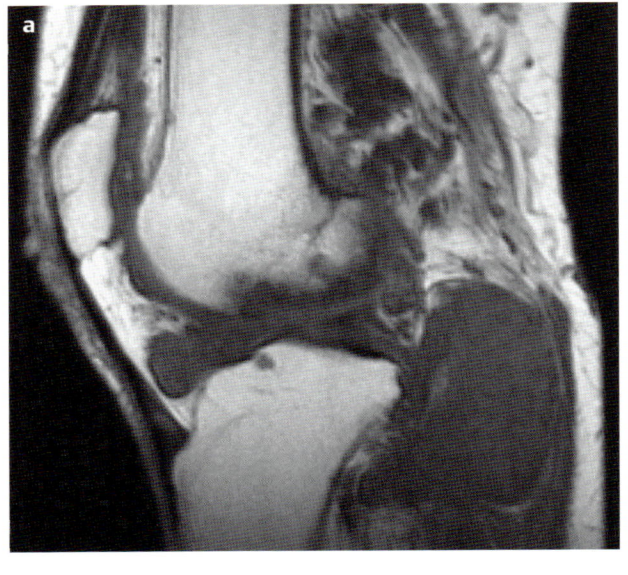

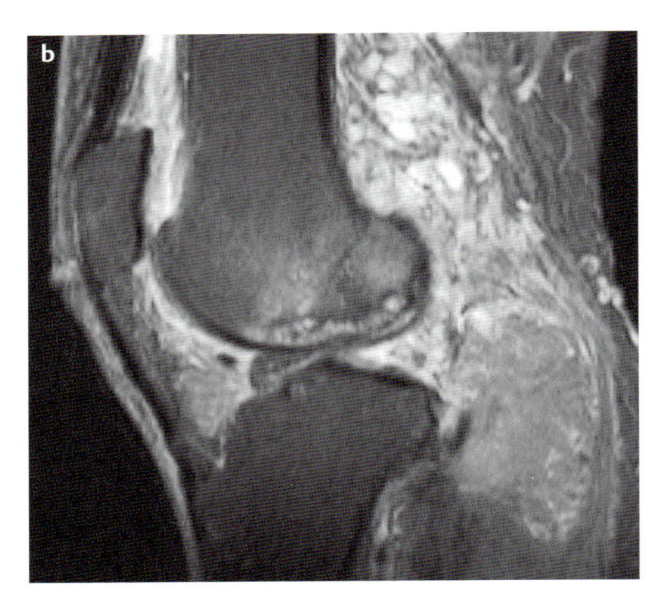

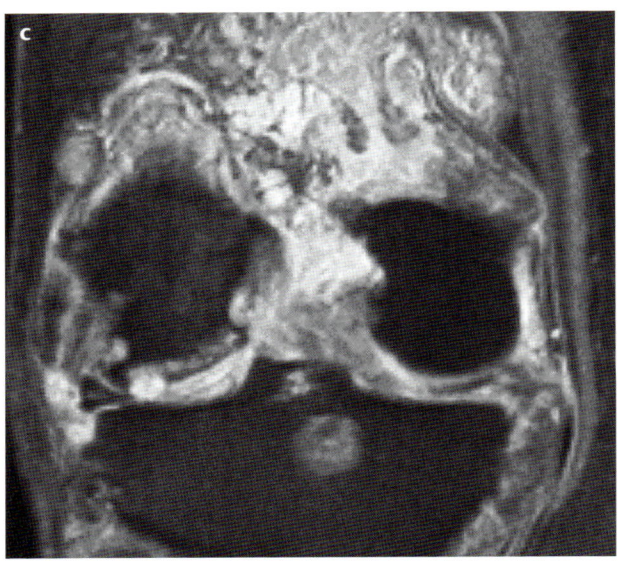

Abb. 9.2 a–d ▪ Amyloidose.

Es gelangen knotige inhomogen imponierende Strukturen im Bereich der Fossa poplitea bzw. im Hoffa-Fettkörper zur Darstellung (Amyloidablagerungen). Die knöchernen Strukturen zeigen zum Teil beginnende destruktive Veränderungen. Geringer Gelenkerguss und synoviale Hypertrophie.

a Sagittales T1w SE-Bild.
b Sgittales TIRM-Bild.
c, d Koronare fettunterdrückte T2w SE-Aufnahmen.

Diagnostischer Leitfaden bei neuropathischer Gelenkerkrankung

1. Röntgen (Methode der Wahl)

Empfohlene Standardprojektionen
- a.-p.
- lateral

2. Sono (Zusatzdiagnostik)

keine wirkliche Indikation
- evtl. Ergussabklärung

3. CT (Zusatzdiagnostik)

keine wirkliche Indikation

4. MRT

Indikationen
- Differenzialdiagnose
- Feststellung von Begleitveränderungen
- Knorpeldiagnostik
- Meniskusbeschaffenheit
- Ausmaß der Gelenkbetroffenheit

M. Reither

10 Kinderradiologie

Besonderheiten des wachsenden Skeletts und Normvarianten

Epiphysenossifikation am distalen Femur

Schlüsselwörter
epi- und apophysäre Ossifikation, Normvarianten

Keywords
epiphyseal ossification, apophyseal ossification, normal variants

Verlauf
- erstes Erscheinen 28.–35. Schwangerschaftswoche
- Durchmesser bei Geburt ca. 5 mm
- wichtiges Reifezeichen!

Diagnostik
Sono
- heute Methode der Wahl (Abb. 10.1)

Rö
- nur ersatzweise!
- isolierte Ossifikationszentren bzw. -varianten bis 5. Jahr (Abb. 10.2)
- A-, Hypo-, Dysplasien der Ossifikationskerne (s. Skelettdysplasien)

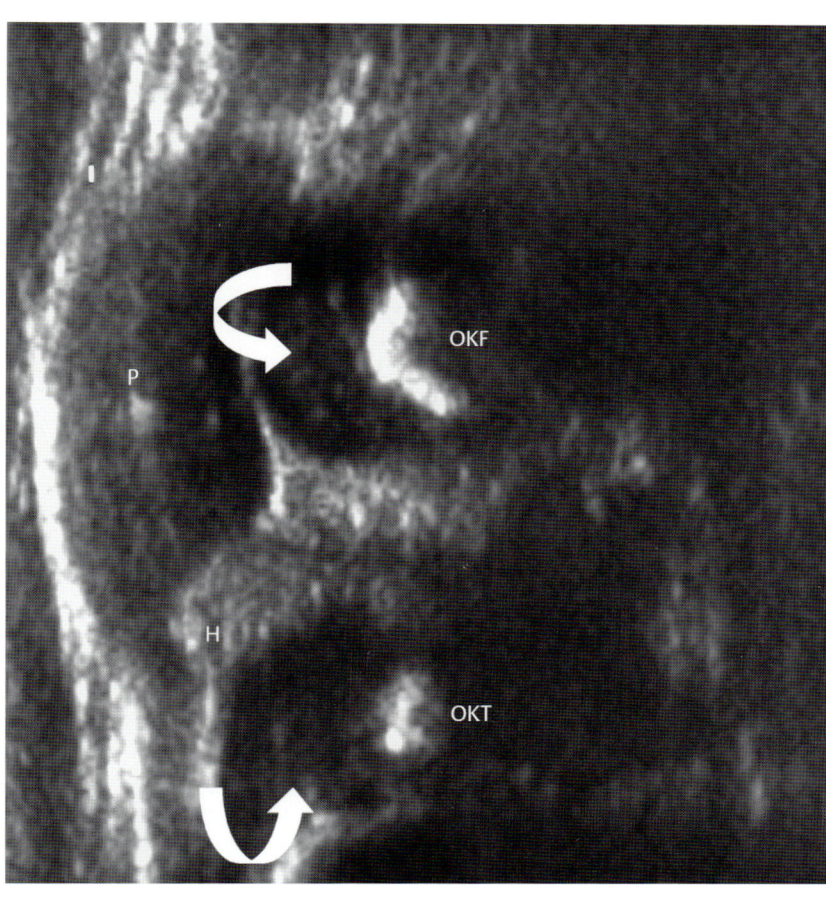

Abb. 10.1 ▪ Epiphysenossifikation eines Reifgeborenen im Sonogramm.

OKF   Ossifikationskern femoral
OKT   Ossifikationskern tibial
P   knorpelig präformierte Patella
H   Hoffa-Fettkörper
geschwungene Pfeile = knorpelige Epiphysen

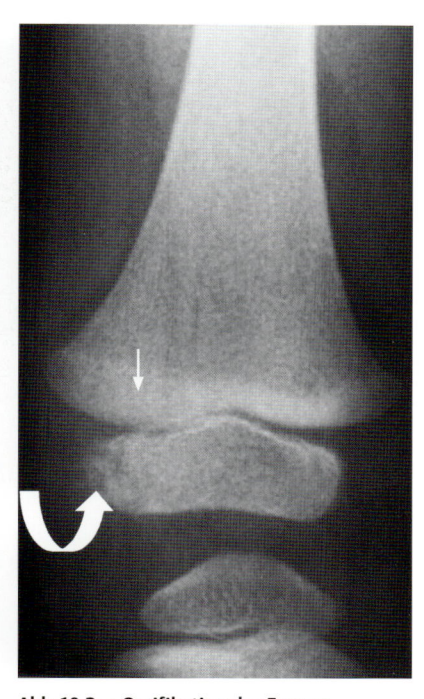

Abb. 10.2 ▪ Ossifikation des Femurs.
Physiologische Dichte der Femurmetaphyse (gerader Pfeil), Ossifikationsvarianten (gebogener Pfeil) vorwiegend an der medialen Femurepiphyse.

Ossifikation an der proximalen Tibia

Verlauf
- Epiphyse:
  - Erscheinen in den letzten beiden Fetalmonaten
  - Verschmelzung mit Metaphyse mit ca. 20 Jahren
  - 2 Zentren möglich
- Apophyse:
  - zunächst physiologische Impression der Tibiavorderkante (Abb. 10.**15**)
  - Ossifikation mit 7–15 Jahren
  - isolierte Kerne möglich
  - knorpelige Anteile auf a.-p. Röntgenbild als hypodense Sichel sichtbar (Abb. 10.**3**)
  - nicht mit Fraktur zu verwechseln!
  - Verschmelzung mit Metaphyse mit 13–15 Jahren

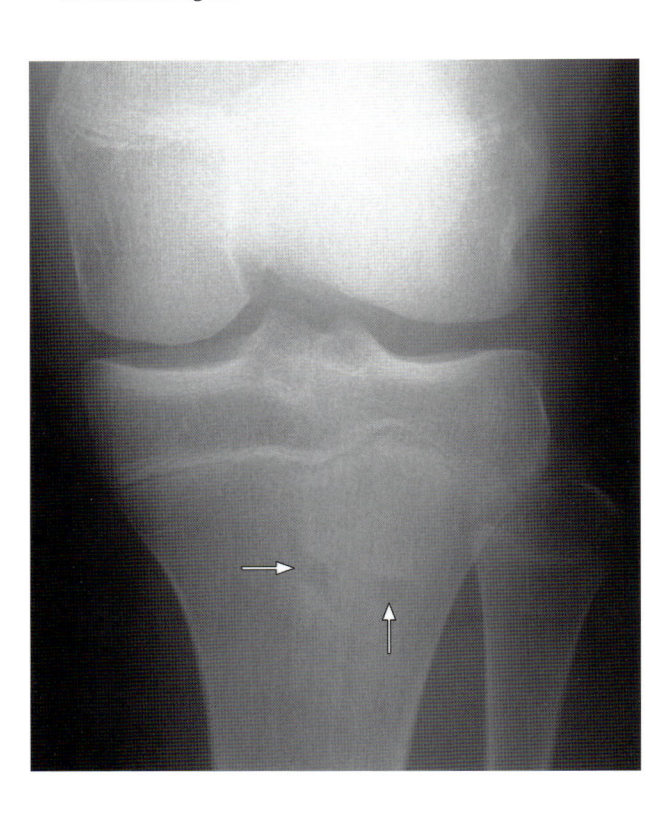

Abb. 10.3 ▪ **Ossifikation der Tibia.**
Bogenförmige Hypodensität (Pfeile) durch Überlagerung der knorpeligen Tibiaapophyse. Keine Fraktur!

Ossifikation an der proximalen Fibula

Verlauf
- Epiphyse erscheint mit 4–6 Jahren
- kleine und persistierende Ossifikationszentren möglich

Ossifikation der Patella

Verlauf
- multizentrische Ossifikationskerne ab 3 Jahren
- Patella bi- (auch tri- und multipartita) in der Regel bilateral
- Knochenkern bei Patella bipartita häufig im oberen lateralen Quadranten (Abb. 10.**4**), kann persistieren

Differenzialdiagnose
- DD Patella bipartita zu Fraktur bzw. Pseudarthrose nach Fraktur:
  – Kern kleiner als übrige Kniescheibe, „passt nicht genau"
- DD mittels MRT:
  – Spalt gefüllt mit fibrösem Gewebe: T2w hypointens, T1w hypointens
  – Spalt gefüllt mit artikulärem Knorpel: T2w hyperintens, T1w intermediäres Signal (Abb. 10.**5**)
- isolierter Kern am distalen Pol mit 7 – 12 Jahren möglich (Abb. 10.**6**)
- DD Morbus Sinding-Larsen-Johanssen (s. u.)
- *cave:* bei axialen Patellaaufnahmen intraossäre „Rinnen"! keine Frakturen!

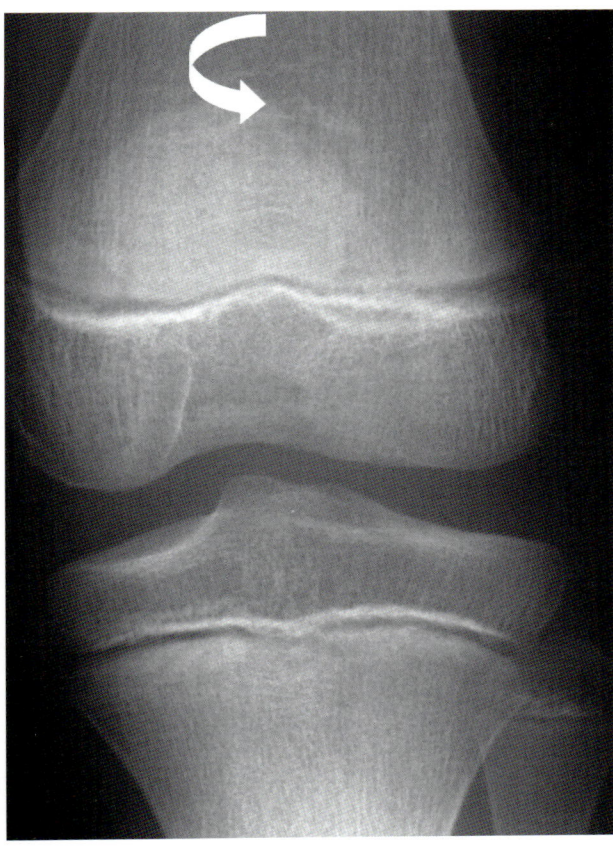

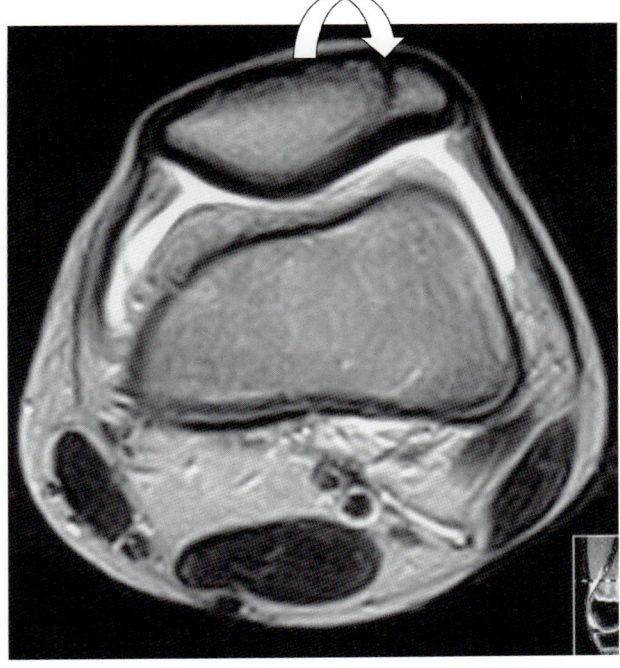

Abb. 10.4 ▪ **Patella bipartita.**
Typischer akzessorischer Knochenkern im oberen äußeren Quadranten (Pfeil).

Abb. 10.5 ▪ **Patella bipartita.**
Typischer sekundärer Ossifikationskern im oberen äußeren Quadranten (Pfeil). DD Fraktur: kein „bone bruising" intrapatellar!

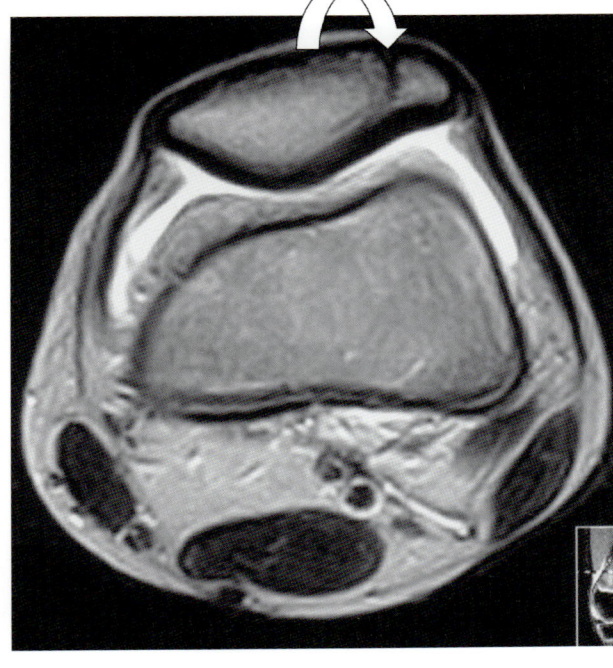

Abb. 10.6 ▪ **Ossifikation der Patella.**
Sekundärer Ossifikationskern subpatellar (Pfeil); Aufnahme aufgehellt!

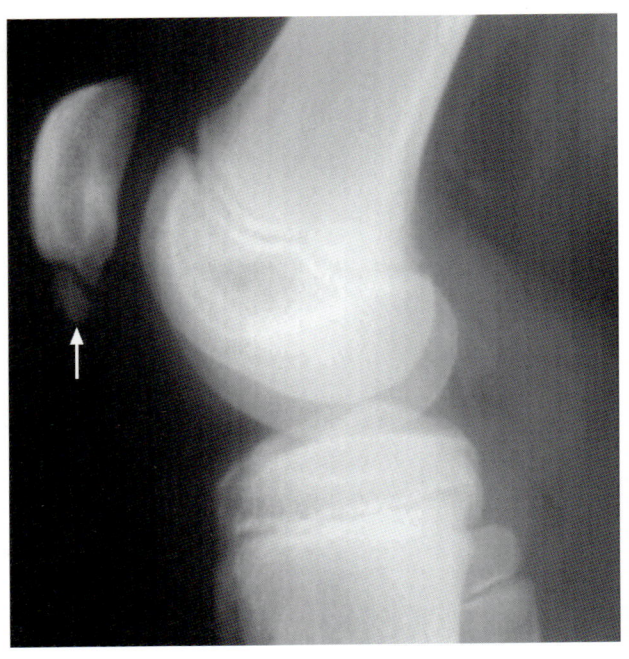

Weitere Varianten

Differenzialdiagnose
- sog. Wachstumsstillstandslinien:
  - bei temporär vermehrter Kalksalzeinlagerung (Abb. 10.**20**)
- dichte präparatorische Verkalkungszonen (Abb. 10.**2**, 10.**9** u. 10.**20**):
  - DD z. B. Schwermetallintoxikation
  - Calcium-Phosphat-Stoffwechselstörungen
- kortikale „Rauigkeiten" am distalen Oberschenkel:
  - dorsal, knapp oberhalb der Epiphyse (Abb. 10.**7**)
  - Ursache: Muskelzüge
- physiologische O- und X-Beine

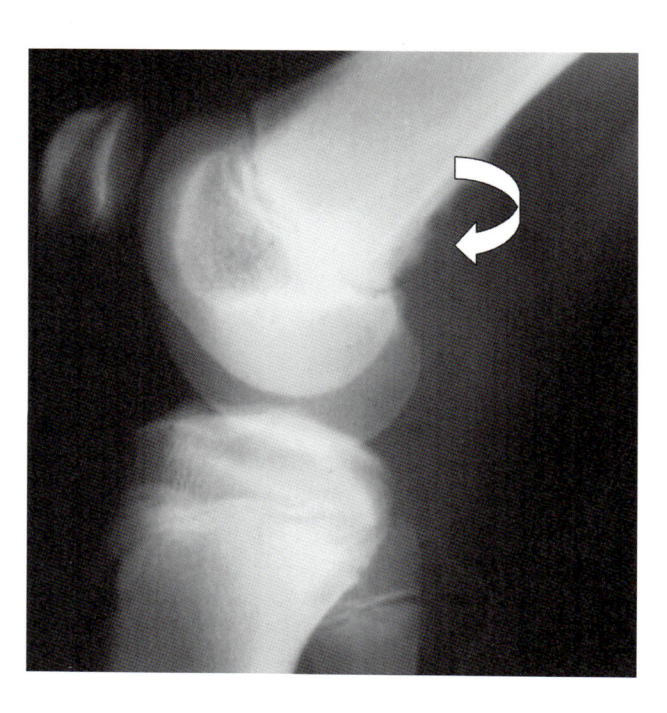

Abb. 10.7 ▪ **Ossifikationsvarianten.**
Durch muskulären Zug bedingte „Rauigkeiten" an der dorsalen distalen Femurmetaphyse (Pfeil).

Diagnostischer Leitfaden bei Besonderheiten des wachsenden Skeletts – Normvarianten

1. Röntgen (Methode der Wahl)

Empfohlene Standardprojektionen
- Nativaufnahmen in a.-p. Projektion
- ggf. seitlich oder axial oder Seitenvergleich

2. Sono (Zusatzdiagnostik)
- als einzige Methode nutzbar, wenn Befund ausreichend zugänglich, z. B. Ossifikationskerne

Fehlbildungen

Morbus Blount

Pathologie
- Osteochondrosis deformans tibiae
- Ursache unbekannt
- Thesen zur Ätiologie:
  - primäre oder sekundäre Ermüdung des lateralen Halteapparats durch zu frühes Laufen/Tragen von Lasten
  - Wachstumsstörung des medialen Tibiakompartments

Klinik
- Auftreten im Alter von 5–12 Jahren
- infantiler Typ 6- bis 8-mal häufiger als adoleszenter Typ
- Mädchen häufiger betroffen als Jungen
- Innenrotation der Tibia
- Varisierung der proximalen Tibia
- bilateral (aber auch unilateral möglich)
- Genu recurvatum
- Hypermobilität medial

Diagnostik

Rö (→ *Methode der Wahl*)

Befund
- schnabelförmige Ausziehung der medialen Tibiametaphyse (Abb. 10.8)
- schräg verlaufende Wachstumsebene
- keine Nekrosen, stattdessen röntgenluzenter Knorpel, unkalzifiziert
- irregulär wachsend = echte Dysplasie
- zusätzlich epiphysäre Veränderungen

MRT (→ *ergänzende Methode*)

Befund
- Darstellung des röntgenluzenten Knorpels

Abb. 10.8 ▪ **Osteochondrosis deformans tibiae/Morbus Blount.**
Schnabelförmige Ausziehung der medialen Tibiametaphyse (Pfeil), schräge Wachstumsebene, Varusstellung.

Multiple epiphysäre Dysplasie

Pathologie
- vorwiegend epiphysäre Ossifikationsstörung
- genetisch bedingt: autosomal dominant

Klinik
- nach dem 2. Jahr apparent
- schmerzhafte Gelenke
- Bewegungseinschränkung, Watschelgang
- normale bis reduzierte Körpergröße, normale Körperproportionen
- später Osteoarthrosen

Diagnostik

Rö (→ *Methode der Wahl*)

Befund
- irregulär konfigurierte Epiphysen (Abb. 10.9, vgl. mit Abb. 10.2: Normalbefund!)
- flache Epiphysen (Ribbing-Typ)
- kleine Epiphysen (Fairbank-Typ)
- normale Metaphysen
- DD: Hypothyreoidismus, Pseudoachondroplasie

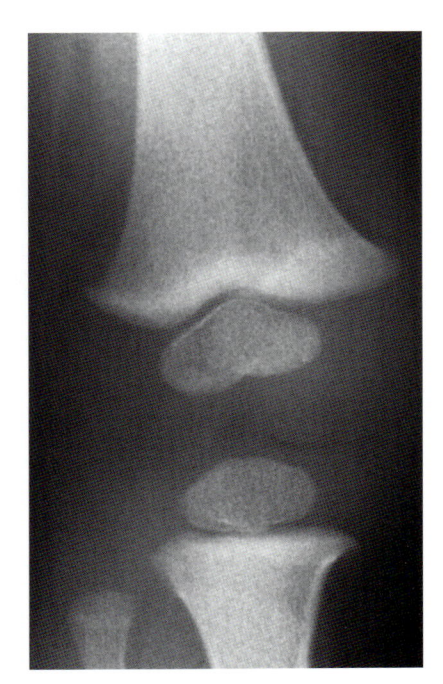

Abb. 10.9 ▪ **Multiple epiphysäre Dysplasie.**
Zu kleine Epiphysen im Vergleich zu Abb. 10.2; physiologische Dichte der normal ausgebildeten Metaphyse!

Schlüsselwörter
Morbus Blount, multiple epiphysäre Dysplasie, multiple kartilaginäre Exostosen, femoropatellare Dysplasie, Scheibenmeniskus, seltenere kniebezogene Syndrome

Keywords
Blount disease, multiple epiphyseal dysplasia, multiple cartilaginous exostoses, femoropatellar dysplasia, discoid meniscus, rare knee-related syndromes

Grundlagen der Therapie
- in progressiven Fällen Osteotomie tibial
- Ziel: Ausheilung vor dem 8. Lebensjahr, ansonsten multiple Osteotomien erforderlich
- rekurrierende Deformität ist als Präarthrose aufzufassen

Grundlagen der Therapie
- Beweglichkeit fördern: Schwimmen, Fahrrad fahren
- sitzende Berufe
- später evtl. Gelenkersatz

Multiple kartilaginäre Exostosen

Grundlagen der Therapie

- Entfernung, wenn Nerven, Sehnen oder Gefäße irritiert werden
- bei rapidem Wachstum (unter 1 %!) ist eine maligne Entartung anzunehmen

Pathologie

- genetisch bedingte Ossifikationsstörung
- autosomal dominant

Klinik

- Auftreten in der ersten Lebensdekade
- primär:
  - knöcherne Protuberanzen, multipel, meist am Ende langer Röhrenknochen
  - gelegentlich schmerzhaft
- sekundär:
  - Deformitäten: Biegung, Verkürzung
  - Bewegungseinschränkung

Diagnostik

Rö (→ *Methode der ersten Wahl*)

Befund

- sessile/gestielte knöcherne Ausziehungen
- sekundäre Deformierung tubulärer Knochen
- am Knie Fibulaverkürzung und Valgusstellung
- *cave:* bei unscharfer Tumorbegrenzung und Knochendestruktion: Verdacht auf Entartung!

MRT (→ *Methode der zweiten Wahl*)

Befund

- T2w bzw. fettgesättigt: signalintense Herde eines gestörten Knochenmarksignals, Epiphysenbefall? (Abb. 10.**10**, s. auch Abb. 10.**32**)

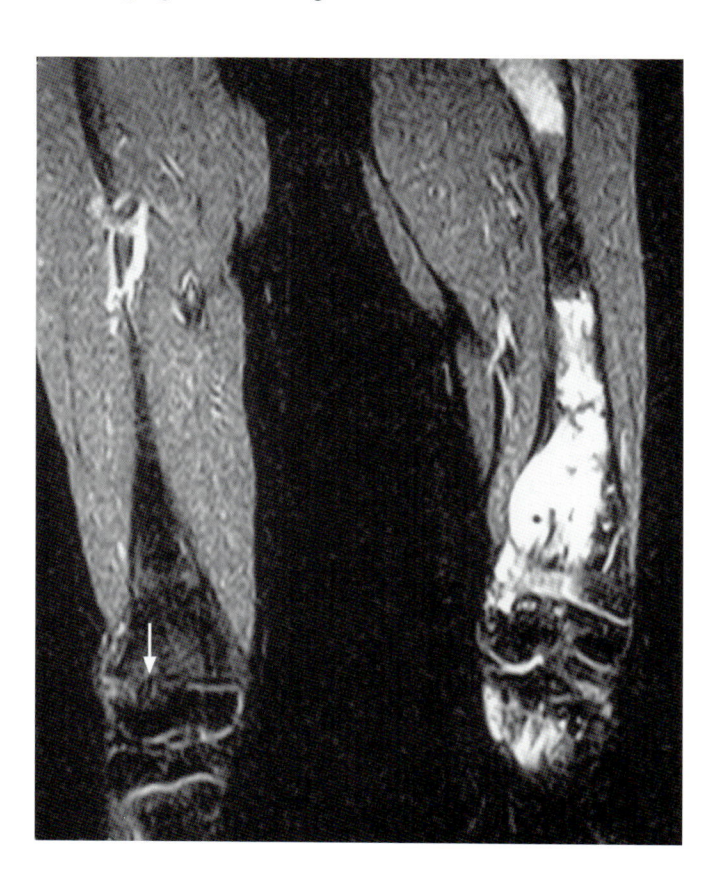

Abb. 10.10 ▪ **Multiple kartilaginäre Exostosen links femoral.**

In STIR-Sequenz vorwiegend signalintens; zur Korrektur der Längendifferenz iatrogener Verschluss der rechten Femurepiphysenfuge (Pfeil).

Dysplasie des femoropatellaren Gelenks

Pathologie
- Inkongruenz der femoropatellaren Gelenkfacetten durch:
  - Hypoplasie des lateralen Femurkondylus
  - zu kleine/konvexe Patellafacette
  - Abflachung des Gleitlagers
  - abnorme Anheftung des Tractus iliotibialis und M. vastus lateralis (Abb. 10.11)

Patella alta
- zu hohe Lokalisation der Patella bei zu langem Lig. patellae
- Insall-Vari-Index über 1,2 (Längenverhältnis des Lig. patellae zum größten diagonalen Durchmesser der Patella), normal unter 1,2 (Abb. 10.12)

Patella baja
- Tiefstand der Patella
- Verkürzung des Lig. patellae

Scheibenmeniskus
- dysplastischer Meniskus
- keine semilunäre Form, scheibenähnlich
- weniger bewegungselastisch, rissgefährdet

Klinik
- links und lateral häufiger
- Schmerzen
- „clicking"
- „locking"
- wirkt wie ein Fremdkörper
- Erguss
- Komplikationen: begleitende Zysten, stärkerer Verschleiß

Diagnostik

Rö (→ *Methode der zweiten Wahl!*)

Befund
- breiter Gelenkspalt

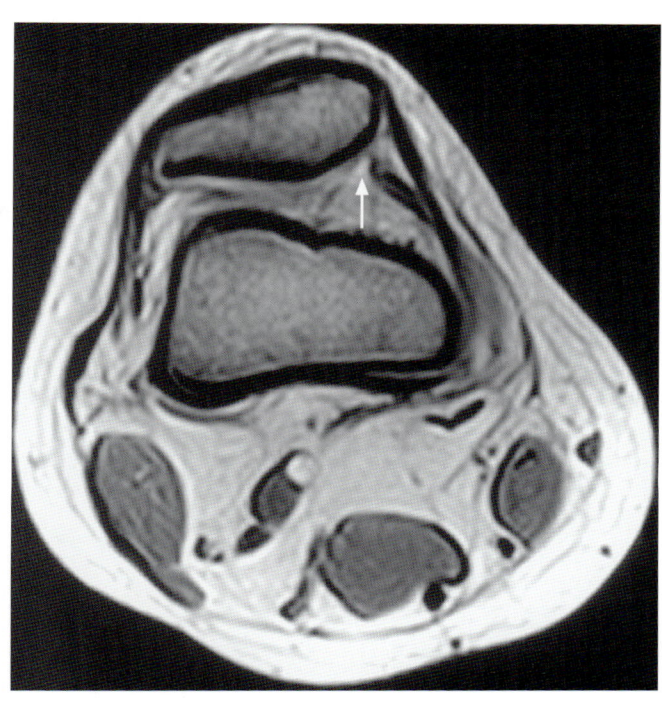

Abb. 10.11 ▪ Dysplasie des femoropatellaren Gleitlagers.
Hier nach traumatischer Patellaluxation; Retinakulumriss (Pfeil).

Grundlagen der Therapie
- Risse glätten, Lefzen exzidieren
- bei instabilem innerem Segment partielle Meniskektomie, ggf. komplette Resektion
- als Präarthrose zu werten!

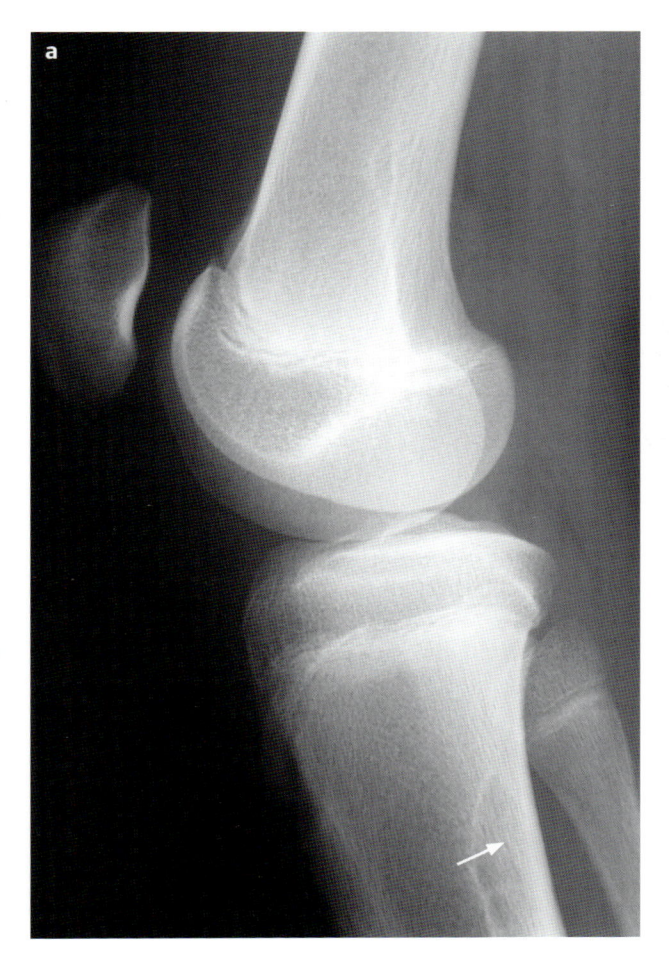

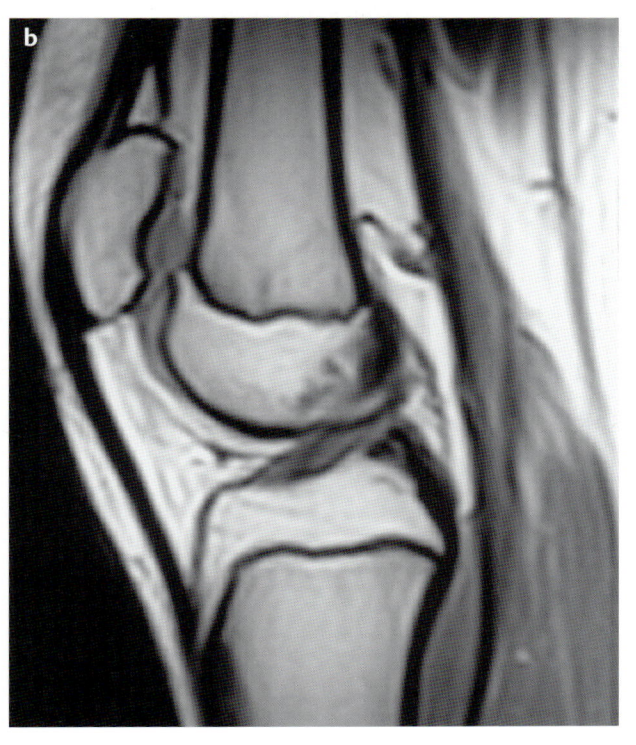

Abb. 10.12 a, b ▪ Patella alta.
a Knöcherne Pathoanatomie; nebenbefundlich nicht ossifizierendes Fibrom (NOF) an der dorsolateralen Tibia (Pfeil).
b Komplette Pathoanatomie im MRT: zu langes Lig. patellae, erhöhter Insall-Vari-Index.

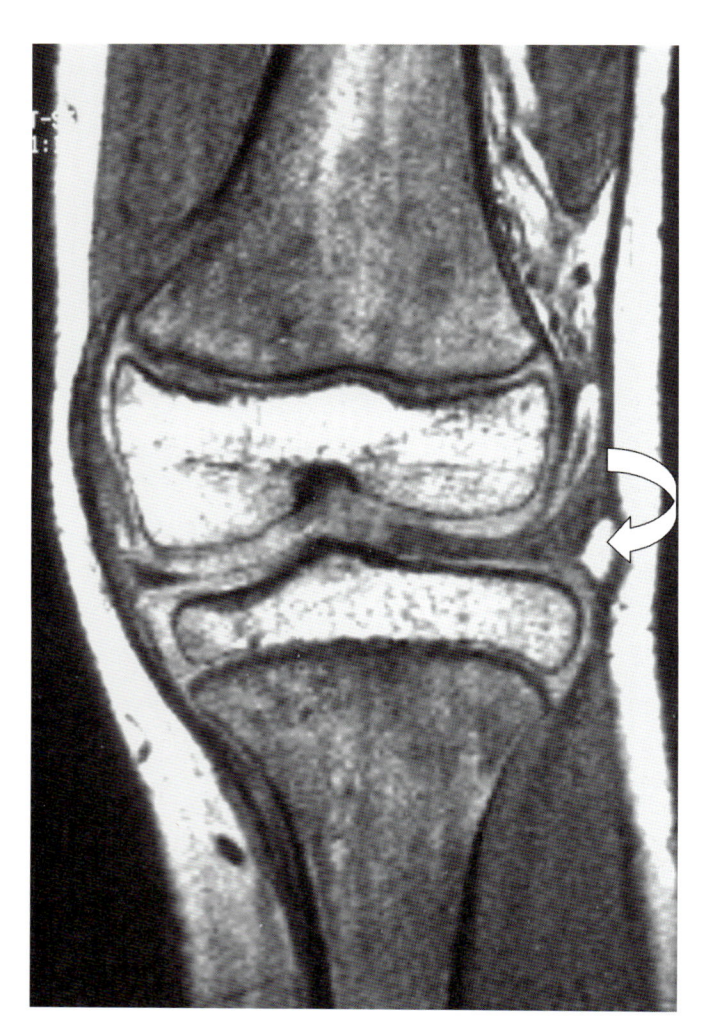

MRT (→ *Methode der ersten Wahl*)

Empfohlene Sequenzen
- „Knorpelsequenz"

Befund
- kontinuierliche Schmetterlingsform über 3–4 sagittale Schichten
- 2 mm höher als Gegenseite
- Erguss
- zentral Signalanhebung: Kavitation
- begleitendes Ganglion (Abb. 10.13)

Abb. 10.13 ▪ **Scheibenmeniskus.**
Scheibenmeniskus links mit assoziiertem Ganglion (Pfeil).

Weitere Fehlbildungssyndrome

Pathologie und typische Befunde

Morbus Gaucher
- Speicherkrankheit: Glukozerebroside im RES
- autosomal rezessiv
- typischer Befund:
  - zystenartige Aufhellung des normalen Knochenmarks: „Gaucher"-Zellen
  - Metaphysen ähnlich Erlenmeyer-Kolben deformiert (Abb. 10.14)

Morbus Pyle
- autosomal rezessiv: Typ Pyle
- autosomal dominant: Typ Tinschert
- typischer Befund:
  - metaphysäre Dysplasie ähnlich Erlenmeyer-Kolben (Abb. 10.14)

Zellweger-Syndrom
- peroxisomale Stoffwechselstörung
- Formenkreis der Chondrodysplasia-punctata-Syndrome
- typischer Befund:
  - punktierte patellare Kalzifikationen

Nail-Patella-Syndrom
- Synonym: Osteoonychodysostosis
- genetisch determiniert
- typischer Befund:
  - dysplastische/völlig fehlende Patella
  - Hypoplasie des lateralen Femurkondylus
  - iliakale Knochenhöcker

Larsen-Syndrom
- genetisch determiniert
- typischer Befund:
  - angeborene Gelenkluxationen
  - auch bei: Arthrogryposis, Ehlers-Danlos-Syndrom

Seckel-Syndrom
- Synonym: Vogelkopfzwergwuchs
- wahrscheinlich autosomal rezessiv
- typischer Befund:
  - Patellaaplasie
  - fehlendes Tibiofibulargelenk
  - Verkürzung von Fibula und Femur

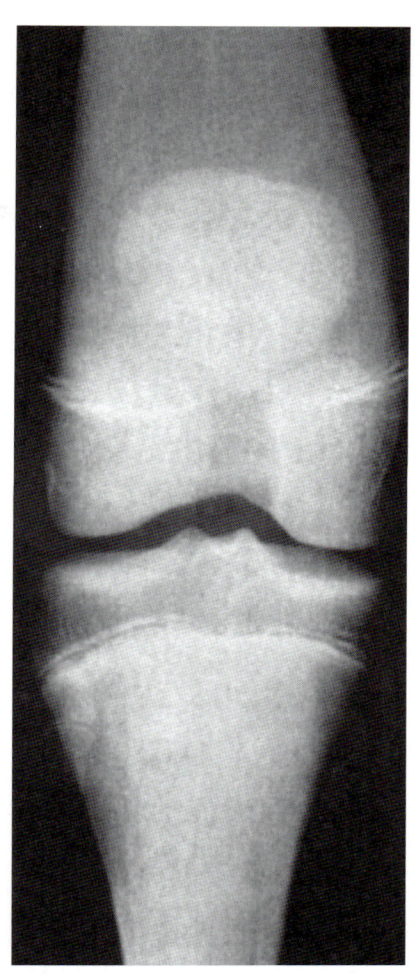

Abb. 10.14 ▪ Erlenmeyer-Kolben-Deformität der distalen Femurmetaphyse.

Pathognomonisch für Morbus Gaucher, Morbus Pyle.

Diagnostischer Leitfaden bei Fehlbildungen

1. Röntgen (Methode der Wahl)

Empfohlene Standardprojektionen
- im Allgemeinen a.-p. Projektion (Seitenvergleich!)
- Spezialprojektionen je nach Fragestellung
- „Knochenminimalprogramm" bei Osteochondrodysplasien: Schädel/Wirbelsäule seitlich, Becken, Hand, Knie a.-p., evtl. zusätzlich: lange Röhrenknochen, Fuß, Thorax

2. MRT (Zusatzdiagnostik)

Indikationen
- Darstellung der umgebenden Weichteile
- assoziierte Fehlbildungen: Wirbelsäule, Spinalkanal
- Speicherprozesse im ZNS

3. Sono (Zusatzdiagnostik)

Indikationen
- Speicherprozesse: Herz, Leber, ZNS (Säuglinge!)
- pränatale Diagnostik

10 Kinderradiologie

Schlüsselwörter
Frakturen des Kindesalters, Weichteiltrauma, Luxationen, Distorsionen, Osteochondrosen

Keywords
children's fractures, soft tissue trauma, luxations, distorsions, osteochondronecroses

Traumatologie

Frakturen

Suprakondyläre Fraktur des distalen Oberschenkels

Pathologie
- 3 Formen:
  - wulstförmige Einstauchung der Kortikalis, häufig leichte Antekurvation (Abb. 10.15), an dieser Stelle praktisch keine Grünholzfraktur oder Biegungsbrüche
  - vollständige, meist dislozierte Fraktur
  - Epiphysenlösung mit/ohne metaphysären Ausbruchkeil (selten!)

Klinik
- Schwellung
- Bewegungseinschränkung
- Deformität

Diagnostik

Rö (→ *Methode der Wahl*)
- 2 Ebenen
- evtl. schräge Projektion

MRT (→ *ergänzende Methode*)

Empfohlene Sequenzen
STIR- und T1w SE-Sequenzen (generell in der Traumatologie bei Kindern!)

Indikationen
- vorteilhaft bei im Röntgen nicht eindeutigen Epi-/Metaphysenläsionen
- im Verlauf bei möglicher Fugenbrücke

Grundlagen der Therapie

Ohne Dislokation
- Gips

Bei Dislokation
= per definitionem: mehr als 2 mm Frakturspalt in der Epiphyse, mehr als um 5 mm abgehobene Apophyse:
- Reposition mit Spickdraht, intramedullärer Schienung, Zugschraube

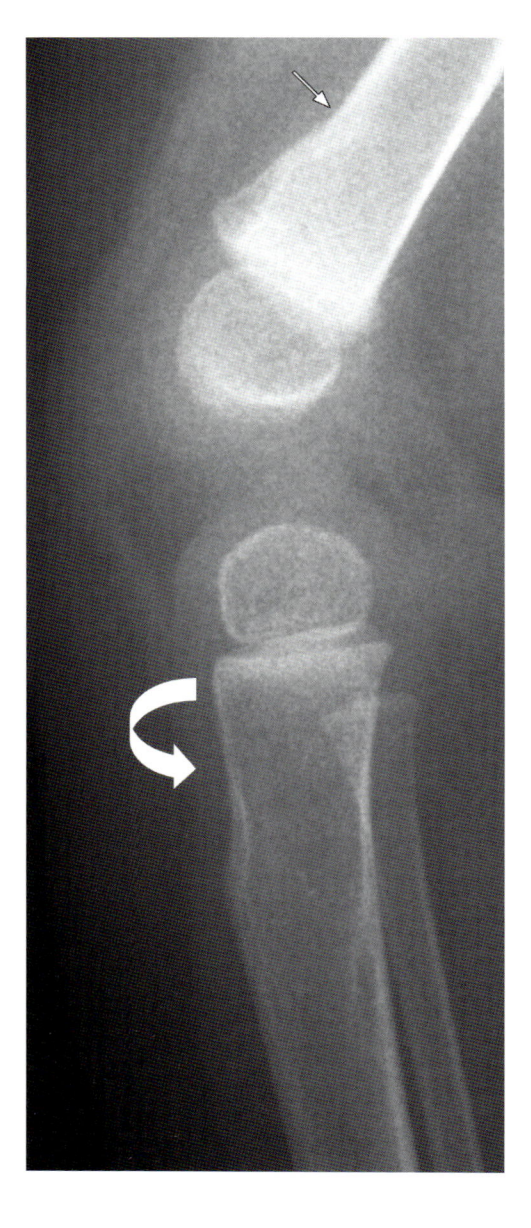

Abb. 10.15 ▪ Distale Oberschenkelwulstfraktur (Pfeil).

Leichte Antekurvation, physiologische Impression der knorpelig präformierten Tibiaapophyse (geschwungener Pfeil).

Fraktur der distalen Femurepiphyse

Pathologie
- selten, 2 Formen:
  - typische: mit/ohne metaphysären Ausbruch
  - Übergangsfraktur (Jugendliche bis Erwachsene) mit Ausbruch aus der Femurrolle: „two plane"-fracture oder mit Ausbruch aus der Metaphyse: „triplane"-fracture

Diagnostik

Rö (→ *Methode der Wahl*)
- 2 Ebenen
- evtl. schräge Projektion
- bei über 10-Jährigen sorgfältig Femurrolle absuchen: Übergangsfraktur ausschließen!

MRT (→ *ergänzende Methode*)
- STIR- und T1w SE-Sequenzen (Abb. 10.16)
- zusätzlich: Darstellung der 3. Ebene vor Osteosynthese

Grundlagen der Therapie

Ohne Dislokation
- Gips

Bei Dislokation
- Reposition, ggf. Kompressionsosteosynthese

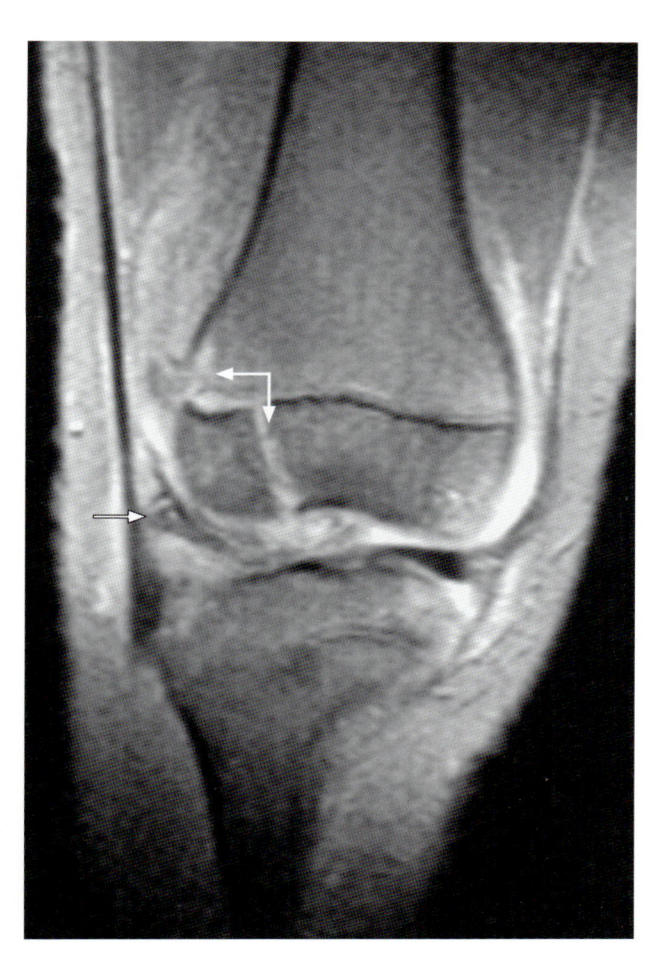

Abb. 10.16 • **Epiphysenfraktur mit metaphysärem Keil.**
„Triplane fracture" (Winkelpfeil); Meniskusquetschung und -dislokation (gerader Pfeil), Gelenkerguss.

Nicht fugenkreuzende Epiphysenfraktur der proximalen Tibia

Grundlagen der Therapie

Konservativ
- Punktion des Hämarthros, Gips

Interventionell
- arthroskopische Reposition

Operativ
- perkutane Drahtspickung, fugenkreuzende Schraube, transepiphysäre Naht

Pathologie
- Eminentiafraktur:
  - un- bis leicht disloziert („hängend")
  - vollständig disloziert

Diagnostik

Rö (→ *Methode der Wahl*)
- 2 Ebenen (Abb. 10.17)

MRT (→ *ergänzende Methode*)
- Begleitverletzungen, z. B. Bandapparat (Abb. 10.18)

Arthroskopie
- diagnostischer und interventioneller Ansatz

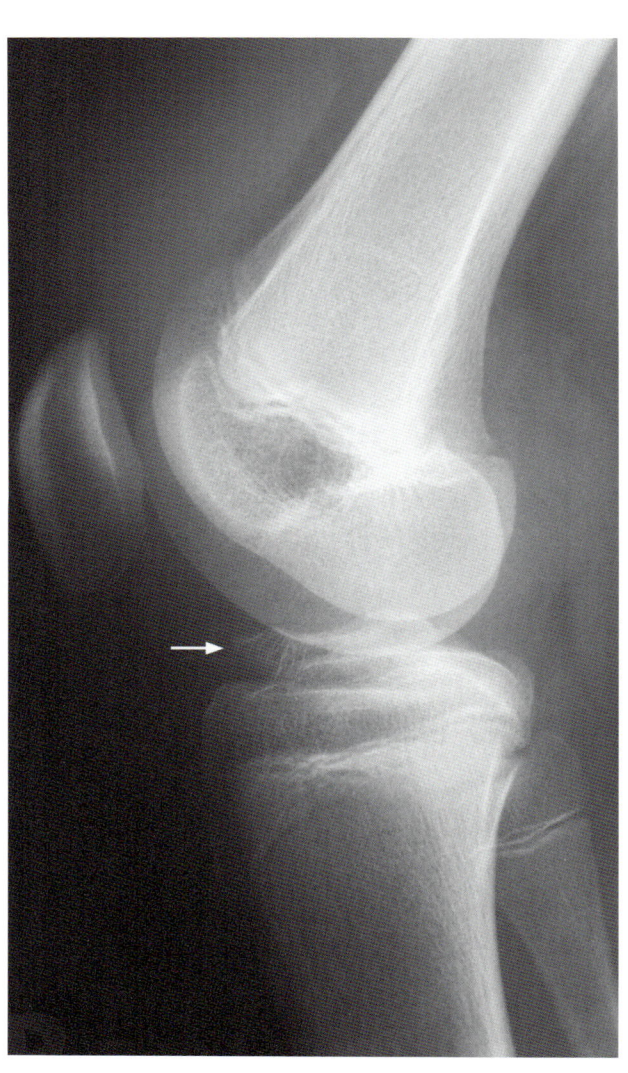

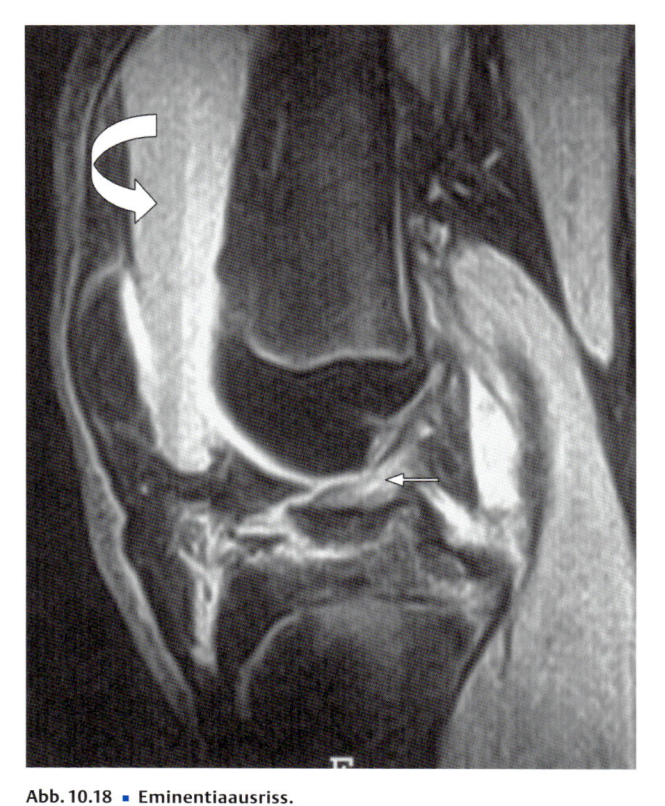

Abb. 10.17 ▪ Eminentiaausriss am Tibiaplateau (Pfeil).

Abb. 10.18 ▪ Eminentiaausriss.
Eminentiaausriss mit zusätzlicher Läsion des vorderen Kreuzbands (gerader Pfeil); Hämarthros! (geschwungener Pfeil).

Fugenkreuzende Epiphysenfraktur der proximalen Tibia

Pathologie
- 3 Formen:
  - typische Epiphysenfraktur (Salter III/IV)
  - Apophysenausrisse
  - Eminentiaausrisse

Diagnostik
Rö (→ *Methode der Wahl*)
- 2 Ebenen

MRT (→ *ergänzende Methode*)
- Fugenverletzungen, Fugenbrücke im Verlauf?
- begleitende Verletzungen

Arthroskopie
- diagnostisch und interventionell

Grundlagen der Therapie
Ohne Dislokation
- Gips

Bei Dislokation
- offene Reposition, Osteosynthese

Metaphysäre Fraktur der Tibia

Pathologie
- 3 Formen:
  - Epiphysenlösung (Salter I und II) (Abb. 10.19)
  - Stauchungsfraktur
  - Grünholzfraktur (Abb. 10.20)

Diagnostik
Rö (→ *Methode der Wahl*)
- 2 Ebenen

MRT (→ *ergänzende Methode*)

Indikationen
- Epiphysenläsionen
- Komplikationen im Verlauf

Befund
- medial klaffender Frakturspalt bedeutet eine drohende Valgusfehlstellung! (Abb. 10.20)
- undislozierte Epiphysenlösungen können übersehen werden: proximale Fibulaschaftfraktur kann hinweisend sein! (Abb. 10.20) beachte die Klinik: lokaler Schmerz, Schwellung

Grundlagen der Therapie
Ohne Dislokation
- Gips

Bei Dislokation
- Reposition
- jede primäre/sekundäre Valgusstellung über 10° muss beseitigt werden!

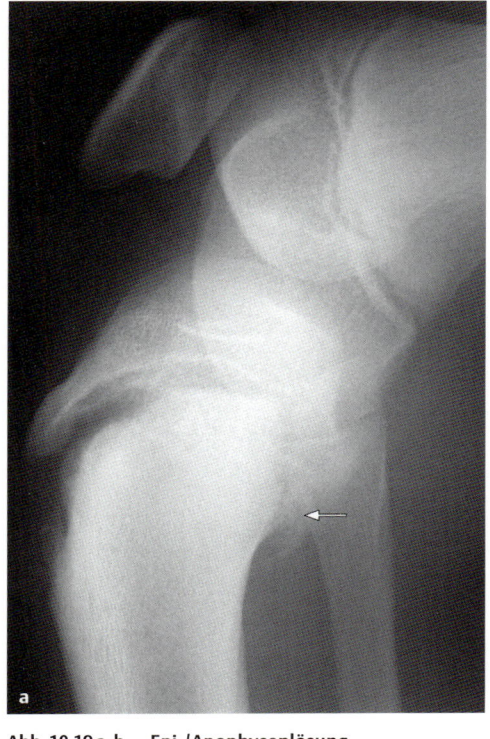

Abb. 10.19 a, b • Epi-/Apophysenlösung.
Mit metaphysärem Keil (Aitken I, Salter II) (Pfeile).
a Knöcherne Pathoanatomie im Röntgen.
b Komplette Pathoanatomie im MRT.

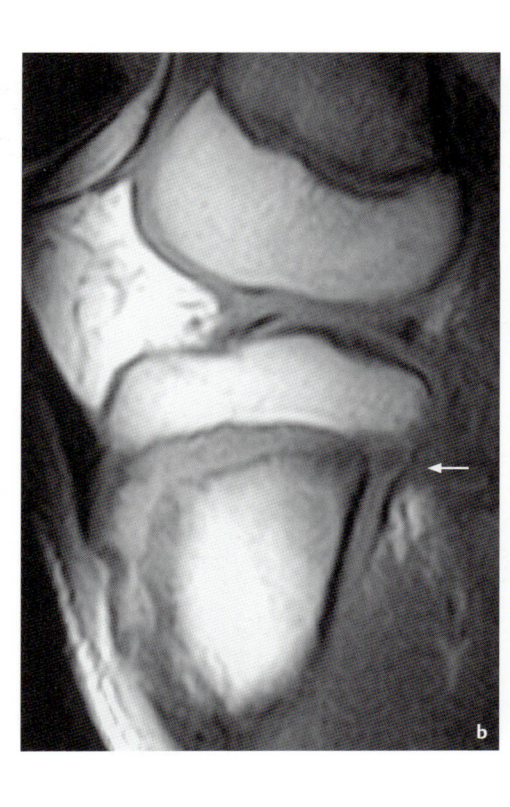

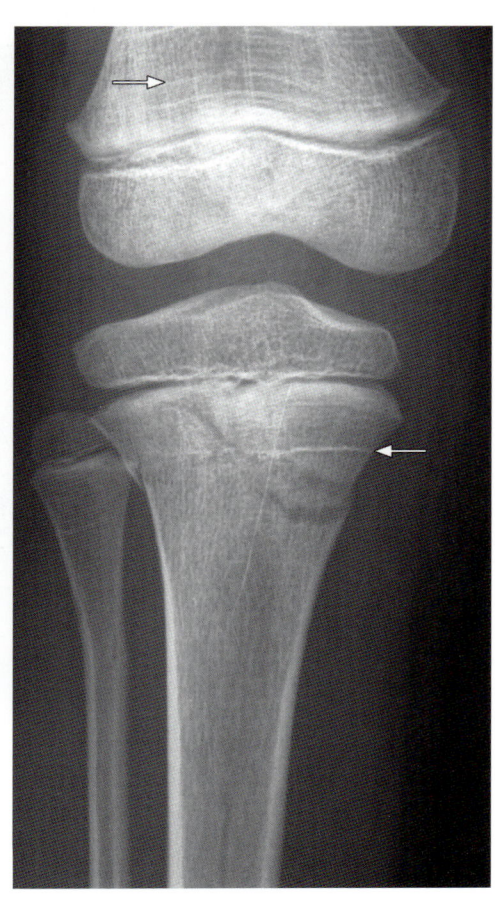

Abb. 10.20 • Metaphysäre Tibiafraktur.
Grünholzkomponente, medial klaffender Frakturspalt, proximale Fibulafraktur (Hinweis auf nicht dislozierte Epiphysenlösung!), „Wachstumsstillstandslinien" metaphysär (Pfeile), physiologisch dichte Metaphysen!

Stressfraktur

Grundlagen der Therapie

- Stress ausschalten:
- Gips für 2–3 Wochen

Pathologie

- Fraktur/Fissur durch repetitive Biegebelastung

Klinik

- häufig inadäquater Sport
- lokale Druckdolenz
- chronische Schmerzen
- Vorwölbung der Tibiakante

Diagnose

Rö (→ *Methode der Wahl*)

Befund

- typischerweise an der proximalen Tibia:
  - periostale Reaktion
  - horizontales Skleroseband
  - Verdickung der Kortikalis (Abb. 10.21)

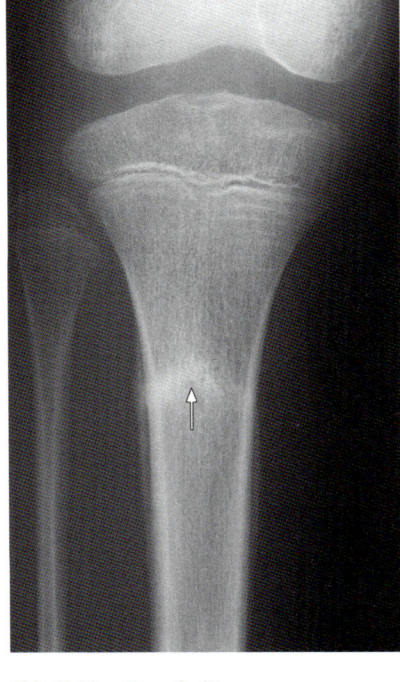

Abb. 10.21 ▪ Stressfraktur.
Typischer Sitz, periostaler Anbau, bandförmige reparative Sklerose (Pfeil).

Weichteiltrauma

Grundlagen der Therapie

- operative Entfernung

Pathologie

- Fremdkörper: Holz, Glas, Metall, Plastik
- Kontusionen: Einblutungen/Hämatome in Muskelgewebe (Abb. 10.22)

Klinik

- entzündliche Begleitreaktion, Schwellung
- Schmerz, Bewegungseinschränkung

Diagnostik

Sono (→ *Methode der Wahl*)

Befund

- Fremdkörper direkt sichtbar
- Schallschatten bei dichten Substanzen
- Umgebungsreaktion

MRT (→ *ergänzende Methode*)

Empfohlene Sequenzen

- bei frischen Blutungen FLAIR-Sequenz verwenden!
- *cave:* kein MRT bei eisenhaltigen Fremdkörpern!

Befund

- bessere Pathoanatomie/Gewebecharakterisierung
- T1w: hypointens
- T2w: hyperintens
- Fremdkörper signallos (Abb. 10.23)

Rö/CT

- ergänzend bei metallhaltigen Fremdkörpern

Abb. 10.22 ▪ Subseptales Hämatom (Pfeile).
Subseptales Hämatom der Wadenmuskulatur durch übermäßiges Fußballtraining (5-Jähriger!)

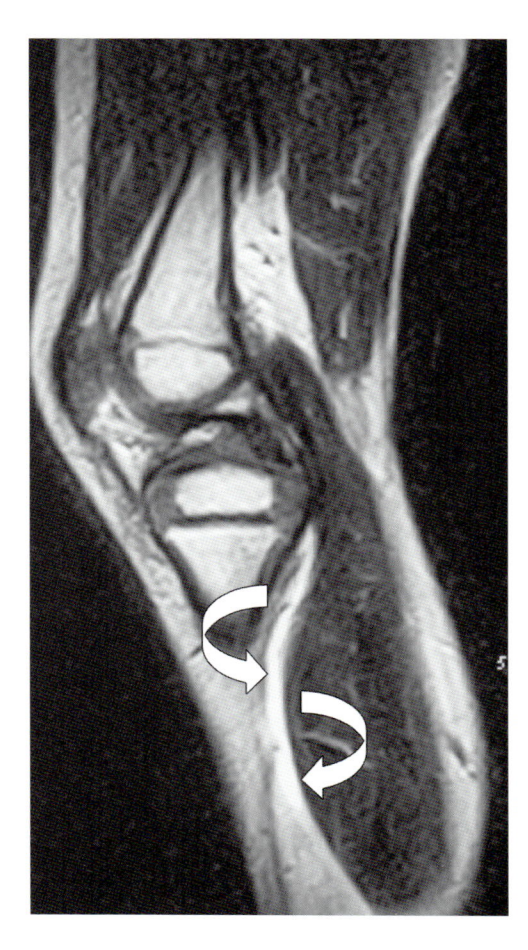

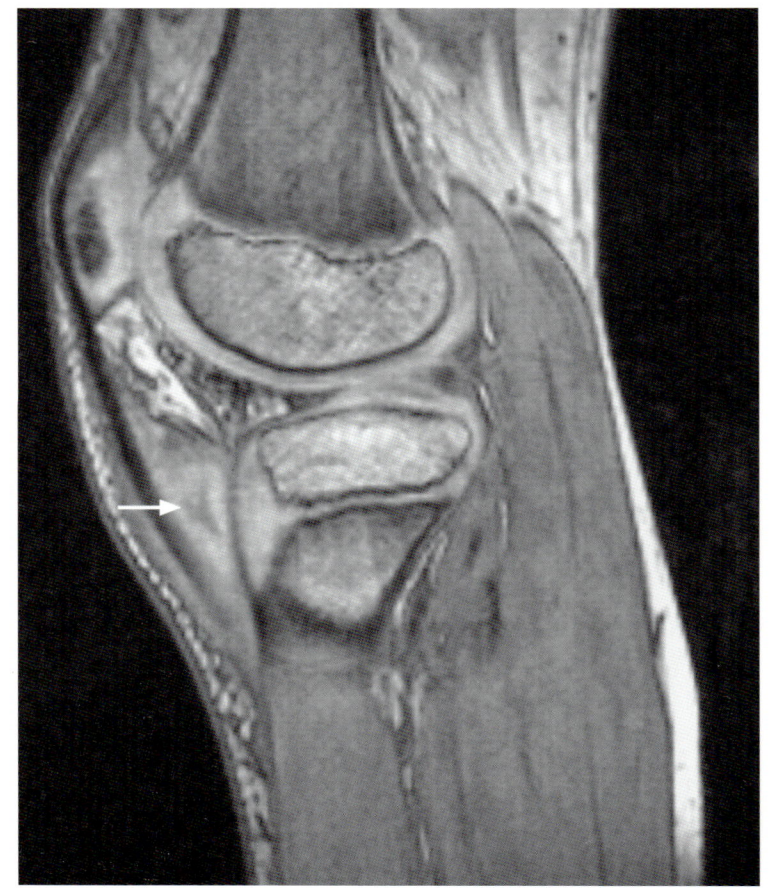

Abb. 10.23 ▪ Weichteiltrauma.
In den Hoffa-Fettkörper eingespießter Dorn (Pfeil) mit perifokalem Ödem.

Patellaluxation

Pathologie
- s. Dysplasie des femoropatellaren Gleitlagers
- hoch sitzende Patella (s. Abb. 10.12)

Klinik
- Dyskinesie des femoropatellaren Gelenks
- Instabilität: traumatische/habituelle Luxation meist nach lateral
- oft bei sportlichen Aktivitäten junger Mädchen
- sekundäre patellare Chondromalazie

- Begleitläsionen:
  - Ausriss des medialen Retinakulums
  - Kapselverletzung, Weichteilriss (Hämarthros!)
  - osteochondrale („flake") Fraktur (Fettaugen im Erguss!) (Abb. 10.27a)

Diagnostik

Rö (→ Methode der ersten Wahl)
Befund
- Darstellung der knöchernen Dysplasie (Abb. 10.11)
- knöcherne Begleitverletzungen

MRT (→ Methode der zweiten Wahl)
Empfohlene Sequenzen
- T1w, T2w und fettgesättigte Sequenzen
Befund
- komplette Pathoanatomie

Sono
- Hämarthros

Grundlagen der Therapie

Konservativ
- Hämarthrospunktion
- primäre Reposition
- Immobilisation
- isometrisches Muskeltraining (M. vastus): habituelle Reluxation vermeiden

Operativ
- arthroskopische Reparation von Knorpelschäden
- arthroskopische/offene Plastiken
- derotierende Osteotomie

Patellafrakturen

s. Erwachsene, Kapitel 2, S. 60

Kniebinnenverletzungen

Pathologie
- knöcherne/knorpelige Ausrisse
- Halteapparatläsionen

Klinik
- Schwellung
- Schmerz
- Instabilität?
- Erguss:
  - serös: keine frische Binnenläsion
  - blutig mit Fettaugen: Fraktur
  - blutig ohne Fettaugen: Binnenläsion

Diagnostik

Rö (→ Methode der dritten Wahl)
- Weichteilschwellung
- Ausschluss Begleitverletzungen

Sono (→ wenn sonophysikalisch einsetzbar)
- oberflächliche knorpelige/knöcherne Läsionen
- Erguss

MRT (→ Methode der ersten Wahl)
Empfohlene Sequenzen
- fettgesättigte, knorpelbetonende und T1w/T2w SE-Sequenzen
Befund
- Meniskus-, Halteapparat-, Weichteil-, Knochen-/Knorpelläsionen

Arthroskopie
- ggf. in interventioneller Absicht

Isolierte femorale ossäre Seitenbandausrisse

Grundlagen der Therapie

Undislozierte Ausrisse
- konservativ, Gips, sofern keine Binnenverletzung!

Dislokationen
- beseitigen durch Reposition und Refixation
- Instabilität und Wachstumsstörung vermeiden

Pathologie
- bei noch weit offenen Fugen
- tief epiphysär oder oberflächlich metaphysär (Abb. 10.24)

Klinik
- primär keine klinische Untersuchung wegen der Gefahr sekundärer Dislokation!
- sekundär: Stabilitätsprüfungen (Lachman-, Pivot-Shift-Test)

Diagnostik

Rö (→ *Methode der Wahl*)
- bei undislozierten metaphysären Ausrissen: keine weiteren Verletzungen zu erwarten
- bei undislozierten epiphysären Ausrissen: Kniebinnenverletzung möglich, dann MRT

MRT
- Verlaufskontrollen bei Kindern unter 10 Jahren:
  – Ausmaß/Form einer sekundären Epiphysenbrücke? Wachstumsstörung! (Abb. 10.25)
- Verlaufskontrollen vor der Pubertät nicht mehr sinnvoll:
  – sofort Korrekturosteotomie

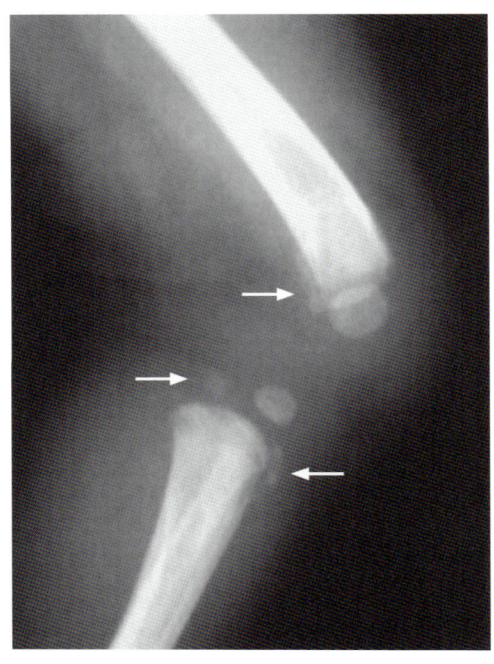

Abb. 10.24 ▪ **Kindesmisshandlung.**
Subluxation der Tibia gegenüber dem Femur, massive ossäre metaphysäre Bandausrisse (Pfeile) nach peitschenartiger Überdehnung der Gelenkkapsel.

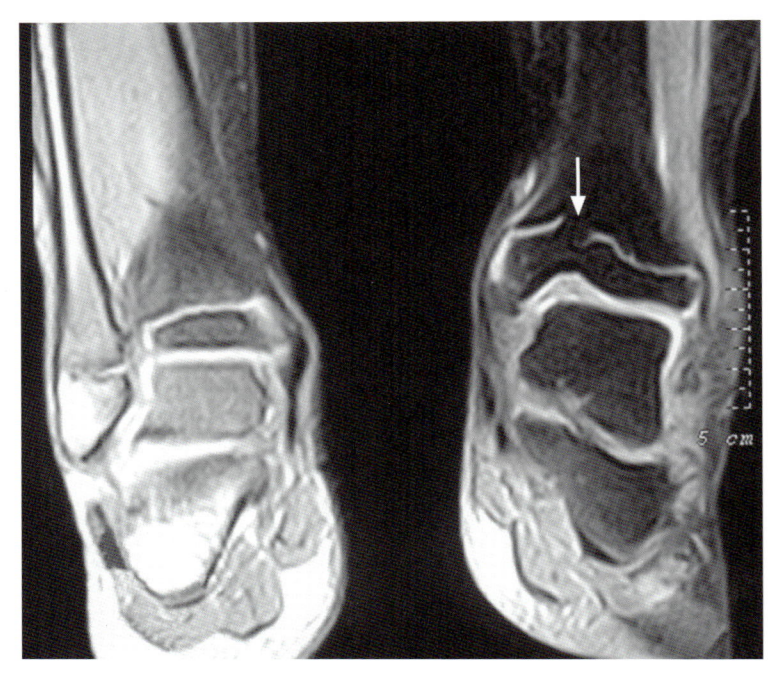

Abb. 10.25 ▪ **Knöcherne Brückenbildung (Pfeil) nach Epiphysenfraktur.**
Varisierende Wachstumsstörung mit Schrägstellung der noch vitalen Fuge, des Gelenkspalts und des Fußskeletts im Vergleich zu rechts (Beispiel ersatzweise aus dem Bereich des oberen Sprunggelenks ausgewählt!).

Nichtossäre Bandläsionen und Meniskusläsionen

Pathologie
- Kreuzbänder:
  - 80% der knöchernen Kreuzbandausrisse bei Kindern unter 12 Jahren
  - 90% der nicht knöchernen Bandrupturen über 12 Jahre
- vorderes Kreuzband:
  - isolierte inkomplette Ruptur
  - isolierte komplette Ruptur
  - komplette Ruptur mit Begleitverletzungen
- hinteres Kreuzband:
  - Subluxation der Tibia: Gehvermögen beeinträchtigt
- mediales Kollateralband:
  - häufig Ausriss des proximalen Knorpelansatzes
  - später: Stieda-Pellegrini-Schatten im Röntgen
- medialer Meniskus (Abb. 10.26)
  - Korbhenkel- oder randständige Risse
  - Quetschung bei Distorsion (Abb. 10.**27a**, Abb. 10.**16**)
- lateraler Meniskus:
  - bei Scheibenmeniskus (Abb. 10.**13**)

Diagnostik

MRT
- DD bei intrameniskealen Signalanhebungen:
  - zentrale intrameniskeale Signalanhebungen bei Kindern: keine Degeneration, Gefäße! (Abb. 10.**27b**)
  - diffuse intrameniskeale Signalanhebungen bei adoleszenten Leistungssportlern: Überlastungstrauma!

Abb. 10.26 ■ **Komplexe mediale Meniskusläsion (Pfeil) nach Distorsion.**
Begleitende Kapsel- und Weichteilverletzung.

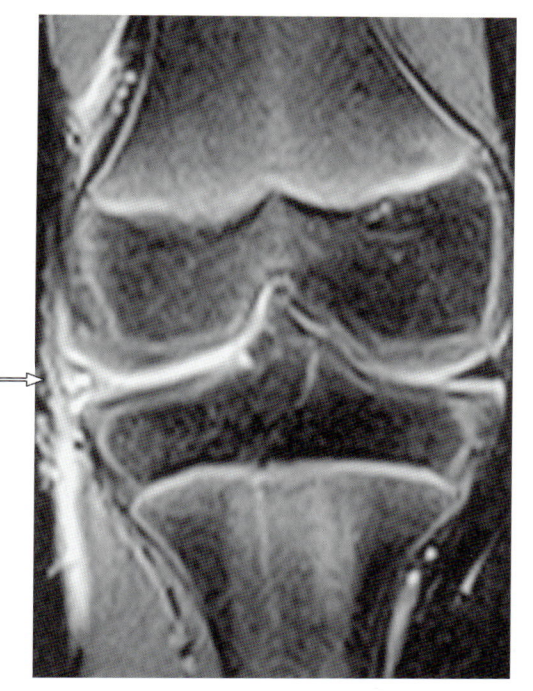

Abb. 10.27 a, b ■ **DD Meniskusläsionen.**
a „Flake fracture" am dorsalen Außenkondylus (Pfeil), Quetschung des Außenmeniskus mit diffuser Signalanhebung nach Distorsion (geschwungene Pfeile).
b Wolkige intrameniskeale Signalanhebung bei Kindern: Gefäße! Keine Degeneration (Blockpfeil)!

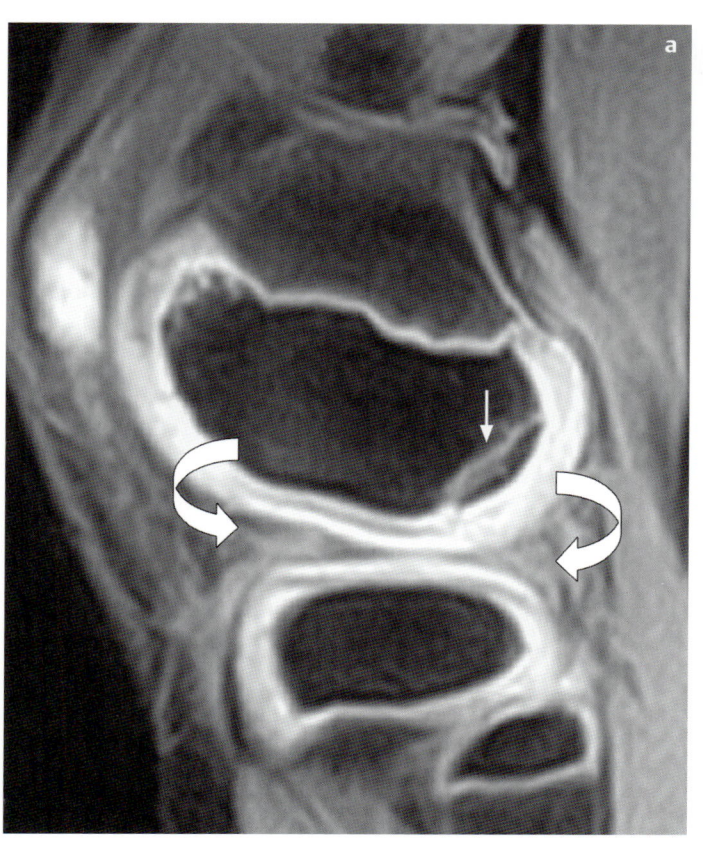

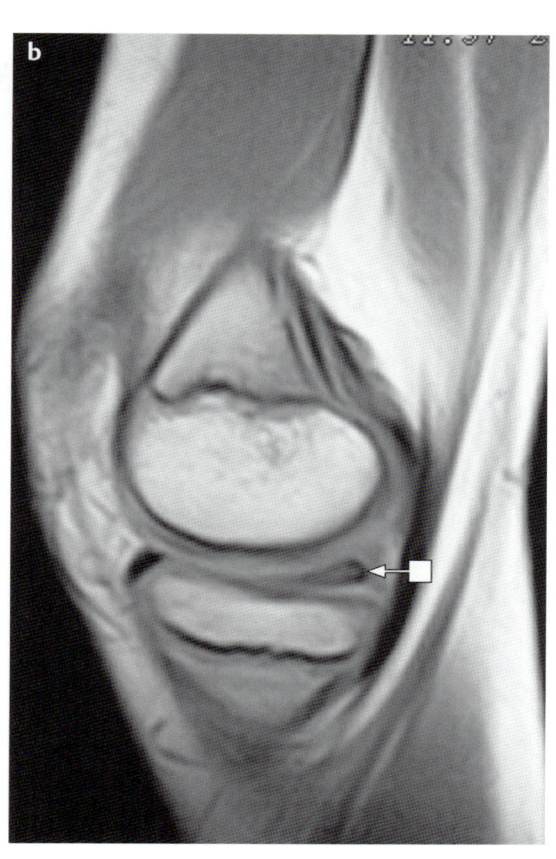

Grundlagen der Therapie

Vorderes Kreuzband
- isolierte inkomplette Ruptur: konservativ
- *isolierte komplette Ruptur:* Ergusspunktion, 2 Wochen Gips; bei Knochenalter über 13 Jahre männlich bzw. über 11,5 Jahre weiblich: Plastik mit Semitendinosussehne
- *komplette Ruptur mit Begleitverletzungen:* Knochenalter unter 13 Jahre männlich bzw. unter 11,5 Jahre weiblich: Plastik, immer Begleitverletzungen mitversorgen (Läsionen des medialen Kollateralbands konservativ)

Hinteres Kreuzband
- Operation

Mediales Kollateralband
- immer konservativ
- wenn Aufklappbarkeit mehr als 5 mm = „unhappy triad": zusätzliche Läsionen an vorderem Kreuzband, medialem Meniskus, ggf. Patellaluxation; diese operativ versorgen!

Medialer Meniskus
- Spontanverlauf, ggf. Naht

Lateraler Meniskus
- nur inneren Rand entfernen, äußerer für Stabilität wichtig!

Osteonecrosis dissecans

Grundlagen der Therapie

Unter 11 Jahren
- Beobachtung
- Revaskularisierung und Selbstheilung

Über 13 Jahren
- Grad I und II: spontane Ausheilung möglich
- Grad III: instabiles Dissekat arthroskopisch fixieren
- Grad IV: operative oder arthroskopisch-interventionelle Entfernung

Pathologie
- verschiedene Thesen zur Entstehung:
  – genetisch bedingt?
  – Wachstumsstörung bei Kindern?
  – Variante der Epiphysenentwicklung: separates Ossifikationszentrum (?), da vor allem im Wachstumsalter beobachtet!
- heute favorisiert:
  – mikrotraumatische Einflüsse (50% Trauma in Anamnese!), initial spontane fokale Ischämie, Infarkt, Dissekat
  – subchondrale, später osteochondrale Ermüdungsfraktur, durch Remodeling Ausheilung, Demarkation mit Sklerose
  – bei repetitiven Traumen: kein Remodeling, sondern Abstoßung des osteochondralen Fragments

Schweregrade
- Grad I: subchondraler Knochendefekt, Knorpel intakt
- Grad II: Demarkation durch Sklerose, Knorpel intakt
- Grad III: Separation des Dissekats
- Grad IV: vollständige Ablösung des Dissekats aus dem Mausbett, freier Gelenkkörper

Klinik
- Schmerzen
- Erguss
- häufig laterale Fläche des Innenkondylus betroffen

MRT (→ Methode der Wahl)
Befund
- Grad I: hypointenses Signal in T1w (Abb. 10.28a), fokal erhöht in T2: Ödem (Abb. 10.28b)
- Grad II und III: bei Fettsättigung und T2w „double line sign": hypointens außen: Sklerose; hyperintens innen: Granulationsgwebe
- Grad III: Gelenkflüssigkeit zwischen Knochen und Defekt: instabiles Dissekat
- Grad IV: freier Gelenkkörper

Rö
- erst bei Grad III positiv!

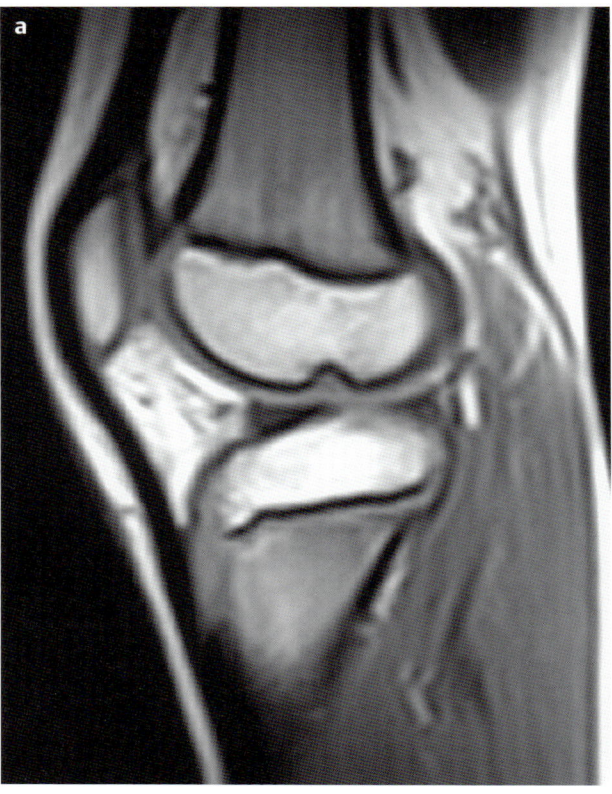

Abb. 10.28 a, b ▪ Osteochondrosis dissecans.
a Stadium II: markierende perifokale Sklerose.
b Stadium I: Knochendefekt mit perifokalem Ödem.

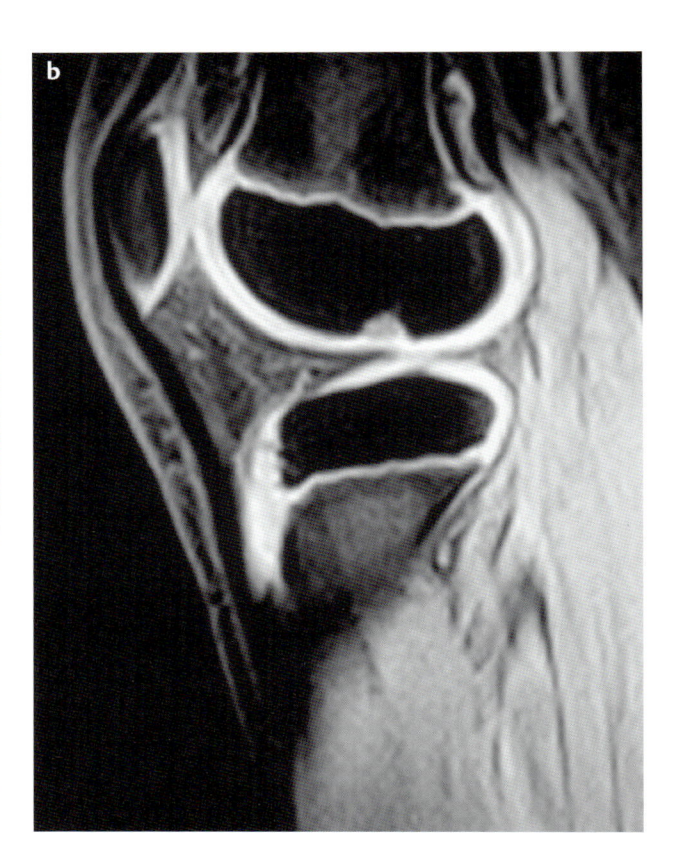

Morbus Osgood-Schlatter

Pathologie
- repetitive Mikrotraumen
- aseptische Osteochondronekrose der Tibiaapophyse
- im Vollstadium Fragmentation

Klinik
- meist ältere Kinder (Mädchen!) vor Apophysenschluss
- Sportler
- belastungsabhängige Schmerzen an der Tibiavorderkante
- Schwellung der Patellarsehne/ des peripatellaren Weichteilgewebes

Diagnostik

MRT (→ *Methode der Wahl*)

Befund
- Signalverhalten der Apophyse: T1w hypointens, T2w und fettgesättigt hyperintens
- Ödem in und um Hoffa-Fettkörper (Abb. 10.29)
- „bone bruise" im spongiösen Tibiakopf
- Endstadium: umschriebene Sklerose, T1w und T2w kaum Signal

Rö/Sono
- unsicher!

Grundlagen der Therapie
- Ruhigstellung
- Vermeidung sportlicher Aktivitäten
- isometrisches Muskeltraining
- in der Regel Ausheilung bei Apophysenschluss

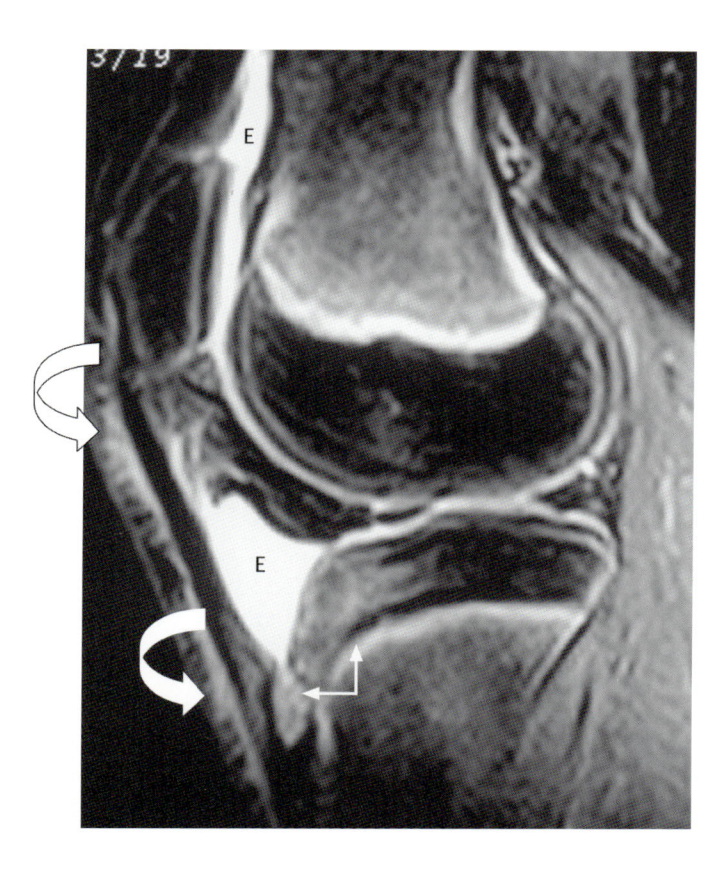

Abb. 10.29 ▪ **Morbus Osgood-Schlatter.**

Signalstörungen in Tibiaapo- und -epiphyse (Winkelpfeil), Patellasehne, Bursa infra- und präpatellaris (geschwungene Pfeile); Erguss (E) im Recessus suprapatellaris und unterhalb des Hoffa-Fettkörpers.

Morbus Sinding-Larsen-Johansson

Grundlagen der Therapie

- wie bei Morbus Osgood-Schlatter

Pathologie

- repetitive Mikrotraumen
- aseptische Osteochondronekrose der Patellaspitze
- aseptische Nekrose der proximalen Patellasehne

Klinik

- Adoleszente (ähnlich Morbus Osgood-Schlatter) häufiger betroffen
- Schmerzen in der Patellaregion
- Druckdolenz an der Patellaspitze
- Beschwerden jeweils belastungsabhängig
- Schwellung

Rö (→ *Methode der ersten Wahl*)

- Osteolyse pathognomonisch

MRT (*ergänzende Methode*)

- Signalverhalten am Patellaunterpol:
  - T1w hypointens
  - T2w und fettgesättigt hyperintens
- begleitend:
  - reaktive Irritation der proximalen Patellasehne (Abb. 10.30) mit gleichem Signalverhalten

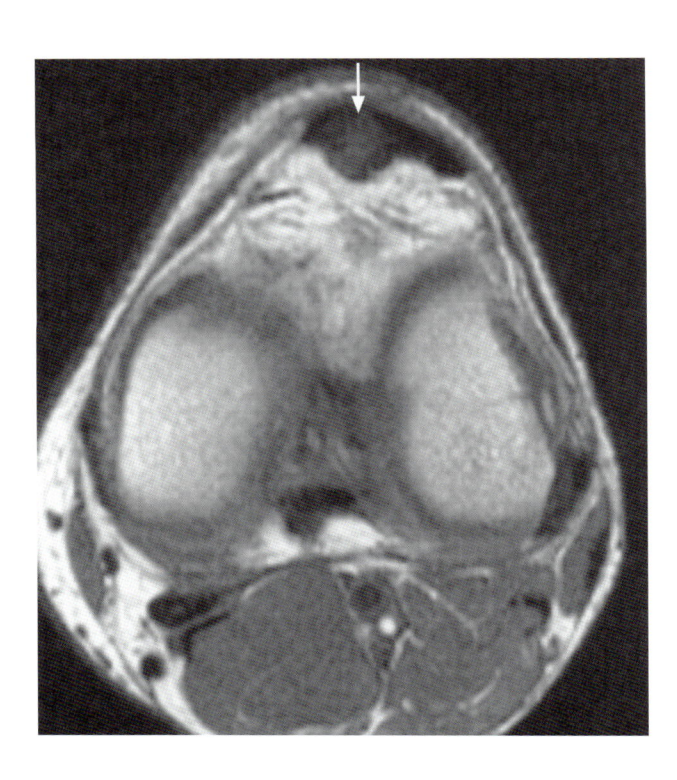

Abb. 10.30 ▪ **Morbus Sinding-Larsen-Johansson.**
Ansatztendinose des proximalen Lig. patellae mit umschriebener Signalanhebung (Pfeil).

Diagnostischer Leitfaden in der Traumatologie

1. Röntgen (meist Methode der Wahl)

- ja nach Fragestellung gezielte Diagnostik

2. Sono und MRT
   (i. A. Zusatzmethoden, bei Fragen nach nichtknöchernen Läsionen Methoden der ersten Wahl)

Indikationen
- Ergussqualität
- Halteapparat-, Weichteil-, Knorpel- und Epiphysenverletzungen
- im Röntgen nicht sichtbare Knochenprozesse, z. B. „bone bruising"
- Ersatz für Röntgen im Verlauf

Tumoren

Benigne Tumoren

Baker-Zyste

Pathologie
- Thesen zur Entstehung:
  - Kapselfehlbildung
  - Herniation der Gelenkkapsel
  - Retentionszyste der Bursa des M. semimembranosus
  - Synovialprotrusion
- Lokalisation:
  - zwischen M. semimembranosus und medialem Gastrocnemiuskopf
- Beschaffenheit:
  - zipfelige Verbindung zur dorsalen Gelenkkapsel
  - meist seröser, auch gallertiger Inhalt
  - Einblutungen möglich

Klinik
- schmerzhafte Schwellung in der Kniekehle
- Bewegungseinschränkung
- Druck auf Gefäß-Nerven-Bündel: Parästhesien, motorische Ausfälle, Ödem, Pulsveränderungen

Diagnostik

Sono (→ *Methode der Wahl*)
Indikation
- Schwellung in der Kniekehle

Befund
- meist echoarme Raumforderung
- Verbindung zum Gelenkraum
- gelegentlich septiert
- Debris/Verkalkungen
- Reiskornphänomen

MRT (→ *gelegentlich Sono ergänzend*)
Befund
- übersichtliche Pathoanatomie in der Transversalebene (Abb. 10.31)
- abhängig von Zusammensetzung des Inhalts:
  - T1w hyperintens: EW erhöht, Blut
  - T1w hypointens: Inhalt serös
  - T2w hyperintens: Flüssigkeiten

Schlüsselwörter
benigne Tumoren, Baker-Zyste, Osteochondrom, nicht ossifizierendes Fibrom, Osteoidosteom, maligner Tumor, Osteosarkom

Keywords
benign tumors, Baker's cyst, osteochondroma, non ossifying fibroma, osteoidosteoma, malignant tumor, osteosarcoma

Grundlagen der Therapie
- Beobachtung bei Beschwerdefreiheit
- bei Kindern unter 10 Jahren Spontanremission möglich
- Exzision bei Symptomen/Größenzunahme

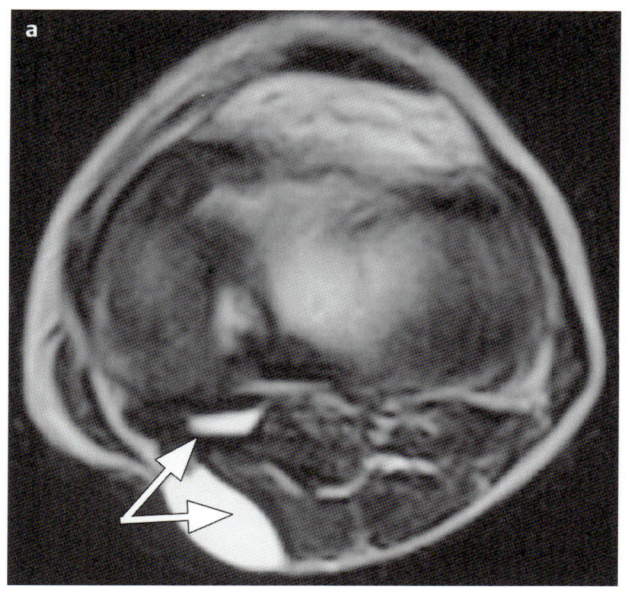

Abb. 10.31 a, b ▪ **Baker-Zysten.**
a Typischer Sitz medial des medialen Gastrocnemiuskopfes mit Verbindung zum Gelenkbinnenraum (Doppelpfeil).
b Zyste mit komplexem Inhalt (geschwungener Pfeil).

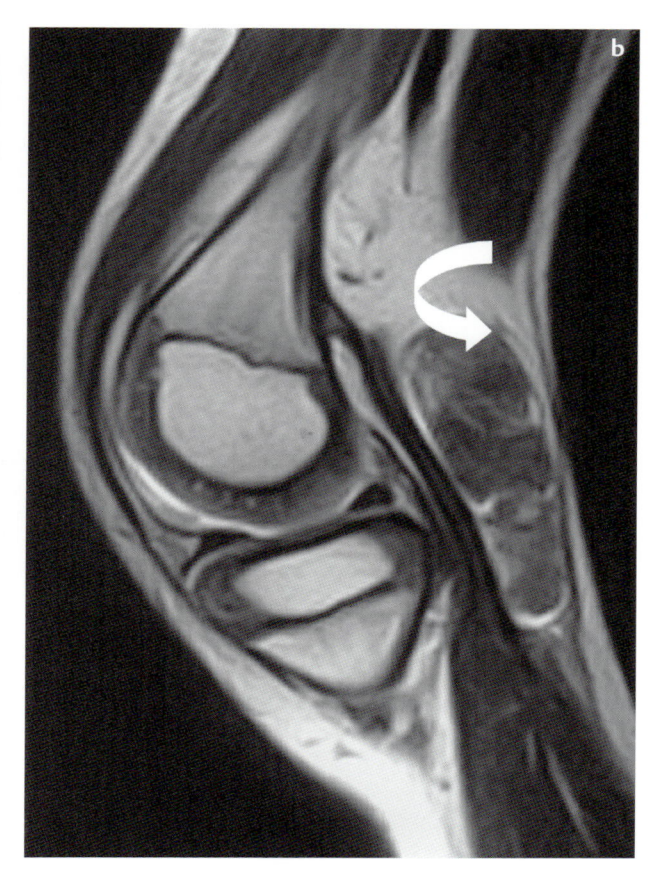

Osteochondrom

Grundlagen der Therapie

Konservativ
- abwartend

Operativ
- bei Irritation der Umgebung
- bei V. a. Entartung

Pathologie
- Wachstumsstörung
- Fehlverteilung enchondraler Ossifikationskerne
- knöcherne Ausziehung
- knorpeliger Überzug

Klinik
- sicht- und tastbare Raumforderung
- häufig metaphysennah
- Irritation von Nerven, Gefäßen und Muskulatur möglich
- einzelnes oder multiples Auftreten, multipel unilateral: Morbus Ollier
- familiär gehäuft

Diagnostik

Rö (→ *Methode der Wahl*)

Befund
- Exostose
- gestielt, pilzförmig, breitbasig, sessil (Abb. 10.32 a)

Sono (→ *ergänzende Methode*)
- bei kleinen Prozessen oft ausreichend

Indikationen
- Verlaufsbeobachtung
- Beurteilung der umgebenden Weichteile

Befunde
- Knorpelkappe erfass- und messbar

MRT (→ *ergänzende Methode*)

Indikationen
- Darstellung der Umgebung
- multiple Tumoren
- V. a. Entartung: Beurteilung der Knorpelkappendicke

Befund
- T1w: knöcherner Anteil isointens zu normalem Knochen
- T2w: knorpeliger Anteil hyperintens (Abb. 10.32 b)

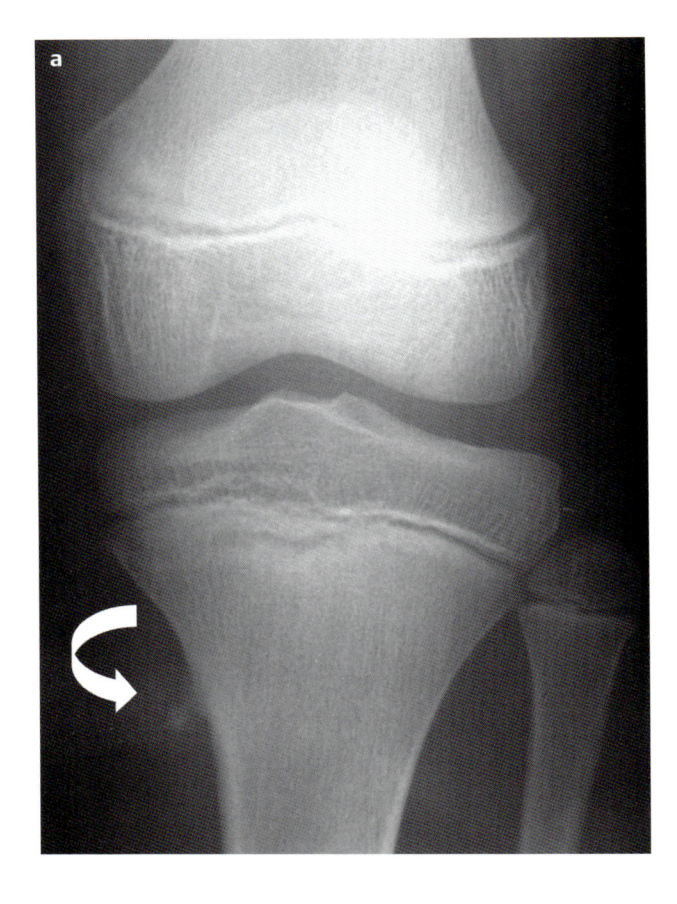

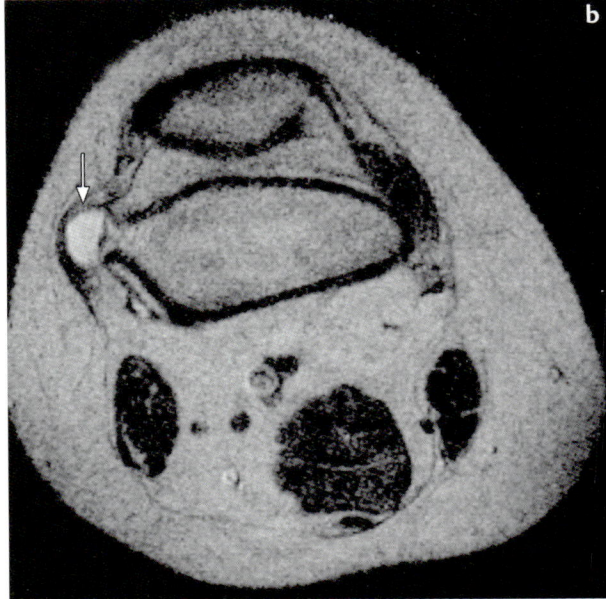

Abb. 10.32 a, b ▪ Osteochondrom (kartilaginäre Exostose).
a Gestielte ossäre Ausziehung an der medialen Tibiametaphyse (geschwungener Pfeil).
b T2w knorpelige Kopfkappe gut zu differenzieren (Pfeil).

Nicht ossifizierendes Fibrom (fibröser Kortikalisdefekt)

Pathologie
- Nester von Histiofibroblasten
- diaphysär auswachsend
- allmähliche Verknöcherung

Klinik
- asymptomatisch, oft zufällig entdeckt
- Spontanfraktur möglich

Diagnostik

Rö (→ *meist alleine ausreichend!*)

Befund
- traubenförmige Osteolyse
- exzentrisch metaphysär gelegen
- Kortikalis partiell dünn
- begrenzende Sklerose (Abb. 10.**12a**)

Grundlagen der Therapie
- keine Therapie
- Ausnahme: ggf. frakturstabilisierend

Osteoidosteom (bis 1 cm), Osteoblastom (über 2 cm)

Pathologie
- osteoblastische Läsion
- geringe Ausdehnung, gute Abgrenzbarkeit
- ausgeprägte reaktive Sklerose
- zentral reich vaskularisiertes Osteoidgewebe (Nidus)

Klinik
- Osteoidosteom
  - typischer Schmerz: nachts, stark, spricht auf Acetylsalicylsäure an
  - Lokalisation: lange Röhrenknochen, Wirbelsäule, Klavikula/Sternum ausgenommen
  - Auftreten in der 1.–2. Lebensdekade
- Osteoblastom
  - uncharakteristischer Schmerz
  - Lokalisation: eher Wirbelsäule
  - geringere Sklerose
  - Auftreten häufiger in der 2. Lebensdekade

Diagnostik

Rö (→ *Methode der Wahl*)

Befund
- ausgeprägte reaktive Sklerose
- zentrale Osteolyse (Nidus)

CT

Indikationen
- gleichwertig mit MRT anzusehen
- bei interventioneller Therapie vorteilhaft

MRT (→ *ergänzende Methode*)

Befund
- Nidus: T1w signalarm, T2w signalreich, KM-Aufnahme
- Knochenmarködem in fettunterdrückenden Sequenzen signalintens
- Umgebungssklerose signallos (Abb. 10.**33**)

Grundlagen der Therapie

Interventionell
- Drillbohrung
- Alkoholinstillation
- Laserablation

Operativ
- konventionelle Exzision

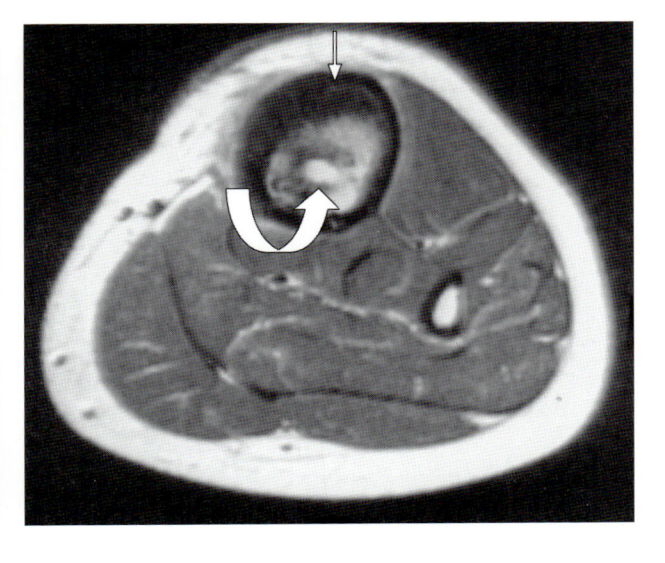

Abb. 10.33 ▪ **Osteoidosteom.**
Ausgeprägte reaktive Sklerose (Pfeil) mit signalintensem Nidus (geschwungener Pfeil) nach KM-Gabe und perifokalem, diffusen Knochenmarködem, T1w signalarm um den Nidus herum.

Maligne Tumoren

Grundlagen der Therapie

- Chemoembolisation
- Resektion
- Umkehrplastik
- Transplantat
- prä-/postoperative Chemotherapie

Osteosarkom

Pathologie
- je nach Stromaatypie: osteoplastische, chondroplastische, fibroplastische, teleangiektatische Sarkome

Klinik
- lokaler Schmerz, druckdolente Schwellung
- bei Kindern:
  – Projektion in benachbarte Gelenkregion!
  – Trauma als Kausalitätsbedürfnis!

Diagnostik

Rö (→ *Methode der Wahl*)

Befund
- Mischung aus:
  – Destruktion
  – diffuser Sklerose
  – periostaler Knochenneubildung
  – Tumornekrosen
  – Weichteilmasse

MRT (→ *Methode der zweiten Wahl*)

Indikationen
- Prozessausdehnung
- Weichteildifferenzierung
- Gefäßdarstellung

Empfohlene Sequenzen
- T1w und T2w SE- und fettunterdrückende Sequenzen
- KM-Gabe
- evtl. präinterventionell MR-Angiographie

Befund
- scharfe Tumorgrenzen
- differenzierte Darstellung von Kortikalis, Periost, Weichteilen und Gefäßversorgung
- KM-Gabe kann Befund teilweise maskieren, aber zur Frage Tumorvitalität im Verlauf notwendig! (Abb. 10.34)

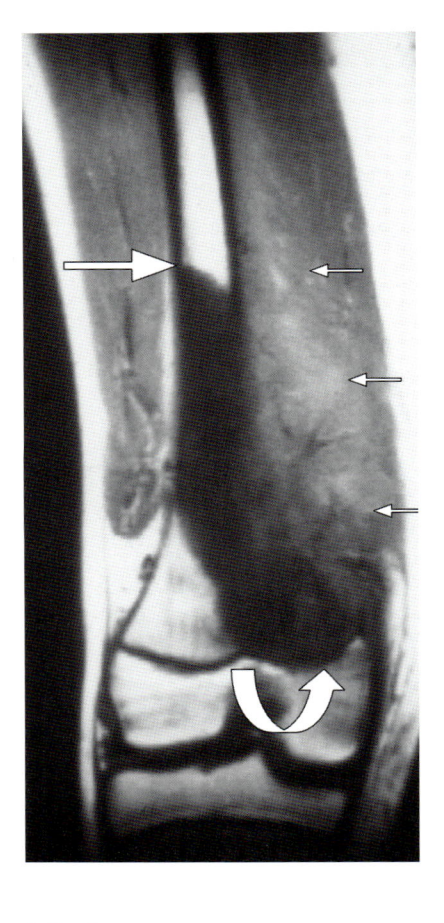

Abb. 10.34 ▪ **Osteosarkom.**
Im MRT scharfe Abgrenzung zwischen befallenem und gesundem Knochenmark (Pfeil), Überschreiten der Epiphysenfuge (geschwungener Pfeil), Weichteilkomponente (dünne Pfeile).

Sono (→ *ergänzend, wenn sonophysikalisch einsetzbar*)

Indikationen
- Weichteildifferenzierung
- Gefäßdarstellung (farbkodierter Doppler)

Befund
- Weichteilbefall
- Tumorgefäße (Doppler)

Szinti

Indikation
- multilokuläre Prozesse
- alternativ MRT

Diagnostischer Leitfaden bei Tumoren

1. Röntgen (Methode der ersten Wahl)
- Rö-Morphe diagnostisch wegweisend
- im Verlauf Rö gezielt einsetzen

2. MRT (Methode der zweiten Wahl)
Indikationen
- Abgrenzung zum gesunden Knochenmark
- Darstellung der kompletten Pathoanatomie
- Nachweis der Prozessaktivität nach KM-Gabe

3. MR-Angiographie
- tumorale Gefäßversorgung
- interventionelle Tumordiagnostik und -therapie

4. Sono (Zusatzdiagnostik)
Indikationen
- bei Weichteiltumoren
- Knorpelstrukturen
- Gefäßversorgung (Doppler)

5. CT (Zusatzdiagnostik)
Indikationen
- alternativ zum MRT
- Intervention

Entzündungen

Akute Osteomyelitis

Pathologie
- hämatogene Infektion
- metaphysäre Lokalisation
- Ausbreitung: Knochenmark, Kortikalis, Periost, subperiostaler Abszess
- Sonderform: Ostitis (posttraumatische Infektion)

Klinik
- Schwellung, Rötung, Überwärmung
- schmerzhafte Bewegungseinschränkung
- entzündliche Parameter: BSG, Leukozytose, CRP
- Blutkultur: meist Staphylococcus aureus

Diagnostik

Sono (→ *wenn physikalisch einsetzbar, Methode der Wahl im Frühstadium*)

Indikationen
- Punktion eines subperiostalen Abszesses (Abb. 10.35a):
  – Keimgewinnung
  – Entlastung des Periosts

MRT (→ *zweite Methode der Wahl im Frühstadium*)

Empfohlene Sequenzen
- TIRM- bzw. STIR-Sequenzen:
  – Erfassung, Lokalisation und Ausmaß des Herds (Abb. 10.35b)
  – Suche nach multiplen Herden: Ersatz für Szintigraphie
- ergänzend T1w und T2w SE-Sequenzen
- *cave:* KM-Gabe kann Befund maskieren!
- KM im Verlauf: Herdaktivität?

Befund
- MRT-Befund unspezifisch
- Kontext mit Klinik wichtig
- wichtigste DD: Tumor!

Szinti

Indikationen
- multilokulärer Befall
- alternativ MRT

Rö

Befund
- anfangs nur Weichteilschwellung und positives Fettkörperzeichen
- daher gezielt im Verlauf einsetzen!

Schlüsselwörter
Skelett-/Gelenkentzündungen, akute hämatogene Osteomyelitis, juvenile rheumatoide Arthritis, Lyme-Arthritis

Keywords
skeletal/joint inflammation, acute hematogenous osteomyelitis, juvenile rheumatoid arthritis, Lyme-arthritis

Grundlagen der Therapie

Interventionelle Sono
- Punktion eines subperiostalen Abszesses

Konservativ
- Antibiose
- Ruhigstellung

Operativ
- Abszesse
- Fisteln
- Sequester
- Gelenkbefall

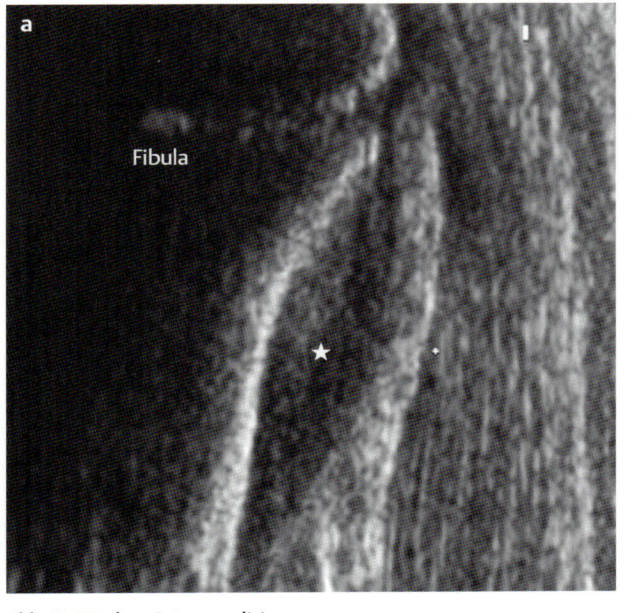

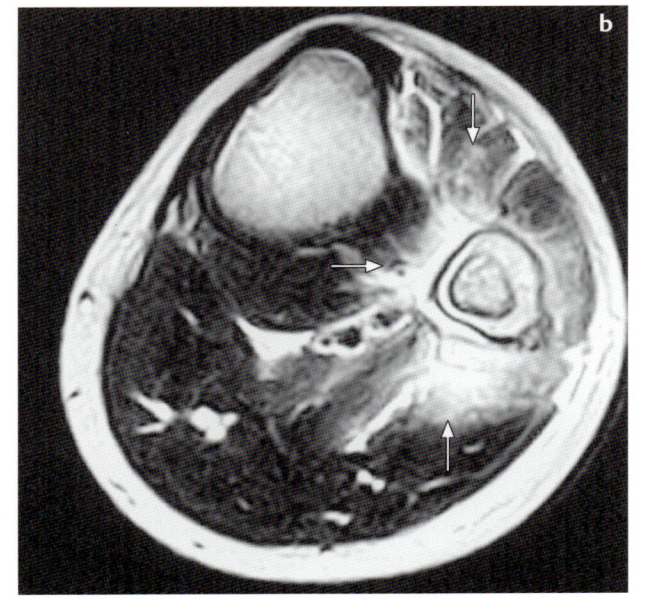

Abb. 10.35 a, b ▪ Osteomyelitis.
a Subperiostaler, perifibulärer Abszess (Stern) im Sonogramm.
b Über den Abszess hinausgehende Weichteilinfiltration (Pfeile).

Juvenile rheumatoide Arthritis (JRA)

Grundlagen der Therapie

- nichtsteroidale Entzündungshemmer
- Immuntherapeutika, Zytostatika
- adjuvant Corticosteroide

Pathologie

- Ätiologie unbekannt
- These zur Entstehung: immunogenetische Suszeptibilität, evtl. kombiniert mit externem Trigger (Umwelt?)
- villöse Synovitis mit Hypertrophie und Hyperplasie
- Hyperämie
- ödematöse Weichteilschwellung
- vaskuläre Endothelhyperplasie
- Erguss
- später: Pannusbildung, progressive osteochondrale Erosion

Klinik

- morgendliche Steife
- Schwellung
- Überwärmung
- Schmerzhaftigkeit
- Bewegungseinschränkung
- weniger ausgeprägt: Rötung
- entzündliche Laborparameter

Diagnose

Sono (→ *Methode der Wahl*)

Indikationen

- Ergussqualität
- Ausmaß der Synovitis
- später: Pannusbildung

MRT (→ *Methode der zweiten Wahl*)

Empfohlene Sequenzen

- STIR-Sequenzen:
  – Ausschluss eines intraossären Prozesses
- T1w/T2w SE-Sequenzen und KM-Gabe:
  – Ausmaß der Synovitis
  – später: Pannusdicke
  – Ausschluss Kniebinnenläsionen

Befund

- seröser Erguss
- Synovitis (deutlicher nach KM-Gabe!) (Abb. 10.36)
- später: Ausmaß des Pannus
- wichtigste DD: Osteomyelitis, septische Arthritis

Rö (→ *Methode im Verlauf*)

- im frühen Stadium: lediglich Weichteilschwellung
- im Spätstadium: Osteoporose, Knochenarrosion, Gelenkspaltverengung
- frühzeitiger Epiphysenschluss: Wachstumsstörung

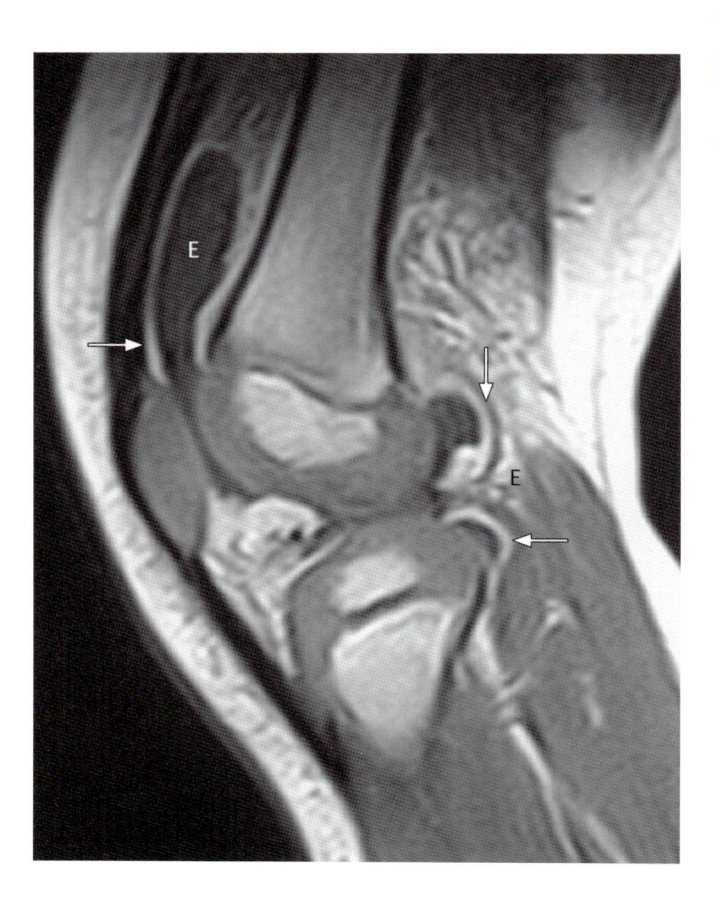

Abb. 10.36 ▪ Juvenile rheumatoide Arthritis (JRA).

Seröser Erguss (E) im Recessus suprapatellaris und in der dorsalen Gelenkkapsel; deutliche Synovitis nach KM-Gabe (Pfeile).

Lyme-Arthritis

Pathologie
- Erreger: Borrelia Burgdorferi
- Spätmanifestation der Borreliose
- bei Gelenkbefall ist das Knie in über 90% betroffen
- Leukozyten im Gelenkpunktat erhöht

Klinik
- Schwellung
- schmerzhafte Bewegungseinschränkung

Diagnostik

Sono (→ Methode der Wahl)

Indikationen
- Ergussqualität
- Synoviaveränderungen
- Gewinnung von Gelenkpunktat für Laboruntersuchungen

MRT (→ Methode der zweiten Wahl)

Empfohlene Sequenzen
- STIR-Sequenzen:
  – Ausschluss eines intraossären Prozesses
- T1w und T2w SE-Sequenzen:
  – Synoviaveränderungen
  – Ausschluss einer Kniebinnenläsion

Befund
- entzündlicher Erguss (Abb. 10.37)
- reaktive Lymphadenitis
- wichtigste DD: septische Arthritis, juvenile rheumatoide Arthritis, Osteomyelitis

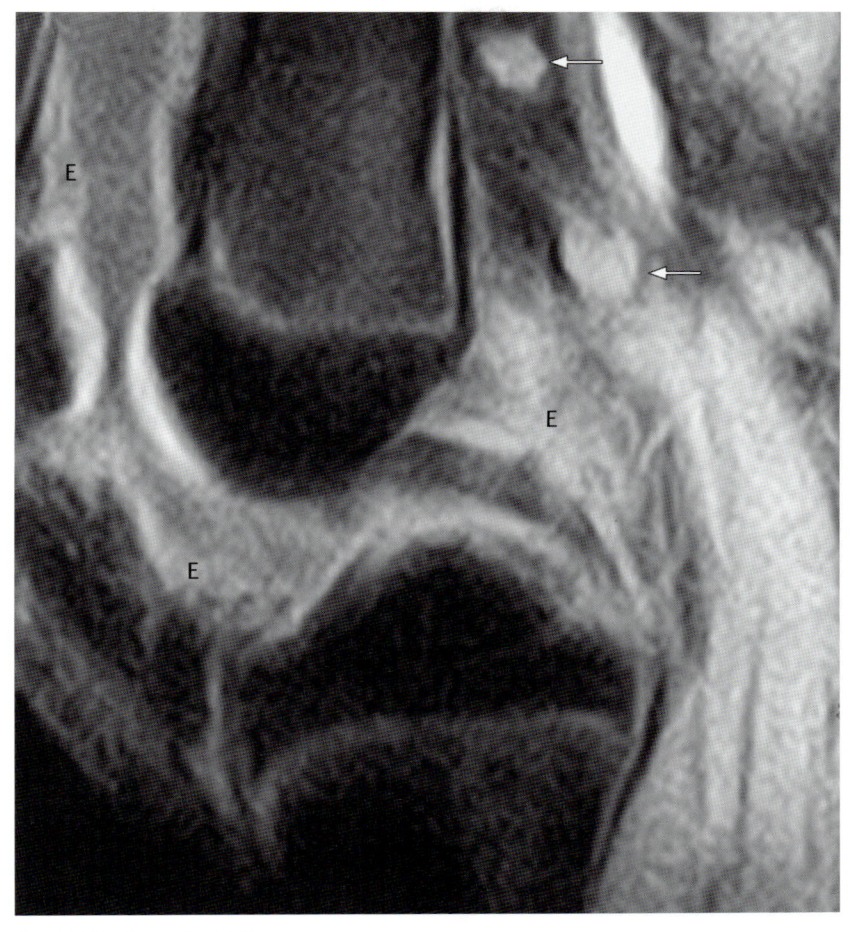

Abb. 10.37 ▪ Lyme-Arthritis.
Entzündlicher Erguss (E) im Kniebinnenraum; reaktive Lymphknoten (Pfeile) in der Kniekehle.

Grundlagen der Therapie
- Antibiose
- nichtsteroidale Entzündungshemmer
- Corticoide intraartikulär

Diagnostischer Leitfaden bei Entzündungen

1. Sono (Methode der ersten Wahl)

Indikationen
- Suche nach Abszess, Empyem, Erguss
- sonogesteuerte Intervention: Diagnostik, Therapie

2. MRT (Metode der zweiten Wahl, wenn Sono nicht möglich erste Wahl)

Indikationen
- Herdsicherung
- „STIR-Suchsequenz" für multiple Herde
- Verlaufskontrolle: Sequesternachweis, Herdfloridität (KM-Gabe!), Epiphysenvitalität

3. Röntgen (Zusatzdiagnostik)

Indikationen
- gezielter Einsatz im Verlauf

Schlüsselwörter
Vitamin-D-Mangelrachitis, renale Osteodystrophie

Keywords
rickets, renal osteodystrophy

Stoffwechselbedingte Knochenerkrankungen

Vitamin-D-Mangelrachitis

Pathologie
- sekundäre Osteopathie durch Fehlen von ausreichend Vitamin D und UV-Strahlen
- Vitamin D:
  - Wirkung wird bestimmt durch UV-Strahlung auf die Haut
  - Hydroxylierung in der Leber
  - Umwandlung in der Niere in Calcitriol
- reduzierte Kalzifikation im wachsenden Knorpel/Knochen, stattdessen Bildung von Osteoid
- Folgen:
  - Osteomalazie
  - sog. Pseudofrakturen: Looser-Umbauzonen/Milkman-Pseudofrakturen

Klinik
- 6.–18. Monat
- 2.–3. Lebensjahr: Spätrachitis
- pastöse Säuglinge, misslaunig, Schwitzen am Hinterkopf
- Muskelhypotonie, Froschbauch, Sitzbuckel
- Kraniotabes, „rachitischer Rosenkranz"
- Verdickung der Malleolen an Hand-/Fußgelenken
- Folgen:
  - verspäteter Fontanellenschluss
  - Thoraxeinziehung (Harrison-Furche)
  - rachitische O-Beine
- Labor: alkalische Phosphatase erhöht

Diagnostik

Rö (→ *Methode der Wahl*)

Befund
- Becherung der primären Verkalkungszonen (Abb. 10.**38**)
- Verbreiterung der Epiphysenfuge
- Unschärfe der metaphysären Grenzen
- mangelhafte Mineralisierung der Epiphysenkerne
- strähnige trabekuläre Knochenzeichnung diaphysär
- Verdünnung der Kortikalis
- Genua vara: mechanische Fehlbelastung
- reaktive Verdickung der medialen Kortikalis

Grundlagen der Therapie
- Substitution von ausreichend UV-Licht und Vitamin D

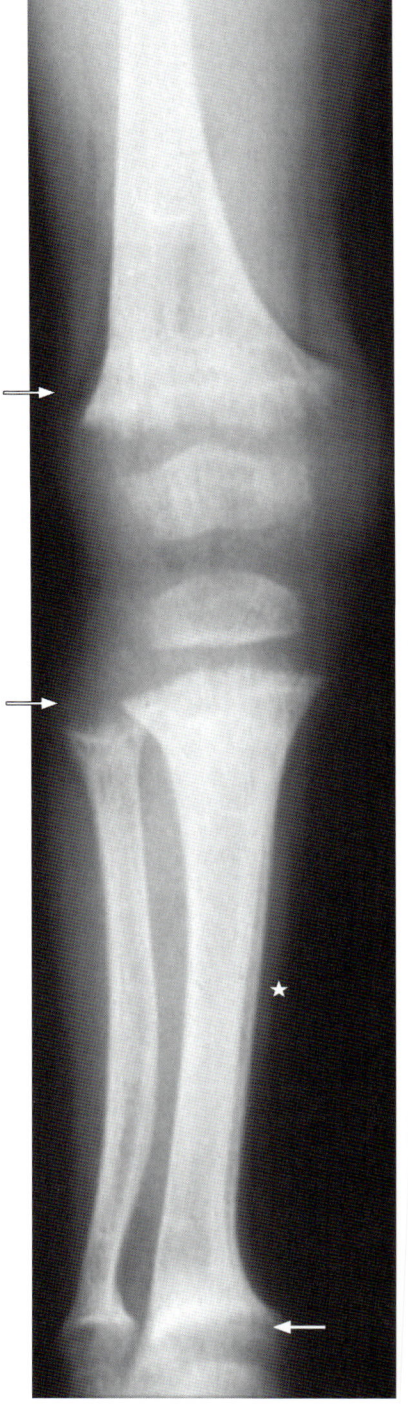

Abb. 10.38 ▪ **Vitamin-D-Mangelrachitis.**
Gelenkschwellung, Becherung und fransige Begrenzung der primären Verkalkungszonen (Pfeile), periostale Reaktion tibial (Stern), strähnige Knochenstrukturen.

Renale Osteodystrophie

Pathologie
- sekundäre Osteopathie bei Niereninsuffizienz
- Vitamin-D-Stoffwechselstörung, da fehlende Hydroxylierung von 25-Hydroxycholecalciferol in der Niere

Klinik
- Kleinwuchs unter der 3. Perzentile
- Zahnschmelzdefekte
- sonst wie bei anderen Rachitisformen
- Labor:
  – Serumcalcium und -phosphat erniedrigt
  – sekundärer Hyperparathyreoidismus

Diagnostik

Rö (→ *Methode der Wahl*)

Befund
- subperiostale Knochenresorption
- grobe Spongiosazeichnung
- Unschärfe der Trabekel
- metaphysäre Aufhellungszonen
- Epiphysenlösung (Abb. 10.39)
- Stressfrakturen

Grundlagen der Therapie
- ausreichende Substitution von Calcium

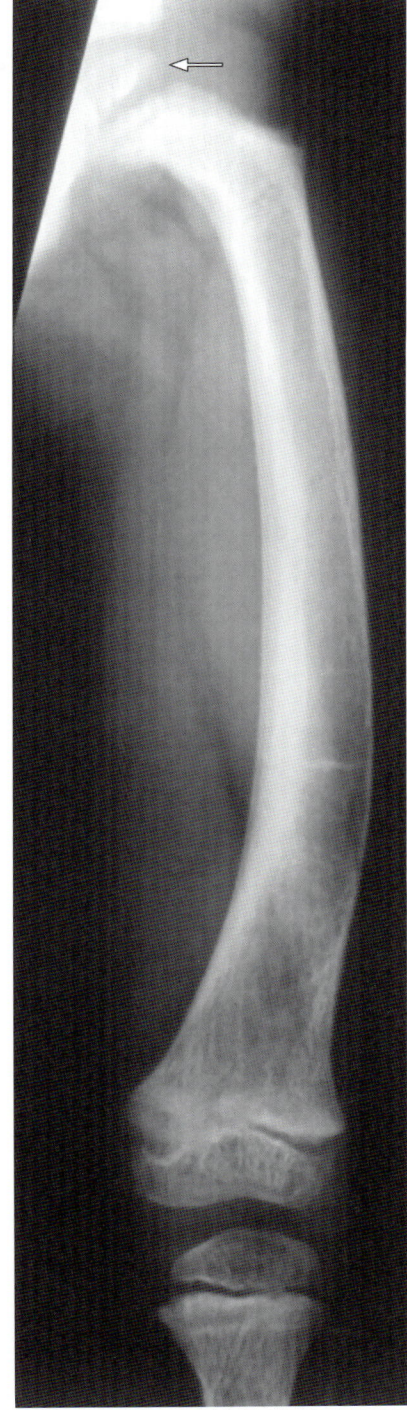

Abb. 10.39 ▪ Renale Osteodystrophie.
Subperiostale Knochenresorption, Unschärfe der Trabekel, metaphysäre Aufhellungszonen, Epiphysenlösung koxal (Pfeil).

Diagnostischer Leitfaden bei Stoffwechselerkrankungen

Röntgen (Methode der Wahl)

10 Kinderradiologie

Schlüsselwörter
Sichelzellanämie,
Beta-Thalassämie,
Leukämie, Hämophilie

Keywords
sickle cell anemia,
beta-thalassemia,
leucemia, hemophilia

Grundlagen der Therapie

Symptomatisch
- ausreichende Hydrierung
- Schmerztherapie
- Vitaminsubstitution

Kausal
- Gentherapie

Abb. 10.40 a, b ▪
Sichelzellanämie.

a Markraumerweiterung, kortikale Destruktionen, Rarefizierung der Trabekel.
b T1w homogen pathologisches Fettmark metaphysär, teilweise auch epiphysär.

Hämatologie

Sichelzellanämie und Beta-Thalassämie

Pathologie
- Hämoglobinopathie:
  – Sequenz-/Synthesestörung
- Funktionsstörung:
  – Sequestrierung
  – Infarzierung
  – Knochennekrosen
  – insuffiziente Erythropoese
  – Hämosiderose

Klinik
- Anämie, Ikterus
- Schmerzattacken (Embolien)
- funktionelle Asplenie: Neigung zu Infektionen, häufig Salmonellenosteomyelitis

Diagnostik

Rö *(→ Methode der Wahl)*

Befund
- Markraumerweiterung (Neopoese)
- kortikale Destruktionen:
  – Infektion
  – Sequestrierung
- periostale Knochenneubildung
- ischämische Knochennekrosen
- Rarefizierung der Trabekel (Abb. 10.**40 a**)

MRT *(→ Methode der zweiten Wahl)*

Indikationen
- Einblick in Knochenmarkraum
- Differenzierung: Entzündung, Nekrosen, Infarkte

Empfohlene Sequenzen
- fettunterdrückende sowie T1w und T2w SE-Sequenzen

Befund
- kein altersentsprechendes Fettmark (Abb. 10.**40 b**)
- frische ischämische Läsionen:
  – T1w Signal reduziert, T2w erhöht
- ältere Infarkte:
  – T1w und T2w Signal reduziert
- Ring-, Band-, Kommastrukturen
- breite Signalminderung in T1w SE-Sequenz: Osteonekrosen

Szinti

Indikation
- Knochenmarkszintigramm zur Abgrenzung Infarkt vs. Infektion

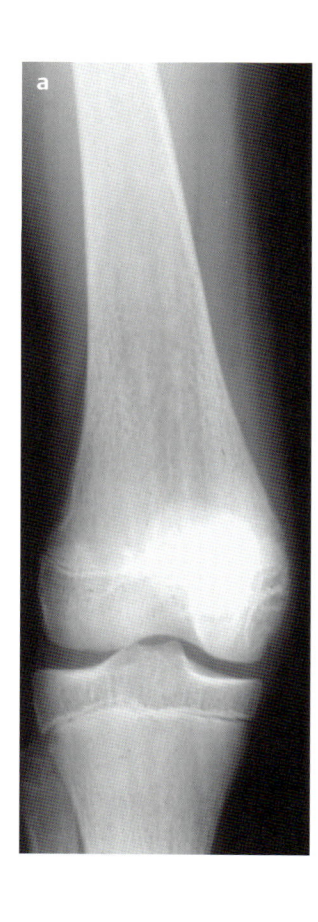

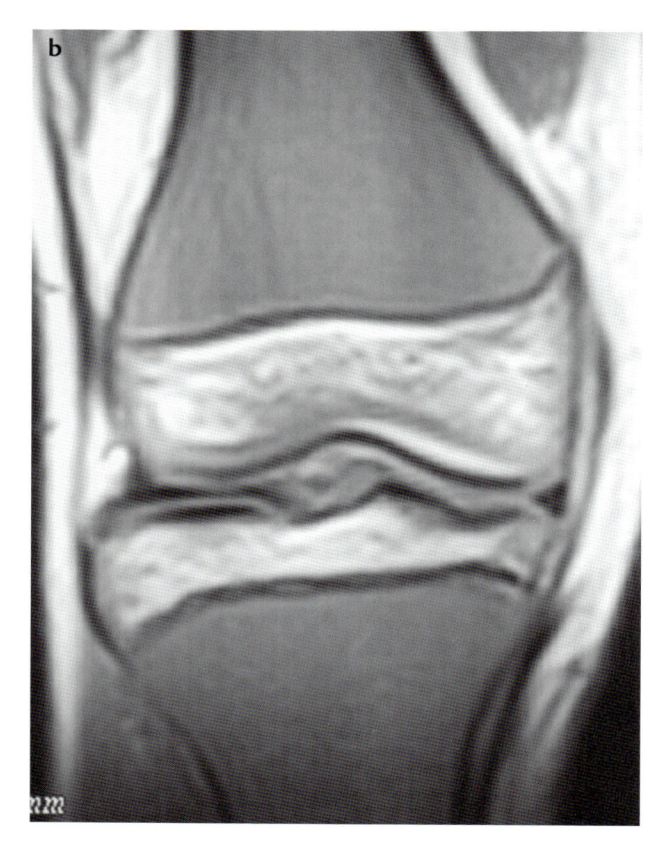

Hämatologie

Leukämie

Pathologie
- maligne Zellentartung des hämatopoetischen Systems
- bei Kindern häufig akute lymphoblastische Leukämie (ALL)

Klinik
- Blässe
- Müdigkeit
- Fieber
- Hepatosplenomegalie
- Lymphadenopathie
- Organmanifestationen

Diagnostik

Rö (→ *Methode der Wahl*)

Indikationen
- Knochen-/Gelenkschmerzen

Befund
- periostale Anbaureaktion
- metaphysäre Aufhellungsbänder (Abb. 10.41)
- diffuse Osteoporose
- Spongiosastanzdefekte

MRT (→ *ergänzende Methode*)

Indikationen
- DD zwischen:
  - Infektion
  - Tumor
  - Infarkt
  - Ödem
  - Steroidnekrose
  - therapieresistente aplastische Anämie
- Remissionsphase
- Rezidiv
- Vorbereitung zur Knochenmarktransplantation

Empfohlene Sequenzen
- fettunterdrückende sowie T1w und T2w SE-Sequenzen

Befund
- Signalstörung des altersgemäßen Knochenmarks:
  - Signal T1w reduziert, T2w gesteigert
- Kalkulation von T1w Relaxationszeiten nur eingeschränkt verwertbar!

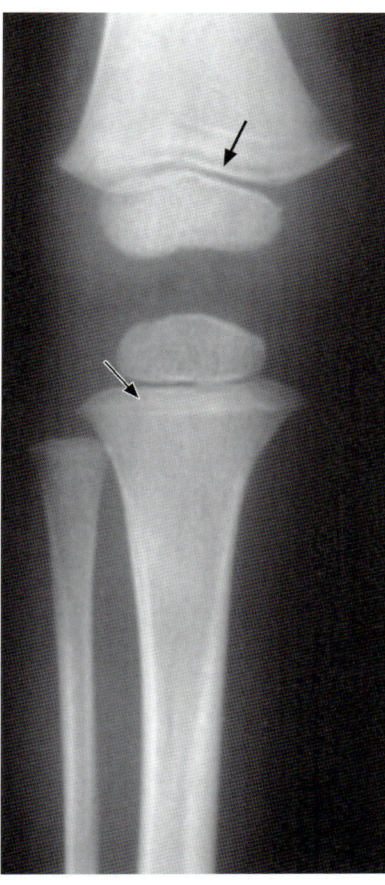

Abb. 10.41 ▪ Monozytenleukämie.
Submetaphysäre Aufhellungsbänder (Pfeile), pathognomonisch für Systemerkrankung.

Grundlagen der Therapie
- Chemotherapie
- Bestrahlung
- Knochenmarktransplantation

Hämophilie A

Grundlagen der Therapie

- Faktor-VIII-Ersatz
- Vermeidung von: Salicylaten und anderen nichtsteroidalen Entzündungshemmern

Pathologie
- Faktor-VIII-Mangel
- verzögerte/inkomplette Gerinnung
- fragile Thromben
- bei physiologischer Lyse Rezidivblutung!

Klinik
- Manifestation im Kleinkindalter (beginnende Mobilität!)
- intramuskuläre/intraartikuläre Hämatome (Abb. 10.42)
- Schwellung
- Schmerz,
- Bewegungseinschränkung
- Erguss
- Hautverfärbung je nach Alter des Hämatoms

Sono (→ Methode der Wahl)
Indikationen
- Weichteil-/Gelenkschwellung

Befund
- Weichteil-/Gelenkhämatom
- je nach Alter unterschiedlich echogen
- sonogesteuerte Punktion

MRT (→ ergänzende Methode)
Indikationen
- Hämatomdifferenzierung
- Ausschluss intraossärer und anderer Binnengelenkpathologien

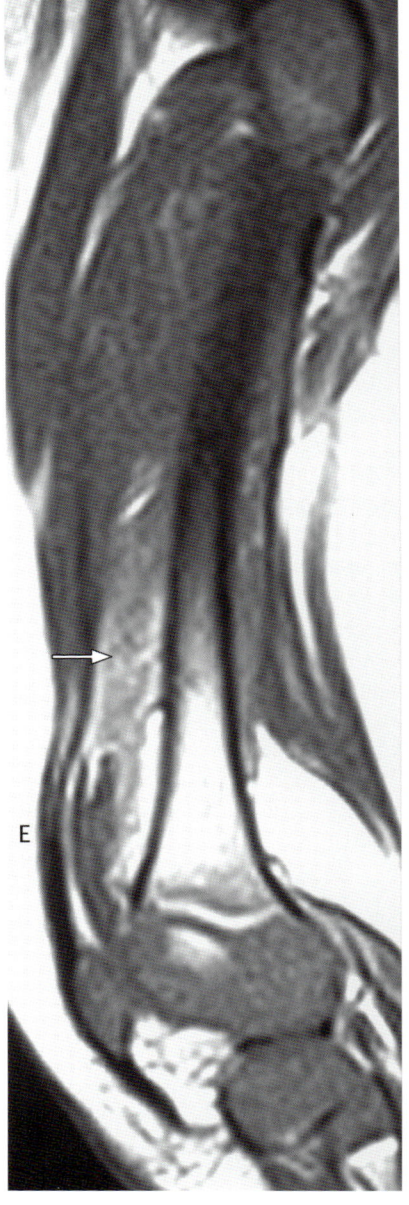

Abb. 10.42 ▪ Hämophilie A.
Intramuskuläres Hämatom, diffus KM aufnehmend (Pfeil); Erguss im oberen Recessus im Sinne eines Hämarthros (E) (10 Monate alter Junge!).

Diagnostischer Leitfaden bei hämatologischen Erkrankungen

1. Röntgen (Methode der ersten Wahl)

Indikationen
- Markraumerweiterung, Weichteiltumor durch Neopoese
- Knochendestruktion
- Knochenneubildung
- DD: Infektion, Tumor, Stoffwechselerkrankung

2. MRT (Methode der zweiten Wahl)

Indikationen
- Störung des altersgemäßen Knochenmarksignals
- Remission – Rezidiv
- fettige Degeneration, Myelofibrose
- Aktivitätsnachweis von Osteonekrosen
- Abstoßungsreaktion bei Knochenmarktransplantation
- Nachweis von Mikrofrakturen
- DD: unspezifisches Ödem, Infektion, Tumor, Stoffwechselstörung

J. Mäurer

Empfohlene Standardwerke

Adler CP, Kozlowski K. Primary bone tumors and tumorous conditions in children. Berlin: Springer; 1993.

Behrman RE, Kliegman RM, Jenson HB (eds.). Nelson-Textbook of Pediatrics. 17th ed. Berlin: Springer; 2004.

Beyer H-K. MRT der Gelenke und der Wirbelsäule. Berlin: Springer; 2003.

Bohndorf K, Imhof H. Radiologische Diagnostik der Knochen und Gelenke. Stuttgart: Thieme; 1998.

Brosmann J, Czerny C, Freyschmidt J. Freyschmidt's „Köhler/Zimmer". Grenzen des Normalen und Anfänge des Pathologischen in der Radiologie des kindlichen und erwachsenen Skeletts. 14. Aufl. Stuttgart: Thieme; 2001.

Dihlmann W. Gelenke und Wirbelverbindungen. 3. Aufl., Stuttgart: Thieme; 1987.

Freyschmidt J. Skleletterkrankungen. 2. Aufl. Berlin: Springer; 1997.

Hefti F. Kinderorthopädie in der Praxis. Berlin: Springer; 1998.

Keats TE. Atlas radiologischer Normvarianten. Stuttgart: Enke; 1978.

Mäurer J (Hrsg.). Effiziente Schulterbildgebung. Stuttgart: Thieme; 2002.

Palastanga N, Field D, Soames R. Anatomy and human movement – structure and function, 3rd ed. Oxford: Butterworth-Heinemann; 1998.

Pretterklieber ML, Woinoff S, Backfrieder W, Imhof H. MRT der Extremitäten. CD-ROM. Stuttgart: Thieme; 1998.

Reiser M, Peters PE. Radiologische Differentialdiagnose der Skeletterkrankungen. Stuttgart: Thieme; 1995.

Reither M. Magnetresonanztomographie in der Pädiatrie. Berlin: Springer; 2000.

Resnick D. Diagnosis of bone and joint disorders. 3rd ed. Philadelphia: Saunders; 1995.

Salmons S. Muscle. In: Williams PL, Bannister LH, Berry MM, Collins P, Dyson M, Dussek JE, Ferguson MWJ (eds.). Gray's anatomy. 38th ed. New York: Churchill Livingstone; 1995.

Schuster W, Färber D (Hrsg.). Kinderradiologie 1. Berlin: Springer; 1996.

Soames RW. Skeletal system. In: Williams PL, Bannister LH, Berry MM, Collins P, Dyson M, Dussek JE, Ferguson MWJ (eds). Gray's anatomy. 38th ed. New York: Churchill Livingstone; 1995.

Stoller DW. Magnetic resonance imaging in orthopaedics and sports medicine. 2nd ed. Philadelphia: Lippincott Raven; 1997.

Taybi H. Radiology of syndromes and metabolic disorders. 2nd ed. Chicago: Year Book Medical Publishers; 1983.

Teller P, König H, Weber U, Hertel P. MRI atlas of orthopedics and traumatology of the knee. Berlin: Springer; 2002.

Vahlensieck M, Reiser M. MRT des Bewegungsapparates. 2. Aufl. Stuttgart: Thieme; 2002.

Sachverzeichnis

A

Abstoßungsreaktion 202
Abszess 37 f
– intraossärer 86 ff
– subperiostaler 195
Achsabweichung 108
Achsenfehlstellung 15
Ahlbäck, Morbus 40, 42
– – Differenzialdiagnose 103 f
Aitken-Fraktur 183
Akromegalie 149
Amyloidablagerung 169 f
Amyloidom 148
Anämie 163 ff
Anatomie, makroskopisch-
  funktionelle 1 ff
Angiographie 117, 142
Ankylose 81, 99 f
– Spondylitis ankylosans 101 f
Anlaufschmerz 46, 65
Ansatztendinose 190
Antekurvation 180
Apex patellae 11
Apophysenausriss 183
ARA-Kriterien 94
ARCO-Klassifikation 41, 155
Area intercondylaris
– – anterior 3, 14
– – posterior 2 f, 14
Arthritis
– Differenzialdiagnose 197
– Direktzeichen 94
– idiopathische, juvenile 93, 98 ff, 196
– – – Therapie 100
– infektiöse 81 ff
– Leukämie 166
– Lupus erythematodes 109
– Lyme-Erkrankung 107
– nichterosive 109 f
– pannöse, destruierende 109
– postenteritische 103
– psoriatica 99, 104 ff
– reaktive 104, 107
– rheumatoide 93 ff
– – Baker-Zyste 96 f
– – Frühveränderung 97
– – Sonographie 97
– – Therapie 94 f
– – Weichteilzeichen 94 f
– sakroiliakale 101
– Sichelzellanämie 163
– Sklerose, systemische, progressive 111
– urica 152 f
Arthrodese 108
Arthropathie
– destruktive 150 f
– enteropathische 105
– hormonell/metabolisch bedingte
  143 ff, 153
– kristallinduzierte 153
Arthrose 32, 156
– aktivierte 69

– Gradeinteilung 65
– MR-Stadium 70
– posttraumatische 44 f
– primäre 65 ff
– sekundäre 72 ff, 94 f, 102
– Therapie 67, 74
Articulatio
– genus 1
– tibiofibularis 6, 14
Aufhellungsband, metaphysäres
  84, 166, 199, 201
Aufhellungssaum, subchondraler 159
Außenbandläsion 25
Außenmeniskus
– Risslokalisation 54
– Subluxation 51
Außenmeniskushinterhorn
– Läsion 58
– Riss, Simulation 56
Außenrotation 14

B

Baker-Zyste 33, 78 f, 83
– Exstirpation 108
– Kindesalter 191
– Sonographie 96 f
– Weichteilzeichen 94
Bandretraktion 51
Bandruptur 48 ff
– inkomplette 51
– Kindesalter 186 f
– komplette 51
Bechterew, Morbus
  s. Spondylitis ankylosans
Beinlängendifferenz 45
Beta-Thalassämie 200
Beuger 14
Beugung 1, 11, 13
Blount, Morbus 40, 175
Blow-Out-Läsion 132
Blutung
– intraossäre 167
– peritendineale 48
Bohrkanal 49
Bone Bruise 24, 51, 59
– – Differenzialdiagnose 25, 31
– – Hyperextensionsverletzung 52
– – Klassifikation 31
– – landkartenförmige 31
– – Magnetresonanztomographie
    27, 30 f
– – patellare 73
– – retikuläre 31
– – subchondrale 29
– – tibiale, posterolaterale 51
Borreliose 107, 197
Brodie-Abszess 86 f
Büdinger-Ludloff-Läven-Syndrom 40
Bursa
– anserina 14
– exostotica 131

– infrapatellaris 189
– musculi semimembranosi 12, 14
– subcutanea praepatellaris 14
– subtendinea musculi
– – – bicipitis femoris inferior 13 f
– – – gastrocnemii lateralis 14
– – – sartorii 14
– – praepatellaris 14, 189
– suprapatellaris 5, 11, 14
– – Anschwellen 81
– Veränderung, entzündliche 53
Bursitis 75, 79

C

Caffey, Morbus 40
Calcinosis interstitialis localisata 111
Calcium-Phosphat-Stoffwechselstö-
  rung 174
Calciumpyrophosphatdihydrat-
  Kristallarthropathie 147, 150 f
Capsula fibrosa 4 f, 7
– – Anatomie 10
– – Verstärkung 11
Caput
– fibulae 2 f, 6, 13
– laterale musculi gastrocnemii 6, 9, 14
– mediale musculi gastrocnemii 9, 14
Chemotherapie, adjuvante 118
Chlamydieninfektion 103, 107
Chondroblastom 115, 129 f
Chondrodysplasia-punctata-
  Syndrom 179
Chondrokalzinose 150 f
Chondrom 115
– juxtakortikales 128
– periostales 128
Chondromalazie, patellare 71, 185
Chondromyxoidfibrom 115
Chondrosarkom 115, 122 f
– Differenzialdiagnose 128
– intramedulläres 122
Chondrozytentransplantation,
  autologe 67
Cincinnati-MRT-Klassifikation 28
Computertomographie
– Artefaktbildung 16
– Arthritis, rheumatoide 97
– Arthrose 45, 67, 72
– Bandruptur 49
– Erkrankung, rheumatische 107
– Fraktur 15, 25, 28 f
– Knochentumor 117, 142
– Myositis ossificans 43
– Osteochondrosis dissecans 36
– Osteomyelitis 37, 84, 86, 93
– Osteonekrose 41 f
– Pseudarthrose 39
– Rekonstruktion
– – dreidimensionale 18 ff, 24
– – zweidimensionale 19, 21
– Sehnenruptur 53

Sachverzeichnis

– Spondylitis ankylosans 101
– Veränderung
– – degenerative 80
– – traumatische 64
Condylus lateralis
– – femoris 2, 6
– – tibiae 2 f, 6
– medialis
– – femoris 2, 6, 12
– – tibiae 2 f, 7
Coronary Ligament 7 f
Corpus adiposum infrapatellare
  s. Hoffa-Fettkörper
CPPD-Kristallarthropathie 147, 150 f
Crescent Sign 41
CREST-Syndrom 111
CRMO (chronisch rekurrierende
  multifokale Osteomyelitis) 91 f
CRP-Erhöhung 37 f, 81

D

Daktylitis 104
Defektpseudarthrose 39
Deformität, erlenmayerkolbenartige
  165, 179
Demarkation 36, 159
Demineralisation 84
– diffuse 94 f
– gelenknahe 81 ff
– metaphysäre, bandförmige 94
Dermatomyositis 93, 109, 112
– idiopathische 112
– paraneoplastische 112
Destruktion, kortikale 200
Dialyseosteomalazie 148
Diaphyse, Tumor 115
Dislokation 15, 180
Dissekat 32, 36, 160, 188
– disloziertes 159, 161
– osteochondrales 25
– Refixation 161
– Signalintensität 159
– Vitalität 159
Distanz, femoropatellare 81
Distorsion 187
Don't touch me Lesion 117, 137
Doppellinienzeichen 42, 188
Dysplasie
– epiphysäre, multiple 175
– femoropatellare 177 f
– fibröse 116 f, 135 f

E

Eburnisation 39
Einblutung 48 f
Eiteransammlung, subperiostale 88
Eminentia intercondylaris 2 f
– – Ausriss 50, 182 f
– – Darstellung, röntgenologische 16
– – Separation 21, 23
Eminentia-intercondylaris-Fragment 24
Enchondrom 117, 128 f
– Differenzialdiagnose 122, 158
Enchondrome, multiple 128
Endoprothese 108
Enthesitis 105
Entzündung 81 ff
– Kindesalter 195 ff
– Leitfaden, diagnostischer 197

Entzündungszeichen 81
Epicondylus
– lateralis femoris 1 f
– medialis femoris 2, 11
Epimetaphyse, verplumpte 98
Epiphyse
– irregulär konfigurierte 175
– Tumor 115
Epiphysenfraktur 181 ff
– Brückenbildung, knöcherne 186
Epiphysenfuge 31
– Verbreiterung 198
Epiphysenfugenschluss, vorzeitiger
  165, 196
Epiphysenlösung 183, 199
Epiphysenossifikation 171
Erkrankung
– entzündliche 81 ff
– hämatologische 163 ff, 168, 200 ff
– hormonell/metabolisch bedingte
  143 ff, 153
– ischämisch bedingte 155 ff, 162
– rheumatische 93 ff
– – Leitfaden, diagnostischer 107
– – Therapie, operative 108
Erlenmeyer-Kolben-Deformität 165, 179
Ermüdungsfraktur s. Stressfraktur
Erosion 97 f, 104 ff
Erythema chronicum migrans 107
Ewing-Sarkom 115, 124
Exostose 192
Exostosen, kartilaginäre, multiple 176

F

Fabella 6
– Verlagerung 81
Fabellofibular Ligament 6
Facies
– patellaris femoris 1 f, 5
– poplitea 2
Fairbank-Typ 175
Faktor-VIII-Mangel 202
Fasciitis 93, 109
Faserknorpel 65
– Kristallablagerung 150
Fehlbildung 175 ff, 179
Fehlstellung 94
Femoropatellargelenk 4 f
– Arthrose 68
– Darstellung 16
– Dysplasie 177 f
Femur 2
– Epiphysenossifikation 171
Femurband, subchondrales 81 f, 94
Femurepiphyse, Fraktur 181
Femurfraktur
– distale 16
– suprakondyläre 180
Femurkondylenhypoplasie 54
Femurkondylentangente 61
Femurkondylus
– Abflachung 156, 167
– Bone Bruise 30, 57, 59
– Dissektion, osteochondrale 50
– Gleitlager 5
– Hypoplasie 54, 177, 179
– Läsion, osteochondrale 159 f
– Osteochondrosis dissecans 32 ff
– Sonographie 65
Femurmetaphyse
– Morgensternform 99

– Rauigkeit 174
Fettgewebsmaskierung 86
Fettkörper
– retropatellarer 65
– synovialer 11
Fettkörperzeichen 195
Fettlage, Verlagerung 81
Fettmark, postentzündliches 38
Fettmarkobliteration 86
Fibrom 31
– nicht ossifizierendes 177, 193
Fibroostitis 101
Fibrosarkom 115 f
Fibrose 47, 67, 75
– Osteomyelitis 86, 88
– subkutane 109
– synoviale 167
Fibrosklerose 111
Fibula 3, 6
– Ossifikation 172
Fibulafraktur 16
Fibulakopffraktur 16
Fibulakopfhochstand 54
Fibulaschaftfraktur 183
Fibulaverkürzung 176
Fibulotibialgelenk
– Arthritis 99
– Arthrose 99
Fieber 37, 84, 109
– Ewing-Sarkom 124
Fischmaulriss 76
Fistel 37 f, 88
Fistelfüllung 88
Flake Fracture 29, 60, 63
– – Außenkondylus 187
– – Patellaluxation 185
Flüssigkeit, peritendineale 52
Fossa
– intercondylaris 2, 11
– – Darstellung, röntgenologische 16
– – Erweiterung 94 f, 98, 167
– – poplitea 65
Fragmentende, verbreitetes 39
Fragmentfehlstellung 15
Fragmentsklerosierung 39
Fraktur 15 ff
– chondrale 29
– Diagnostik 15 f, 25
– Differenzialdiagnose 25, 172 f
– geschlossene 15
– inkomplette 15
– Kindesalter 180 ff
– Klinik 15
– komplette 15
– offene 15, 37
– okkulte 25, 30 f
– osteochondrale 29, 50, 155 ff, 159, 185
– pathologische 26 f, 115
– – Dysplasie, fibröse 135
– – Knochenmetastase 140
– – Knochenzyste, juvenile 132
– – Osteopathie, renale 148
– – Therapie 27
– Röntgendiagnostik 16
– subchondrale 29, 155 f
– suprakondyläre 180
– traumatische 16, 25
Frakturalterbestimmung 25
Frakturheilung, verzögerte 37, 39
Frakturkomplikation 37 ff
Frakturrisiko, erhöhtes 143
Fraktursimulation 25
Frakturspalt 25, 27

Sachverzeichnis

Frakturtyp 15
Frakturursache 16
Fremdkörper 184
Frik-Aufnahme 16
Frühsynovektomie 108
Functio laesa 15

G

Ganglion 72, 77 f, 178
– Differenzialdiagnose 76, 129
Gastrocnemiussehnenruptur 52
Gaucher, Morbus 155, 179
Gefäß-Nerven-Bündel 11, 118
Geflechtknochen 126
Gelenkblockierung 29, 63
Gelenkdestruktion 169 f
Gelenkdysplasie 72
Gelenkerguss 15, 29 f, 37, 60
– Arthritis, rheumatoide 94 f
– Arthrose 44 f
– blutiger 185
– eitriger 81
– Fettaugen 185
– Frühzeichen 81
– Magnetresonanztomographie 82
– Meniskusläsion 54
– Plicasyndrom 46
– seröser 185, 196
Gelenkfehlstellung 48, 65
Gelenkfläche, Kongruenz 1
Gelenkflächendestruktion 45, 68
Gelenkflächeninkongruenz 65
Gelenkflächenirregularität 167
Gelenkfragment 21, 23
Gelenkinfiltration 118, 120
Gelenkknorpeldegeneration 44
Gelenkknorpelulzeration 65, 72
Gelenkkörper, freier 15, 29, 31, 36, 159
– – Arthrose 44 f, 73
– – Osteonekrose 41
Gelenkmechanik 1
Gelenkspalterweiterung 149
Gelenkspaltverschmächtigung 81, 83, 94 f
Gelenkspaltverschmälerung 44 f, 65 f, 70
Gelenküberbeweglichkeit 169
Genu
– recurvatum 175
– varum 198
Geröllzyste 44 f, 65, 67
– subchondrale 157
Gesichtserythem 112
Gichtarthritis 152
Gleitlager 5, 25, 60 f, 69
– Abflachung 177
Gonarthrose 65 ff, 72 ff
Gonitis 93 ff
Granulationsgewebe 37
Grenzlamellenverlust 94
Grünholz-Fraktur 183

H

Hämarthros 61, 182
– Hämophilie 167, 202
Hämatologie 163 ff, 200 ff
Hämatom
– intraartikuläres 202
– intramuskuläres 53, 202
– subseptales 184
Hämoglobinopathie 163, 200

Hämophilie A 202
Hämophilieosteoartrhropathie 167
HLA-B27 101
HLA-DR4 94
Hoffa-Fettkörper 3 ff, 11
– Auftreibung 47, 75
– Einblutung 51
– Einriss 60
– Flüssigkeitsimbibierung 81
– Hypertrophie 47
– Ödem 63, 75
– Veränderung, entzündliche 53
– weichteildichter 94
Hoffa-Fibrose 75
Hoffa-Syndrom 47
Hyperextensionsverletzung 52
Hyperkalzämie 147
Hyperostose
– kortikale 90
– periostale 90
Hyperparathyreoidismus 147 f, 199
Hypertrophie, synoviale 169 f
Hyperurikämie 152

I

Inaktivitätsosteoporose 44, 144
Index, patellofemoraler 61
Infektarthritis 81 ff
– Leitfaden, diagnostischer 84
Infektion 37 f
– Differenzialdiagnose 38
– rheumatisches Syndrom 107
Inferior Popliteomeniscal Ligament 6
Innenbandläsion 25
Innenmeniskus, Risslokalisation 54
Innenmeniskushinterhorn
– Degeneration 56, 76
– Läsion 59
– Riss 55
Innenmeniskusriss 54
– Magnetresonanztomographie 33
– Unhappy Triad 52
Innenmeniskusvorderhorn,
    Korbhenkelriss 56
Innenrotation 14
Insall-Vari-Index 177
Insertionstendinitis 105
Insertionstendopathie, chronische 42
Instabilität 63
Ischämie 159

K

Kahler, Morbus 168
Kallus, bindegewebiger 39
Kalzifikation s. Verkalkung
Kalzinose, subkutane 111
Kapsel-Band-Apparat 10
Kapselphlegmone 81
Kinderradiologie 171 ff
Kindesmisshandlung 186
Kleinwuchs 199
Kniebinnenverletzung 185 f
Kniegelenk
– Anatomie, makroskopisch-
    funktionelle 1 ff
– Osteonekrose, spontane 155 ff
– Stellung, gesperrte 1
Kniegelenksdegeneration 65 ff
Kniegelenkskapsel 10

Kniegelenksluxation 19, 63
Kniekehle, Schwellung 191
Knochen, Kontinuitätsunterbrechung
– – spongiöse 15
– – trabekuläre 15 f, 27, 30
Knochenabszess
– Magnetresonanztomographie 86, 88
– Osteomyelitis 86, 88
Knochenapposition, osteosklerotische 28
Knochenchips 134
Knochendestruktion 26, 81 f
– Arthritis, rheumatoide 94
– Exostosen, kartilaginäre, multiple 176
– Infektarthritis 83
– Klassifikation nach Lodwick 115 f
– Spondylitis ankylosans 101
Knochendichteminderung 144, 146
Knochenerkrankung
– stoffwechselbedingte 198 f
– tumorsimulierende 115, 131 ff
Knochengewebe, avitales 39
Knocheninfarkt 71, 110, 158
– Abgrenzung, diagnostische 117
– Sichelzellanämie 163 f
– Szintigraphie 164
Knochenkern 98
Knochenkontur, Auftreibung 165
Knochenkontusion 30 f, 63
Knochenmark
– Blut bildendes 31
– Substitution 38
– Rekonversion 164 f
Knochenmarkhämatom 15, 25 ff
Knochenmarkhyperplasie 163, 165
Knochenmarkinfarkt 164
Knochenmarkinfiltration 138
Knochenmarkischämie 164
Knochenmarkkontusion 31
Knochenmarknekrose 163
Knochenmarködem 25, 28
– Arthritis
– – psoriatica 105
– – rheumatoide 98
– Bone Bruise 30
– Fraktur, osteochondrale 29
– Infektarthritis 82 f
– Osteochondrosis dissecans 159
– Osteoidosteom 126 f
– Osteomyelitis 85 f
– – multifokale 91 f
– Osteonekrose 42, 155 f
Knochenmarkveränderung,
    entzündliche 86, 88 f
Knochenmetastase 115, 117, 140 f
– osteoblastische 140
– osteolytische 140
Knochennekrose s. Osteonekrose
Knochenneubildung
– enostale 27, 88
– lamellierte 148
– Osteoarthropathie, psoriatische 104
– periostale 27, 86, 88
– Sichelzellanämie 163, 200
– Spondylitis ankylosans 101
– subligamentäre 149
– subperiostale 90
Knochenresorption 147 ff
– subperiostale 147, 199
Knochenstruktur, grobsträhnige 168
Knochentumor 115 ff
– benigner 25, 126 ff, 191 ff
– Dignität 115 f
– Gelenkinfiltration 118

– Klassifikation nach Lodwick 115 f
– Leitfaden, diagnostischer 142
– maligner 117 ff, 138 ff
– – Altersverteilung 115
– potenziell maligner 115, 125
– Prädilektionsstelle 115
– primärer 115
– Röntgenzeichen 115
– Spiegelbildung 130, 132 f
– Staging, lokoregionales 117
– Therapie 117
– Wachstumsgeschwindigkeit 115 f
Knochenzyste
– aneurysmatische (AKZ) 116, 132 ff
– juvenile 132
Knorpel, hyaliner 2 f
– – Kristallablagerung 150
Knorpeldarstellung 25, 29
Knorpeldefekt 70
– retropatellarer 73
Knorpeldestruktion 81, 150
– Arthritis, rheumatoide 94 f
– Hämophilie 167
– Magnetresonanztomographie 25
– retropatellare 60
– Spondylitis ankylosans 101 f
Knorpelerweichung 67 f
Knorpelfragment 29, 31
Knorpelkappe 131, 192
Knorpelproliferation 149
Knorpelulzeration 45, 65, 67, 72
Kollagenose 109 ff, 113
Kollateralband
– Ausriss 186 f
– Sonographie 65
– verlängertes 98
Kollateralbandruptur 63
– Gradeinteilung 52
– laterale 52
– mediale 51 f, 55
Kollateralbandverletzung 25, 30
Kollateralphänomen, arthritisches 94
Kompakta, tunnelierte 146
Kompaktapenetration 115
Kompaktaverdünnung 115 f, 143
– Sichelzellanämie 163
Kompartment
– meniskofemorales 1
– meniskotibiales 1
Kompressionszone, trabekuläre 15 f
Kondylenabflachung 155 f
Kongruenzwinkel 60
Kontrastmittelapplikation 25, 30
Korbhenkelriss 54
– Magnetresonanztomographie 56 f
– Simulation 57
Kortikalis
– Auffaserung 145, 148
– Ausbeulung, blasige 132 ff
– Lamellierung 147
– Tunnelierung 148
– Verdichtung 184
– Verdickung 37, 89 f, 198
– Zerstörung 86
Kortikalisdefekt, fibröser 31, 137, 193
Kortikalisdestruktion 26
Kortikalisirregularität 65, 72
Kortikalisunterbrechung 86, 88
Kortikalisverdünnung 123, 130, 135 f
– Osteoporose 143 f
– Sichelzellanämie 163
– Thalassämie 165

Krepitation 65
Kreuzband (s. auch Ligamentum cruciatum) 2 f
– Sonographie 65
– verschmälertes 98
Kreuzbandausriss
– knöcherner 50, 187
– vorderer 24, 50
Kreuzbandersatz, Komplikation 51
Kreuzbandläsion, vordere 25
Kreuzbandlaxität 51
Kreuzbandplastik 49
Kreuzbandruptur 63
– Assoziation mit Bone Bruise 30
– Fehldiagnose 51
– hintere 51
– vordere 48 ff
– – komplette 187
– – Unhappy Triad 52, 55
Kristallarthropathie 147, 150 f
Kyphose 101

L

Larsen-Syndrom 179
Läsion
– Milchglas-Aspekt 135 f
– osteoblastische 117
– osteochondrale 33
– osteolytische 117
– posttraumatische 31
– tumorähnliche 115 ff
Lateral Release 67, 71
Leukämie 166, 201
Leukozyten 38
Leukozytenszintigraphie 82, 86
Ligamentum
– arcuatum 52
– capitis fibulae posterius 14
– collaterale (s. auch Kollateralband) 2
– – fibulare 5 f, 8 f
– – tibiale 5 ff, 8 f, 11 f
– cruciatum (s. auch Kreuzband)
– – anterius 3, 6, 8 f, 14
– – posterius 3, 6, 8 f, 14
– fibulare 13
– meniscofemorale
– – anterius (Humphry) 7, 9
– – posterius (Wrisberg) 7, 9
– meniscofemorale 6 f
– mucosum 11
– patellae 5, 8, 10
– – Ansatztendinose 190
– – Insertion 3 f
– – langes 177
– – Nekrose 190
– – Ruptur 52 f
– – Schwellung 189
– – Sonographie 65
– – Veränderung, entzündliche 68, 75
– – Verdickung 106
– – Verkürzung 177
– popliteum
– – arcuatum 6, 9 f, 13
– – obliquum 10, 13
– transversum genus 7 ff
Linea
– intercondylaris 2
– musculi solei 3
– supracondylaris
– – lateralis 2
– – medialis 2

Looser-Umbauzone 143
Lupus erythematodes, systemischer 93, 109 f
Luxation 60 ff
– angeborene 179
Lyme-Arthritis 197
Lyme-Erkrankung 107
Lymphom, primäres 139

M

Maffucci-Syndrom 128
Magic-Angle-Phänomen 53, 57
Magnetresonanztomographie
– Arthritis, rheumatoide 97
– Arthrose 45, 67, 74
– Bandruptur 49 ff
– Bone Bruise 30
– Brodie-Abszess 86
– Enthesitis 105
– Erkrankung
– – hämatologische 202
– – rheumatische 107
– Ermüdungsfraktur 28
– Fehlbildung 179
– Fraktur 15, 25, 29 ff
– – pathologische 27
– Hoffa-Fibrose 75
– Hoffa-Syndrom 47
– Infektarthritis 82 ff
– Knieluxation 63
– Knochenmarkrekonversion 164
– Knochentumor 117, 142
– Knorpelkappe 131
– Kollagenose 113
– Kontrastmittelapplikation 25
– Meniskusdegeneration 76 ff
– Meniskusläsion 55 ff
– Myositis 110
– Opposed-Phase-Sequenz 27
– Osteochondrosis dissecans 33 ff, 159 ff
– Osteomyelitis 38, 85 f, 93
– – chronische 88 f
– Osteonekrose 156 f
– Osteosarkom 118 ff
– Patellaluxation 60 ff
– Plicasyndrom 46
– Pseudarthrose 39
– Retropatellararthrose 68 ff
– Schichtebene 74
– Sehnenruptur 53
– Synovitis 105
– Veränderung
– – degenerative 80
– – traumatische 64
Margo medialis tibiae 12
Markraumerweiterung 200
Markraumverkalkung, traubenförmige 158
Marktophus 152
Mattglasphänomen 143
Mausbett 31 f
– Evaluierung 159
– flüssigkeitsgefülltes 36
– leeres 29, 32, 35
Membrana synovialis 11
Meniscus 1, 5 f
– lateralis 3, 7 ff
– medialis 3, 5 f, 7 ff
– – Verbindung mit Ligamentum collaterale tibiale 12

Meniskus
- dysplastischer 177
- Risslokalisation 54
- Sonographie 65
Meniskusdegeneration 76 ff
- muzinöse 56, 76
- myxoide 54
- Therapie 79
Meniskusfehlbildung 57
Meniskusganglion 72, 77 f
Meniskushinterhorn 7, 9
- Degeneration 56, 76
- Läsion 55 f, 58 f
Meniskushinterhorn/
  Tibiaplateauabstand 54
Meniskushöhenreduktion 56
Meniskushypoplasie 56
Meniskuskonkavität 56
Meniskusläsion 54 ff, 63
- Differenzialdiagnose 187
- Grad III 56, 58 f
- Gradeinteilung 55 f, 76
- Kindesalter 187
- Magnetresonanztomographie
  33, 55 ff, 76
- Therapie 57
Meniskusquetschung 181
Meniskusriss
- Fehlinterpretation 56 f
- Hyperextensionsverletzung 52
- Kantenabriss 54
- Meniskusdegeneration 76
- radiärer 54
- Unhappy Triad 52, 55
- Vortäuschen 8, 56
Meniskusvorderhorn 7 f
- Korbhenkelriss 56
Meniskusverkürzung 54
Meniskuszyste 76, 78
Metallimplantat 16
Metaphyse
- dichte 183
- Erlenmeyer-Kolben-Deformität 179
- Knochemarködemzone 91 f
- Tumor 115
Metastase 115, 117, 140 f
Mikrotrauma 188 ff
Minderwuchs 165
Monarthritis 107
Morbus s. Eigenname
Morgensteifigkeit 94
MR-Angiographie 194
MR-Arthrographie 36, 160
Musculus
- adductor magnus 12
- articularis genus 5
- biceps femoris 6, 9, 13 f
- gastrocnemius 6, 9, 14
- - Tendinitis 41
- gracilis 14
- popliteus 1 f, 7, 9 f, 14
- quadriceps femoris 4, 10, 14
- rectus femoris
- - - Sehnenkontur, unscharfe 81
- - - Sehnenruptur 52
- sartorius 14
- semimembranosus 9 f, 12 ff
- - Ansatz 3, 6
- semitendinosus 9, 13 f
- tensor fasciae latae 14
- vastus
- - lateralis 5 f, 8 f
- - medialis 5 f, 8 f, 12

- - Sehnenruptur 52
Muskelatrophie 52 f, 109, 112
Muskelinvolution, fettige 52
Muskelödem 110
Muskelschwäche 143
Muskelstrukturanalyse 48
Muskelverkalkung 45, 68
Muskulatur 14
- Degeneration, fettige 52, 110, 112
- ischiokrurale, Verkürzung 46
Mutilation 94 f, 104
Myelom 115, 138
- multiples 117, 168
Myositis 109 f, 112
- ossificans 43

N

Nachtschmerz 38, 44, 126, 155, 193
Nail-Patella-Syndrom 179
Natriumuratkristalle 152
Nekrose 37 f
Nekroseausmaß 41
Neuroblastom 115
Nidus 117, 126 f, 193
Niereninsuffizienz 147 f, 199
NOF (don't touch me lesion) 117, 137
Non-Hodgkin-Lymphom 139
Notch View 16

O

Oberflächenersatz, bikondylärer,
  ungekoppelter 108
Oberschenkelwulstfraktur 180
Ödem
- artikuläres 97
- osteochondrales 159
- periartikuläres 81
- peritendinöses 106
- subchondrales 31, 36, 159
- subkutanes 109
Ollier, Morbus 128, 192
ORIF (offene Reposition und
  interne Fixation) 25
Osgood-Schlatter, Morbus 40, 42, 189
Ossifikation
- abnorme 159
- apophysäre 172
- epiphysäre 171 f
- periartikuläre 149
Ossifikationskern 171, 173
- subpatellarer, sekundärer 173
Ossifikationsstörung 40
- epiphysäre 175
- genetisch bedingte 176
Ossifikationsvariante 171, 174
Ossifikationszentrum,
  persistierendes 172
Osteoarthropathie
- Hämophilie 167
- neuropathische 169 f
- psoriatische 93, 104 ff
Osteoblastom 126, 193
Osteochondrom 115
- Entartung 192
- Kindesalter 192
Osteochondronekrose, aseptische 189 f
Osteochondrose 40
Osteochondrosis
- deformans tibiae 175

- dissecans 31 ff, 159 ff
- - beginnende 34
- - Computertomographie 36
- - Instabilitätskriterium 36
- - Magnetresonanztomographie 33 ff
- - Pathologie 159
- - Refixation 35
- - Schweregrade 188
- - Stadieneinteilung 31 f, 36, 159 ff
- - Therapie 36, 160
Osteodystrophie, renale 148, 199
Osteoid 117, 126
- Rachitis 198
Osteoidosteom 115, 126 f
- Computertomographie 117
- Kindesalter 193
Osteoklastom 147
Osteolyse 41
- Binnenstruktur, grobwabige 147
- Chondroblastom 129 f
- exzentrische 125, 133 f
- geographische 115 f, 128 f
- Knochenmetastase 141
- Leukämie 166
- mottenfraßartige 115 f
- Osteomyelitis 87
- Osteosarkom 118 f
- permeative 115
- Plasmozytom 138, 168
- subchondrale 152
- subperiostale 145
- traubenförmige 193
Osteolyseform 115
Osteomalazie 143, 148
Osteomyelitis 28, 37
- akute 84 ff, 195
- chronisch rezidivierende 88
- chronische 88 f
- Differenzialdiagnose 84, 124, 197
- Einteilung 84
- hämatogene 84 ff, 195
- Leitfaden, diagnostischer 93
- multifokale, chronisch
  rekurrierende 91 f
- Reaktivierung 88
- Sichelzellanämie 163 f
- sklerosierende, Garré 90
- subakute 86 f
Osteonecrosis dissecans beim Kind 188
Osteonekrose 40 ff, 155 ff
- Abgrenzung, diagnostische 117
- epiphysäre 109 f
- metaphysäre 109 f
- Nekroseausmaß 41
- Osteomyelitis 86
- primäre 155
- sekundäre 155
- Sichelzellanämie 200
- spontane 31 f
- Stadieneinteilung 41, 155
- subchondrale 31
- Therapie 42, 156
Osteopathie
- renale 148
- sekundäre 198 f
Osteopenie 32, 41, 148
Osteophyt 44 f, 65 ff, 69 f, 149
Osteoporose 41, 143 ff, 148
- Differenzialdiagnose 138
- gelenknahe 82 f, 98
- generalisierte 143
- Hämophilie 167
- Leukämie 166, 201

- Plasmozytom 168
- regionale 144f
- – aggressive 145
- – migratorische, transiente 145
- Sichelzellanämie 163
- Thalassämie 165
Osteoproliferation
- extraartikuläre 104, 105
- intraartikuläre 105f
Osteosarkom 115, 117ff
- Gelenkinfiltration 118, 120
- Kindesalter 194
- Magnetresonanztomographie 118ff
- parossales 115, 117, 121
- Röntgenbefund 116ff
- sekundäres 117
- teleangiektatisches 117
- Therapie 118
- Verknöcherung 120f
Osteosklerose 41
Ostitis 195
Outerbridge-Klassifikation 68
Overlap-Syndrom 93, 109, 111

P

Pannus 94, 97f
- Arthritis
- – psoriatica 105
- – rheumatoide, juvenile 196
- Hämophilie 167
- Sklerose 111
- Spondarthropathie 101
Papageienschnabelriss 54
Parathormon 147
Patella 4, 8
- alta 177
- baja 177
- bipartita 16, 173
- Bone Bruise 62, 73
- Demineralisation 81, 94
- dysplastische 179
- Kalzifikation 179
- Ossifikation 173
- Osteochondronekrose, aseptische 190
- Osteonekrose 40
- Rechteckpatella 98f
- Sagittaldurchmesser, vermehrter 98
- tanzende 60, 63
- tripartita 16
Patellaaplasie 179
Patella-Defilée-Aufnahme 16
Patellafehlstellung 72
Patellafraktur 16
Patellagleitlager 5, 25
- Fehlkonfiguration 60
- Randanbauten 69
- Vermessung 60f
Patellalateralverschiebung 61
Patellalateralverschiebungsmaß 60f
Patellaluxation 30, 60ff, 73, 185
- Therapie 61
- traumatische 177
Patellaneigungsmaß 61
Patellaneigungswinkel
- nach Sasaki-Yagi 61
- nach Schutzer-Ramsby-Fulkerson 61
Patellapol, unterer 65
Patellarsehne s. Ligamentum patellae
Patellarsehnenentzündung 75
Patellazielaufnahme 70, 73
Patellofemoralwinkel 61

Perimyositis 111
Periostabhebung 88
Periostitis 90
- ossificans 28
Periostreaktion 26
- bürstenartige 152
- Differenzialdiagnose 98
- lamelläre 84, 88, 116ff
- Osteoarthropathie, psoriatische 104
- Osteomyelitis 84
- Rachitis 198
- radiäre 116f
- Reiter-Syndrom 103
- solide 88
- spikuläre 116ff, 152
- zwiebelschalenartige 116, 124
Periostveränderung, entzündliche 88
Periostverbreitung 127
Periostzerreißung 15, 30
Pes anserinus
- – Bursitis 76
- – profundus 10
- – superficialis 5, 14
Plantarissehnenruptur 52
Plasmozytom 116, 138, 168
Plica
- alaris 5, 11, 46
- – Hyperplasie 47
- lateralis patellae 46
- mediopatellaris 46
- synovialis
- – Hyperplasie 47, 75
- – infrapatellaris 5, 11
- – – Fibrosierung 46
- – suprapatellaris 5, 11, 46
Plicasyndrom 46
Polyarthritis 99, 109
Polymyositis 93, 109, 112
- idiopathische 112
- kollagenoseassoziierte 110
- paraneoplastische 112
Poplitealarterienpulsationsartefakt 57
Poplitealzyste 65, 72
- Differenzialdiagnose 76
Popliteofibular Ligament 9
Popliteussehnenreflexion 57
Popliteussehnenruptur 52
Posterolateral Corner 9, 13
Präarthrose 177
Präerosion 98
Pridie-Bohrung 35, 108
Prothese, gekoppelte 108
Pseudarthrose
- atrophische 39
- Differenzialdiagnose 173
- hypertrophe 39
- Magnetresonanztomographie 25
- Therapie 39
Pseudotumor 152, 167
Psoriasis 91
Psoriasisarthritis 99, 104ff
Punktat 38
Pyle, Morbus 179

Q

Quadrizepsatrophie 46f, 75
Quadrizepssehne 10, 65
Quadrizepssehnenruptur 52

R

Rachitis 143, 198
Radiosynoviorthese 94, 108
Randsaum, sklerosierter 136ff
Randusur 153
Raynaud-Syndrom 111
Recessus
- subpopliteus 9, 14
- suprapatellaris 65
- – Aufweitung 97
- – Erguss 79, 189
Reiter-Syndrom 93, 103
Reizarthritis 91
Reizzustand 38
Resorptionszone, osteoklastische 27
Retentionszyste 191
Retikulosarkom 115
Retinaculum patellae
- – laterale 5, 10
- – mediale 5, 10
- – – Ruptur 60, 62
Retropatellararthrose 68ff
- MR-Stadium 70
- Sonographie 71
- Therapie 71
Rheumafaktor 94
Rheumaknoten 94
Rheumatische Erkrankung 93ff, 107f
Ribbing-Typ 175
Riesenzelltumor 115, 125
Röntgenaufnahme im Stehen 94, 104
Röntgendiagnostik
- Arthritis, rheumatoide 94f
- Arthrose 44f, 65f, 72f
- Bandruptur 48
- Brodie-Abszess 86f
- Erkrankung
- – hämatologische 202
- – rheumatische 107
- Fehlbildung 179
- Infektarthritis 81ff
- Knieluxation 63
- Knochentumor 115ff, 117ff, 142
- Kollagenose 109, 113
- Myositis ossificans 43
- Osteochondrosis dissecans 32
- Osteomyelitis 84, 88, 93
- – multifokale 91
- Osteoporose 44
- Patellaluxation 60
- Pseudarthrose 39
- Retropatellararthrose 68
- Sehnenruptur 52
- Spezialprojektion 16
- Spondylitis ankylosans 101
- Standardprojektion 16
- Veränderung
- – degenerative 80
- – ischämische 162
- – traumatische 64
Rotation 1, 11, 13f
Rotationsfehlerbestimmung 49

S

Säbelscheidentibia 143
Salter-Fraktur 183
SAPHO-Syndrom 91
Sattelgelenk 1
Scheibenmeniskus 54, 177f
Schlittenprothese, unikondyläre 108

Schlussrotation 1
Schmerz, nächtlicher 38, 44, 126, 155, 193
Schmetterlingserythem 109
Schnappgeräusch 46
Seckel-Syndrom 179
Sehne, Lamellierung 53
Sehnenläsion
– akute 53
– chronische 53
Sehnenretraktion 52 f
Sehnenruptur 52 f
– Differenzialdiagnose 53
– komplette 53
Sehnenverkalkung 45, 68, 150
Seitenband s. Kollateralband, s. Ligamentum collaterale
Separation, meniskokapsuläre 51, 54
Sequester 37 ff, 84
– Osteomyelitis 86 ff
– Sichelzellanämie 200
Serom 37
Sesambein 4, 6
Sharp-Syndrom 112
Short Posterior Genual Ligament 6, 9 f, 13
Sichelzellanämie 163 f, 200
– Osteonekrose 155
Sinding-Larsen-Johannsson, Morbus 40, 173, 190
Skelett, wachsendes 171 ff
Skelettdeformierung 143
Skip-Läsion 117 f
Sklerodermie 93
Sklerose 37
– bandförmige 184
– extraossäre 121
– hyperosteosierende 90
– kortikale 28
– metaphysäre 148
– Osteochondrosis dissecans 188
– Osteoidosteom 126, 193
– Osteomyelitis 86, 88 f
– Osteonekrose 155 ff
– reaktionslose 94
– subchondrale 44, 65 f
– systemische, progressive 109, 111
Sklerosesaum 25, 31 f
– Knochentumor 116
– landkartenartiger 110
SONK (spontane Osteonekrose des Kniegelenks) 155 ff
Sonographie
– Abszess 195
– Arthrose 45, 65, 67, 72
– Bandruptur 48
– Erkrankung, rheumatische 107
– Fehlbildung 179
– Fraktur 15, 25 f, 29
– Infektarthritis 82, 84
– Insertionstendinitis 105
– Knieluxation 63
– Kollagenose 113
– Längsschnitt
– – infrapatellarer 65
– – suprapatellarer 65
– Longitudinalebene, posteriore 65
– Meniskusläsion 55, 59
– Meniskuszyste 78
– Osteomyelitis 37, 84, 93
– Pseudarthrose 39
– Retropatellararthrose 71
– Schallebene 65

– Sehnenruptur 52
– Veränderung
– – degenerative 80
– – traumatische 64
Spanimplantation, mikrovaskuläre 42
Spätsynovektomie 108
Spielbein 14
Spiral-CT 26, 28
Splitfraktur 17
Spondarthritis, enteropathische 93
Spondylarthropathie, seronegative 105
Spondylitis 101
– ankylosans 93, 101 f
– – Basistherapie 105
Spongiosa
– Architekturstörung 89
– Atrophie, hypertrophe 99
– Einschmelzungsherd 37
– wabenförmige 147
Spongiosadestruktion 86
Spongiosararefizierung 143
Spongiosastanzdefekt 201
Spongiosastruktur, grobmaschige 146
Spontanfraktur 193
Stand, amuskulärer 1
Standbein 14
Stieda-Pellegrini-Schatten 187
Strecker 14
Streckung 1, 13
Stressfraktur 27 f, 184
– Abgrenzung, diagnostische 117
– Osteodystrophie, renale 199
– subchondrale 188
Subluxation
– femorotibiale, posterolaterale 51
– Infektarthritis 81
Sudeck-Syndrom 146
Sulkuswinkel 60
Sun-Bust-Anbauten 117
Superinfektion, bakterielle 94
Superior Popliteomeniscal Ligament 9
Synovektomie 38, 45
– arthroskopische 108
– offene, ventrale 108
Synovialis
– Hypertrophie 169 f
– Immunkomplexablagerung 94
Synovialisproliferation 94, 97 f
Synovialisverdickung 83
Synovialzyste 37, 72
Synoviazottenhypertrophie 65
Synovitis 82, 97 f
– Arthritis, juvenile 98 f
– Kristallarthropathie 152 f
– Magnetresonanztomographie 105
– Osteomyelitis 85
– Sonographie 96
– villonoduläre 149
– villöse 196
Szintigraphie
– Arthrose 45, 67, 74
– Erkrankung, rheumatische 107
– Ermüdungsfraktur 28
– Fraktur 27
– Infektarthritis 82 ff
– Knochentumor 117, 142
– Osteomyelitis 86, 93
– – multifokale 91
– Sichelzellanämie 164
– Veränderung
– – degenerative 80
– – traumatische 64

T

Tabes dorsalis 169
Target-Zellen 165
Teleangiektasie 111
Tendinitis 40 f
Thalassämie 165, 200
Therapie, chirurgische
– – intraläsionale 117
– – marginale 117
– – radikale 117
– – weite 117
Thieberge-Weissenbach-Syndrom 111
Tibia 3
– Epiphysenfraktur
– – fugenkreuzende 183
– – nicht fugenkreuzende 182
– Ossifikation 172
– Subluxation 94, 98, 186 f
– Varisierung 175
Tibiaapophyse 172
– Fusion, inkomplette 40
– Osteochondronekrose, aseptische 189
Tibiafraktur 21, 23
– metaphysäre 183
– proximale 16
Tibiagelenkflächenimpression 19
Tibiakondylus
– Abflachung 150
– Trennung 21, 23
Tibiakopf
– Bone Bruise 30, 59
– Röntgenaufnahme 16
– Sonographie 65
Tibiakopfdeformität 54
Tibiakopffraktur
– dislozierte 24
– dorsale 24
– Klassifikation
– – nach Hohl 16
– – nach Müller 16
– komplexe 17, 19
– laterale 17 f
– offene 87
– Osteosynthese 17, 21
– partiell okkulte 31
– Typ II nach Moore 17 f
– Typ IV nach Moore 19
Tibiakopftrümmerfraktur 21, 23
Tibiametaphyse, mediale, Ausziehung 175, 192
Tibiaplateau, Infraktion, laterale 17
Tibiaplateaudepression 18 f
Tibiaschaftfraktur 21, 23
Tibiofibulargelenk 6, 14
– Ankylose 101 f
– Arthritis 104 ff
– fehlendes 179
Tomographie, konventionelle 16
– – Sequesterdarstellung 37
Tophus 152 f
Totenlade 84, 88
Trabekelrarefizierung 200
Trabekelverdünnung 143
Trabekelzeichnung 144
Tractus iliotibialis 3, 5
Transplantation, osteochondrale (OCT) 29, 36, 42
– – Arthrose 45
Trauma 15 ff
– Kindesalter 180 ff
– Komplikation 43
– Leitfaden, diagnostischer 190

Triplane Fracture 181
Trochleadysplasie 60
Tuberculum
– adductorium 2, 12
– Gerdy 2 f
– intercondylare
– – laterale 3, 7
– – mediale 3, 7
– tendinis 3, 10
Tuberositas tibiae 2 f, 5
Tumor (s. auch Knochentumor) 115 ff
– benigner 25, 126 ff
– – Kindesalter 191 ff
– brauner 147 f
– chondrogener 115
– Leitfaden, diagnostischer 194
– lipomatöser 27
– maligner 115, 117 ff, 138 ff, 194
– Matrixverkalkung 128 f
– medullogener 115
– osteogener 115
Tumorgefäß 117
Tumorinfiltration 27 f
Tumormanifestation 27
Tumornekrose 194
Tumorwachstum, aggressives 117
Tunnelaufnahme 16
Twoplane Fracture 181

U

Übergangsfraktur 181
Übersichtsaufnahme 88
Unhappy Triad 52, 54 f
Urethritis 103
Usur 81 f, 98

V

Valgusstellung 176
Vaskularisation, Störung 155
Vaskulitis 109, 112
Veränderung
– degenerative 65 ff
– – Diagnostik 80
– traumatische 64
Verkalkung 45, 47, 67
– Chondroblastom 129
– ligamentäre 151
– Osteosarkom 121
– parossale 43
– periartikuläre 149
– popkornartige 122, 128
– reaktive 94
– subkutane, netzförmige 112
– synoviale 150
– traubenförmige 158
– vaskuläre 148
Verkalkungszone, Becherung 198
Verknöcherung 120 f
– periostale 166
Verletzung, penetrierende 37
Vitamin-D-Mangel 143
Vitamin-D-Mangelrachitis 198
Vitamin-D-Stoffwechselstörung 199

W

Wachstumsfuge, Aufweitung 143
Wachstumsstillstandslinie 174, 183
Wachstumsstörung 98 f
– Dysplasie, fibröse 135
– varisierende 186

Watschelgang 175
Weichteilabszess 86
Weichteilatrophie 146
Weichteilbegleitverletzung 15, 26
Weichteile, Anatomie 7 ff
Weichteilfistel 88 f
Weichteilhämatom 28
– verkalktes 43
Weichteilinfektion 39
Weichteilläsion 48 ff
– Magnetresonanztomographie 80
Weichteilödem 28, 37
Weichteilschwellung 84, 98, 146
Weichteiltrauma 184
Weichteiltumor 119 f, 124
Weichteilverfettung 69
Weichteilverkalkung 150
Winslow-Ligament 57
Wrisberg-Ligament 7, 9, 56

Z

Zeckenbiss 107
Zellweger-Syndrom 179
Zyste 32, 36, 65 ff, 132
– Arthrose 44
– intraossäre 86, 88
– Kristallarthropathie 150 f
– Magnetresonanztomographie 78 f
– subchondrale 149, 167
– synoviale 100

Im großen Atlasformat

Effiziente Schulterbildgebung
Ein Update für den klinischen Alltag

Herausgegeben von **Jürgen Mäurer**

Mit Beiträgen von
W. Flaig, J. Jerosch, J. Kramer, U. Laumann, G. M. Lingg, T. M. Link, M. Lorenz, J. Mäurer, M. Reither, J. Rudolph, A. Scheurecker, C. Schorn, R.-J. Schröder

Mit einem Geleitwort von R. Felix

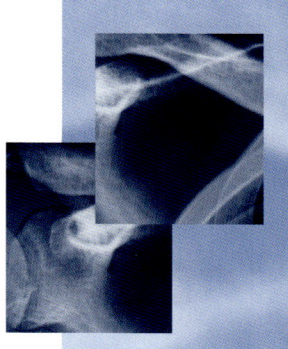

Mit dem neuartigen 3+1-Konzept

Thieme

Effiziente Schulterbildgebung
Mäurer (Hrsg.)

- kurze, prägnante Steckbriefe zu Krankheitsbild, Pathologie, Klinik
- farbige Befundungswegweiser für sämtliche Untersuchungstechniken
- auf einen Blick: Methode der Wahl, Differenzialindikation, Anforderungen des Klinikers, weiterführende Therapie
- eindrucksvoll: das didaktisch exzellente Bildmaterial
- absolut überzeugend durch das innovative didaktische Konzept und das moderne Layout
- unentbehrlich für jeden Radiologen, Orthopäden, Unfallchirurgen und Rheumatologen in der modernen Schulterdiagnostik

2002. 167 S., 274 Abb., ISBN 3 13 130561 4   **€ 99,-**

07 11 / 89 31 -900
FAX 07 11 / 89 31 -901

Georg Thieme Verlag,
PF 30 11 20, 70451 Stuttgart

Kundenservice
@thieme.de

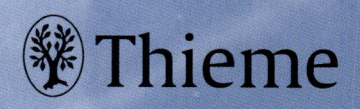

Preisänderungen und Irrtümer vorbehalten. €-Preise gültig in Deutschland zzgl. Versandkosten

Thieme